요양보호사
필기실기 핵심 총정리

한 번에 합격 총정리!

요양보호사
필기실기 핵심총정리

핵심이론＋출제 예상문제＋실전모의고사

한국요양보호사중앙회 편저

光文閣
www.kwangmoonkag.co.kr

KACW

보건복지부
비영리민간단체

한국요양보호사중앙회
Korea Association of Care Workers

머 리 말

    고령이나 노인성 질병 등의 사유로 일행생활을 혼자서 수행하기 어려운 대상자에게 신체 활동 및 가사 활동의 서비스를 제공하고자 노인장기요양보험 제도가 2008년 7월 1일부터 시행되고 있습니다.

    노인장기요양보험이 국민들에게 실질적인 도움을 주는 제도로 자리매김하기 위해서는 무엇보다 자질과 실력을 갖춘 요양보호사가 배출되어야 할 것입니다. 이를 위해 국가는 요양보호사 자격 시험제도를 운영하고 있습니다.

    이 시험에 합격하기 위해서는 요양보호사교육원에서 240시간의 교육과정을 이수해야 하는데, 보건복지부의 표준교재만으로 공부하기에는 연령대가 높은 수강생의 특성상 결코 쉽지 않음이 사실입니다.

    이에 현장에서 실제 강의를 하는 교수진들이 함께 뜻을 모아 수험생들이 쉽고 효율적으로 공부할 수 있는 교재를 집필하게 되었습니다.

    이 책은 크게 세 부분으로 구성되었습니다.

    첫째, 보건복지부 표준교재의 내용을 중요한 부분만 요약하여서 한눈에 알아보기 쉽게 했습니다.

    둘째, 표준교재를 구성하고 있는 각 과목별로 시험 예상 문제를 수록하였습니다. 그래서 각 과목별 진도를 혼자서 예습, 복습이 가능하게 되어 있습니다.

    셋째, 전체 과목을 총정리하고 시험 합격 여부를 가늠하기 위해 모의고사를 실었습니다. 정해진 시간 안에 OMR 카드에 답안까지 작성해 봄으로써 실제 시험을 연습해 보는 자료로 활용할 수 있습니다.

'표준교재 요약, 과목별 문제집, 모의고사' 이 세 가지를 한 권에 수록함으로써 시간을 단축하고 경제적으로 합격에 이를 수 있다는 것이 가장 큰 장점입니다.

간결하고 명쾌한 해설로 혼자서도 이론(1교시)부터 실기(2교시)까지 완벽하게 대비할 수 있도록 만전을 기했습니다.

본 교재로 공부하는 모든 수험생이 한 번에 자격증을 취득하는 기쁨을 맛보고, 장기 요양 서비스를 기다리는 대상자 어르신과 그들의 가족들에게 가뭄의 단비와 같은 존재로 다가갈 수 있도록 이 책이 활용되길 기대해 봅니다.

이 책이 나오기까지 바쁜 강의 일정을 쪼개어 우수한 문제를 집필해 주신 편집위원님들과 감수 및 심의를 해주신 '한국요양보호사중앙회' 민소현 회장님을 비롯한 심의 위원님, 보이지 않는 곳까지 섬세하게 챙겨 주신 '광문각출판사' 박정태 대표님과 임직원 여러분의 노고에 다시 한번 감사드립니다.

지역사회 어르신들에게 딸을 빼앗긴 것을 늘 당연하게 생각하며 사시다가 효도 한 번 제대로 받지 못하고 천국에 가신 어머니, 당신이 계셨기에 제가 여기까지 달려올 수 있었습니다. 또한, 언제나 뒤에서 묵묵히 저를 지켜주신 아버지, 부족한 저를 이해하고 도움을 주고자 애써 주신 우리 가족들과 금빛교육원 · 금빛센터의 사랑하는 직원들에게도 지면을 대신해 감사의 마음을 전하며, 끝으로 시험에 응시하는 수험생 여러분의 합격을 진심으로 기원합니다.

2019년 1월
새로운 한 해를 시작하며
편집위원 오복순

요양보호사 자격시험 안내 🔍

◉ 응시 자격

노인복지법 시행규칙 제39조의3에 따라 시·도지사로부터 지정받은 요양보호사 교육기관에서 표준교육과정은 240시간, 국가자격(면허) 소지자(간호사, 간호조무사, 물리치료사, 사회복지사, 작업치료사)는 40~50시간, 경력자(경력인 정기관에 따라 이수시간 다름)의 교육과정을 이수하시면 요양보호사 자격시험에 응시하실 수 있습니다.

※ 교육과정에 대한 상세 안내는 노인복지법 시행규칙 [별표 10의2]을 참조하여 주시기 바랍니다.

◉ 시험 일정

구분	응시원서 접수 기간	시험 일시	합격자 발표일	시작일 공고 (국시원 홈페이지 참고)
제27회	인터넷: 2019.1.21(월)~1.25(금) 방 문: 2019.1.23(수)~1.26(토)	2019.3.30(토)	2019.4.19(금) 10:00	2019.2.28(목)
제28회	인터넷: 2019. 5. 6(월)~5.10(금) 방 문: 2019. 5. 8(수)~5.11(토)	2019.7.6(토)	2019.7.26(금) 10:00	2019.6.5(수)
제29회	인터넷: 2019.8.26(월)~8.30(금) 방 문: 2019.8.28(수)~8.31(토)	2019.11.2(토)	2019.11.22(금) 10:00	2019.10.2(수)

◉ 응시수수료

구분	응시수수료	응시수수료 납부방법	제출서류	비고
인터넷접수	32,000원	• 온라인계좌이체 • 신용카드 결제 • 가상계좌	사진파일 (3×4cm, 해상도 200dpi)	한국보건의료인 국가시험원
방문접수		• 현금 • 신용카드 결제	응시원서: 1매 사진(3×4cm 2매)	

※ 인터넷 접수처: 한국의료인국가시험원(www.kuksiwon.or.k), 방문 접수처: 서울시 광진구 자양로 126 성지하이츠 2층

❯ 시험 과목, 시험 시간

교시	시험과목[문제수]	시험방법	입장시간	시험시간
1교시	필기시험[35]	객관식 (5지선다형)	09:30	10:00~10:40 (40분)
2교시	실기시험[45]	객관식 (5지선다형)	11:05	11:20~12:10 (50분)

- 필기시험 : 요양보호 개론, 요양보호 관련 기초지식, 기본 요양보호 각론, 특수 요양보호 각론
- 실기시험 : 신체활동 지원기술, 일상생활 지원기술, 특수 요양보호기술

❯ 응시원서 접수 방법

가. 요양보호사 및 간호조무사 자격시험 응시원서 접수는 인터넷 및 방문으로 가능합니다. 단, 우편접수는 받지 않습니다.

나. 응시원서 작성, 응시 수수료 결제, 응시표 발급 등이 편리한 인터넷 접수를 이용하시기 바랍니다.

다. 인터넷 접수: 과거에 응시한 적이 있거나 국내 대학 기졸업자의 경우 별도의 절차 없이 인터넷 접수 가능
국시원 홈페이지 [시험 안내 홈]-[원서 접수]-[응시원서 접수] 에서 응시원서 작성 후 응시 수수료를 결제합니다

라. 방문 접수:
 - 보건의료인 국가시험의 경우 외국 대학 졸업자 중 응시 자격 확인이 필요한 자
 - 의사 국가시험 면제 포기자
 - 간호조무사 및 요양보호사 자격시험 응시자
 ※ 이 외의 경우에는 인터넷 접수만 가능합니다. 국시원에 직접 방문하여 응시원서를 접수합니다.
 방문 접수 장소(서울에서만 가능): 서울특별시 광진구 자양로 126, 성지하이츠 2층
 의사 면제 포기자는 반드시 본인이 직접 국시원에 방문하여 접수합니다.

● 응시원서 접수 시 유의사항

가. 요양보호사 응시원서의 주소지는 현재 거주지를 도로명 주소로 기재해야 합니다.

나. 응시원서의 등록 기준지는 주민센터 등에서 기본 증명서를 발급받아 확인하신 후 정확히 기재해야 합니다. 사실과 다를 경우 자격증 발급이 지연될 수 있습니다.

다. 응시 지역 변경은 시험장소 공고 7일 전까지 [국시원 시험안내 홈페이지] 로그인 후 마이페이지에서 변경 가능하며, 시험장소 공고 이후부터 시험일 3일 전까지는 [국시원 홈페이지-원서접수-응시 지역 변경안내]에서 '응시지역 변경 신청서' 서식을 다운로드하여 작성 후 증빙 서류와 함께 팩스 또는 전자우편으로 제출하여야 합니다.

라. 응시원서 접수 인터넷 및 방문 접수 (접수 장소: 국시원)만 가능하며 우편 접수는 허용하지 않습니다.

마. 응시원서 접수 마감 후에는 추가 접수를 받지 않으니 반드시 접수 기간 내에 접수하시기 바랍니다.

바. 응시원서의 기재 내용이 사실과 다르거나, 기재 사항의 착오. 누락 또는 연락 불능 및 응시자격 미달자의 응시 등으로 인한 불이익은 응시자의 책임으로 합니다.

사. 응시서류는 반환하지 않으며, 응시원서 접수를 취소하는 경우 [국시원 시험안내 홈페이지-원서접수-응시취소 신청]에서 공인인증서 로그인 후 '응시 취소 및 응시 수수료 환불 신청서'를 작성하여 등록하시면 응시 수수료 환불 기준에 의거 응시 수수료를 환불합니다.

아. 장애 및 질병, 사고 등으로 시험 응시에 현저한 지장이 있는 자는 응시원서 제출 시 또는 시험 30일 전까지 편의 지원을 신청할 수 있습니다.

● 응시자 유의사항

가. 응시자는 시험일 오전 09:30분까지 해당 시험실의 지정된 좌석에 앉아야 합니다. 아울러 1교시 시험에 응시하지 못한 자는 2교시 시험에 응시할 수 없습니다.

나. 응시자 준비물: 응시표, 신분증, 필기도구(컴퓨터용 흑색 수성 사인펜 지급함).

- 신분증을 지참하지 않은 경우에는 시험에 응시할 수 없으며, 응시표를 분실하였을 경우에는 응시원서에 부착한 것과 동일한 사진 1매와 신분증을 지참하여 시험일 오전 09:30분 전에 해당 시험장 시행본부에서 응시표를 재교부받아 응시합니다.

  ※신분증 범위: 주민등록증(주민등록증발급신청확인서 포함), 운전면허증, 여권, 공무원증, 국가기술자격증, 청소년증

다. OMR 답안 카드의 작성은 반드시 컴퓨터용 흑색 사인펜만 사용해야 하며, 기타 기도구(연필, 적색펜 등)를 사용할 경우 해당 문제는 '0점' 처리됩니다.

라. 답란을 잘못 표기하였을 경우 OMR 답안지를 교체하여 작성하거나 수정 테이프를 사용하여 답란을 수정할 수 있습니다.

◑ 합격자 발표 및 자격증 교부신청

가. 합격자 결정
- 자격시험 합격자는 필기시험과 실기시험에서 각각 만점의 60퍼센트 이상을 득점한 자로 합니다.
- 응시 자격이 없는 것으로 확인된 경우에는 합격자 발표 이후에도 합격을 취소합니다.

나. 합격자 발표
합격자 명단은 다음과 같이 확인할 수 있습니다.
- 국시원 홈페이지 [합격자 조회] 메뉴
- 국시원 모바일 홈페이지
- ARS 전화번호: 060-700-2353
- ARS 이용 기간: 합격자 발표일부터 7일간
- 기타 자세한 사용 방법은 ARS의 안내에 따르시기 바랍니다.
휴대전화번호가 기입된 경우에 한하여 SMS로 합격 여부를 알려드립니다.
(휴대전화번호가 010으로 변경되어, 기존 01* 번호를 연결해 놓은 경우 반드시 변경된 010 번호로 입력(기재)하여야 합니다.)

목 차

chapter 01

요양보호 개론

요양보호 관련 제도 및 서비스

1. 사회복지의 개념

일생을 살아가는 동안 필요로 하는 다양한 사회적 욕구와 사회문제를 해결하려는 노력

1) 사회복지의 목적

- 인간다운 생활 보장
- 빈곤의 경감
- 사회적 평등
- 자립성의 증진
- 사회 통합

2) 사회복지 분야

- 가족복지
- 아동복지
- 청소년복지
- 노인복지
- 장애인복지
- 여성복지

2. 노인복지

1) 노인복지의 목적

- 노인의 안정된 생활 유지
- 자아실현의 욕구 충족
- 사회 통합의 유지

2) 노인복지 원칙과 목적

- 독립의 원칙: 일, 소득에 관계된 것으로 가정에서 오랫동안 살 수 있어야 한다.
- 참여의 원칙: 봉사에 관한 것

- 보호의 원칙: 사생활 존중받으며 인간의 권리와 기본적인 자유를 누릴 수 있는 것
- 자아실현의 원칙: 노인의 잠재력 계발
- 존엄의 원칙: 착취와 학대로부터 자유롭고 공정하게 대우받는 것

3) 노인복지 시설의 유형

유형	시설 종류	시설명	설치 목적
생활 시설	노인 주거 복지시설	양로시설	입소 노인에게 급식과 일상생활의 편의를 제공하는 곳
		노인 공동 생활 가정	노인들에게 가정 같은 주거 여건과 급식 등 일상생활에 필요한 편의를 제공하는 시설
		노인복지주택	노인에게 주거시설을 분양 또는 임대하는 것
	노인 의료 복지시설	노인요양시설	치매, 중풍 등 노인성 질환자에게 급식·요양 등 일상생활에 필요한 편의를 제공하는 시설로 입소자 10인 이상의 시설
		노인요양 공동 생활 가정	치매 중풍 등 노인성 질환자에게 급식·요양 등 일상생활에 필요한 편의를 제공하는 시설로 입소자 9인 이내의 시설
이용 시설	노인 여가 복지시설	노인복지관	노인의 교양 취미생활 사회 참여 활동 등에 대한 정보와 서비스를 제공하는 기관
		경로당	노인들이 자율적으로 친목 도모. 취미활동 하는 장소
		노인교실	노인들에게 취미생활, 노인 건강 유지 등과 관련된 학습 프로그램을 제공하는 곳
	재가 노인 복지시설	방문 요양 서비스	가정에서 일상생활을 영위하면서 신체적·정신적 장애로 어려움을 겪고 있는 노인에게 편의를 제공하는 곳
		방문 목욕 서비스	목욕 장비를 갖추고 재가 노인을 방문하여 목욕을 제공하는 서비스
		주·야간 보호 서비스	가족의 보호를 받지 못하는 심신 허약한 노인을 주간 또는 야간 시설에 입소시켜 각종 편의를 제공하는 곳
		단기 보호 서비스	일시적으로 보호가 필요한 노인에게 보호시설에 단기적으로 입소시켜 보호하는 곳
		그 밖의 서비스	보건복지부령이 정하는 서비스
	노인 보호 전문기관	노인 보호 전문기관	노인의 학대에 관해 상담 및 교육, 노인 학대 예방 및 방지를 위한 홍보 기관

3 사회보험

최저생계보장, 의료보장을 목적으로 공공 부담의 원칙인 강제 보험

구 분	사회보험	민간보험
제도의 목적	최저생계보장, 의료보장	개인의 필요에 따른 보장
보험 가입	강제	임의 선택
적용 대상	전 국민	보험 가입자
독점/경쟁	정부 및 공공기관의 독점	자유 경쟁
보험료 부담	공동 부담의 원칙	본인 부담 위주
보험료 부과 기준	소득 기준	위험의 크기 및 약정한 납부 보험료

1) 국민연금 2) 국민건강보험 3) 산업재해보상보험 4) 고용보험 5) 노인장기요양보험

4. 노인장기요양보험 제도

1) 노인장기요양보험 제도의 목적

고령이나 노인성 질병 등으로 인하여 일상생활을 혼자 수행하기 어려운 노인 등에게 신체 활동 또는 가사 지원 등의 장기요양 급여를 사회적 연대 원리에 의해 제공하는 사회보험 제도

2) 장기요양 급여 대상자

65세 이상 노인 또는 65세 미만 노인성 질병을 가진 자로서 거동이 현저히 불편하여 장기요양이 필요한 자

3) 장기요양 인정 신청 및 판정 절차

신청 → 방문 조사 → 조사표 입력에 따른 1차 판정 → 의사 소견서 제출 예외자 통보 → 의사 소견서 제출→ 등급판정위원회 개최 → 등급 판정

4) 방문 조사: 공단 소속 직원(사회복지사, 간호사)

5) 등급 판정: 30일 이내 완료

6) 판정 결과

- 장기요양 1등급: 장기요양 인정 점수가 95점 이상인 자(와병 상태, 일상생활 수행 능력에서 6개 이상 완전 도움)
- 장기요양 2등급: 장기요양 인정 점수가 75점 이상 95점 미만인 자(휠체어 이용, 일상생활 수행 능력에서 5개 이상 부분 도움 필요)
- 장기요양 3등급: 장기요양 인정 점수가 60점 이상 75점 미만인 자(보행 보조기 이용, 일상생활 수행 능력에서 3개 정도 부분 도움 필요)
- 장기요양 4등급: 장기요양 인정 점수가 51점 이상 60점 미만인 자
- 5등급: 치매 특별 등급으로 장기요양 인정 점수가 45점 이상 51점 미만인 자
- 장기요양인정지원등급: 치매 환자·장기요양 인정 점수 45점 미만

■ 장기요양인정점수 구간별 장기요양인정 등급

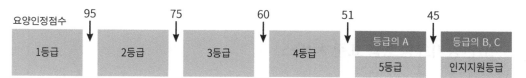

TIP

※ 갱신 서류 간소화
공단 직원이 정기적인 상담을 통해 수급자의 갱신 의사를 확인한 경우에는 수급자 또는 보호자가 갱신 신청 기간 중에 신청서를 제출하지 않아도 된다.

7) 재가 급여의 장단점

재가 급여의 장점	재가 급여의 단점
평소 생활하던 친숙한 환경에서 지낼 수 있다.	의료, 간호, 요양 서비스가 단편적으로 진행
사생활이 존중되고 개인 중심 생활이 가능	긴급한 상황에 대해 신속한 대응이 어렵다.

8) 시설 급여의 장단점

시설 급여의 장점	시설 급여의 단점
의료, 간호, 요양 서비스를 종합적으로 받을 수 있다.	지역사회(가족, 이웃)와 떨어져 지내 소외되기 쉽다. 개인 중심 생활이 어렵다.

9) 보험 급여의 내용

- 재가 급여: 방문 요양, 방문 목욕, 방문 간호, 주·야간 보호, 단기 보호, 기타 재가 급여
- 시설 급여: 장기요양 기관이 운영하는 노인의료복지시설 등에 입소하여 신체 활동 지원 및 심신 기능의 유지·향상을 위한 교육·훈련 등을 제공
- 특별 현금 급여: 가족 요양비★, 특례 요양비, 요양병원 간병비
- 가족 요양비: 도서, 벽지 등 장기요양 기관이 현저히 부족하여 가족으로부터 방문 요양에 상당한 장기요양 급여를 받는 경우 수급자에게 지급되는 현금 급여

10) 장기요양보험 제도 재원 조달

장기요양보험료, 국가 지원, 본인 일부 부담(시설 급여 20%, 재가 급여 15%, 기타 의료 수급권자는 40%, 60%로 시설급여 이용 시 12%, 8%, 재가급여 이용 시 9%, 6%, 국민기초생활수급권자는 무료)

5. 노인장기요양보험 표준 서비스

1) 표준 서비스 분류

- 신체 활동 지원 서비스: 세면 도움, 구강관리, 머리 감기기, 몸단장, 옷 갈아입히기, 목욕 도움, 식사 도움, 체위 변경, 이동 도움, 신체 기능의 유지 증진, 화장실 이용하기
- 일상생활 지원 서비스: 취사, 청소 및 주변 정돈, 세탁
- 개인활동 지원 서비스: 외출 시 동행, 일상 업무 대행
- 정서 지원 서비스: 말벗, 격려, 위로, 생활 상담, 의사소통 도움
- 방문 목욕 서비스: 방문 목욕
- 기능 회복 훈련 서비스: 훈련 및 치료에 관한 것(신체 기능 훈련, 기본 동작 훈련, 일상생활 동작훈련, 물리치료, 언어치료, 작업치료, 인지 및 정신 기능 훈련)
- 치매관리 지원 서비스: 행동 변화 대처
- 응급 서비스: 응급상황 대처
- 시설 환경관리 서비스: 침구 및 린넨 교환 및 정리, 환경관리, 물품관리, 세탁물 관리
- 간호 처치 서비스: 관찰 및 측정, 투약 및 주사, 호흡기 간호, 피부 간호, 영양 간호, 통증 간호, 배설 간호, 그 밖의 처치, 의사 진료 보조

적중문제 1. 요양보호 관련 제도 및 서비스 (20문제)

1. 사회복지의 목적으로 바른 것은?

① 빈곤의 증가   ② 사회적 불평등 강화   ③ 인간다운 생활 보장

④ 의존성 증진   ⑤ 자립성 감소

2. 노인장기요양보험 제도에 대한 설명으로 옳은 것은?

① 국민기초생활 수급자의 이 · 미용비 등 비급여는 전액 본인이 부담한다.

② 기타 의료 수급권자 등은 본인 부담금이 전액 면제된다.

③ 재가 급여를 이용하는 대상자는 본인이 20%를 부담한다.

④ 65세 이하의 등급 판정을 받은 수급자는 본인 부담금이 100%이다.

⑤ 노인장기요양보험의 재원은 장기요양보험료와 본인 부담금으로 조달된다.

3. 수급자의 가정 등을 방문하여 신체 활동 및 가사 활동을 지원하는 장기요양 급여는?

① 기타 재가 급여   ② 방문 간호   ③ 방문 목욕

④ 방문 요양   ⑤ 단기 보호

4. 일상생활 수행 능력에서 5개 이상의 부분 도움이 필요한 대상자의 요양 등급은?

① 1등급   ② 2등급   ③ 3등급   ④ 4등급   ⑤ 5등급

5. 수급자의 일상생활 · 신체 활동 지원에 필요한 복지 용구를 제공하는 장기요양 급여는?

① 방문 간호   ② 기타 재가 급여   ③ 주간 보호

④ 야간 보호   ⑤ 시설 급여

6. 노인성 질환이 아닌 것은?

① 상세 불명의 치매   ② 뇌혈관질환   ③ 알츠하이머

④ 진전   ⑤ 암

---

1. 교재 -11p
사회복지의 목적: ①인간다운 생활보장 ② 빈곤의 경감 ③ 사회적 평등 ④ 자립성 증진 ⑤ 사회 통합

2. 교재 -34p
국민기초생활 수급권자는 본인 부담금이 무료이나 단, 비급여 항목은 본인이 부담한다.

3. 교재 -30p
수급자의 가정을 방문하여 신체 활동 및 가사 활동을 지원하는 재가 급여는 방문 요양이다.

4. 교재 -28p
1등급은 6개 이상 완전 도움이 필요하고, 3등급은 3개 정도 부분 도움이 필요.

5. 교재 -30p
기타 재가 급여는 복지 용구 급여만 있음

6. 교재 -25p
노인성 질환은 치매, 알츠하이머, 뇌내출혈, 뇌경색증, 뇌혈관질환, 파킨슨. 중풍 후유증, 진전 등이 있다.

답 1.③ 2.① 3.④ 4.② 5.② 6.⑤

7. 교재 -25p
낙상이나 당뇨, 교통사고는 노인성 질환이 아니다.

8. 교재 -29p
재가 급여의 장점은 친숙한 환경에서 지낼 수 있고, 개인 중심의 생활이 가능하다. 재가 급여의 단점으로는 서비스가 단편적으로 진행되기 쉽고, 긴급한 상황에 대한 신속한 대응이 어렵다.

9. 교재 -35p
기능회복훈련 서비스는 작업치료, 신체기능의 훈련, 기본 동작 훈련, 일상생활동작 훈련 등이 있다.

10. 교재 -26p
의사 소견서를 검토 후 등급 판정위원회에서 등급 판정한다.

11. 교재 -25p
65세 미만은 노인성 질환을 가진 사람으로 노인성 질환은 치매, 알츠하이머, 뇌경색, 뇌내출혈, 파킨슨, 진전, 중풍 후유증 등이 있다.

답 7.② 8.④ 9.③ 10.⑤ 11.③

7. 장기요양 대상자에 해당되는 사람은?

① 근로 중 낙상으로 골절상을 입은 60세
② 진전 증상이 있는 50세
③ 오랫동안 당뇨로 고생하는 60세
④ 일상생활이 가능한 85세
⑤ 교통사고 후유증으로 일상생활이 어려운 60세

8. 재가 급여의 장점은?

① 서비스가 단편적이다.　　② 서비스가 종합적이다.
③ 긴급한 상황 시 신속히 대응할 수 있다.　　④ 개인 중심 생활이 가능하다
⑤ 지역사회와 떨어져 소외되기 쉽다

9. 기능회복훈련 서비스에 해당하는 것은?

① 신체 기능의 유지 증진　② 외출 시 동행　　③ 작업치료
④ 응급상황 대처　　⑤ 체위 변경

10. 다음에 들어갈 내용으로 옳은 것은?

이의신청-방문 조사-조사표에 따른 1차 판정-의견서 제출 예외자 통보-의사 소견서 제출-(　　　)-등급 판정

① 시군구청장 소견서　② 보건소　　③ 보건복지부
④ 주민자치센터　　⑤ 등급판정위원회

11. 장기요양 대상자로 등급을 받을 수 있는 사람은?

① 의료수급권자로 중풍으로 치료받고 있는 75세
② 관절염으로 치료받고 있는 70세
③ 뇌경색증으로 거동이 불편한 60세
④ 고혈압이 있는 60세
⑤ 뇌종양이 있는 60세

12. 개인 활동 지원 서비스에 해당하는 것은?

① 세면 도움   ② 청소 및 주변 정돈   ③ 말벗과 생활 상담
④ 외출 시 동행   ⑤ 행동 변화 대처

13. 다음 중 장기 요양 서비스 중 신체 활동 지원 서비스에 해당되는 것은?

① 방문 목욕   ② 구강관리   ③ 세탁
④ 말벗하기   ⑤ 함께 은행가기

14. 다음은 장기요양 신청 절차이다. 신청 절차 중 방문 조사를 하는 사람으로 옳은 것은?

> 장기요양 인정신청→방문 조사→조사표에 따른 1차 판정→의사 소견서 제출 예외자 통보→의사 소견서 제출→등급판정위원회 개최→등급 판정

① 보건소 소속 간호사, 사회복지사
② 시·군·구 소속 사회복지사, 간호사
③ 동사무소 소속 사회 복지사
④ 시장, 군수, 구청장이 지정한 사회복지사, 간호사
⑤ 의료보험공단 소속 사회복지사, 간호사

15. 노인의료복지시설에 속하는 것은?

① 노인요양시설   ② 양로시설   ③ 노인공동생활가정
④ 노인복지주택   ⑤ 단기간 보호

12. 교재 -35p
신체 활동 지원 서비스는 세면 도움, 구강관리, 식사 도움, 옷 갈아입히기, 체위 변경, 이동 도움 등이 있다.

13. 교재 -35p
신체 활동 지원 서비스는 세면 도움, 구강관리, 식사 도움, 옷 갈아입히기, 체위 변경, 이동 도움 등이 있다.

14. 교재 -27p
방문 조사는 공단 소속 지원(사회복지사, 간호사 등)이 신청인의 심신 상태를 방문하여 조사한다.

15. 교재 -19p
노인의료복지시설은 노인성질환 등으로 장애가 발생한 노인을 입소시켜 급식, 요양과 그 밖의 일상생활에 필요한 편의를 제공하는 시설이다.

답 12.④ 13.② 14.⑤ 15.①

16. 교재 -20p
주·야간 보호 서비스는 주간 또는 야간 동안 심신이 허약한 노인과 장애 노인을 보호시설에 입소시켜 각종 편의를 제공하는 기관

17. 교재 -19p
노인요양공동생활가정은 노인성 질환 등으로 심신에 장애가 발생하여 도움을 필요로 하는 노인에게 가정과 같은 주거 여건에서 급식, 요양 및 그 밖의 서비스를 제공하는 10인 이하의 시설

18. 교재 -35p
일상생활 지원 서비스는 취사, 청소 및 주변 정돈, 세탁

19. 교재 -28p
일상생활 수행능력 평가 항목은 12가지로 옷 벗고 입기, 세수하기, 양치질하기, 목욕하기, 식사하기, 체위 변경하기, 일어나 앉기, 옮겨 앉기, 방 밖으로 나오기, 화장실 사용하기, 대·소변 조절하기

20. 교재 -32p
가족 요양비는 도서 벽지 등 장기요양 기관이 현저히 부족한 지역, 천재지변, 수급자의 신체 또는 성격상의 이유 등으로 가족으로부터 방문 요양에 상당한 급여를 받는 것.

●

16. 부득이한 사유로 가족의 보호를 받을 수 없는 수급자를 하루 중 일정 시간 동안 장기요양 기관에 보호하여 신체 활동 지원 등을 제공하는 장기요양 급여는?

① 노인복지 주거시설　　② 노인보호 전문기관　　③ 노인여가 복지시설
④ 단기 보호　　⑤ 주·야간 보호

17. 대상자 5~9명 정도가 공동으로 생활, 요양, 일상생활 서비스 등을 지원받고 있는 시설은?

① 양로시설　　　　② 노인공동생활가정　　③ 노인복지주택
④ 노인요양시설　　⑤ 노인요양공동생활가정

●●

18. 일상생활 지원 서비스는?

① 구강관리　　　　② 일상 업무 대행　　③ 체위 변경
④ 이동 도움　　　　⑤ 청소 및 주변 정돈 세탁

●●

19. 일상생활 수행능력 평가 항목은 무엇인가?

① 인지기능 평가, 욕창 위험도 평가　　② 옷 벗고 입기, 세수하기
③ 청소하기, 밥하기　　　　　　　　　　④ 낙상 평가, 욕구 평가
⑤ 약 바르기, 약 먹기

20. 장기요양 기관이 아닌 노인요양시설 등의 기관 또는 시설에서 재가 급여 또는 시설 급여에 상당한 장기요양 급여를 받는 경우 수급자에게 지급되는 현금 급여는?

① 가족 요양비　　　② 본인 부담금　　③ 특례 요양비
④ 간병비　　　　　　⑤ 시설 급여

답 16.⑤ 17.⑤ 18.⑤ 19.② 20.③

PART
002

요·양·보·호·개·론

요양보호 업무

1. 요양보호 업무의 목적

65세 이상 노인 또는 65세 미만 노인성 질병을 가진 자를 포함하는 장기요양 급여 수급자 등에게 계획적인 전문적 요양보호 서비스, 즉 신체 활동 지원 서비스, 일상생활 지원 서비스, 개인 활동 지원 서비스, 정서 지원 서비스, 방문 목욕 서비스 등을 제공하여 장기요양 대상자들의 신체 기능 증진 및 삶의 질 향상에 기여

매슬로의 욕구 5단계

자아실현의 욕구	자기완성, 삶의 보람, 자기만족 등을 느끼는 단계
자아 존중의 욕구	승인 등 존중받고 싶은 욕구
사랑과 소속의 욕구	사랑받고 싶어 하는 욕구
안전의 욕구	위험으로부터의 안전을 추구하는 욕구
생리적 욕구	배고픔, 목마름, 배설, 수면의 욕구

2. 요양보호 서비스 제공의 원칙

1) 요양보호 서비스의 기본 원칙

- 서비스를 제공하기 전에 대상자에게 충분히 설명하고 동의를 얻은 후 서비스 제공한다. 다만 대상자가 치매 등으로 인지 능력이 없는 경우 보호자에게 동의를 구한다. 서비스 제공 중 알게 된 비밀을 누설해서는 안 되며 대상자의 사생활을 보호한다.
- 모든 서비스는 대상자에게만 제한하여 제공한다.
- 맥박, 호흡, 체온, 혈압 측정, 흡인 위관영양, 관장, 도뇨, 욕창관리 및 투약(경구약 및 외용약 제외) 등 의료 행위는 하지 않는다.

- 대상자로부터 서비스에 대한 물질적 보상을 받지 않는다.
- 대상자에게 일방적 도움을 제공하는 수직적 관계가 아니라 상호 대등한 관계이다.

3 요양보호사의 역할

- 정보 전달자 역할: 대상자의 신체적, 심리적 정보를 가족이나 시설장 등에게 전달한다.
- 관찰자 역할: 맥박, 호흡, 체온, 혈압 등의 변화와 투약 여부, 질병, 심리적 변화까지 관찰
- 숙련된 수발자 역할: 숙련된 요양 서비스 지식과 기술로 대상자를 도와주는 것
- 말벗과 상담자 역할: 효율적인 의사소통 기법으로 신체적, 정신적, 심리적 안위를 도모한다.
- 동기 유발자 역할: 대상자가 능력을 최대한 발휘하도록 동기를 유발하는 것
- 옹호자 역할: 학대받는 대상자의 입장에서 편들어 주고 지켜 준다.

적중문제 2. 요양보호업무 (20문제)

1. 요양보호 서비스에 대한 지식과 기술로 대상자의 불편함을 경감해 주기 위해 필요한 서비스를 제공하는 요양보호사의 역할은?

① 정보 전달자 역할 ② 관찰자 역할 ③ 숙련된 조력자 역할

④ 상담자 역할 ⑤ 옹호자 역할

2. 다음 중 장기요양 서비스 중 개인 활동 서비스에 해당되는 것은?

① 방문 목욕 ② 예금 찾으러 은행가기

③ 세탁 및 취사 ④ 말벗하기

⑤ 식사 도움 및 구강관리

3. 간호사의 역할 중 대상자의 신체적, 심리적 상태를 가족이나 의료진에게 전달하는 역할은?

① 정보 전달자 역할 ② 동기 부여자 역할 ③ 관찰자 역할

④ 말벗과 상담자 역할 ⑤ 숙련된 수발자 역할

4. 요양 대상자의 배고픔, 목마름, 배설, 수면 욕구 등과 같은 욕구는 매슬로우 (A. Maslow)의 욕구 5단계 중 어떤 욕구에 해당하는가?

① 생리적 욕구 ② 안전의 욕구 ③ 사랑 · 소속의 욕구

④ 자기 존중의 욕구 ⑤ 자아실현의 욕구

5. 요양보호사가 서비스 제공 시 원칙으로 옳은 것은?

① 대상자가 특별히 싫어하는 행동이 있어도 개의치 않는다.

② 대상자의 성격이나 습관 등을 반드시 확인할 필요는 없다.

③ 대상자의 사생활을 보호하고 자유로운 의사표현을 보장해서는 안 된다.

④ 요양보호사가 제공하는 서비스는 대상자에게만 제공할 필요는 없다.

⑤ 대상자가 자립 생활을 할 수 있도록 대상자의 능력을 최대한 활용한다.

1. 교재 -72p
숙련된 조력자란 숙련된 요양보호 서비스에 대한 지식과 기술로 대상자에게 서비스를 지원하는 도와주는 역할

2. 교재 -60p
개인 활동 지원 서비스는 외출 시 동행, 일상 업무 대행 등이 있다. 일상생활 업무 대행은 물품 구매, 약 타기, 은행, 관공서 서비스 업무 등이 있다.

3. 교재 -72p
정보 전달자 역할이란 대상자의 신체적 심리적인 정보를 가족, 시설장, 의료진에게 전달하며 이들의 지시사항을 대상자와 가족에게 전달하는 역할

4. 교재 -56p

5. 교재 -57p
대상자가 특별히 싫어하는 행동은 피하도록 하여야 하며, 반드시 대상자의 성격이나 습관 등을 서비스 제공 개시 전에 파악하여야 한다. 대상자의 자유로운 의사표현을 보장하여야 한다.

답 1.③ 2.② 3① 4.① 5.⑤

6. 교재 -57p
대상자 개인의 삶을 존중하며 본인 및 가족들로부터 대상자의 성격, 습관 및 선호하는 서비스 등을 서비스 개시 전에 반드시 확인하여 특별히 싫어하는 행동은 피하도록 한다.

•• 6. 요양보호사가 준수하여야 할 요양보호 서비스 제공의 원칙은?

① 대상자가 변비로 고생하면 관장을 실시한다.

② 예기치 못한 사고는 업무 후 시설장에게 보고한다.

③ 식사 준비 시 대상자와 가족의 식사 준비도 함께 준비한다.

④ 대상자의 상태와 관계없이 요양보호사가 판단하여 서비스를 제공한다.

⑤ 서비스 제공 전에 대상자와 가족으로부터 다양한 정보를 파악한다.

7. 교재 -72p
동기 유발자 역할은 대상자가 능력을 최대한 발휘하도록 동기를 유발하며 지지하는 역할이다.

• 7. 대상자가 스스로 옷을 갈아입고 있어 요양보호사가 칭찬하며 격려해 주었다면 요양보호사의 역할 중 어느 역할에 해당하나?

① 정보 전달자 역할　　② 숙련된 수발자 역할　　③ 말벗과 상담 역할

④ 옹호자 역할　　⑤ 동기 유발자 역할

8. 교재 -62p
대상자가 수치심을 느끼지 않도록 환경을 개선하고 회음부 세척의 필요성을 알려주고, 그래도 닦지 않으면 물수건을 이용하여 본인이 할 수 있도록 돕는다.

•• 8. 대상자가 목욕 시 회음부를 닦아줄 때 거부한다. 이럴 때 올바른 대처 방법은?

① 대상자가 원하지 않으면 닦지 않는 게 원칙이다.

② 위생적으로 좋지 않음으로 강제로라도 닦아야 한다.

③ 물수건을 이용하여 본인이 할 수 있도록 돕는다.

④ 본인이 닦겠다고 할 때까지 기다린다.

⑤ 대상자의 보호자에게 알려 보호자가 닦도록 한다.

9. 교재 -65p
요양보호사의 업무가 아님을 설명하고 의료진과 상의하여야 하며, 화장실에 앉아서 배변을 하는 습관을 들이도록 한다. 그리고 복부 마사지를 시계방향으로 원을 그리듯 해 준다.

••• 9. 변비인 대상자가 관장을 해달라고 요구할 때 옳은 것은?

① 1주일 이상 대변을 못 봤을 때에는 해 드린다.

② 변비약을 사다 주고 본인이 관장하도록 한다.

③ 요양보호사의 업무가 아님을 설명하고 의료진과 상의한다.

④ 식사를 당분간 하지 않게 한다.

⑤ 당분간 화장실에 가지 않도록 한다.

답 6.⑤ 7.⑤ 8.③ 9.③

10. 대상자가 입맛이 없다고 식사를 하지 않을 때 요양보호사의 행동으로 옳은 것은?

① 운동 부족, 변비, 구강질환 등 신체적 이유로 식욕 저하가 올 수 있으므로 원인을 파악한다.

② 관장을 해 드린다.

③ 일류 요리를 해 드린다.

④ 당분간 식사를 제공하지 않는다.

⑤ 얼큰한 음식을 해 드린다.

11. 요양보호 서비스 제공 시 요양보호사가 준수할 기본 원칙으로 옳은 것은?

① 요양보호사는 대상자에게 응급상황이 발생한 경우 응급처치를 할 수 없다.

② 의사에게 보고할 수 없는 상황인 경우 큰 병원으로 옮긴다.

③ 학대를 발견하면 가족끼리 해결하도록 하고 신고하지 않는다

④ 맥박, 호흡, 혈압 측정, 흡인, 관장, 도뇨 등 의료 행위를 하지 않는다.

⑤ 경구약 및 외용약도 투약하지 않는다.

12. 노인요양시설에서의 요양보호 서비스 제공 시 행동으로 옳은 것은?

① 대상자의 개인 생활은 할 수 없다.

② 대상자의 모든 개인관리를 제공한다.

③ 같은 종교 대상자에게 더 신경 쓴다.

④ 장소가 변화하면 다르게 지원한다.

⑤ 대상자에게 일방적으로 도움을 제공하는 수직적 관계가 아닌 상호 대등한 관계이다.

13. 대상자가 서비스 시간 외에 자주 전화하여 이런저런 푸념을 할 때 요양보호사의 행동으로 옳은 것은?

① 상황 파악 후 서비스 시간 외에는 다른 대상자 관리로 통화가 어려움을 설명한다.

② 가족에게 말하고 전화를 끊는다.

③ 대상자에게 양해를 구하고 전화 통화를 계속한다.

④ 전화를 끊는다.

⑤ 나중에 다시 통화하겠다고 말하고 끊는다.

해 · 설 · 보 · 기

10. 교재 −68p
운동 부족, 변비, 구강질환 등 신체적 이유로 식욕 저하가 올 수 있으므로 원인을 파악하고 대상자가 평소 좋아했던 음식을 파악하여 제공하고 함께 식사하거나 즐거운 분위기를 제공한다.

11. 교재 −58p
대상자가 응급상황인 경우 응급처치를 하고 의사에게 보고를 할 수 없는 경우에는 가장 가까운 의료기관으로 대상자를 옮긴다.
요양보호사는 맥박, 호흡, 체온, 혈압 측정, 흡인, 위관영양, 관장, 도뇨, 욕창관리를 할 수 없으나 경구약 및 외용약은 제외이다.

12. 교재 −58p

13. 교재 −70p
우선 상황 파악 후 특별한 문제가 없으면 다른 대상자 관리로 인해 통화가 어렵다고 이해시킨다. 계속 전화로 업무 방해 시 가족과 책임자에게 보고한다.

답 10.① 11.④ 12.⑤ 13.①

14. 교재 -70p
대상자의 이야기를 들어 주되 옳고 그름에 대해 판단하지 않고 가족 관계에 깊이 관여하지 않는다.

15. 교재 -62p
세면을 거부할 시에는 세면을 즐겁게 하기 위한 다양한 방법을 시도해 본다. 따뜻한 물수건으로 닦아 주는 등 거부감이 없는 다른 방법을 강구한다.

16. 교재 -69p
고액과 관련된 업무는 대상자나 가족과 함께 동반하고 동반이 어려운 경우 은행 업무 수행 시 사전에 가족에게 알리고 확인한다.

17. 교재 -72p

14. 대상자가 아들, 며느리의 험담을 할 때 옳은 것은?

① 이야기를 들어 주고 옳고 그름에 대해 정확하게 판단해 준다.

② 대상자의 이야기를 들어 주되 가족 관계에 깊이 관여하지 않는다.

③ 대상자의 이야기를 귀담아듣지 않고 다른 화제로 돌린다.

④ 어른이 양보하고 너그러워야 한다고 이야기해 준다.

⑤ 험담을 하지 않아야 한다고 충고해 준다.

15. 치매 대상자가 세면 자체를 거부할 때 요양보호사의 행동으로 옳은 것은?

① 따뜻한 물수건으로 닦아 주는 등 거부감이 없는 다른 방법을 강구한다.

② 야단을 쳐서라도 세수를 하게 하여야 한다.

③ 대상자의 의견을 존중해서 세면을 하지 않는다.

④ 세면을 거부하면 할 때까지 기다린다.

⑤ 보호자에게 알려 보호자가 세면을 하도록 한다.

16. 대상자가 고액의 돈을 은행에 입금해 달라고 부탁할 때 요양보호사의 올바른 대처 방법은?

① 부탁한 돈을 요양보호사가 혼자 가서 은행에 입금한다.

② 고액을 입금하는 것은 요양보호사가 할 일이 아니라고 단호히 말한다.

③ 고액이라 부담되고 사고날까 무서워서 못 하겠다고 말한다.

④ 고액의 은행 업무는 대상자가 직접 가서 해야 할 일이라고 말한다.

⑤ 요양보호사가 대상자 가족과 함께 은행에 가서 입금한다.

17. 대상자가 능력을 최대한 발휘하도록 동기를 유발하여 지지하는 요양보호사의 역할은?

① 동기 유발자　　　② 옹호자　　　③ 숙련된 조력자

④ 상담자　　　⑤ 정보 전달자

답 14.② 15.① 16.⑤ 17.①

●●●
18. 다음에서 요양보호 서비스의 기본 원칙으로 옳은 것은?

① 대상자의 성격, 습관 및 선호하는 서비스 등에 크게 관심을 가질 필요는 없다

② 가급적 대상자의 능력을 활용하기보다 요양보호사가 대신해 주어야 한다.

③ 서비스를 제공하기 전에 대상자에게 서비스 내용을 충분히 설명한다.

④ 대상자가 치매 등으로 인지 능력이 없는 경우에는 서비스 내용을 설명할 필요가 없다.

⑤ 대상자의 상태와 관계없이 기계적으로 서비스를 제공한다.

●
19. 냉장고 안에 있는 유효 기간이 지난 식품은 어떻게 처리해야 하는가?

① 대상자에게 물어볼 필요도 없이 버린다.

② 대상자의 인격을 존중해 대상자가 알아서 처리하도록 한다.

③ 보호자에게 알려 보호자가 처리하도록 한다.

④ 대상자와 함께 냉장고 내부를 정리한다.

⑤ 대상자의 허락 없이도 처분하여야 한다.

●●
20. 대상자가 계절이나 장소에 맞지 않는 옷을 입으려 할 때 대처 방안은?

① 입고 싶어 하는 옷을 안에 입히고 겉옷은 상황에 맞게 입도록 한다.

② 본인의 의사를 존중해 본인이 원하는 옷을 입도록 한다.

③ 가족과 상의해서 입히는 것을 결정한다.

④ 사람들이 흉본다고 잘 설득하여 계절에 맞는 옷을 입힌다.

⑤ 본인의 의사보다는 요양보호사의 의견대로 한다.

18. 교재 -57p
대상자의 성격, 습관 및 선호하는 서비를 반드시 서비스 제공 전에 확인한다. 대상자의 능력을 최대한 활용한다. 대상자가 치매 등으로 인지 능력이 없는 경우 보호자에게 동의를 구한다. 대상자의 상태와 관계없이 기계적으로 서비스를 제공해서는 안 된다.

19. 교재 -68p
대상자 허락 없이 처분하지 않으며 대상자와 함께 냉장고 내부를 정리정돈한다. 가족의 지원을 요청하거나 가족이 지켜보는 가운데 정리한다.

20. 교재 -63p
대상자의 요구를 가능한 수용하면서 요양보호사의 의견을 강요하지 않는다. 입고 싶은 옷을 안에 입히고 겉옷은 상황에 맞게 입힌다.

답 18.③ 19.④ 20.①

요양보호사의 직업 윤리 및 자기관리

1. 요양보호사의 직업 윤리

【요양보호사의 직업 윤리 원칙】

- 인종 연령, 성별, 종교, 신체 장애 등의 개인적 선호 등을 이유로 대상자를 차별 대우하지 않는다.
- 대상자의 자기 결정권을 최대한 존중한다.
- 요양 업무의 경과와 결과를 시설장 또는 관리 책임자에게 보고한다.
- 업무를 수행하기 위해서 지속적으로 지식과 기술을 습득한다.
- 복장 및 외모 관리 등을 포함하여 자기관리를 철저히 한다.
- 항상 친절한 태도로 예의 바르게 행동한다.
- 업무상 알게 된 개인 정보를 비밀로 유지한다.
- 업무와 관련하여 대상자 가족, 의사, 간호사, 사회복지사 등과 적극적으로 협력한다.

2. 요양보호사의 윤리적 태도와 문제

1) 윤리적 태도

- 요양보호사는 신체적 정신적으로 하약하고 도움이 필요한 대상자를 하나의 인격체로 존중해야 한다.
- 요양보호사로 종사하게 된 동기를 점검하여 겸손한 태도를 유지한다.
- 요양보호 업무는 대상자의 건강과 일생생활에 직접적인 영향을 미치는 중요한 업무이므로 요양보호사는 성실하고 침착한 태도로 책임감을 갖고 업무 활동을 해야 한다.
- 업무와 관련된 모든 직업인과 상호 협조하는 태도 및 조화를 이루려는 자세를 가져야 한다.
- 교육훈련 프로그램에 적극적으로 참여하는 등 지속적으로 학습하고 자신을 계발해야 한다.

- 대상자의 호감을 갖고 상호 신뢰감을 형성하기 위해 친절하고 예의 바른 태도, 바른 몸가짐과 언어 생활을 하려고 노력해야 한다.
- 법적 윤리적 책임을 지는 요양보호 업무를 수행해야 한다.

3. 노인의 인권 보호와 학대 예방

1) 시설 생활 노인의 권리 선언

- 존경과 존엄한 존재로 대우받고 차별, 착취, 학대, 방임을 받지 않고 생활할 수 있는 권리
- 개인적 욕구에 상응하는 질 높은 수발과 서비스를 요구하고 제공받을 권리
- 안전하고 가정과 같은 환경에서 생활할 권리
- 시설 내·외부 활동에 신체적 구속을 받지 않을 권리
- 개인적 사생활과 비밀을 보장받을 권리
- 정치·문화·종교적 활동에 제약을 받지 않고 자유롭게 참여할 권리
- 개인 소유 재산과 소유물을 스스로 관리할 권리
- 비난이나 제약받지 않고 자유롭게 참여할 권리
- 시설 내·외부에서 개인적 활동, 단체 및 사회적 관계에 참여할 권리
- 시설 입·퇴소 일상생활 이용 제반 시설 활동 참여 등 개인의 삶에 영향을 미치는 모든 부분에서 정보에 접근하고 자기 결정권을 행사할 권리

2) 시설 생활 노인 권리 보호를 위한 윤리 강령

- 존엄한 존재로 대우받을 권리
- 질 높은 서비스를 받을 권리
- 가정과 같은 환경에서 생활할 권리
- 신체적 제한을 받지 않을 권리
- 사생활 비밀 보장에 대한 권리
- 통신 자유에 대한 권리
- 정치 문화 종교적 신념의 자유에 대한 권리
- 소유 재산의 자율적 관리에 대한 권리
- 불평의 표현과 해결을 요구할 권리

- 시설 내·외부 활동 참여의 자유에 대한 권리
- 정보 접근과 자기 결정권에 대한 권리

3) 노인 학대의 개념과 발생 배경

(1) 노인 학대 발생 배경

- 노인 인구의 급속한 증가에 따른 고령화 현상
- 가족 구조와 가족 기능의 변화
- 가치관 및 노인 부양 의식의 변화
- 문제에 대한 사회적 지원 체계의 한계

(2) 노인 학대의 유형

- 신체적 학대
- 언어·정서적 학대
- 성적 학대
- 재정적 학대
- 방임
- 자기 방임
- 유기

(3) 노인 학대 예방을 위한 법적 제도적 장치

누구든지 노인 학대를 알게 된 때에는 노인 보호 전문기관 또는 수사기관에 신고할 수 있다.

또한, 요양보호사는 학대받는 노인을 보면 노인 보호 전문기관이나 경찰서에 신고해야 한다.

신고하지 않으면 벌금 300만 원 이하의 과태료를 물게 된다.

4. 요양보호사의 건강 및 안전관리

1) 직업성 근골격계 질환의 위험 요인

(1) 일반적인 위험 요인

- 반복적 같은 동작
- 불안정한 불편한 자세로 작업하는 경우
- 무거운 물건을 들거나 이동하는 경우
- 갑자기 무리한 힘이 필요한 경우
- 근무 시간 중 자주 대상자를 들어 옮겨야 하는 경우

(2) 불편한 자세

- 물건을 들어 올릴 때 허리를 한쪽으로 돌리는 경우
- 물건을 들어 올리기 위해 허리를 구부려야 하는 경우
- 옆으로 허리를 구부려야 하는 경우
- 허리를 과도하게 펴거나 구부리는 경우
- 걸어가는 것을 돕기 위해 뒤에 서서 팔을 뻗거나 허리를 돌리는 경우

2) 근골격계 질환과 관리법

(1) 오십견

- 유착성 관절낭이라고도 한다.
- 오십견은 50대에 많이 발생한다고 해서 붙여진 이름이다.
- 특별한 외상이 없고 어깨관절 전체에 통증이 있고 움직임이 많았던 날에 통증이 심하고 관절이 뻣뻣하다.
- 팔을 벌리거나 빗으로 뒷머리를 빗질할 때 밤중에 비가 오는 등 대기압이 변할 때 통증이 심하다.

(2) 힘줄염

코드만 진자 운동법: 침대에 엎드려 아픈 쪽 팔을 아래로 떨어뜨린다. 어깨에 힘을 빼고 팔을 천천히 원을 그리며 흔들다. 팔의 힘이 회복될수록 원을 더 크게 그리는 것이 좋다.

(3) 팔꿈치 내측 상과염

골프를 하는 사람에게 많이 나타난다 하여 골프 엘보 팔꿈치라고도 한다. 스트레칭은 손가락을 깍지 끼고 뒤집어서 밀어준다.

(4) 팔꿈치 외측 상과염

테니스 선수들에게 많이 발생한다. 그래서 테니스 엘보라고도 한다. 스트레칭은 한 손으로 반대쪽 손을 굽혀 잡고 안쪽으로 굽혀 준다.

(5) 손, 손목 부위의 근골격계질환

수근관이 좁아지거나 내부 압력이 증가하여 신경이 자극되는 것을 수근관증후군이라고 한다. 손의 감각 이상(저하) 저린 감각, 통증, 근력 약화가 특징이다.

(6) 요통

- 급성 요통: 허리에 급격한 힘이 돌발적으로 작용하여 발생한다.
- 만성 요통: 일정 기간 동안에 반복적인 동작과 부적합한 자세 등으로 허리에 무리가 가해져 발생한다.

3) 직업성 근골격계질환 단계별 관리

- 근골격계에 선상을 입을 겨우 외상을 조절하고 추가적인 조직 손상을 막기 위하여 휴식이 중요하다.
- 초기 치료: 손상 후 24~72시간 내에 치료를 해야 한다. 손상 후 초기 치료에는 냉찜질이 좋으나 만성 통증은 온찜질이 좋다.
- 냉찜질은 세포의 대사 과정을 늦춰 손상과 부종을 감소시킨다.

4) 스트레칭

(1) 스트레칭하는 목적

- 근육의 긴장을 완화하고 직업이나 운동 시에 따른 부상을 예방한다.
- 유연성을 증진시켜 관절의 가종 범위를 넓힌다.
- 격렬하고 빠른 운동에 반응할 수 있게 운동 신경을 활발하게 한다.

- 혈액순환을 촉진시킨다.
- 기분 전환을 한다.

(2) 스트레칭의 주의사항

- 같은 동작은 2~3회 반복한다.
- 천천히 안정되게 한다.
- 통증을 느끼지 않고 시원하다는 느낌이 드는 범위에서 한다.
- 스트레칭한 자세로 10~15초 정도 유지해야 근섬유가 충분히 늘어난다.
- 상하좌우 균형 있게 교대로 한다.
- 호흡은 편안하고 자연스럽게 한다.

5) 요양보호사의 감염 예방

(1) 기관에서 할 일

- 장기요양 기관장은 적절한 보호장구를 지급해야 한다.
- 반드시 인플루엔자 등 예방접종을 실시한다.
- 정기적으로 직원 건강검진을 실시한다.
- 감염 예방에 대한 직원 교육을 한다.

(2) 요양보호사가 할 일

- 감염성이 있는 대상자와 접촉을 하지 않는다.
- 임신한 경우, 풍진, 수두 등 선천성 기형을 유발할 수 있는 감염성 질환을 가진 대상자와 접촉을 하지 않는다.
- 손을 자주 씻는다.
- 개인 위생을 철저히 하고 적절한 소독법을 시행한다.

(3) 손 씻기

- 손바닥과 손바닥을 마주 대고 문질러 준다.
- 손가락 등을 반대편 손바닥에 대고 문질러 준다.
- 손바닥과 손등을 마주 대고 문질러 준다.
- 엄지손가락을 다른 편 손바닥으로 돌려주면서 문질러 준다.

- 손바닥을 마주 대고 손깍지를 끼고 문질러 준다.
- 손가락을 반대편 손바닥에 놓고 문지르며 손톱 밑을 깨끗하게 한다.

6) 요양보호사에게 흔한 감염성 질환 예방

(1) 결핵

- 발열 2주 이상의 기침 가래 피가 섞인 가래일 수도 있음. 호흡 곤란, 흉통, 야간에 땀 흘림, 식욕 부진, 체중 감소, 전신 피로, 무기력감이 특징이다.
- 2주~1개월 이후 반드시 X-ray 검진 등을 통해 감염 여부를 확인해야 한다.
- 대상자를 돌볼 때는 보호장구를 착용해야 한다.

(2) 독감(인플루엔자)

늦어도 독감 유행 2주 전에 예방접종을 해야 한다.

(3) 노로바이러스

증상 회복 후 최소 2~3일간 음식 조리에 참여하지 않는다.

(4) 옴

- 대상자는 물론 동거 가족이나 요양보호사도 동시에 치료를 받아야 한다.
- 내의 및 침구류를 삶아서 빨거나 다림질을 하며 의류 및 침구류를 소독한다.

7) 요양보호사의 스트레스 관리

(1) 스트레스의 원인

- 작업 환경 요인으로 인한 스트레스
- 많은 업무량으로 인한 스트레스
- 관계 갈등, 고독
- 직무 자율성의 한계 및 직무 불안정성
- 조직 체계 및 직장 문화로 인한 스트레스
- 부적절한 보상
- 성희롱 및 성추행

(2) 스트레스 대처 방법

- 생각 변화
- 생활 양식 변화
- 숙면
- 운동
- 감정 표현
- 대인관계
- 업무관리
- 명상법

8) 요양보호사의 법적 권인 보호

(1) 근로에 관한 보호

- 근로 계약
- 근로계약서에 명시해야 할 사항

  임금 및 근로 시간/취업의 장소/종사자가 해야 할 업무 분장/취업 규칙 내용 등이다.

(2) 산업재해보상보험법

① 산재근로자 보호의 주요 내용

- 사업장 부도 폐업하여 없어진 경우 지급에는 지장을 받지 않는다.
- 산재를 당했다는 이유로 해고할 수 없다.
- 보험 급여는 조세 및 기타 공과금 부과가 면제되어 세금을 떼지 않는다.
- 보험 급여를 받을 권리는 3년간 유효하다.
- 보험 급여는 양도 또는 압류할 수 없어 채권자가 건드릴 수 없다.

9) 성희롱으로부터의 보호

(1) 성희롱의 구분 및 행위

- 언어적 행위: 음란한 농담, 외모에 대한 성적인 비유, 음란한 내용의 전화, 회식 자리 술 따르는 강요 행위 등
- 육체적 행위: 입맞춤, 포옹, 뒤에서 껴안기 등의 신체 접촉. 가슴, 엉덩이 신체 부위를 만지는 행위, 안마나 애무를 강요하는 행위 등
- 시각적 행위: 음란한 사진, 낚서, 음란 출판물을 보여 주는 행위, 음란한 편지, 성관계 특정 신체 부위를 고의적으로 노출하거나 만지는 행위 등
- 기타: 사회 통념상 성적 굴욕감을 유발하는 것으로 인정되는 언어나 행동

(2) 성희롱의 대처 방안

- 성희롱 가해자에게 확실히 표시하고 시정을 요구한다.
- 성희롱 가해자가 받을 수 있는 불이익과 향후 대처 계획을 명확히 한다.
- 대상자 가족에게 사정을 말하고 시정해 줄 것을 요구한다.
- 시정 요구에도 상습적으로 계속할 경우 녹취하거나 일지를 작성해 둔다.
- 감정적인 대응은 삼가고 단호히 거부 의사를 표현한다.

적중문제 3. 요양보호사의 직업 윤리 및 자기관리 (75문제)

●●●

1. 요양보호사의 직업 윤리 원칙에 옳은 것은?

① 개인의 자질이나 능력과 관계없이 차별 대우하지 않는다.

② 인종, 종교, 경제적 지위 등 개인적 선호 등을 이유로 대상자를 차별 대우한다.

③ 요양보호사의 상황에 따라 수급자 케어 시간을 임의 변경하여 보고한다.

④ 대상자의 자기 결정을 존중하되 요양보호사의 주관적 판단에 따라 행한다.

⑤ 대상자를 신체적 정신적인 약자로 대한다.

●

2. 요양보호사의 직업적 태도로 옳은 것은?

① 요양보호사의 주관적 판단으로 케어한다.

② 상황에 맞추어 대상자의 의무 기록을 변조한다.

③ 직업을 선택한 처음 동기를 점검하고 겸손한 태도를 갖는다.

④ 노인 학대가 확실할 경우에만 보고 및 신고한다.

⑤ 대상자가 원할 시에 개인적으로 별도의 추가 서비스를 체결한다.

●

3. 요양보호사의 직업 윤리 강령으로 옳은 것은?

① 화려한 장신구를 착용하여 예쁘게 보인다.

② 업무와 관련하여 가족, 의사, 간호사 등과 협력한다.

③ 대상자의 비밀을 가족에게 참고하라고 전달해 준다.

④ 대상자의 의견에 따라 서비스를 제공한다.

⑤ 서비스 내용과 방법이 확실하지 않을 때는 상식선에서 제공한다.

4. 요양보호사의 직업적 태도로 올바르게 설명된 것은?

① 서비스 계획 수립 시 대상자의 요구를 배제한다.

② 서비스 제공 중에 발생한 사고는 가족에게 먼저 알린다.

③ 서비스의 내용과 방법 등은 수급자나 보호자가 선택하게 한다.

④ 복지 용구 물품이 필요할 경우 알선하여 구매하게 한다.

⑤ 방문 일정 변경 시 사전에 대상자에게 양해를 구한다.

---

1. 교재 -74p
② 인종 및 개인적 선호에 따라 차별 대우해서는 안 된다. ③ 케어 시간은 수급자에게 맞추어 케어한다. ④ 주관적 판단에 따라 서비스를 제공하지 아니 한다. ⑤ 대상자를 상호 대등한 관계로 대한다.

2. 교재 -74p
① 요양보호사는 객관적 판단으로 케어한다. ② 상황에 맞추어 의무 기록을 해서는 아니 된다.

3. 교재 -74p
① 화려하지 않은 간편 복장을 착용한다. ③ 대상자의 개인정보를 유출하지 아니 한다. ④ 요양보호사의 업무 분장 대로 서비스를 제공한다. ⑤ 서비스는 상식선에서 제공하지 아니 한다.

4. 교재 -75p
① 서비스 계획 수립 시 대상자의 요구를 들어준다. ② 사고는 시설장과 의사, 간호사에게 알린다. ③ 서비스의 내용과 방법은 요양 업무 분장대로 진행한다. ④ 복지 용구 용품을 구매 알선 행위를 하지 않는다.

답 1.① 2.③ 3.② 4.⑤

5. 교재 -75p

5. "직무를 수행하는데 필요한 전문적 지식과 기술을 갖춰야 한다."라는 내용은 요양보호사의 어떠한 직업적 태도인가?

① 상호 협력하는 태도
② 인격체로 존중하는 태도
③ 성실하고 침착한 태도
④ 자신을 계발하는 태도
⑤ 겸손한 태도

6. 교재 -75p

6. 다음은 요양보호사의 윤리 원칙 중 어느 것과 관련된 것인가?

① 자율성 존중의 원칙
② 정의의 원칙
③ 선행의 원칙
④ 공평성의 원칙
⑤ 무해성의 원칙

7. 교재 -77p
① 대상자 상태에 맞는 필요한 서비스를 제공해야 한다. ② 모든 벌어진 상황을 상세히 시설장에게 보고해야 한다. ③ 식사 도움은 수급자에게만 국한하여 준비하여 제공한다. ④ 관장은 의료행위에 해당되므로 하지 않는다.

7. 요양보호사가 준수하여야 할 요양보호 서비스 제공의 원칙은?

① 대상자의 상태와 관계없이 전적으로 요양 서비스를 제공한다.
② 예기치 못한 사고로 시설장에게 보고하지 않는다.
③ 대상자와 동거하는 가족의 식사 준비도 함께 해준다.
④ 대상자가 요구하면 관장을 해줄 수 있다.
⑤ 서비스 제공 전에 대상자와 가족으로부터 다양한 정보를 파악한다.

8. 교재 -78p
① 요양보호사는 타 기관에게 대상자를 의뢰해서는 안 된다. ② 본인 부담금은 수급자 본인이 내어야 한다. ③ 개인정보를 유출해서는 아니 된다. ④ 등급을 잘받기 위해 유도해서는 아니 된다.

8. 요양보호사의 윤리적 태도로 옳은 것은?

① 대상자가 원할 경우 타 기관에 대상자를 의뢰한다.
② 사정이 어려운 대상자의 본인 부담금을 대신 내어 준다.
③ 업무상 알게 된 개인정보는 기관에 보고한다.
④ 등급을 잘 받을수 있도록 격려하며 유도한다.
⑤ 복장 및 외모 관리 등 자기관리를 잘한다.

답 5.④ 6.⑤ 7.⑤ 8.⑤

9. 요양보호사의 직업적 태도로 옳은 것은?

① 등급을 잘 받을수 있도록 격려하며 등급이 잘 나오도록 유도한다.

② 보호자가 수고의 대가로 팁을 주면 감사히 받는다.

③ 방문 일정을 변경하고자 할 때는 보호자에게 당일에 알린다.

④ 요양 업무 이외의 것을 요구할 때는 요양 업무 분장을 확실히 알려드린다.

⑤ 대상자의 가족 의견에 따라 업무 서비스를 제공한다.

10. 대상자의 신체적 변화에 이상 증상을 보았을 때 요양보호사가 해야 할 행동은 무엇인가?

① 보호자에게 연락한다.

② 119에 신고나 병원에 이송한다.

③ 시설장이나 간호사에게 보고한다.

④ 동료 요양보호사와 상의한다.

⑤ 안정된 자세를 취하게 한 후 침대로 옮긴다.

11. 요양보호사의 자기계발을 위한 올바른 윤리적 태도로 옳은 것은?

① 훈련 프로그램에 적극적으로 참여하며 자신을 계발한다.

② 업무와 관련된 직업인과 상호 협조하되 주관적 관점을 전달한다.

③ 대상자와 시선을 마주치지 않고 내려다보지 않는다.

④ 요양 업무의 초심을 버리고 요양보호사 자신을 점검한다.

⑤ 어르신의 기분을 맞추기 위해 과장된 신체 접촉을 한다.

12. 요양보호사의 법적 소송에 휘말리지 않기 위한 대처 방안은 무엇인가?

① 요양보호 서비스는 정해진 정책과 절차에 따라 서비스를 제공한다.

② 제공된 서비스 내용을 내가 잘 알 수 있도록 기록한다.

③ 서비스 내용 및 방법이 확실하지 않은 것은 상식선에서 기록한다.

④ 학대를 받는다고 의심되는 경우는 정확한 증거를 확보하여 신고한다.

⑤ 상태 변화는 내 주관적 관점으로 정확하게 기록한다.

13. 요양보호사 업무수행 중 법적 소송을 예방할 수 있는 대처 방안은 무엇인가?

① 업무 중에 발생한 사고에 대해서는 최대한 스스로 해결하고 안 되면 보고한다.

② 제공된 서비스 업무기록은 기록지와 약간의 차이가 있을 수 있다.

③ 대상자의 비밀은 필요할 때 보호자에게 이야기해 준다.

④ 대상자와의 원활한 소통을 위하여 딸처럼 말하며 행동한다.

⑤ 대상자의 개인적인 권리를 보호한다.

14. 배변 실수한 대상자에게 동료 요양보호사가 야단치는 것을 목격했을 경우 올바른 대처 방법은?

① 시설장이나 간호사에게 보고한다.

② 동료 요양보호사를 불러 다음부터 그러지 못하도록 따끔하게 이해시킨다.

③ 조용히 못 본 척하며 넘어간다.

④ 보호자에게 알려준다.

⑤ 상황을 이해시키며 상태를 이해시킨다.

15. 대상자의 생활 형편이 어려워 본인 부담금 면제를 요구할 때 요양보호사의 대처 방법으로 옳은 것은?

① 센터장에게 대상자의 어려운 상태를 알려 감면받을 수 있도록 돕는다.

② 본인 부담금을 면제해 주는 센터를 알선해 준다.

③ 생활이 어려우시니 요양보호사가 대신 납무를 해준다.

④ 본인 부담금 면제는 벌금부과 대상임을 설명하고 보호자에게도 알린다.

⑤ 형편이 좋아지면 낼 수 있도록 유도한다.

16. 대상자의 기저귀를 재사용하라고 보호자가 요구할 때 대처 방법으로 옳은 것은?

① 보호자의 요구를 들어주어 말려서 재사용한다.

② 재사용이 해로운 이유를 설명하고 새 기저귀를 사용한다.

③ 내 상식선에서 기저귀 사용을 판단한다.

④ 보호자에게 비위생적인 것을 설득시키고 다음부터는 착용하지 않는다.

⑤ 대상자의 다른 보호자들과 상의하여 결정한다.

17. 대상자가 복지 용구가 필요하다고 할 때 대처 방법으로 옳은 것은?

① 복지 용구 센터 직원이 와서 상담할 수 있도록 복지 용구 센터에게 연락을 취해준다.

② 복지 용구를 할인하여 구매할 수 있도록 알선해 준다.

③ 대상자가 상태의 필요에 따라 신중하게 선택할 수 있도록 정보를 제공한다.

④ 요양보호사의 업무상 필요에 따라 구매하도록 강요한다.

⑤ 요양보호사가 복지 용구 센터를 알선하며 유도한다.

●●●
18. 시설 생활 노인의 질 높은 서비스를 받을 권리로 옳은 것은?

① 잔존 능력을 유지하고 자립 능력 향상을 위해 질 높은 전문적인 서비스를 제공한다.

② 개별적인 욕구와 선호, 기능 상태를 고려하지 않고 집단적 서비스를 제공한다.

③ 종사자의 능력 개발 및 직무훈련과 교육은 서비스 능력에 재고하지 않아도 된다.

④ 존엄한 존재로 서비스를 받을 권리가 있다.

⑤ 불평을 표현하며 문제 해결의 요구를 할 권리가 있다.

●
19. 시설 생활 대상자의 질 높은 서비스로 옳지 않은 것은?

① 신체적으로 어려운 부분들은 잔존 능력과 상관없이 전적으로 돕는다.

② 대상자의 개별적 욕구와 선호, 기능 상태를 고려하여 개별화된 서비스 수발 계획을 세운다.

③ 개인적 건강 상태와 무관하게 다양한 영양급식을 제공한다.

④ 대상자가 스스로 할 수 있도록 격려하며 잔존 기능을 살려준다.

⑤ 개인적 선호 따라 프로그램에 참석하게 한다.

20. 시설 생활 대상자의 질 높은 서비스를 받을 권리로 옳지 않은 것은?

① 정기적인 상담을 통하여 개별적 서비스의 수발 계획을 세운다.

② 자립 능력을 고양시키기 위한 질 높은 전문적인 서비스를 제공한다.

③ 개인적으로 복용하고 있는 약물을 금지시켜서는 안 된다.

④ 월별 입소 비용 미납 이유로 서비스 이용을 제한해서는 안 된다.

⑤ 노인에게 위험을 초래할 수 있는 것은 상식선에서 해결한다.

17. 교재 -80p
② 복지 용구를 할인하여 구매 알선을 해서는 안 된다. ③ 대상자가 상태의 필요에 따라 신중하게 선택할 수 있도록 정보를 제공한다. ④ 요양보호사의 자신의 업무 편의를 위해 구매하도록 강요해서는 안 된다. ⑤ 요양보호사가 복지 용구 센터를 알선하며 유도해서는 안 된다.

18. 교재 -92p
① 어르신의 잔존 기능을 유지하고 자립 능력 향상을 위해 서비스를 제공해야 한다. ② 개별화된 서비스와 수발 계획을 수립하고 이를 적극적으로 이행해야 한다. ③ 건강 상태에 따라 다양한 영양급식을 제공해야 한다. ④ 개인적으로 복용하는 약을 금지시켜서는 안 된다.

19. 교재 -92p
① 스스로 움직이는 잔존 기능을 최대한 활용하며 도움을 드린다. ② 대상자의 개별적 욕구와 선호, 기능 상태를 고려하여 개별화된 서비스 수발 계획을 세운다. ③ 개인적 건강 상태에 따라 영양급식을 제공한다. ④ 대상자가 스스로 할 수 있도록 격려하며 잔존 기능을 살려준다. ⑤ 개인적 선호에 따라 프로그램에 참석하게 한다.

20. 교재 -92p
⑤ 노인에게 위험을 초래할 수 있는 주변의 물건들의 정리정돈을 잘해야 한다.

답 17.③ 18.① 19.③ 20.⑤

21. 교재 -90p
① 존경과 존엄한 존재로 대우받을 권리, 차별 착취 학대, 방임을 받지 않고 생활할 수 있는 권리 ② 개인적 욕구에 상응하는 질 높은 수발과 서비스를 요구하고 제공받을 권리 ③ 개인적 사생활과 비밀을 보장받을 권리 ④ 정치적 문화적 종교적 활동에 제약받지 않고 자유롭게 참여할 권리 ⑤ 시설 노인은 개인적 사생활이나 비밀을 보장받을 수 있어야 한다.

22. 교재 -90p

23. 교재 -91p
시설은 종사자에게 노인의 권리에 대한 홍보와 교육을 분기별로 실시하여야 한다. 가족은 면회나 접촉 등을 통하여 노인과의 유대관계를 지속적으로 유지해야 한다. 종사자는 수발 및 서비스 과저에서 노인의 권익 신장을 위한 상담과 조치를 적극적으로 취해야 한다.
노인의 권리 침해받은 경우 이의 회복과 구제를 위한 적극적 조치를 강구하여야 한다.

24 교재 -91p
시설 생활 노인 권리 보호를 위한 윤리 강령
1. 존엄한 존재로 대우받을 권리 2. 질 높은 서비스를 받을 권리 3. 가정과 같은 환경에서 생활할 권리 4. 신체적 제한을 받지 않을 권리 5. 사생활 및 비밀 보장에 대한 권리 6. 통신의 자유에 대한 권리 7. 정치 문화 종교적 신념의 자유에 대한 권

이어서→

답 21.⑤ 22.④ 23.⑤ 24.②

21. 시설 생활 노인의 권리선언으로 올바르지 않은 것은?

① 차별, 착취, 학대, 방임을 받지 않고 생활할 수 있는 권리
② 안전하고 가정과 같은 환경에서 생활할 권리
③ 시설 내·외부 활동에 신체적 구속을 받지 않을 권리
④ 우편, 전화 등 개인적 통신을 주고받을 권리
⑤ 요양보호사를 통제할 권리

22. 시설 생활 노인의 권리선언으로 합당하지 않은 것은?

① 정치, 문화, 종교적 활동에 제약을 받지 않고 자유롭게 참여할 권리
② 개인 소유 재산과 소유물을 스스로 관리할 권리
③ 서설 내·외부에서 개인적 활동 및 사회적 활동에 참여할 권리
④ 시설에서는 개인적 사생활이나 비밀을 보장받지 못하는 권리
⑤ 개인의 삶에 영향을 미치는 정보에 접근하고 자기 결정권을 행사할 권리

23. 시설 생활 노인의 권리 보호를 위한 윤리 강령으로 맞지 않는 것은?

① 존엄한 존재로 대우받을 권리
② 질 높은 서비스를 받을 권리
③ 가정과 같은 환경에서 생활할 권리
④ 신체적 제한을 받지 않을 권리
⑤ 사생활 비밀 보장이 없는 권리

24. 시설 생활 노인의 존엄한 존재로 대우받을 권리로 합당하지 않은 것은?

① 노인의 의사에 반하는 어떠한 노동 행위를 시켜서는 안 된다.
② 노인의 요구사항을 최대한 들어 주어 편한하게 생활할 수 있도록 돕는다.
③ 어떠한 이유로든 노인 학대 행위를 해서는 안 되며, 학대받은 노인에 대해서는 신속하게 보호 조취를 취한다.
④ 종사자에게 노인의 권리에 대한 홍보와 교육을 분기별로 실시한다.
⑤ 시설의 모든 서비스를 자유롭게 접근 또는 이용할 수 있는 기회를 부여한다.

25. 시설 생활 노인의 존엄한 존재로 대우받을 권리가 아닌 것은?

① 가족은 면회나 전화 접촉을 통하여 노인과의 지속적인 유대관계를 유지한다.

② 서비스 과정에서 노인의 권익 신장을 위한 상담과 조치를 적극적으로 취한다.

③ 가족은 시설의 서비스나 운영에 관하여 적극 협조하여야 한다.

④ 시설 노인의 건강을 위하여 노동 행위를 적당하게 실시한다.

⑤ 학대 행위가 발생했을 경우 노인에 대한 보호 조치를 신속하게 취한다.

26. 시설 생활 노인의 질 높은 서비스를 받을 권리가 아닌 것은?

① 정기적인 상담을 통하여 개별적 욕구와 선호 기능 상태를 고려하여 서비스와 수발 계획을 세운다.

② 잔존 능력을 유지하고 자립 능력 향상을 위해 질 높은 전문적인 서비스를 제공한다.

③ 개인적 선호와 건강 기능 상태에 따라서 다양한 영양 급식을 제공한다.

④ 요양보호사의 주관적 판단으로 서비스를 제공한다.

⑤ 직무 안전에 최선을 다하며 문제 발견 시 즉시 시설장에게 보고한다.

27. 가정과 같은 환경에서 생활할 권리가 아닌 것은?

① 노인이 깊은 잠을 잘 수 있도록 취침할 때는 조명을 어둡게 한다.

② 시설은 안전하고 깨끗하며 가정과 같은 환경을 제공해야 한다.

③ 공간이 허용하는 한 개인적인 수납 공간을 제공해야 한다.

④ 노인의 위생관리에 만전을 기하며 주변 정리정돈을 깨끗이 한다.

⑤ 편안하고 쾌적한 실내 온도를 유지한다.

리 8. 소유 재산의 자율적 권리에 대한 권리 9. 불평의 표현과 해결을 요구할 권리 10. 시설 내 · 외부 활동 참여의 자유에 대한 권리 11. 정보 접근과 자기 결정권 행사의 권리

25. 교재 -91p

26. 교재 -92p

27. 교재 -93p

답 25.④ 26.④ 27.①

28. 교재 -93p

28. 생활 노인의 신체적 제한을 받지 않을 권리에서 틀린 것은?

① 증상 완화의 목적으로 불가피하게 일시적으로 신체적 제한을 하는 경우를 제외하고는 신체적 제한을 해서는 안 된다.

② 불가피하게 긴급할 때의 신체를 제한할 경우 그 사유에 대해서 자세히 기록하고 가족에게 그 사유를 통지한다.

③ 시설의 다른 노인들이 위협이나 불안해하지 않도록 신체를 구속한다.

④ 신체적인 제한이나 심리적인 영향을 미치는 약물을 처방해서는 안 된다.

⑤ 불가피하게 어쩔 수 없이 신체를 제한할 경우 2시간을 넘겨서는 안 된다.

29. 교재 -93p

29. 시설 생활 노인 권리 보호를 위한 윤리강령으로 맞는 것은?

> • 공간이 허용하는 한 개절적 수납 공간을 제공하여야 한다.
> • 적절하고 편안한 조명과 음향을 제공하여야 한다.
> • 편안하고 적절한 실내온도를 유지하여야 한다.

① 존엄한 존재로 대우받을 권리
② 질 높은 서비스를 받을 권리
③ 사생활 비밀을 받을 권리
④ 신체적 제한을 받지 않을 권리
⑤ 가정과 같은 환경에서 생활할 권리

30. 교재 -97p

30. 대상자의 정보 접근 자기 결정권 행사의 권리로 맞지 않는 것은?

① 노인이나 보호자가 요구할 경우 건강 상태, 치료, 수발, 제한 서비스에 관한 정보와 기록에 대한 접근을 허용한다.

② 의료적 변화에 대하여 사전에 노인과 가족에게 통보한다.

③ 노인 개인정보는 어느 곳에든지 제공하지 않는다.

④ 시설 입소, 퇴소 시에 운영과 관련된 시설의 규칙과 규정을 구두 또는 문서로 노인과 가족에게 설명한다.

⑤ 간호사나 의사가 노인의 식생활 및 건강 상태에 대하여 요구 시 자료를 제공한다.

정답 28.③ 29.⑤ 30.③

31. 대상자의 서비스에 대한 제반 사항에 관한 정보를 요구할 때 응해야 하는 시설 생활 윤리강령은 무엇인가?

① 사생활 및 비밀 보장에 대한 권리
② 정보 접근과 자기 결정권 행사의 권리
③ 질 높은 서비스를 받을 권리
④ 신체적 제한을 받지 않을 권리
⑤ 존엄한 존재로 대우받을 권리

32. 우리나라 노인 학대의 발생 배경으로 틀린 것은?

① 대가족 형태의 가족 구조 현상
② 노인 인구의 급속한 증가에 따른 고령화 현상
③ 가족 구조와 가족 기능의 변화
④ 가치관 및 노인 부양 의식의 변화
⑤ 문제에 대한 사회적 지원 체계의 한계

33. 노인 학대 신고 의무자가 아닌 사람은?

① 의료인, 노인복지시설 관련 종사자
② 장애인 시설 관련자 및 구급대원
③ 시설및 재가 장기요양 종사자
④ 건강 가정지원센터
⑤ 이웃 주민

34. 요양보호사가 업무 수행 중 대상자 아들로부터 학대받은 흔적을 발견했을 때 법적으로 신고를 어디에 해야 하는가?

① 시설장이나 간호사에게 보고한다.
② 대상자의 또 다른 가족
③ 재가장기요양 기관
④ 노인보호 전문기관
⑤ 의료기관

31. 교재 -97p
노인의 의사에 반하는 전원 또는 퇴소를 시켜서는 안 된다. 노인이 요구할 경우 건강 상태와 치료 수발 제반 서비스에 관한 정보 기록에 대한 접근을 허용한다. 노인의 삶에 영향을 미치는 모든 부분에서 자기 결정권을 행사할 수 있도록 해야 한다. 의사결정 과정에 노인 또는 가족을 참여시키고 이들의 결정을 존중하여야 한다.

32. 교재 -99p

33. 교재 -101p

34. 교재 -101p

답 31.② 32.① 33.⑤ 34.④

35. 교재 −102p
(언어 정서적 학대)
언어 정서적 학대는 비난 모욕 위협 협박 등의 언어 및 비언저적 행위를 통하여 노인에게 정서적으로 공통을 주는 것이다. 신체적 학대에 비해 학대라는 인식을 못 하지만 당사자의 받는 충격은 신체적 학대보다 덜 하지 않다.

36. 교재 −103p
언어, 정서적 학대: 노인에게 말을 걸지 않는다. 유아처럼 다룬다. 사용 공간이나 생활기구 사용을 제한한다.

37. 교재 −103p
(재정적 학대)
노인의 자산을 당사자의 동의 없이 사용하게나 부당하게 착취하여 요용하는 행위 및 노동에 대해 합당한 보상을 하지 않는 행위를 말한다.

38. 교재 −105p
방임: 약물을 불충분하게 투영한다. 병원에 데리고 가지 않는다. 와상 대상자의 체위 변경을 태만히 한다.

39. 교재 −105p
(방임이란?)
부양 의무자로서의 책임이나 의무를 의도적 혹은 비의도적으로 거부, 불이행 혹은 포기하여 노인에게 의식주 및 의료를 적절하게 제공하지 않는 것을 말한다.

35. 노인 학대의 유형으로 바르게 연결된 것은?

① 신체적 학대: 물리적인 힘이나 도구를 이용하여 노인에게 신체적 손상이나 고통, 장애를 유발시키는 행위

② 언어, 정서적 학대: 노인의 자산을 동의 없이 사용하거나 부당하게 착취하는 행위

③ 성적 행위: 비난, 모욕, 위협 협박 등의 언어 및 비언어적 행위를 통하여 노인에게 정서적으로 고통을 주는 행위

④ 재정적 행위: 노인에게 의식주 및 의료를 적절하게 제공하지 않는 행위

⑤ 방임: 스스로 필요한 치료와 약 복용을 중지하여 건강 상태를 악화시키는 행위

36. 비난, 모욕, 위협 등의 언어 및 비언어적 행위를 통하여 노인에게 정서적으로 고통을 주는 행위의 노인 학대 유형은?

① 유기　　　　　　② 방임 언어　　　　　③ 재정적 학대
④ 언어, 정서적 학대　⑤ 신체적 학대

37. 노인의 자산을 동의 없이 사용하거나 부당하게 착취하여 이용하는 행위의 노인 학대 유형은?

① 재정적 학대　　　② 신체적 학대　　　③ 언어, 정서적 학대
④ 방임　　　　　　⑤ 자기방임

38. 노인에게 필요한 의식주 및 의료를 적절하게 제공하지 않은 학대 유형은 어느것인가?

① 재정적 학대　　　② 언어, 정서적 학대　③ 방임
④ 유기　　　　　　⑤ 신체적 학대

39. 노인이 넘어져서 다리 통증을 며칠째 호소하는데 병원에 가질 않는다. 해당하는 학대 유형은 무엇인가?

① 방임　　　　　　② 신체적 학대　　　③ 유기
④ 자기방임　　　　⑤ 재정적 학대

답 35.① 36.④ 37.① 38.③ 39.①

40. 난방, 수도 단절, 고장난 보청기, 금이 간 안경, 계절에 맞지 않는 의복을 입고 있다. 노인 학대 유형은 무엇인가?

① 방임　　　　　② 언어, 정서적 학대　　　　③ 신체적 학대
④ 유기　　　　　⑤ 재정적 학대

40. 교재 -105p

41. 시설에서 월별 입소 비용 미납 등의 이유로 특별한 조치 없이 노인을 퇴소시키는 학대 유형은 무엇인가?

① 자기방임　　　② 언어, 정서적 학대　　　　③ 재정적 학대
④ 유기　　　　　⑤ 신체적 학대

41. 교재 -106p
(유기란?)
스스로 독립할 수 없는 노인을 격리하거나 방치하는 행위를 말한다.

42. 노인에게 식사와 물을 제공하지 않고 수염, 손톱 등이 자라서 지저분해져 있다. 학대 유형은 무엇인가?

① 언어 정서적 학대　　② 유기　　　　　③ 방임
④ 자기방임　　　　　　⑤ 재정적 학대

42. 교재 -105p
(자기방임이란?)
노인 스스로 의식주 제공 및 의료 처치 등의 최소한의 자기 보호 관련 행위를 의도적으로 포기 또는 비의도적으로 관리하지 않아 심신이 위험한 상황 또는 사망이 이르게 되는 경우를 말한다.

43. 시설에 노인을 맡기고 연락을 두절하였다. 이에 해당하는 학대 유형은 무엇인가?

① 유기　　　　　② 방임　　　　　③ 신체적 학대
④ 재정적 학대　　⑤ 언어 및 정서적 학대

43. 교재 -106p

44. 노인 학대를 위한 법적 제도적 장치로 올바른 기관은?

① 노인보호 전문기관　　　　② 각 시군구청장
③ 사회복지시설　　　　　　④ 장기요양 기관
⑤ 관할 법원

44. 교재 -107p

답 40.① 41.④ 42.③ 43.① 44.①

45. 교재 -114p
안전을 위협하는 요인은 휴계 시간 부족, 대상자와의 갈등, 불안정한 고용으로 인한 정신적 스트레스, 근골격계 손상, 질병을 옮길 수 있는 환경 등이 있다.

46. 교재 -114p
요양보호사의 신체 부위별 손상 빈도
허리 36%, 목질환 19%, 어깨질환 18%, 손/손목 11%, 팔/팔꿈치 8%, 다리/발 8%의 순이다.

47. 교재 -114p
요양 업무의 불편한 자세
1. 물건을 들어 올릴 때 허리를 한쪽으로 돌리는 경우
2. 물건을 들어 올리기 위해 허리를 구부려야 하는 경우
3. 옆으로 허리를 구부려야 하는 경우
4. 허리를 과도하게 펴거나 구부리는 경우
5. 걸어가는 것을 돕기 위해 뒤에 서서 팔을 뻗거나 허리를 돌리는 경우

48. 교재 -115p

45. 요양보호사의 건강과 안전을 위협하는 여러 가지 요인 중에 알맞지 않은 것은?

① 휴계 시간 부족 및 신체적 격무 안전을 위협하는 요인
② 근골격계 손상 및 감염성 질환
③ 대상자 및 보호자로부터 오는 반말이나 욕설 등의 정신적인 스트레스
④ 책임 있는 업무 기록에 대한 스트레스
⑤ 자율적인 케어의 주관적 업무수행

46. 요양보호사의 신체 부위별 손상 빈도가 가장 많은 곳은 ?

① 허리   ② 목질환   ③ 어깨질환
④ 손/손목   ⑤ 팔/팔꿈치

47. 직업성 근골격계 질환 중 일반적인 위험 요인이 아닌 것은?

① 반복적으로 같은 동작을 하는 경우
② 불안정하거나 불편한 자세로 작업을 하는 경우
③ 무거운 물건을 들거나 이동시키는 경우
④ 갑자기 무리한 힘이 필요한 경우
⑤ 근무 시간에 자주 대상자를 들어 옮기지 않는 경우

48. 업무수행 시 근골격계 질환 예방법으로 올바르지 않은 것은?

① 물건을 들어 올리거나 이동할 때 허리를 곧게 편다.
② 근육의 긴장을 완화하기 위해 스트레칭을 자주 실시한다.
③ 유연성을 증진시켜 관절의 가동 범위를 좁힌다.
④ 물건은 가급적 가까이 두고 들어 올린다.
⑤ 대상자나 큰 물건을 이동시킬 때는 큰 근육을 사용한다.

답 45.⑤ 46.① 47.⑤ 48.③

49. 오십견의 증상으로 옳지 않은 것은?

① 오십견은 60대에 많이 발생한다.

② 유착성 관절낭염으로 어깨관절 전체에 통증이 생긴다.

③ 특별한 외상이 없는데도 어깨관절에 통증이 있고 특히 밤중과 움직임이 많았던 날에 심하고 관절이 뻣뻣하다.

④ 통증이 어깨 주변에서 시작하여 위팔로 방사하며, 발병 후 약 2년에 걸쳐 별 치료 없이 회복되기도 한다.

⑤ 팔을 벌리거나 빗으로 뒷머리를 빗질할 때, 밤중에 비가올 때, 대기압이 변할 때 통증이 증가한다.

49. 교재 -115p
오십견은 50대에 많이 발생한다고 하여 붙여진 이름이다.

●●
50. 팔꿈치 내측 상과염으로 바르게 설명되지 않은 것은 무엇인가?

① 팔꿈치 내측 상과염은 골프를 치는 사람에게 많이 나타난다고 하여 골프 팔꿈치라고도 한다.

② 손목 굽히는 일을 과도하게 하는 사람에게 흔하게 발생한다.

③ 주로 팔꿈치 안쪽에서 시작하여 손으로 가는 통증이다.

④ 손가락을 깍지 끼고 뒤집어서 밀어준다.

⑤ 손바닥이 몸쪽으로 오도록 하여 바닥을 짚고 네 발 기기 자세를 취한다.

50. 교재 -117p

51. 팔꿈치 외측 상과염으로 바르게 설명되지 않은 것이 무엇인가?

① 테니스 선수들에게 많이 나타난다 하여 테니스 엘보라고도 한다.

② 주먹을 쥐거나 굽히는 동작을 많이 할 때 팔꿈치관절 쪽 통증과 손목관절까지 통증이 나타나기도 한다.

③ 한 손으로 반대쪽 손을 굽혀 잡고 안쪽으로 굽혀 준다.

④ 팔을 안쪽으로 회전하고 반대쪽 손으로 손을 감싸 잡고 당겨준다.

⑤ 손을 털게 되면 저림과 통증이 일시적으로 완화되기도 한다.

51. 교재 -118p

답 49.① 50.⑤ 51.⑤

●●

52. 수근관 증후근의 증상에 대하여 틀리게 설명한 것은 무엇인가?

① 손목 앞쪽의 피부조직 밑에 손목을 이루는 뼈와 인대들로 형성된 아주 큰 통로이다.

② 수근관이 좁아지거나 내부 압력이 증가하여 신경이 자극되는 것을 수근관 증후군이라고 한다.

③ 손의 감각 이상, 저린 감각, 통증, 근력 약화가 특징이다.

④ 손을 털게 되면 저림과 통증이 일시적으로 완화되기도 한다.

⑤ 최소한 1분 정도 손목을 구부리면 손바닥과 손가락의 지린 증상이 심해지는지 확인한다.

53. 급성 요통에 대한 설명이다. 올바르지 않은 것은 무엇인가?

① 허리디스크가 돌출되어 신경이 눌린 부위의 머리에 감각 이상과 정신이상이 나타난다.

② 업무상 근골격계질환은 급성 요통보다 만성 요통이 지속적으로 증가하는 경향을 보인다.

③ 허리에 급격한 힘이 돌발적으로 작용하여 발생한다.

④ 활동을 하거나 오랜 시간 앉아 있는 경우에 통증이 악화된다.

⑤ 맥켄지의 요부신전 운동은 '몸을 펄 때에는 디스크가 앞으로 움직인다'는 원리에 몸을 최대한 늘려서 펴준다.

●

54. 요양보호사가 업무수행 시 근골격계질환을 예방하기 위한 방법으로 맞지 않은 것은?

① 물건을 들어 올리거나 이동 시 허리를 곧게 편다.

② 물건은 가급적 가까이 두고 들어 올린다.

③ 근육의 긴장을 완화하기 위해 스트레칭을 자주 실시한다.

④ 휠체어에서 침대로 이동 시에는 천천히 부드럽게 이동한다.

⑤ 물건이나 대상자를 이동 시에는 작은 근육을 사용한다.

55. 요양보호사가 스트레칭을 할 때 주의해야 할 사항은?

① 통증을 느끼지 않은 범위 내에서 스트레칭을 한다.

② 호흡을 멈추고 스트레칭 자세로 10~15초 정도 유지한다.

③ 최대한 동작을 크고 빠르게 한다.

④ 하루에 여러 번 하지 않고 한 번에 오래 한다.

⑤ 모든 근육에 힘을 주어 최대한대로 빠르게 동작한다.

56. 근골격계질환의 발병 단계별 특징으로 맞지 않은 것은?

① 1단계: 작업 중 통증, 피로감을 느낀다.

② 1단계: 작업 수행 능력에는 변화가 없다.

③ 2단계: 작업 시작 초기부터 통증이 나타난다.

④ 2단계: 몇 주 혹은 몇 달간 지속되며 악화와 회복이 반복된다.

⑤ 3단계: 반복적 능력이 낮아진다.

57. 근골격계질환의 발병 단계별 특징으로 맞지 않은 것은?

① 1단계: 며칠 동안 지속되며 악화와 회복이 반복된다.

② 1단계: 가벼운 작업 수행에서도 어려움을 느낀다.

③ 2단계: 하룻밤 지나도 통증이 지속되며 잠을 방해한다.

④ 3단계: 휴식 중이거나 일상적인 움직임에도 통증이 나타난다.

⑤ 온종일 통증이 있으며 잠을 방해한다.

58. 근골격계질환의 초기 치료에 알맞지 않은 치료 방법은?

① 손상 후 24~72시간 내에 초기 치료를 해야 한다.

② 손상 후 초기 치료에는 냉찜질이 좋으나 만성 통증에는 온찜질이 좋다.

③ 냉찜질은 세포의 대사 과정을 늦춰 손상과 부종을 감소시켜 준다.

④ 얼음주머니는 2시간마다 20~30분씩 하는 것이 좋다.

⑤ 압박을 하면 손상 부위에 부종이 더욱 심해지며 움직임이 늘어난다.

55. 교재 - 125p

56. 교재 - 123p
근골격계질환 발병 단계별 특징
1단계: 작업 중 통증, 피로감을 느낌, 하룻밤 지나거나 휴식 후에는 증상이 없어짐, 업무수행 능력에는 변화가 없음, 악화와 회복이 반복됨
2단계: 작업 초기부터 통증이 나타남, 잠을 방해함, 반복적 작업 능력이 낮아짐, 몇 주 몇 달 지속되며 악화와 회복이 반복됨
3단계: 일상적인 움직임에도 증상이 나타남, 온종일 통증이 있으며 잠을 방해함, 가벼운 작업 수행에서도 어려움을 느낌, 몇 달 혹은 몇 년 지속됨.

58. 교재 - 123p
손상 후 초기 치료(급성기 2일 정도)에는 냉찜질을 하며 만성통증은 온찜질이 좋다. (예, 손목 삠 - 냉찜질이 좋으며 만성 관절염은 온찜질이 좋다.)

답 55.① 56.⑤ 57.② 58.⑤

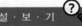
59. 교재 –125p
스트레칭이란 몸을 쭉 펴거
나 굽혀 근육을 긴장 또는
이완시켜 몸을 부드럽게 하
는 맨손체조이다.

60. 교재 –125p
스트레칭은 호흡은 편안하
고 자연스럽게 한다. 스트
레칭은 스트레칭된 자세로
10~15초 정도 유지해야 근
섬유가 충분히 늘어나 효과
를 볼 수 있다.

61. 교재 –131p

62. 교재 –131p
시설장은 요양보호사에게
결핵, 감염 등을 방지할 수
있는 보호 마스크, 장갑 등
을 지급하여야 한다.

59. 스트레칭을 하는 목적으로 옳지 않은 것은?

① 스트레칭을 하면 안 쓰던 근육을 써서 기분 전환이 되지는 않는다.

② 근육의 긴장을 완화하고 작업이나 운동 시에 따른 부상을 예방한다.

③ 유연성을 증진시켜 관절의 가동 범위를 넓힌다.

④ 혈액순환을 촉진한다.

⑤ 격렬하고 빠른 운동에 반응할 수 있게 운동신경을 활발하게 한다.

● ● ●

60. 스트레칭을 안전하고 효과적으로 하기 위한 주의사항이 아닌 것은?

① 같은 동작을 2~3회 반복하고 동작과 동작 사이에 5~10초 정도 쉰다.

② 천천히 안정되게 한다.

③ 통증을 느끼지 않고 시원하다는 느낌이 드는 범위 내에서 한다.

④ 상하좌우 균형 있게 교대로 한다.

⑤ 호흡은 가쁘고 깊게 내쉬면서 한다.

●

61. 근골격계질환의 추가적인 손상을 막기 위한 초기 치료 방법은 무엇인가?

① 압박　　② 고정　　③ 냉찜질　　④ 온찜질　　⑤ 휴식

62. 기관에서 일반적 감염이 일어나지 않도록 하기 위하여 하지 않아도 될 일
은 무엇인가?

① 장기요양 기관은 적절한 보호 마스크, 장갑 등을 지급하여야 한다.

② 반드시 인플루엔자 등 예방접종을 해야 한다.

③ 정기적으로 직원 건강검진을 하여야 한다.

④ 어르신들을 단체 체조 운동을 시킨다.

⑤ 감염 예방에 대한 직원 교육을 해야 한다.

답 59.① 60.⑤ 61.⑤ 62.④

63. 감염 예방을 위해 요양보호사가 하지 않아도 될 일은 무엇인가?

① 주방 소독기 세척을 철저히 한다.

② 임신한 겨우 풍진, 수두 등 선천성 기형을 유발할 수 있는 감염성 질환을 가진 대상자와 접촉하지 않는다.

③ 손을 자주 씻는다.

④ 개인위생을 철저히 하고 적절한 소독법을 시행한다.

⑤ 감염이 있는 경우 대상자와 접촉을 하지 않는다.

63. 교재 -131p
주방 소독기 및 세척은 조리원의 업무분장에 속한다.

64. 손 씻기 방법 중 옳지 않은 것은 무엇인가?

① 손바닥과 손등을 마주 대고 문질러 준다.

② 흐르는 온수로 손을 적시고 향균 전문 액체 비누를 바른다.

③ 일반적인 형태의 고체 비누는 세균으로 감염되지 아니한다.

④ 종이 타월이나 깨끗한 마른 수건으로 손의 물기를 제거한다.

⑤ 손 씻기는 가장 경제적이고 효과적인 감염 예방법이다.

64. 교재 -132p
손 씻기는 가장 손쉽고 경제적이고 효과적인 감염 예방법이다. 감염병의 70% 이상을 예방할 수 있다.

65. 손을 씻어야 하는 경우로 틀린 것은?

① 음식 만지기 전후, 날음식을 만질 때

② 가공 안 된 우유 및 유제품을 만질 때

③ 행주 사용한 후, 주방 및 화장실 청소할 때

④ 컴퓨터 키보드 마우스 등을 만졌을 때

⑤ 씻지 않은 과, 채소 만졌을 때는 씻지 않아도 된다.

65. 교재 -133p
손을 씻어야 하는 경우

씻지 않은 과일, 채소를 만졌을 때는 손을 꼭 씻어야 한다.
애완동물을 만졌을 때 손을 씻어야 한다.
오래된 책과 돈을 만졌을 때
배변 후 화장실 변기 손잡이와 수도꼭지를 만졌을 때
흙, 정수하지 않은 물, 먼지, 곤충을 만졌을 때

66. 직업성 감염질환 중 결핵에 대한 설명으로 바르지 않은 것은?

① 결핵균은 음식을 통해 전파된다.

② 결핵은 발열 2주 이상 기침, 가래 피가 섞임, 호흡 곤란 흉통, 땀 흘림, 식욕 부진, 체중 감소, 전신 피로 무기력감 등을 나타낸다.

③ 감염 대장자와 접촉하였을 경우 1~2개월 이후 반드시 X-ray 검진을 통해 감염 여부를 확인한다.

④ 감염 대상자를 돌볼 때는 보호 장구, 마스크, 장갑 등을 착용한다.

⑤ 결핵은 결핵균에 감염된 사람이 기침할 때 나오는 분비물이 공기 중을 떠돌다가 다른 사람에게 감염된다.

66. 교재 -133p
직업성 감염질환이란 업무 중 박테리아, 바이러스, 곰팡이 등 생물학적 위험 요인에 노출되어 발생하는 질환이다.

답 63.① 64.③ 65.⑤ 66.①

67. 교재 —134p
요양보호사가 관리하는 대
상자는 독감의 감염 위험이
높으므로 늦어도 독감 유행
2주 전에 예방접종을 해야
한다.

68. 교재 —134p
노로바이러스는 감염력이
강하고 장염을 잘 일으킨다.
노로바이러스는 잘 전파되
므로 요양보호사가 감염
된 경우 증상이 약하더라도
2~3일간 요양 업무를 중단
하는 것이 좋다.
병원에서 처방받은 연고나
로션을 자기 전에 얼굴을 제
외한 전신에 바르고 6시간
후에 씻어 내고 1주일 후 한
번 더 반복해서 바른다, 연
고의 종류에 따라 2일간 밤
에 연속적으로 바르고 24시
간 후에 닦아내기도 한다.
요양보호사는 자신의 피부
를 항상 주의 깊게 관찰해야
한다.

69. 교재 —135p
옴은 알레르기와 혼동하기
쉬우므로 심한 가려움증은
병원을 방문한다.

70. 교재 —136p
스트레스는 몸에 해로운 육
체적 정서적 자극이 가해졌
을 때 생체가 나타내는 반응
이다. 스트레스는 불안, 의
존, 부정적, 자아 개념, 우울
등을 가져온다. 스트레스는
받아들이는 사람의 주관적
해석에 따라 차이가 많다.

답 67.④ 68.② 69.④ 70.⑤

67. 독감 인플루엔자에 대한 증상이 아닌 것은?

① 독감은 유행 2주 전에 예방접종을 해야 한다.

② 병이 회복될 즈음에 다시 열이 나고 기침, 누런 가래가 생기면 폐렴이 의심
되므로 병원을 방문하여 진료를 받는다.

③ 독감 증상이 생기기 하루 전부터 감염이 시작되며 증상이 생긴 후 5일 이상
병을 퍼뜨릴 수 있다.

④ 인플루엔자에 걸리면 설사를 하고 두통이 심해진다.

⑤ 인플루엔자에 걸린 요양보호사는 1주일 정도 쉬는 것이 좋다.

●●●
68. 직업성 노로바이러스 장염의 설명으로 맞지 않은 것은?

① 요양보호사가 감염이 된 경우 증상이 약하더라도 2~3일간 요양보호 업무
를 중단하는 것이 좋다.

② 감염력이 약하고 전염성이 낮다.

③ 증상 회복 후에도 최소 2~3일간 음식 조리에 참여하지 않는다.

④ 개인위생을 철저히 하고 어패류들은 반드시 익혀서 먹는다.

⑤ 오염된 음식, 물 등을 섭취할 때 감염이 된다.

69. 옴에 대하여 바르게 설명되지 아니한 것은 무엇인가?

① 옴은 진드기에 의하여 발생되고 감염력이 매우 강하여 잘 옮는다.

② 옴은 대상자와 동거 가족이나 요양보호사도 동시에 치료를 해야 한다.

③ 내의나 침구류는 삶아서 빨거나 다림질을 하며 의류, 침구류를 소독한다.

④ 알레르기와 혼동하기 쉬우므로 심한 가려움증은 그냥 넘어간다.

⑤ 처방받은 연고나 로션을 자기 전에 얼굴을 제외한 전신에 바르고 6시간 후
에 씻어 내고, 1주 후에 한 번 더 반복해서 바른다.

●●
70. 요양보호사의 스트레스 원인에 해당하지 않는 것은 무엇인가?

① 스트레스는 불안, 의존, 부정적, 자아 개념, 우울 등을 가져온다.

② 대상자 및 보호자와의 갈등, 동료 및 관리자와의 갈등으로 인한 스트레스

③ 업무와 관련된 불확실성, 권한 감소, 고용 불안정 등이다.

④ 조직 운영 체계 부실, 조직 자원 부족, 합리적인 의사소통 부재 등

⑤ 자신의 감정을 최대한 억제하고 과격한 운동을 한다.

71. 요양보호 업무 중 발생하는 스트레스의 대처 방법은 무엇인가?

① 긍정적인 생활습관을 갖는다.

② 자신의 감정을 적절하게 표현한다.

③ 혼자만의 취미생활에 몰입한다.

④ 잠자리를 가능한 푹신하게 하여 휴식을 취한다.

⑤ 바쁘게 생활하며 강도 높은 운동을 한다.

72. 근로자의 기본적인 생활을 보호하고 국민 경제에 발전을 도모하기 위해 제정된 법률은 무엇인가?

① 노인장기요양보험법

② 근로기준법

③ 노인복지법

④ 산업재해보상보험법

⑤ 산업안전보건법

73. 성희롱에 해당하지 않는 행위는 무엇인가?

① 특정한 신체 부위 노출

② 음란 잡지나 동영상 보여 주기

③ 뒤에서 껴안기

④ 음란한 농담

⑤ 일상적인 농담

74. 업무수행 중 성희롱에 대한 대처 방법으로 옳지 않은 것은?

① 시정 요구 시에도 상습적으로 계속할 경우에는 서비스를 중단한다.

② 기관의 장에게 보고하여 적절한 조치를 취하도록 한다.

③ 가족에게 알린다고 말한다.

④ 녹취하거나 일지를 작성하여 둔다.

⑤ 거부 의사를 단호하게 표시한다.

해·설·보·기

71. 교재 -136p
스트레스 대처 방법
생각 변화, 생활양식 변화, 숙면, 운동, 감정 표현, 대인 관리, 업무 관리, 명상법, 심상화 기법, 자기이완법 등이 있다.

72. 교재 -141p
근로기준법에서 정하는 근로 조건은 최저 기준이므로 근로 관계 당사자는 이 기준을 이유로 근로 조건을 저하시킬 수 없다.

73. 교재 -142p
성희롱의 구분
언어적 행위, 육체적 행위, 시각적 행위, 기타

74. 교재 -142p
요양보호사의 대처 방법
감정적인 대응은 삼가고 단호히 거부 의사를 표현한다. 기관의 담당자에게 보고하여 적절한 조치를 취하도록 한다. 외부 기관의 도움을 요청한다. 평소 성폭력에 대한 충분한 예비 지식과 대처 방법을 숙지한다.

답 71.① 72. ② 73.③ 74.④

75. 교재 -142p
성희롱에 대한 현장에서의 대처 방법은 성희롱 가해자에게 거부 의사를 확실히 표시하고 시정을 요구한다. 성희롱 시 가해자가 받을 수 있는 불이익과 향후 대처 계획을 명확히 설명한다. 대상자 가족에게 사정을 말하고 시정해 줄 것을 요구한다. 시정 요구에도 상습적으로 계속할 경우 녹취하거나 일지를 작성해 둔다.

75. 기관에서 성희롱 피해를 막기 위한 대처 방안으로 틀린 것은?

① 감정적인 대응은 삼가고 단호히 거부 의사를 표현한다.
② 요양보호사들에게 성희롱 예방교육을 연 1회 이상 실시한다.
③ 직원들 사이에 성희롱이 발생하였을 경우에는 행위자를 징계해야 한다.
④ 성희롱 처리 지침을 문서화하여 기관 내에 두어야 한다.
⑤ 동료가 성희롱하는 것을 보았을 경우 동료에게 경고를 준다.

답 75.⑤

요양보호 대상자 이해

1. 노년기 특성

1) 노인의 신체적 변화

- 세포의 노화
- 방어 능력의 저하
- 예비 능력의 저하
- 회복 능력의 저하
- 비가역적 진행

2) 노인성 질환의 특성

- 단독으로 발생하는 경우는 드물고 다른 질병을 동반하기 쉽다.
- 증상이 거의 없거나 애매하여 정상적인 노화 과정과 구분하기 어렵다.
- 원인이 불명확한 만성 퇴행성 질환이 대부분이다.
- 경과가 길고, 재발이 빈번하며, 합병증이 생기기 쉽다.
- 신장 기능이 저하되어 수분과 전해질의 균형이 깨지기 쉽다.
- 약물 반응에 민감하며 신장은 소변 농축 능력과 배설 능력이 저하되어 약물 성분이 신체 내에 오래 남아 중독 상태에 빠질 수 있다.
- 증상의 경과, 예후 등이 젊은 사람 기준에 적용할 수 없는 질환이 많아 초기 진단이 매우 어렵다.
- 질환 자체가 비교적 가벼워도 의식장애를 일으키기 쉽다.
- 욕창 발생이 잘 발생하며 관절이 쉽게 뻣뻣하며 관절 경직과 욕창 예방을 위한 세심한 배려가 요구된다.
- 의존 상태가 지속이 되며 일상생활은 가급적 스스로 하게 하여 와상 상태가 되지 않도록 도와야 한다.

• 신체적, 심리적, 사회적, 경제적, 영적 측면이 모두 연관되어 있어 총체적인 접근이 필요하다.

3) 노인의 심리적 특성

- 우울증 경향의 증가
- 내향성 및 수동성의 증가
- 조심성의 증가
- 경직성의 증가
- 생애 대한 회고의 경향
- 친근한 사물에 대한 애착심
- 시간 전망의 변화
- 유산을 남기려는 경향
- 의존성의 증가

4) 사회적 특성

- 은퇴
- 배우자와 친족의 상실
- 자녀의 결혼

2. 노인과 가족 관계

1) 노인 주거 형태의 변화

혼자 살거나 노인 부부끼리만 사는 세대가 늘어가는 추세이다.

2) 가족 관계

(1) 부부 관계
- 역할 변화의 적응: 부부간의 관계가 동반자로 전환하게 된다.
- 성적 적응: 노인 스스로나 사회적으로 노인의 성적 관심과 욕구 충족을 금기시하는 태도를 바꾸어야 한다.

• 배우자: 사별에 대한 적응

– 1단계: 상실감의 시기로 우울감과 비탄

– 2단계: 배우자 없는 생활을 받아들이고 혼자된 사람으로서 정체감을 수립

– 3단계: 적극적으로 혼자 사는 삶을 개척

(2) 부모-자녀 관계

노인 부모가 근거리에 살면서 자녀의 부양을 받는 수정 확대 가족이 나타나고 있다.

(3) 고부 관계

시어머니의 역할이 며느리에 대한 의존적, 협력적 역할로 전환되었다.

3. 노인 부양의 문제와 해결 방안

1) 노인 부양 문제의 해결 방안

• 노인 부양은 공적 부양과 사적 부양을 협력적으로 병행해야 한다.

• 동등한 인격체로서 상호작용해야 한다.

• 재가 서비스를 강화해야 한다.

• 자녀와 부모 모두 서로가 동등한 인격체로서 상호작용해야 한다.

• 노인 스스로 노인연금 제도, 보험 제도 등을 통하여 노후 생활을 스스로 준비해야 한다.

• 노인복지 정책은 재가 서비스를 강화해야 한다.

적중문제 요양보호 대상자의 이해 (11문제)

1. **교재** –146p
조직의 예비 능력이 저하되어 일상생활의 적응력이 떨어져 힘든 상황이 발생할 수 있다.

2. **교재** –147p
노화에 따라 신장기능이 저하되어 수분과 전해질의 균형이 깨지기 쉽고 이로 인해 의식장애, 심장 수축 이상, 신경 이상 등이 발생한다. 노화 과정과 구분이 어렵고 진단이 어려우며 정확한 진단이 어렵다.

3. **교재** –147p
(노인질환의 특성)
단독으로 발생하는 경우는 드물고 다른 질병을 동반하기 쉽다. 증상이 거의 없거나 애매하여 정상적인 노화 과정과 구분하기 어렵다. 원인이 불명확한 만성, 퇴행성 질환이 대부분이다. 경과가 길고 재발이 빈번하며, 합병증이 생기기 쉽다. 약물에 더욱 민감하게 반응하기 쉽고 신장은 소변 농축 능력과 배설 능력이 저하되어 약물 성분이 신체 내에 오래남아 중독 상태에 빠질 수가 있다

4. **교재** –148p
노인의 심리적 특성
• 내향성 및 수동성의 증가– 사회적 활동이 감소하고 타인과 만나는 것을 기피하고 내향적 성격이 되어 간다.
• 조심성의 증가–조심성이 증가하고, 대답을 할지말지 중립성을 지키고, 결단이나 행동이 느려지고 매사에 신중해 진다.
• 경직성의 증가–자신에게 익숙한 습관적인 태도나 방

---

1. 노인의 신체적 변화에 대하여 틀린 것은?

① 세포의 노화
② 방어 능력의 저하
③ 예비 능력의 향상
④ 회복 능력의 저하
⑤ 비가역적 진행

2. 노인성 질환의 특성으로 틀린 것은?

① 노인 질환은 단독으로 발생하는 경우는 드물고 다른 질병을 동반하기 쉽다.
② 증상이 거의 없거나 애매하여 정상적인 노화 과정과 구분하기 어렵다.
③ 원인이 불명확한 만성 퇴행성 질환이 대부분이다.
④ 경과가 길고 재발이 빈번하며 합병증이 생기기 쉽다.
⑤ 약물에 대한 민감도가 낮으며 배설 능력이 떨어지며 약물에 중독되지는 않는다

3. 노인성 질환의 특성으로 옳지 않은 것은?

① 재발이 쉽고 경과가 길다.
② 노화 과정과 구분이 어렵고 진단이 어려우며 정확한 진단이 쉽다.
③ 신장의 베설 능력이 감소된다.
④ 가벼운 질환이라도 의식장애를 일으키기 쉽다.
⑤ 젊은 사람보다 약물에 민감하다.

4. 다음에서 설명하는 노인의 심리적인 특성은?

• 기억력, 식욕 저하	• 흥미와 의욕 상실
• 불면증, 체중 감소	• 과거에 친했던 사람에 대한 관심 감소

① 경직성 증가
② 조심성 증가
③ 우울증 경향의 증가
④ 의존성 증가
⑤ 수동성 증가

5. 다음 설명에 해당하는 노인의 심리적 현상은 무엇인가?

> • 새로운 변화를 싫어한다.
> • 매사에 융통성이 없어진다. .
> • 자신에게 익숙한 습관적 태도나 방법을 고수한다.

① 의존성 증가   ② 수동성 증가   ③ 경직성 증가

④ 내향성 증가   ⑤ 외향성 증가

6. 노인의 은퇴에 대한 적응에 영향을 미치는 요인이 아닌 것은?

① 은퇴가 생활 만족감을 주기도 하지만 사기를 떨어뜨려 극단적인 경우는 노년기 자살의 위험 요인이 되기도 한다.

② 수입이 적고, 친구가 적고, 신체, 정신적 건강이 좋지 않으며 스트레스가 심한 경우 퇴직 후 적응이 어렵다.

③ 조기 퇴직자나 늦게 퇴직한 경우 정서적 고통을 많이 경험할수 있다.

④ 개인에 따라 생활양식과 가치관도 은퇴의 적응 정도에 영향을 준다.

⑤ 뜻하지 않게 비자발적으로 퇴직했을 경우 자발적 퇴직보다 만족도나 적응력이 높다.

7. 현대 노년기의 가족 관계 변화의 특징으로 옳지 않은 것은?

① 노부부 간의 관계가 수직적 지배 관계로 전한되고 있다.

② 혼자 살거나 노부부끼리 사는 세대가 늘어가고 있다.

③ 성 역할의 구분이 불명확해 지고 있다.

④ 노년기 부부간의 관계가 중요해지고 있다.

⑤ 고부간에 새로운 형태의 갈등이 야기되고 있다.

법을 고수하고, 새로운 변화를 싫어한다. 새로운 기구 사용이나 새로운 방식으로 일을 처리하는 것을 저항한다. 생에 대한 회고의 경향-지나온 과거를 떠올리며 실패와 죄절에 담담해지며 자아 통합이 가능해지도록 해주고, 다가오는 죽음을 평온한 마음으로 맞게 해준다. 친구한 사물에 대한 애착심-오랫동안 자신이 사용해 오던 친근한 사물에 대한 애착심이 강하다.

• 신간 전망의 변화-자기가 살아온 세월보다는 앞으로 남은 여생을 계산하기 시작한다.

• 유산을 남기려는 경향-이 세상에 왔다 갔다는 흔적을 후세에 남기고자 한다.

• 의존성의 증가-신체기능이 떨어지므로 신체적 의존을 하게 된다. 경제적의존, 정신적 의존, 사회적 의존, 정서적으로 의존하게 된다.

5. 교재-149p
경직성 증가: 자신에게 익숙한 습관적인 태도나 방법을 고수한다. 새로운 변화를 싫어한다. 새로운 방식으로 일을 처리하는데 저항한다.

6. 교재-151p
뜻하지 않게 비자발적으로 퇴직했을 경우 자발적 퇴직보다 스트레스의 정도가 더 높고 정서적 만족도나 적응 수준이 낮다.

7. 교재-153p
노부부 간의 관계가 전통적인 성 역할 차이가 점차 줄어들고 있다. 손자녀와 친밀한 관계를 형성할 수 있는 조건이 주어지지 않고 있다. 빈 둥지 기간이 점차 길어지고 있다.

답   5.③ 6.⑤ 7.①

8. 교재 -154p
1단계 상실감의 시기로 우울감과 비탄에 빠진다. 2단계 배우자 없는 생활을 받아들이고 혼자된 사람으로서 정체감을 수립한다. 3단계 적극적으로 혼자 사는 삶을 개척해 나간다.

9. 교재 -155p

10. 교재 -157p

11. 교재 -159p
노인 부양 문제의 해결 방안
노인 부양은 공적 부양과 사적 부양을 협력적으로 병행해야 한다.
동등한 인격체로서 상호작용을 해야 한다.
노인연금제도, 보험제도 등을 통하여 노후생활을 스스로 준비해야 한다.
재가 서비스를 강화해야 할 것이다.

8. 배우자 사별에 대한 적응 단계로 처음 겪는 정서적인 반응은?

① 책임감　　　　② 상실감　　　　③ 정체감
④ 소외감　　　　⑤ 고독감

●●
9. 노인과 가족 간의 관계에서 발생할 수 있는 문제는 무엇인가?

① 역할 변화에 의한 적응
② 평등한 부부 관계
③ 세대 간의 공감대 형성
④ 고부간의 갈등
⑤ 가족 간의 대화로서 문제 해결

10. 노인 부모와 가까이 살면서 부양받는 새로운 가족 형태는 무엇인가?

① 핵가족　　　　　　　② 다가족
③ 고령화 가족　　　　④ 수정 확대 가족
⑤ 노인 부양 가족

●
11. 노인 부양 문제 해결 방안으로 옳은 것은 무엇인가?

① 공적 부양과 사적 부양을 협력적으로 병행해야 한다.
② 세대 간 상하의 인격체로서 상호작용해야 한다.
③ 노후 생활은 국가가 전적으로 책임지게 한다.
④ 노인은 재가 서비스보다는 시설 서비스로 입소시킨다.
⑤ 공적 부양을 억제한다.

답　8.② 9.④ 10.④ 11.①

chapter 02

요양보호 관련 기초 지식

1. 소화기계

- 소화기계는 음식을 섭취하는 입에서 시작하여 고체 찌꺼기가 신체 밖으로 배출되는 항문으로 끝나는 관이다.
- 위의 가장 중요한 기능은 섭취한 음식을 잠시 보관하면서 잘게 부수고 적당한 속도로 소장으로 배출, 위산과 펩신 성분들이 분비된다.
- 대장은 소장과 항문 사이의 길이가 약 1.5m 정도 되는 원통 모양의 장기로써 소장에서 대장으로 넘어가는 첫 부분을 맹장이라고 하고, 맹장에서 직장까지 사이의 대장을 결장이라고 한다.
- 소화된 음식물의 수분을 흡수하여 변이 굳게끔 만드는 역할

1) 노화에 따른 특성

① 맛을 느끼는 세포 수가 줄고 후각 기능이 떨어져 미각이 둔화된다. 짠맛과 단맛이 둔해지고 쓴맛과 신맛은 잘 느끼게 된다.
② 타액과 위액 분비 저하 및 위액의 산도 저하로 소화 능력이 저하
③ 섬유식이의 섭취 부족으로 변비가 생기기 쉽다.
④ 췌장에서의 소화효소 생산이 감소하여 지방의 흡수력이 떨어진다.
⑤ 췌장에서의 호르몬 분비 감소로 당내성이 떨어져 당뇨병에 걸리기 쉽다.

2) 주요 질환

(1) 위염

위염은 위 점막의 염증을 의미, 급성 위염이 완치되지 못하고 방치되거나 재발하는 경우 만성 위염으로 변화한다.

원인

① 충분히 씹지 못한 채 음식물을 섭취
② 자극적인 약물이나 화학 성분 섭취
③ 과식 등 무절제한 식습관
④ 부패한 음식 섭취

증상

① 급성 위염의 경우 식사 후 위가 무겁거나 부푼 듯한 느낌
② 식사 후 3~4시간이 지나 배가 고프기 시작할 때 발생하는 명치 부위의 심한 통증

치료 및 예방

① 하루 정도 금식, 물을 자주 마셔 탈수를 예방
② 매운 자극적인 음식을 피하고 규칙적인 식사
③ 처방받은 제산제, 진정제 등의 약물 사용

(2) 위궤양

위궤양은 근육층까지 손상이 있는 위장병

원인

① 잘못된 식습관
② 자극적인 음식물 섭취
③ 위 내 박테리아에 의한 감염

증상

① 새벽 1~2시에 발생하는 상복부 불편감
② 심한 경우 위 출혈, 위 천공, 위 협착

치료 및 예방

약물요법, 병원 치료

(3) 위암

조기 위암은 암세포가 점막 또는 점막 하층에만 퍼져 있는 상태, 진행성 위암은 점막 하층을 지나 근육층 위로 뚫고 나온 경우

원인

① 짠 음식, 염장식품의 섭취
② 가족력
③ 흡연

증상

① 서서히 진행되어 증상이 잘 나타나지 않음
② 체중 감소
③ 출혈, 토혈, 혈변

치료 및 예방

① 화학요법이나 방사선 치료
② 수술 후 5년간은 병원에서 재발 확인 여부를 위한 정기적인 검진을 받는다.
③ 균형 잡힌 영양가 있는 식사: 단백질이 풍부한 식품(두부, 육류), 채소, 과일, 비타민 A, C, E를 섭취
④ 맵고 짠 음식, 태운 음식, 훈증한 음식 등을 피한다.
⑤ 금연

(4) 대장암

맹장, 결장과 직장에 생기는 악성 종양, 점막에서 발생한 암

원인

① 용종의 과거력
② 가족력
⑤ 고지방, 고칼로리, 저섬유소, 가공 정제된 저잔여식이의 섭취

증상

① 장 습관의 변화와 장폐색, 설사, 변비
② 혈변, 직장 출혈, 점액 분비
③ 체중 감소

치료 및 예방

① 수술, 화학요법이나 방사선요법
② 정기적인 검진

대장암 환자의 식이요법

① 통곡식, 생채소, 생과일을 많이 섭취
② 동물성 식품의 섭취를 줄이고 식물성 지방 섭취
③ 가공식품, 인스턴트식품, 훈연식품 피하기
④ 하루에 6~8잔 생수 마시기
⑤ 금연, 절주

(5) 설사

설사란 70~90%의 수분이 포함된 물과 같은 대변, 하루 2~3회 이상인 경우

원인

① 장의 감염
② 변비 시 부적절한 하제 복용

치료 및 예방

① 감염증인 경우 약물요법
② 심신을 안정시키고 몸을 따뜻하게 하며, 음식물 섭취량을 줄이되 물은 충분히 마셔 탈수
　를 예방
③ 장운동을 증가시키는 음식이나 섬유소, 지방 음식은 피하는 것이 좋다.
④ 지사제를 함부로 써서는 안 되며, 반드시 의사의 지시에 따라 지사제를 복용

(6) 변비

변을 보는 횟수가 일주일에 2~3회 이하, 잔변감이 3개월 이상 지속

원인

① 위, 대장반사 감소 및 약화에 따른 장운동 저하
② 저잔여식이 섭취
③ 복부 근육의 힘 약화
④ 수분과 섬유질을 포함한 음식 섭취의 감소
⑤ 하제 남용으로 인한 배변반사 저하
⑥ 운동량 감소에 따른 장운동 저하
⑦ 수분 섭취 부족

증상

① 배변 횟수 감소(1주 2~3회 이하)

치료 및 예방

① 식물성 식이섬유, 유산균이 다량 포함된 음식물과 다량의 물을 섭취함으로써 변비를 예방하도록
② 우유는 장의 운동력을 높임, 적극적으로 섭취
③ 체조, 걷기 운동을 함으로써 대장의 운동력을 높이며 복부 마사지로 배변을 돕는다.
④ 식사 시간을 매일 일정하게 하고 규칙적인 배변 습관을 갖도록 한다.
⑤ 변의가 생기면 즉시 화장실
⑥ 빈번한 하제 사용은 변비를 악화시킬 수 있으므로 주의해서 사용한다.

2. 호흡기계

공기를 폐로 전달하는 공간과 통로로 비강, 인두, 후두, 기관, 기관지, 그리고 폐로 이루어져 있다.

1) 노화에 따른 특성

(1) 폐포의 탄력성 저하, 폐 순환량 감소로 폐활량이 줄어들어 쉽게 숨이 찬다.

(2) 호흡근의 위축과 근력의 약화로 피로해지기 쉽다.

(3) 기관지 내 분비물이 증가되어 호흡기계 감염이 쉽게 발생한다.

2) 주요 질환

(1) 만성 기관지염

기관지의 만성적 염증으로 기도가 좁아진 경우

원인

① 흡연
② 감염

증상

① 호흡 곤란
② 기침
③ 하얗거나 회색 또는 점액성의 화농성 객담

치료 및 예방

① 금연
② 심호흡과 기침을 하여 기관지 내 가래 배출
③ 처방받은 거담제와 기관지 확장제를 사용하여 가래를 묽게 하고 좁아진 기도를 넓혀 준다.

(2) 폐렴

세균, 바이러스, 곰팡이, 화학물질에 의해 폐 조직에 염증이 생긴 상태

원인

① 세균성 폐렴
② 바이러스성 폐렴
③ 흡인성 폐렴(음식물 등 이물질이 기도 내로 넘어가 기관지나 폐에 염증을 유발)

① 고열, 기침, 흉통, 호흡 곤란, 화농성 가래
② 마른기침이나 짙은 가래를 뱉어내는 기침

치료 및 예방

① 세균성 폐렴은 항생제 치료를 한다.
② 바이러스성 폐렴은 증상에 따라 치료 방법을 적용한다.
③ 기침 및 심호흡
④ 정해진 시간에 항생제를 투여
⑤ 폐렴 구균 및 독감 예방주사를 접종

(3) 천식

기관지 벽이 부풀어 오르는 부종과 근육이 수축해서 기도가 좁아지는 상태

원인

① 꽃가루, 집먼지진드기, 강아지나 고양이 털
② 갑작스런 온도나 습도의 차이, 특히 차고 건조한 공기에 갑자기 노출되는 것

증상

① 기침, 호기성 천명음(숨을 내쉴 때 쌕쌕거리는 호흡음)
② 흉부 압박감(가슴이 답답하거나 불쾌감)
③ 기도 경련
④ 알레르기성 비염

치료 및 예방

① 담배, 벽난로, 먼지, 곰팡이를 피한다.
② 날씨 변화를 피한다.
③ 운동 30분 전 기관지 확장제
④ 처방받은 약물을 정확하게 투여

■ 기관지 확장 흡인기 사용법
적어도 하루에 한 번씩 뚜껑을 열고 흡인기의 플라스틱 통과 뚜껑을 흐르는 물에 씻는다.

(4) 폐결핵

결핵균에 의해 발생하는 감염성 질환

원인

① 결핵균

증상

① 초기 무증상
② 오후에 고열, 늦은 밤에 식은땀과 함께 열이 내리는 증상
③ 피로감, 식욕 부진, 체중 감소
④ 마른기침, 객담과 가슴 통증
⑤ 객혈

치료 및 예방

① 결핵약을 제대로 복용하는지 주의 깊게 관찰한다.
② 부작용을 관찰
③ 주기적으로 간 기능 검사와 객담 검사를 실시한다.

■ 폐결핵 치료와 예방법

- 3가지 이상의 약제를 동시에 투여, 한꺼번에 복용
- 6개월 이상
- 요양보호사 또한 감염 예방, 조기 진단이 중요

■ 요양보호사의 활동

- 자신이 돌보는 대상자가 감염성 질환이 의심되면 기관에 보고, 격리
- 접촉한 요양보호사는 2주~1개월 이후 반드시 X-ray 검진
- 결핵 전파가 우려되는 대상자를 돌볼 때는 보호 장구(마스크, 장갑 등)를 착용

3. 심혈관계

심혈관계는 혈액, 심장, 혈관으로 구성

1) 노화에 따른 특성

① 심장은 우심방의 근육 또한 약간 두꺼워진다.

② 심장 근육량의 증가로 근 긴장도나 탄력성이 감소되어 최대 심박출량과 심박동수가 감소

③ 말초혈관으로부터 중심으로의 정맥 귀환이 감소

④ 직립성 저혈압이 발생

⑤ 하지에 부종과 정맥류를 일으킨다. 치질이 생길 수 있다.

2) 주요 질환

(1) 고혈압

고혈압 심장에서 뿜어내는 혈액이 혈관의 벽에 미치는 힘을 잰 것

원인

① 본태성 고혈압: 발생 원인은 밝혀지지 않았다. (90~95% 차지)

② 이차성 고혈압: 원인이 되는 질병이 치료되면 혈압도 저하될 수 있다. (5~10% 차지)

증상

① 뒷머리가 뻐근하게 아프고 어지럽거나 흐리게 보임

② 이른 아침의 두통

> **TIP**
>
> ※ 고혈압
> • 최고 혈압 140mmHg,
> • 최저 혈압 90mmHg 이상

치료 및 예방

① 혈압약을 꾸준히 복용: 반드시 의사와 상의하여 약물의 종류와 용량을 결정해야 하며, 마음대로 용량을 증감하거나 중단하면 안 된다.

② 치료에도 불구하고 고혈압이 계속될 때는 의사와 상의하여 약을 바꿔야 함

③ 식습관을 개선: 저염식, 저지방식

④ 규칙적인 운동: 운동은 혈압을 낮추고 적당한 운동으로 심장 기능을 향상시킨다.

⑤ 금연

■ 고혈압 치료에 대한 잘못된 편견
  • 증상이 없으면 치료하지 않아도 된다: 증상이 없어도 혈압이 높으면 치료해야 한다.
  • 두통 등의 증상이 있을 때만 약을 먹는다: 증상이 없는 경우가 대부분이기 때문에 의사의 처방이 있으면 계속 약을 먹어야 한다.
  • 혈압이 조절되는 약을 그만 먹어도 된다: 혈압이 조절된다고 약을 안 먹으면 약효가 떨어지자마자 혈압이 다시 올라간다. 따라서 의사의 처방이 있으면 계속 약을 먹어야 한다.

(2) 동맥경화증

동맥혈관의 안쪽 벽에 지방이 축적되어 혈관 내부가 좁아지거나 막혀 혈액의 흐름에 장애를 일으키고, 혈관 벽이 굳어지면서 발생

원인

① 콜레스테롤이나 지방 섭취 과다
② 흡연, 폐경
③ 고지혈증, 당뇨병, 고혈압

TIP

※ 뇌졸중을 발견 방법
 • 웃어 보세요.
 • 양손을 들어 보세요.
 • 말해 보세요.

증상

① 뇌경색, 뇌출혈
② 언어장애
③ 팔, 다리의 동맥경화
④ 협심증, 심근경색 등 관상동맥질환
⑤ 흉통, 압박감, 조이는 듯한 느낌
⑥ 손발의 통증, 냉증 및 저림, 다리를 저는 등의 보행장애
⑦ 머리가 무겁고 머리가 아프거나 뒷골이 당기며 현기증, 기억력 저하

치료 및 예방

① 금연한다.
② 고혈압을 관리한다.
③ 당뇨병을 조절한다.
④ 저염식이와 저지방식이를 섭취한다.
⑤ 규칙적인 운동

(3) 심부전

심장의 수축력이 저하되어 신체 조직의 대사 요구에 필요한 혈액을 심장이 충분히 내보내지 못하는 상태

원인

① 심근허혈 또는 심근경색
② 고혈압
③ 당뇨
④ 만성 신질환
⑤ 부정맥: 심장이 너무 빨리 뛰거나 너무 늦게, 혹은 불규칙하게 뛰는 경우

증상

① 좌식 호흡
② 지속적인 기침과 객담 배출
③ 호흡 곤란

치료 및 예방

① 약물치료 요법
② 염분을 제한
③ 알코올과 수분을 제한
④ 독감이나 폐렴을 예방
⑤ 금연
⑥ 매일 체중을 측정

(4) 빈혈

노인에게 흔히 나타나는 빈혈은 철분이 부족하여 생기는 빈혈이다.

원인

① 위장관에서 출혈
② 철분을 충분하게 섭취
③ 철분 흡수에 문제

어지러움, 창백

① 식이에서 철분 섭취를 늘린다.
② 처방받은 비타민 C와 철분 제제를 복용

3) 건강 상태 관찰

협심증인 경우 흉통과 호흡 곤란, 심계항진

■ 요양보호사의 활동-처방 약 복용 여부를 잘 관찰해야 한다.

4. 근골격계

근육이나 힘줄, 인대, 연골, 뼈 등의 조직으로 구성

1) 노화에 따른 특성

① 키가 줄어듦
② 뼈의 질량 감소
③ 치아의 상실
④ 근육량 저하
⑤ 운동 능력 감소
⑥ 운동 시에도 근육 피로를 느낌
⑦ 관절운동 제한
⑧ 어깨는 좁아지고 골반은 커짐
⑨ 팔, 다리의 지방은 감소하고 엉덩이와 허리, 어깨의 피하지방은 증가

2) 주요 질환

(1) 퇴행성 관절염

- 뼈를 보호해 주는 연골(물렁뼈)이 닳아서 없어짐
- 관절질환 중 가장 흔하다.

원인

노화

증상

① 관절 부위의 통증
  - 날씨나 활동의 정도에 따라 통증의 호전과 악화가 반복
  - 아침에 일어나면 관절이 뻣뻣해지는 경직 현상이 나타나는데 관절이 풀어지는 데에는 일반적으로 30분 이상 걸리지 않음
  - 계단 오르내리기, 장거리 걷기, 등산 등의 활동으로 관절을 많이 사용할수록 통증이 심해질 수 있음
② 관절의 변형

치료 및 예방

① 온·냉요법, 마사지, 물리치료를 한다.
② 관절의 부담을 완화시키기 위해 체중 조절을 한다.
③ 수영, 걷기, 체조 등을 한다.

(2) 골다공증

골밀도가 낮아지고 뼈에 구멍이 많이 생겨서 마치 스펀지와 같이 된 상태, 골다공증이 있으면 아주 약한 압력이 가해져도 부러지게 된다.

원인

① 여성 호르몬의 결핍
② 칼슘 섭취가 불충분, 운동 부족, 갑상선 및 부갑상선 질환
③ 흡연, 음주, 카페인의 다량 섭취
④ 몸무게 감소의 과거력

증상

① 허리 통증
② 키가 작아짐
③ 등이나 허리가 굽음
④ 잦은 골절

치료 및 예방

① 칼슘이 풍부한 식사
② 호르몬요법
③ 적당한 체중을 유지
④ 체중 부하 운동
⑤ 약물을 복용
⑥ 비타민 D를 섭취: 햇볕을 쬐면 비타민 D가 생산

(3) 고관절 골절

골다공증을 기반으로 한 낙상

원인

고령, 골다공증

증상

서혜부와 대퇴부의 통증

치료 및 예방

① 낙상을 예방한다.
② 집안의 조명을 밝게 걸려 넘어질 수 있는 물건 등을 치운다.
③ 욕실 손잡이를 설치한다.
④ 미끄럽지 않게 매트를 간다.
⑤ 계단 끝에 미끄럼 방지 발판과 난간을 설치한다.
⑥ 바닥에 흘린 것은 즉시 닦아 준다.
⑦ 낮고 넓은 굽과 고무 바닥으로 된 신발을 신는다.
⑧ 근력을 강화할 수 있는 운동을 한다.

5. 비뇨·생식기계

비뇨기계는 두 개의 신장과 두 개의 요관, 방광과 요도로 이루어져 있다.

1) 노화에 따른 특성

(1) 여성 노인

① 에스트로겐 생산 감소로 인해 난소가 작아지고 기능도 점차적으로 감퇴된다.
② 에스트로겐 분비가 감소, 성교 시 통증을 유발시킨다. 그러나 성적 욕구가 감소되는 것은 아니다.
③ 유방이 호르몬의 감소로 위축, 가슴은 처지고 크기가 감소한다.
④ 질의 수축 및 분비물 저하

(2) 남성 노인

① 테스토스테론 생산이 점점 줄어든다.
② 전립선비대

2) 주요 질환

(1) 요실금

요실금이란 자신의 의지와 상관없이 소변이 밖으로 흘러나오는 증상

원인

① 방광의 저장 능력 감소
② 골반 근육 조절 능력의 약화
③ 변비

증상

① 복압성 요실금(기침, 웃음, 재채기 또는 달리기, 줄넘기 등 복부 내 압력 증가로 인해 소변이 배출)
② 절박성 요실금(소변을 보고 싶다고 느끼자마자 바로 소변이 배출)
③ 역류성 요실금(소변이 가득 찬 방광에서 소변이 조금씩 넘쳐 계속적으로 흘러나오는 것)

④ 혼합성 요실금(복압성 요실금과 절박성 요실금의 증상)

치료 및 예방

① 골반 근육 운동
② 하루 2~3L의 수분 섭취로 방광의 기능을 유지
③ 채소와 과일 섭취로 변비를 예방
④ 수술
⑤ 체중 조절, 비만은 복부 내 압력을 증가시켜 복압성 요실금의 원인이 됨

(2) 전립선비대증

전립선은 남성에게만 있는 기관, 요도를 감싸고 있다.
전립선비대증은 전립선이 커져서 요도를 압박

원인

여성호르몬 증가

증상

배뇨 후 잔뇨감, 소변 줄기의 끊어짐, 약한 소변 줄기, 소변이 금방 나오지 않고 힘을 주어야 나옴

치료 및 예방

① 도뇨관을 사용하여 정기적으로 소변을 배출한다.
② 전립선 절제 수술
③ 규칙적인 성생활
④ 금주

- **■ 요양보호사의 활동**
  - 스스로 배뇨를 조절하기 힘든 대상자
  - 가능한 스스로 할 수 있도록 유도하고 훈련
    [예] 낮에는 배뇨 간격에 맞추어 소변을 보도록 유도한다. 밤에만 기저귀를 채운다.
  - 도뇨관을 바꾸거나 방광을 세척하는 일은 요양보호사가 절대 해서는 안 되는 일

6. 피부계

1) 노화에 따른 특성

① 피하지방의 감소로 기온에 민감

② 피부가 건조하고, 표피가 얇아져서 탄력성이 감소

③ 저체온, 손상 위험 높다.

④ 피하의 지방층이 줄고 수분이 소실되어 건조해지고 주름살이 생김

⑤ 발톱이나 손톱이 견고하고 두꺼워짐

⑥ 머리카락은 전반적으로 가늘어짐

⑦ 여성 노인의 머리털은 줄고 입가와 뺨 등 얼굴의 털은 증가. 남성 노인은 입가나 뺨에서는 많아진다.

⑧ 상처 회복이 지연되고 궤양이 생기기 쉽다.

2) 주요 질환

(1) 욕창

병상에 오래 누워 있는 대상자의 바닥 면과 접촉되는 피부가 혈액의 공급을 받지 못해서 괴사되는 상태

원인

① 장기간의 와상 상태

② 체중으로 압박받는 부위, 특히 뼈가 튀어나온 곳의 지속적인 압력

③ 부적절한 영양

④ 요실금 및 변실금

⑤ 부적절한 체위 변경, 잘못 잡아끌면 약한 부위의 피부가 벗겨지고 욕창 발생

욕창의 단계별 증상

① 1단계: 피부는 분홍색 혹은 푸른색. 피부를 누르면 색깔이 일시적으로 없어져 하얗게 보임. 피부에 열감 있음

② 2단계: 피부가 벗겨지고 물집이 생기고 조직이 상함

③ 3단계: 깊은 욕창이 생기고 괴사 조직 발생

④ 4단계: 골과 근육까지 괴사가 진행

치료 및 예방

① 예방하는 것이 최우선

② 매일 아침, 저녁으로 피부 상태를 점검한다.

③ 침대에서는 두 시간에 한 번씩 몸을 돌려 자세를 바꾸어 눕힌다.

④ 의자에서는 그보다 두 배 정도 자주 자세를 바꾸어 준다.

⑤ 이동시킬 때 깔려 있는 시트를 잡고 두 사람이 동시에 끌어 올려 대상자를 이동한다.

⑥ 젖은 침대 시트는 바로 교체한다. 미지근한 물을 사용하여 씻고 말린다.

⑦ 무릎 사이에는 베개를 끼워 마찰을 방지한다.

⑧ 특수 매트리스

⑨ 천골 부위 도넛 모양의 베개 사용은 오히려 압박을 받는 부위의 순환을 저해할 수 있으므로 삼간다.

⑩ 뜨거운 물주머니는 조심한다.

⑪ 피부를 주무르는 것은 삼간다.

⑫ 몸에 꽉 끼는 옷은 피한다.

⑬ 충분한 영양 공급을 한다.

■ 욕창 증상 초기 대처법
- 약간 미지근한 물수건으로 찜질하고 마른 수건으로 물기를 닦아 낸다.
- 주위를 나선형을 그리듯 마사지하고 가볍게 두드린다.
- 미지근한 바람으로 건조시킨다.
- 춥지 않을 때에는 30분 정도 햇볕을 쪼인다.

---

(2) 건조증

원인

① 겨울

② 세정제와 알코올, 뜨거운 물

증상

손과 하지의 가려움증

치료 및 예방

① 따뜻한 물과 순한 비누를 사용
② 목욕 후 물기는 문지르지 않고 두드려 말린다.
③ 가습기를 사용, 알코올이 함유되지 않은 피부 보습제를 사용

(3) 대상포진

바이러스성 피부질환의 일종으로 수두를 일으키는 바이러스
신경세포에 잠복해 있다가 신체 저항력이 약해지는 경우에 갑자기 증식, 나타내게 된다.

원인

① 고령
② 과로, 스트레스

증상

① 가려움
② 작열감 발진
③ 수포, 통증, 작열감

치료 및 예방

① 항바이러스제, 항염증제, 진통제와 냉찜질, 칼라민로션
② 신경통은 수개월에서 1년 이상 지속
③ 저항력이 감소된 상태에서 발생하기 때문에 휴식과 안정이 필요하다.
④ 긁지 않도록 하여 병소가 퍼지거나 감염되는 것을 방지한다.

(4) 옴

옴벌레라는 0.4mm 진드기가 피부 속에 기생하여 발생하는 병, 사람에서 사람으로 직접 감염, 가려워서 긁었을 경우 손톱에 묻어 감염

증상

가려움증(특히 밤에 심함)

① 치료용 연고를 바르고 1~2주간 치료하면 다른 증상도 없어진다.

② 옴벌레에 오염되었을 시 침구, 옷 등과의 접촉을 금한다.

③ 개인위생을 철저, 내의 및 침구류를 삶아서 빨거나 다림질 의류 및 침구류를 소독한다.

④ 치료하지 않으면 수년간 지속될 수 있다.

7. 신경계

1) 노화에 따른 특성

① 신경세포의 기능이 저하

② 근육의 긴장과 자극 반응성의 저하로 신체 활동이 감소된다.

③ 감각이 둔화된다.

⑥ 단기 기억은 감퇴되나 장기 기억은 대체로 유지된다.

2) 주요 질환

(1) 치매

인지 기능 상실

원인

① 노인성 치매인 알츠하이머병

② 혈관성 치매(뇌혈관이 터지거나 막혀 산소와 영양분의 공급이 차단되어 뇌세포가 손상되면서 나타남)

증상

■ **인지장애**

① 기억력 저하: 단기 기억력의 저하가 먼저 생기고 병이 심해지면서 수년 전의 장기 기억 저하가 동반

② 언어 능력 저하: 말문이 자주 막히고 말수가 현저하게 감소

③ 지남력 저하(연도, 날짜, 요일, 시간을 자주 착각하고 실수)

④ 시공간 파악 능력 저하

⑤ 실행 기능 저하

■ **정신행동 증상**

① 우울증

- 말수가 줄고 의욕이 없으며 우울한 기분
- 식욕이 감소하며 수면 양상이 변화
- 자살에 대한 생각- 자살 시도

② 정신증

망상, 환청, 환시

③ 초조 및 공격성

잠시 후에는 아무 일 없었다는 듯이 조용

④ 수면장애

얕은 잠을 자고 자주 깬다.

TIP

※ 치매를 일으키는 질환
- 퇴행성 질환: 알츠하이머병
- 뇌혈관 질환: 혈관성 치매

■ **치매 증상**

① 초기(최경도, 경도) 치매 – 혼자서 지낼 수 있는 수준
② 중기(중등도) 치매 – 도움 없이는 혼자 지낼 수 없는 수준
③ 말기(중증) 치매 – 의사소통이 거의 불가능, 대변을 만지는 등의 심한 행동, 와상 상태

치료 및 예방

① 3~6개월 간격으로 병원에서 진료받는다.

② 비약물요법
- 환경 개선
- 행동 개입
- 인지 및 활동 자극(간단한 물건 만들기, 음악을 듣거나 노래 부르기)

③ 성인병을 철저히 관리

④ 균형 잡힌 식사를 섭취

⑤ 적절한 운동

⑥ 취미활동을 꾸준히 한다.

⑦ 사회적인 활동

⑧ 치매 조기 검진

(2) 뇌졸중

혈관이 막히거나 터져서 뇌 손상, 뇌혈관이 막힌 경우를 뇌경색이라고 하며, 뇌혈관이 터진 경우를 뇌출혈이라고 한다.

원인

① 흡연
② 스트레스
③ 고혈압
④ 고지혈증

증상

① 반신마비
　손상된 뇌의 반대쪽 팔다리, 안면 하부에 갑작스런 마비 증상
② 반신 감각 장애(감각 이상 · 감각 소실)
　손상된 뇌의 반대쪽 얼굴 및 팔다리의 시각, 촉각, 청각 등의 장애, 아픈 감각의 저하
③ 언어장애
　부정확한 발음, 어눌한 발음
④ 두통 및 구토
⑤ 어지럼증
⑥ 운동 실조증- 술 취한 사람처럼 비틀거리고 한쪽으로 자꾸 쓰러지려 하고, 물건을 잡으려고 할 때 빗나감
⑦ 연하곤란- 복시(한 개의 물체를 보는데 두 개로 보임), 연하곤란(음식이나 물을 삼키기 힘들어짐)

치료 및 예방

① 약물요법
　• 혈전제나 항응고제 등을 복용
　• 갑자기 약을 끊지 않도록 주의
② 현기증, 팔다리 저림, 뒷골 통증 등과 같은 뇌졸중의 전구 증상을 주의 깊게 관찰
③ 조기 재활요법을 병행

④ 연하곤란이나 음식을 삼킬 때 폐로 흡입되지 않도록 주의해야 한다.

(3) 파킨슨 질환

원인은 불명확 도파민

> **원인**

① 도파민이라는 물질의 분비장애

> **증상**

무표정, 굽은 자세, 얼어붙는 현상, 안정 시 떨림

> **치료 및 예방**

① 도파민 제제(마도파, 시네메트 등)
② 도파민의 기능을 도와주는 보조 약물
③ 근육 스트레칭과 관절 운동

8. 감각기계

1) 노화에 따른 특성

(1) 시각

① 눈물의 양은 감소, 눈이 뻑뻑
② 각막 반사가 저하
③ 색의 식별 능력이 떨어짐, 황화 현상으로 보라색, 남색, 파란색의 구분에 어려움
④ 1/3 정도밖에 빛을 받아들이지 못하고 아주 밝은 것을 좋아하게 된다.
⑤ 눈부심의 증가, 시력 저하, 빛 순응의 어려움

(2) 청각

① 외이도의 가려움과 건조증이 증가
② 중이 고막이 두꺼워지고 음의 전달 능력 감소
③ 평형 유지에 문제

④ 노인성 난청이 여성보다 남성에게 흔하게 나타난다.

(3) 미각

① 미뢰의 개수와 기능이 감소
② 신맛과 쓴맛 기능을 더 잘하고 단맛과 짠맛 기능이 점차 떨어진다.
③ 침의 분비량을 줄어든다.
④ 맛에 대한 감지 능력의 저하

(4) 후각

후각세포의 감소

(5) 촉각

① 접촉의 강도가 높아야 쉽게 접촉감을 느낄 수 있다.
② 통증에 대한 민감성이 감소되어 둔감한 반응

2) 주요 질환

(1) 녹내장

안압(눈의 압력)의 상승, 시신경이 손상

원인

원인 불명

증상

① 좁은 시야
② 뿌옇게 혼탁한 각막
③ 안구 통증
④ 실명

① 완전한 치료 방법은 없으나 조기 발견하여 안압을 정상 범위로 유지

② 눈의 통증이 있을 시 안과의사의 검진을 받는다.

(2) 백내장

수정체가 혼탁해져서 시력장애가 발생

원인

① 노화

② 당뇨병, 고혈압 등의 합병증

증상

① 동공에 흐린 백색 혼탁

② 불빛 주위에 무지개

③ 밤과 밝은 불빛에서의 눈부심

④ 통증이 없는 흐린 시력

치료 및 예방

혼탁해진 수정체를 인공수정체로 바꾸어 주는 수술

(3) 노인성 난청

노인성 난청 고막, 내이의 퇴행성 변화

원인

장기간의 소음 노출

증상

'스', '츠', '트', '프', '크'와 같은 고음에서의 난청

치료 및 예방

① 복구시키는 치료는 없다.

② 보청기를 이용한 청각 재활을 시도

③ 의사소통할 때 소음이 없는 장소에서 말하는 사람의 얼굴을 볼 수 있게 하고, 말을 천천히 또박또박한다.

④ 보청기를 사용하며, 저음의 차분한 소리가 효과적이다.

9. 내분비계

1) 노화에 따른 특성

① 포도당 대사 능력이 감소되고, 인슐린에 대한 민감성 감소로 쉽게 고혈당

② 인슐린의 분비가 느리고 그 양이 불충분

③ 공복 시 혈당이 증가

④ 갑상선 크기가 줄어들고 갑상선 호르몬의 분비량도 약간 감소

⑤ 근육질 양이 감소되기 때문에 기초 대사율이 감소

2) 주요 질환(당뇨병)

인슐린이 분비되지 않거나 분비는 되지만 부족한 경우, 포도당 수치가 올라가서 소변에 당이 섞여 나오는 질환

원인

① 과식

② 스트레스

③ 유전적 요인

증상

① 다음증, 다식증, 다뇨증, 다갈증

② 체중 감소

③ 질 분비물 및 질 감염의 증가

④ 상처 치유 지연

⑤ 고혈당

⑥ 저혈당(땀을 많이 흘리거나 두통, 시야 몽롱, 배고픔 등)

치료 및 예방

① 식이요법
- 규칙적인 식사
- 저염식
- 식사량은 적당히
- 저콜레스테롤 식이를 기본으로 육류보다는 곡류, 콩, 과일, 채소 등 고섬유질 음식을 섭취하고 단 음식과 술의 섭취를 제한

② 운동요법
- 혈당을 낮춤
- 공복 시 운동을 하거나 장기간 등산 시에는 저혈당에 대한 대비
- 운동 시간과 방법(식후 30분~1시간 후 혈당이 오르기 시작할 때 하루에 최소한 30분 이상 그리고 일주일에 5번 이상)
- 높은 혈압, 혈당은 더 조절한 후에 운동을 시작

③ 약물요법
- 경구용 혈당 강하제나 인슐린을 이용한 약물요법 병행
- 약물 복용 중에도 식사요법과 운동요법을 같이 병행해야만 치료 효과
- 인슐린은 입으로 복용하면 위장관에서 파괴되므로 반드시 주사로 주입

10. 심리 · 정신계

1) 노화에 따른 특성

① 우울증 경향의 증가

② 수동성의 증가

③ 조심성의 증가

④ 경직성의 증가

⑥ 친근한 사물에 대한 애착심

⑨ 의존성의 증가

2) 주요 질환

(1) 우울증

정신질환

원인

질병, 수술 등 신체적 원인

증상

① 우울하고 슬픈 기분
② 매사에 관심이 없고 즐거운 것이 없음
③ 불면 혹은 과도한 수면
④ 식욕 변화 또는 이로 인한 체중 변화
⑤ 자살 생각과 시도

우울증	치매
급격한 발병	점진적 발병
이전의 정신과적 병력	이전의 병력 없음
기억력장애의 호소가 심함	자주 기억력은 문제없다고 주장
"모른다"고 대답하는 경우가 많음	근사치의 대답을 함
단기 기억과 장기 기억이 동등하게 저하됨	단기 기억이 심하게 저하됨

치료 및 예방

우울증이 심한 경우는 자살 위험 증가

(2) 섬망

수 시간 내지 여러 날에 걸쳐 급격하게 발생하며, 증상의 기복이 심한 것이 특징

증상

① 의식의 변화(의식이 저하되어 마치 잠에서 덜 깬 상태 혹은 몹시 졸리운 상태에서 행동하는 사람처럼 보임)

② 주의력 감퇴

③ 수 시간이나 여러 날에 걸쳐 발생하는 호전과 악화의 반복

④ 지남력장애, 인지장애, 초조, 정신적 증상

⑤ 의식 변화와 증상이 급격히 시작되는 것이 섬망의 특징

섬망	치매
급격한 시작	서서히 시작
신체 생리적 변화가 심함	신체 생리적 변화는 적음
의식의 변화가 있음	말기까지 의식의 변화는 적음

치료 및 예방

① 심각한 섬망, 반드시 의료기관 방문, 회복될 수 있다는 점을 보호자에게 알림

② 비약물요법

- 지남력의 유지
  - 밤, 낮에 맞추어 창문이나 커튼 열기
  - 사랑하는 사람의 사진, 달력, 시계 등을 가까이 두기
- 개인의 정체성 유지
  - 접촉하는 사람의 수를 줄이고 가족 구성원이 자주 방문
- 초조의 관리
  - 항상 단호하고 부드러운 목소리로 말하기
  - 시선을 마주쳐서 위협을 느끼지 않도록 하기
- 야간의 혼돈 방지
  - 밤에 불을 밝혀 두기

적중문제 1.노화에 따른 신체, 심리적 변화와 질환 (115문제)

●●
1. 노화에 따른 소화기계에 대한 특성으로 옳은 것은?

① 대장의 활동성이 증가한다.

② 침샘과 간, 담당, 췌장에서 소화효소가 증가한다.

③ 신맛과 쓴맛의 감지가 증가한다.

④ 직장벽의 탄력성이 증가한다.

⑤ 지방의 흡수력이 증가한다.

●●●
2. 다음 중 노화에 따른 소화기계 특성은?

① 타액 분비가 많아진다.

② 위액 분비가 저하되고 산도가 떨어진다.

③ 인슐린 분비가 증가된다.

④ 약물의 대사와 제거 능력이 증가한다.

⑤ 직장벽의 탄력성이 증가한다.

3. 노화에 따른 소화기계의 변화 중 옳은 것은?

① 타액과 위액이 증가한다.

② 세포에서 당내성이 증가한다.

③ 간 기능의 증가로 약물의 대사와 제거 능력이 증가한다.

④ 단맛과 짠맛의 감지 능력이 증가한다.

⑤ 섬유소의 섭취가 감소한다.

1. 교재 -163p
노화에 따라 단맛과 짠맛의 감지는 떨어지고 신맛과 쓴맛의 감지는 증가한다.

2. 교재 -163p
직장벽의 탄력성이 감소되고 항문 괄약근의 긴장도가 떨어져 변실금이 발생할 수 있다.

3. 교재 -163p
① 타액과 위액의 분비 저하
② 당내성: 세포가 포도당을 흡수하여 사용함으로 혈액 속에서 혈당이 오르지 않게 한다. 따라서 노화로 혈당을 조절하는 능력, 즉 당내성이 떨어진다. ③ 간기능 감소 ④ 단맛과 짠맛의 감지 저하

답 1.③ 2.② 3.⑤

4. 교재 -163p
대장의 정상적 세균에 의해
음식물이 분해된다.

5. 교재 -165p
위궤양은 새벽1~2시에 발
생하는 상복부 불편감이다.

6. 교재 -164p
처방에 의한 하제는 변비가
있을 때이다.

7. 교재 -167p
①, ②는 위암의 증상 ③ 대
장암에는 잦은 간식과 늦은
식사를 피한다. ⑤ 적당량의
운동과 하루 6~8잔의 생수
를 마신다.

8. 교재 -168p
③ 설사는 장내 유해물질을
배출하려는 신체 자기 방어
반응인 경우가 많으므로 지
사제를 함부로 써서는 안 된
다. ⑤ 몸을 따뜻하게 한다.

● ● ●

4. 정상 세균에 의해 음식물을 분해하고 수분을 흡수하는 기관은?

① 위장　　　② 십이지장　　　③ 췌장　　　④ 소장　　　⑤ 대장

● ● ●

5. 속 쓰림, 소화불량, 새벽 1~2시에 발생하는 상복부 불편감, 심한 경우 위출혈, 위천공, 위협착과 관련된 증상으로 옳은 것은?

① 위염　　　② 위궤양　　　③ 위암　　　④ 대장암　　　⑤ 췌장염

●

6. 대상자의 위염에 관한 설명이 아닌 것은?

① 식사 후 3~4시간이 지나 명치 부위에 심한 통증이 있다.
② 식사 후 위가 무겁거나 부푼 듯한 느낌이다.
③ 하루 정도 금식을 하여 위의 부담을 덜고 구토를 조절한다.
④ 처방받은 제산제와 진정제로 치료하기도 한다.
⑤ 필요시 처방에 의한 하제를 사용할 수 있다.

7. 대장암에 관한 내용으로 옳은 것은?

① 소화불량, 식욕 감퇴, 속 쓰림, 오심이 주요 증상이다.
② 위축성 위염, 악성 빈혈과 관련이 있다.
③ 주로 간식과 늦은 식사가 좋다.
④ 가공식품, 훈연식품이 좋다.
⑤ 적당량의 운동과 물을 마시는 게 좋다.

● ●

8. 설사의 치료와 예방으로 옳은 것은?

① 과음이나 과식
② 변비 시 하제 남용
③ 곧바로 지사제로 치료한다.
④ 음식 섭취량을 줄이고 물을 충분히 마셔 준다.
⑤ 몸을 차게 한다.

답 4.⑤ 5.② 6.⑤ 7.⑤ 8.④

●●●
9. 변비의 원인으로 옳은 것은?

① 복부 근력 증가　　② 식욕의 증가
③ 대장 반사 증가　　④ 저잔여 식이
⑤ 운동량 증가

10. 노화에 따른 변비의 원인으로 옳은 것은?

① 과음 과식이 원인이다.
② 복부 근육의 힘의 증가
③ 수분 섭취의 과다
④ 스트레스 우울과는 관련 없다.
⑤ 항암 화학요법이나 마약성 진통제, 제산제가 원인일 수 있다.

●
11. 노인의 소화기계 관찰 내용으로 옳은 것은?

① 체중 증가　　② 오심, 구토, 속 쓰림
③ 기침과 가래　　④ 식은땀, 두통, 시야 몽롱
⑤ 불면증, 손발의 통증

12. 소화기계 증상으로 가장 먼 것은?

① 혈변　　② 요실금
③ 오심, 구토, 속 쓰림　　④ 연하곤란
⑤ 황달

●●
13. 노화에 따른 호흡기계 특성으로 옳은 것은?

① 코 점막이 건조해진다.
② 기침반사, 섬모 운동이 증가된다.
③ 기관지 내 분비물이 감소한다.
④ 폐활량이 늘어난다
⑤ 호흡 근육이 증가된다.

9. 교재-169p
① 복부 근력 감소 ② 식욕의 감소 ③ 대장 반사 감소 ⑤ 운동량 감소

10. 교재-169~170p
② 노화로 복부 근육의 힘이 약화되어 변비를 유발할 수 있다. ④ 스트레스, 우울 등과 같은 심리적 원인도 변비가 유발된다.

11. 교재-171p
① 소화기계 관찰 증상은 체중 감소 ④ 당뇨병의 저혈당 증상 ⑤ 동맥경화증 증상이 된다.

12. 교재-171p
혈변, 오심, 구토, 속 쓰림, 연하곤란, 황달은 소화기계 관찰 내용

13. 교재-173p
③ 기관지 내 분비물이 증가하여 호흡기계 감염 발생이 쉽다. ④ 폐활량이 줄어든다. ⑤ 호흡 근육의 위축과 근력 약화로 호흡 증가 시 피로해지기 쉽다.

답 9.④ 10.⑤ 11.② 12.② 13.①

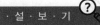

14. 교재 -174p
① 만성 기관지염은 염증으로 기도가 좁아진 경우로 상태가 악화되어 만성화되면 오히려 기관지가 확장증이 되기도 한다. ② 가래를 동반한 기침과 하얗거나 회색, 화농성 객담이 있다. ③ 호흡 곤란 증가 ⑤ 기관지 확장제로 좁아진 기도를 넓혀준다.

15. 교재 -175p
①세균성 폐렴은 항생제 치료, 바이러스 폐렴은 증상에 따라 치료 방법을 적용한다. ⑤ 환절기 이전에 예방주사 접종을 한다.

16. 교재 -175p
천식은 여러 가지 자극에 대해 기도가 과민 반응 보이는 상태이다.

17. 교재 -164p
기관지 천식의 증상은 점액 분비량의 증가, 흉부 압박감, 기도경련, 알르레기 비염과 관련이 있다.

14. 만성 기관지염에 대한 것으로 옳은 것은?

① 기관지의 염증으로 초기에 기도가 넓어진 경우를 말한다.

② 기침은 있으나 가래나 객담은 없다.

③ 기관지염은 점진적으로 호흡 곤란이 감소된다.

④ 치료와 예방은 심호흡과 기침으로 가래 배출을 용이하게 한다.

⑤ 초기에 기관지 수축제를 처방받아 치료한다.

15. 폐 조직의 염증으로 삼출물이 폐엽에 쌓여 폐가 단단해지는 폐렴에 대한 것으로 옳은 것은?

① 모든 폐렴은 항생제 치료를 한다.

② 고열, 근육통, 기침, 흉통, 호흡곤란, 화농성 가래가 있다.

③ 음식물 등 이물질이 기도 내로 넘어가서 생기는 폐렴은 세균성 폐렴이다.

④ 폐렴은 산소 공급이 필요하지 않는다.

⑤ 환절기 이후에 폐렴 구균이나 독감 예방주사를 접종한다.

16. 기도의 만성적 염증으로 약한 자극에도 기도가 과민 반응을 보이는 상태를 무엇이라 하는가?

① 독감   ② 만성 기관지염   ③ 폐렴

④ 천식   ⑤ 폐결핵

17. 기관지 천식에 관한 것으로 옳은 것은?

① 기침, 호기성 천명음, 호흡 곤란이 있다.

② 흉부 압박감이나 점액 분비는 없다.

③ 차고 건조한 공기에는 관련 있으나 스트레스나 불안과는 관련이 없다.

④ 알레르기성 비염과는 관련이 없다.

⑤ 천식 증상이 없어도 기관지 확장 흡인기를 자주 사용해야 한다.

답 14.④ 15.② 16.④ 17.①

18. 기관지 벽이 부풀어 오르는 부종과 근육이 수축해서 기도가 좁아지는 상태의 증상으로 옳은 것은?

① 꽃가루, 집 먼지, 진드기, 애완동물의 털, 곰팡이 등에 과민 반응을 보인다.

② 흡기성 천명음이 보인다.

③ 기침, 가래, 고열이 있다.

④ 운동 후 발생할 수 있어 기관지 확장제를 운동 후에 사용한다.

⑤ 전염될 수 있으므로 요양보호사는 마스크와 장갑이 필요하다.

19. 폐결핵에 관한 것으로 옳은 것은?

① 결핵균에 감염되면 모두 발병한다.

② 초기에 호흡 곤란, 가슴 통증, 화농성 객담, 객혈이 있다.

③ 결핵 약제는 한 가지만 사용하며 부작용이 없다.

④ 오후에 열이 있다가 늦은 밤에 식은땀과 함께 열이 내린다.

⑤ 간기능 검사와 객담 검사가 필요하지 않다.

20. 결핵 감염 대상자와 접촉한 요양보호사에 대한 것으로 옳은 것은?

① 대상자와 함께 결핵약을 복용한다.

② 즉시 모든 요양 업무를 중단한다.

③ 2주~1개월 이후에 감염 여부를 확인해야 한다.

④ 감염 확인 검사는 피검사로 한다.

⑤ 사생활이므로 기관에 보고 해서는 안 된다.

21. 호흡기계 건강 상태 관찰과 활동으로 옳은 것은?

① 호흡 곤란 시에는 상체보다 하체를 높여 주어야 한다.

② 결핵 대상자와 접촉한 요양보호사는 즉시 X-ray 검진받는다.

③ 호흡 곤란 환자는 불편해하므로 혼자 있게 해줘야 한다.

④ 호흡 곤란이나 피로감, 천식, 기침이나 객담의 양상을 관찰한다.

⑤ 흡연 여부나 독감 예방접종 여부를 묻지 않아도 된다.

---

18. 교재 -176p
① 천식은 기도의 과민 반응이므로 알러지를 일으키는 물질을 피해야 하고, ②, ③ 숨을 내쉴 때 나는 쌕쌕거리는 소리는 호기성 천명음이며 열이 없고 전염되지 않는다. ④ 운동 후에 발생할 수 있으므로 운동 30분 전에 사용한다.

19. 교재 -178p
① 결핵균에 감염되었다고 모두 발병하는 건 아니다. (5~10%) ② 폐결핵의 초기에 대부분이 증상이 없는 경우가 많다. ③ 결핵약제는 3가지 이상의 약제를 쓰며 6개월 이상 장기 투여하므로 부작용을 관찰해야 한다. (간 기능 검사)

20. 교재 -177~178p
② 감염성이 없다고 판정될 때까지 격리해야 하며 결핵 전파가 우려되는 대상자를 돌볼 때는 마스크와 장갑을 착용한다. ④ X-ray 검사로 확인한다.

21. 교재 -179p
호흡 곤란 중에는 상체를 올려주는 자세를 취해 주고, 최대한 편안한 호흡을 유도하면서 옆에 있어 준다.

답 18.① 19.④ 20.③ 21.④

22. 교재 -180p
혈관의 수축과 이완으로 혈압을 조절하고 혈액과 신체 조직 간의 물질 교환이 이뤄지는 기관은 심혈관계이다.

22. 세포들이 필요로 하는 산소와 영양분을 운반하고 대사산물인 노폐물을 몸 밖으로 내보내는 작용을 하며 수축과 이완을 통해 혈압을 조절하는 기관으로 옳은 것은?

① 비뇨기계　　　　② 근골격계　　　　③ 뇌신경계
④ 호흡기계　　　　⑤ 심혈관계

23. 교재 -180p
① 심장근육이 나이에 따라 증가한다. ② 심장의 근 긴장도와 탄력성 감소 ④, ⑤ 심장 펌프 작용 감소와 말초혈관의 경화로 정맥 귀환 감소되어 하지부종과 정맥류를 일으킨다.

●
23. 노화에 따른 심혈관계의 설명으로 옳은 것은?

① 심장 근육의 위축
② 심장의 근 긴장도와 탄력성 증가
③ 심 내 · 외막의 섬유화와 경화
④ 말초혈관의 정맥 귀환의 증가
⑤ 하지 부종과 정맥류 감소

24. 교재 -180p
노화에 따라 혈압이 오르는 것은 혈압 조절 능력 저하 때문이다.

● ● ●
24. 노화에 따른 심혈관계 변화로 옳은 것은?

① 혈압의 저하　　　　　　② 심박동수의 증가
③ 심박출력의 증가　　　　④ 말초혈관 저항 감소
⑤ 혈압 조절 능력의 저하

25. 교재 -180~181p
① 최고 혈압(수축기 혈압) ③140/90mmHg ④최저 혈압(이완기 혈압) ⑤ 이차성 고혈압

25. 혈압에 대한 설명으로 옳은 것은?

① 심장에서 피를 짤 때 생기는 힘이 최저 혈압이다.
② 혈압은 음식 섭취, 음주, 통증, 측정 시간, 자세 등에 따라 차이가 난다.
③ 고혈압은 140/100mmHg 이상인 경우이다.
④ 최고 혈압은 심장이 늘어나면서 피를 가득 담고 있을 때의 힘이다.
⑤ 본태성 고혈압은 다른 질병의 합병증으로 발병한다.

26. 교재 -182p
고혈압 관리는 체중 조절, 짠 음식 덜 먹기, 규칙적인 생활, 적절한 운동, 절주와 금연이다.

26. 78세 박 씨는 5년 전에 고혈압 판정을 받았다. 고혈압 환자 박 씨의 건강 관리로 옳은 것은?

① 철분 섭취　　　　② 체중 조절　　　　③ 칼슘 섭취
④ 고염식이　　　　⑤ 염증 조절

답 22.⑤ 23.③ 24.⑤ 25.② 26.②

27. 고혈압의 관리에 관한 내용 중 옳은 것은?

① 고혈압 치료의 목적은 혈압을 정상 유지하여 합병증을 예방하는 것이다.

② 고지방 저염식이를 한다.

③ 적절히 운동하면 혈압약은 안 먹어도 된다.

④ 알코올과는 관련 없다.

⑤ 경쟁적으로 바쁘게 생활한다.

27. 교재 −183p
② 저지방, 저염식이 ③ 혈압약을 꾸준히 복용한다. ④ 알코올은 혈압을 상승시킨다. ⑤ 규칙적인 생활

28. 고혈압 예방과 관리가 아닌 것은?

① 흡연　　　　　　　② 절주

③ 걷기, 빨리 걷기, 조깅　④ 저지방 식이

⑤ 스트레스 해소를 위한 휴식

28. 교재 −183p
① 흡연은 동맥경화와 심근경색을 악화시킨다.

29. 고혈압 치료 방법으로 옳은 것은?

① 혈압이 조절되면 약 복용을 중지한다.

② 증상이 없으면 치료하지 않아도 된다.

③ 이명, 두통 등의 증상이 있을 때만 약 먹는다.

④ 혈압약을 오래 먹으면 해로우니 식이요법으로 한다.

⑤ 처방된 약을 먹어도 고혈압이 계속될 때는 의사와 상의하여 약을 바꾸거나 정밀검사를 받아야 한다.

29. 교재 −183p
①, ②, ③, ④ 고혈압 치료에 대한 잘못된 편견

30. 동맥 혈관 안쪽 벽에 지방이 축적되어 혈관 내부가 좁아지거나 막히는 질병의 원인으로 옳은 것은?

① 당대사 이상이다.

② 가족적 소인이 없다.

③ 여성호르몬의 증가

④ 인슐린 분비 부족이다.

⑤ 고지혈증, 당뇨병, 고혈압과 관련이 있다.

30. 교재 −184p
① 지방대사 이상 ② 가족적 소인이 있다. ③비만, 흡연, 과음, 운동 부족, 폐경(여성호르몬 부족)

답 27.① 28.① 29.⑤ 30.⑤

31. 교재 – 184p
⑤ 콜레스테롤이나 지방 섭취 과다가 동맥경화증 원인이 될 수 있다.

32. 교재 – 185p

33. ②, ③ 동맥경화증 증상
④ 심부전 증상으로 부종이나 체중이 증가된다. ⑤ 천식

34. ① 위장관 출혈과 관련 있다. ② 철분 결핍성 빈혈
③ 처방받은 비타민 C와 철분 제제를 복용한다. ④ 적혈구의 헤모글로빈의 부족이다.

35. ①, ③, ④, ⑤ 심혈관계 관찰 ② 파킨슨 질환(신경계) 증상이다.

●●●
31. 동맥경화증 치료와 예방이 아닌 것은?

① 금연　　　　　　　　② 고혈압 관리
③ 당뇨병 조절　　　　　④ 저염식이
⑤ 고지방식이

●●●
32. 심장의 수축력 저하로 신체는 적절한 산소와 영양분을 공급받지 못하는 질병으로 옳은 것은?

① 동맥경화증　　　　　② 하지 정맥류
③ 고혈압　　　　　　　④ 당뇨병
⑤ 심부전

●
33. 심장의 수축력 저하와 관련되어 1차적인 저산소증 증상은?

① 의식 혼돈, 현기증　　② 보행장애, 하지 조직의 괴사
③ 언어장애　　　　　　④ 체중 감소
⑤ 호기성 천명음

●
34. 어지러움, 창백해 보임, 집중력 장애를 보이는 빈혈에 대한 설명으로 옳은 것은?

① 주로 위장관 출혈과는 관련 없다.
② 노인에게 흔한 빈혈은 재생불량성 빈혈이다.
③ 처방받은 비타민 D와 철분 제제를 복용한다.
④ 혈액의 백혈구의 문제이다.
⑤ 노인의 빈혈은 영양 섭취 부족이나 골수 문제일 수 있다.

●
35. 심혈관계 관찰과 관련 없는 것은?

① 발 부위의 부종　　　　② 무표정, 근육 경직
③ 구토와 실신　　　　　④ 흉통과 호흡 곤란, 심계항진
⑤ 혼동과 의식의 변화

답 31.⑤ 32.⑤ 33.① 34.⑤ 35.②

36. 다음은 요양보호사가 뇌졸중을 조기에 발견하기 위한 관찰 내용이 아닌 것은?

① "웃어 보세요" 한다.

② 몸의 마비 증상을 관찰한다

③ "양손을 들어 보세요" 한다.

④ "말해 보세요" 한다.

⑤ 식욕의 변화를 관찰한다.

37. 단단한 구조를 형성하여 신체 모양을 만들며 내부 장기를 보호하기도 하는 근골격계에서 적혈구, 백혈구, 혈소판을 만드는 곳은 어디인가?

① 연골　　　　　② 활액　　　　　③ 활액막
④ 연부 조직　　　⑤ 골수

38. 근골격계의 노화에 따른 특성이 아닌 것은?

① 키가 줄어든다.

② 하악골의 쇠약으로 치아 상실을 가져온다.

③ 어깨는 커지고 골반은 작아진다.

④ 팔다리 지방은 감소한다.

⑤ 관절의 활막이 탄력성을 잃는다.

39. 관절의 결체 조직이 탄력을 잃음으로써 운동이 제한되고 염증성 변화가 오는 질환은?

① 골다공증　　　　② 빈혈　　　　　　③ 요실금
④ 퇴행성 관절염　　⑤ 동맥경화증

40. 연골이 닳아서 없어진 상태로 많이 사용할수록 통증이 심해지는 증상과 관련된 질병은?

① 골다공증　　　　　② 류머티즘 관절염　　③ 고관절 골절
④ 퇴행성 관절염　　　⑤ 통풍성 관절염

36. 교재 -184p
동맥경화증은 뇌경색이나 뇌출혈을 가져올 수 있다. "웃어 보세요", "말해 보세요", "양손을 들어 보세요" 라고 말하는 것은 뇌졸중으로 인한 팔과 얼굴의 마비 상태를 보기 위함이다.

37. 교재 -189p
근육, 힘줄 인대, 연골 뼈는 신체 모양을 만들고 골수에서는 혈구와 혈소판을 만든다. 근골격계의 늑골과 골반은 내부 장기를 보호한다.

38. 교재 -189p
③ 어깨는 좁아지고 골반은 커진다.

39. 교재 -189~190p

40. 교재 -189p
퇴행성 관절염 증상이다.

답 36.⑤ 37.⑤ 38.③ 39.④ 40.④

●●●
41. 퇴행성 관절염에 대한 설명으로 옳은 것은?

① 연골이 닳아서 없어지거나 염증이 생긴다.
② 저녁에 관절이 뻣뻣해지는 경직 현상이 나타난다.
③ 많이 사용하면 통증이 덜하다.
④ 날씨와는 무관하다.
⑤ 뼈세포가 상실되어 가는 대사성 질환이다.

42. 골다공증의 원인이 아닌 것은?

① 저체중
② 혈전 방지 약물 장기 복용자
③ 카페인 다량 섭취
④ 3개월 이상 부신피질 호르몬 요법을 받는 사람
⑤ 과도한 칼슘 섭취

●
43. 다음 보기 중 골다공증 예방과 치료로 옳은 것끼리 짝지어진 것은?

가. 철분의 섭취
나. 비타민 D를 복용하고 자외선을 쏘인다.
다. 산보, 걷기, 가벼운 조깅 등의 체중 부하 운동을 한다.
라. 처방된 칼시토닌를 복용한다.

---

① 가-나-다   ② 가-나-라   ③ 가-다-라
④ 나-다-라   ⑤ 가-나-다-라

●
44. 고관절 골절과 관련된 것으로 옳은 것은?

① 허리 통증   ② 무릎 관절 통증과 부종
③ 서혜부와 대퇴부의 통증   ④ 구부정한 자세
⑤ 손 관절의 변형

---

41. 교재 -191p
② 아침에 관절에 경직 현상이 나타난다. ③ 많이 사용할수록 통증이 심해진다. ④ 날씨에 따라 통증의 호전과 악화가 있다. ⑤ 골다공증

42. 교재 -191~192p
①, ②, ③, ④ 골다공증의 원인, ⑤ 부족한 칼슘 섭취

43. 교재 -193p
① 칼슘의 섭취

44. 교재 -193p
고관절 골절은 서혜부와 대퇴부의 통증을 동반한다.

답 41.① 42.⑤ 43.④ 44.③

45. 골다공증 환자가 넘어졌을 때 주로 발생하는 고관절 골절의 원인이 아닌 것은?

① 고령
② 하지 기능 부전
③ 시력장애
④ 알코올 섭취
⑤ 안전한 보조기 사용

● ● ●
46. 골다공증을 앓고 있는 노인에게 적합한 체중 부하 운동은?

① 요가　　② 수영　　③ 걷기　　④ 줄넘기　　⑤ 육상

●
47. 혈류를 여과하여 선택적으로 전해질과 수분을 재흡수하고 노폐물은 제거함으로 몸의 항상성을 유지시키는 기관으로 옳은 것은?

① 심장　　② 폐　　③ 신장　　④ 간　　⑤ 대장

48. 다음 중 남성 생식기가 아닌 것은?

① 음낭　　② 고환　　③ 난관　　④ 전립선　　⑤ 음경

● ● ●
49. 여성 노인의 생식기계 노화로 옳은 것은?

① 에스트로겐 생산 감소
② 난소가 커진다.
③ 성적 욕구가 감소한다.
④ 질의 분비물 증가
⑤ 유방 크기의 증가

● ●
50. 노화에 따른 남성 생식기의 변화로 옳은 것은?

① 테스토스테론의 생산 증가
② 비뇨기 동맥혈관의 혈류 증가
③ 잔뇨량 증가
④ 요류의 힘 증가
⑤ 전립선 위축

45. 교재 –193p
낙상을 일으키는 것을 피해야 한다.

46. 교재 –192p
산보, 걷기, 가벼운 조깅

47. 교재 –196p

48. 교재 –196p

49. 교재 –196p
③ 성적 요구가 감소되는 것은 아니다. ④ 질의 수축과 분비물 저하로 질염이 발생하기 쉽다.

50. 교재 –197p
② 동맥 혈관의 변화로 음경이 발기되는데 더 많은 자극과 자극 시간이 필요하다. ④ 요류의 힘 감소 ⑤ 전립선 비대

답 45.⑤ 46.③ 47.③ 48.③
49.① 50.③

51. 자신의 의지와 상관없이 소변이 밖으로 흘러나오는 증상의 원인으로 옳은 것은?

① 방광 저장 능력의 증가

② 골반 근육 조절 능력의 증가

③ 호르몬 생산 증가

④ 남성은 전립선비대증, 여성은 요로감염과 관련이 있다.

⑤ 설사와 관련이 있다.

••
52. 기침, 웃음, 재채기, 달리기 등 복부 내 압력 증가와 관련된 증상으로 옳은 것은?

① 빈뇨증   ② 야뇨증   ③ 절박성 요실금

④ 역류성 요실금   ⑤ 복압성 요실금

53. 소변을 보고 싶다고 느끼자마자 소변 배출이 되는 증상으로 옳은 것은?

① 복압성 요실금   ② 절박성 요실금   ③ 역류성 요실금

④ 전립선비대   ⑤ 요로감염

54. 소변 배출이 원활하지 않아, 가득찬 방광에서 소변이 조금씩 흘러넘쳐 나오는 증상으로 옳은 것은?

① 빈뇨증   ② 복압성 요실금   ③ 절박성 요실금

④ 혼합성 요실금   ⑤ 역류성 요실금

•
55. 요실금의 치료와 예방으로 옳은 것은?

① 수분 섭취를 줄인다.

② 식이섬유소 섭취를 줄인다.

③ 체중을 늘린다.

④ 골반 근육 운동을 한다.

⑤ 기저귀를 채운다.

• • •

56. 배뇨 후 잔뇨감이 있고 소변 줄기가 끊어지고 약한 소변 줄기, 힘을 주어
야 소변이 나오는 질환은?

① 요로감염   ② 전립선비대증
③ 복압성 요실금   ④ 요로결석
⑤ 절박성 요실금

56. 교재 –198p

•

57. 전립선비대증 설명으로 옳은 것은?

① 필요하면 도뇨관을 이용하여 소변을 배출한다.
② 소변이 조금씩 흘러나오는 중상이다.
③ 요로 폐쇄 가능성은 없다.
④ 호르몬과 관련 없다.
⑤ 복부 마사지가 필요하다.

57. 교재 –198p
전립선으로 인한 요로 폐쇄
증상 시에는 도뇨관을 이용
하여 소변 배출이 필요하여
신장 손상을 예방해야 한다.

58. 비뇨기계 요양보호사 활동이 아닌 것은?

① 배뇨 조절이 힘든 대상자는 즉시 기저귀나 소변 주머니를 사용한다.
② 배뇨 해결을 못 하는 경우 수치심을 고려하여 프라이버시를 지켜 준다.
③ 도뇨관을 바꾸거나 방광 세척은 방문 간호사에게 연계한다.
④ 요실금 환자는 욕창 예방에 힘쓴다.
⑤ 배뇨 간격에 맞추어 소변을 보도록 한다.

58. 교재 –200p

• •

59. 피부계 노화에 따른 특성으로 옳은 것은?

① 피하지방이 증가한다.
② 피부가 건조하다.
③ 피부가 두꺼워진다.
④ 손톱 발톱이 얇아진다.
⑤ 입가나 뺨에 털이 줄어든다.

59. 교재 –201~202p

답 56.② 57.① 58.① 59.②

60. 교재 –201~202p

60. 다음은 병상에 오래 누워 있는 대상자의 피부 상태이다. 예상되는 피부질환은?

> 가. 표피가 얇아진다.
> 나. 피하지방의 감소
> 다. 상처 회복의 지연

① 대상포진   ② 욕창   ③ 피부 건조증
④ 피부 알레르기   ⑤ 피부암

61. 교재 –203p
① 뜨거운 것보다는 미지근한 물수건으로 찜질한다. ③ 춥지 않을 때 30분 정도 햇볕을 쏘인다. ④ 뜨거운 바람보다 미지근한 바람으로 건조한다.

61. 욕창 초기 대처법으로 옳은 것은?

① 뜨거운 물로 씻고 말린다.
② 피부를 주무른다.
③ 춥지 않을 때 2시간씩 햇볕을 쏘인다.
④ 뜨거운 바람으로 건조시킨다.
⑤ 주위를 나선형으로 그리듯 마사지한다.

62. 교재 –202p
④ 골다공증, 욕창의 원인이 아니다.

62. 욕창의 원인으로 볼 수 없는 것은?

① 장기간의 와상 상태
② 뇌척수 신경장애로 인한 체위 변경의 어려움
③ 요실금과 변실금
④ 뼈 세포가 상실되어 골밀도가 낮아짐
⑤ 부적절한 체위 변경으로 잘못 들어 올리거나 끌 때

63. 교재 –202p
①은 3단계 ②는 1단계
④는 4단계 ⑤는 3단계

63. 다음 중 욕창 2단계로 옳은 것은?

① 깊은 욕창이 생기고 괴사 조직이 발생한다.
② 표피는 정상이나 분홍색 혹은 푸른색으로 열감이 있다.
③ 표피 또는 진피의 피부 손상으로 물집이 있다.
④ 골과 근육까지 괴사가 진행됨
⑤ 진피와 피하조직 등 피부 전체의 손상이 있다.

답 60.② 61.⑤ 62.④ 63.③

64. 욕창 발생의 위험 인자를 파악하여 16점 이하일 때는 욕창 발생 위험이 높다. 다음은 욕창 발생 위험 인자 중 거리가 가장 먼 것은?

① 지각 인지도   ② 기저질환 상태
③ 습윤 상태   ④ 활동성 상태
⑤ 영양 상태

64. 교재 –204~205p
[표 2-1]

65. 다음 보기의 증상과 관련된 것으로 옳은 것은?

65. 교재 –205p

> 가. 밤이나 겨울철에 심해진다.
> 나. 각질층에 수분 함유량이 적다.
> 다. 알코올이 함유된 피부 보습제를 피해야 한다.

① 대상포진   ② 욕창   ③ 피부 건조증
④ 피부 알레르기   ⑤ 피부암

66. 피부 점막에 있는 감각신경 말단 부위에 발진, 수포, 통증, 작열감, 가려움 등의 증상이 있는 질환은?

① 욕창   ② 습진   ③ 건조증
④ 대상포진   ⑤ 피부 알레르기

66. 교재 –206p
④ 수두를 일으키는 바이러스에 의해 피부와 신경에 염증이 생기는 질환이다.

67. 대상포진에 대한 설명으로 맞는 것끼리 짝지어진 것은?

67. 교재 –206p
대상포진은 과거 수두를 앓았던 사람에게 발생한다. 면역이 저하된 환자들에게 발생한다.

> 가. 바이러스성 피부질환이다.
> 나. 신경과 그 신경이 분포하는 피부의 염증이다.
> 다. 과거 풍진이 나타난 사람에게 나타난다.
> 라. 면역 억제제를 복용해야 한다.

① 가-나   ② 나-다   ③ 나-라   ④ 가-다   ⑤ 가-라

답 64.② 65.③ 66.④ 67.①

68. 교재 –207p
①, ②는 대상포진 ④는 작은 진드기

68. 옴의 대한 설명으로 옳은 것은?

① 항바이러스제, 항염증제를 사용한다.

② 진통제, 냉찜질, 칼라민로션을 바른다.

③ 전염성은 없으나 치료용 연고로 1~2주간 치료한다.

④ 세균에 의한 피부질환이다.

⑤ 대상자와 동거 가족, 요양보호사를 동시에 치료한다.

69. 교재 –207~208p
①은 밤의 가려움이 심하다.
②는 피부건조증 ③은 욕창
⑤는 대상포진

69. 옴에 대한 설명으로 옳은 것은?

① 낮의 가려움이 심하다.

② 피부 외층이 건조해지며, 거칠어지는 것이다.

③ 단백질 등의 충분한 영양 공급이 필요하다.

④ 알르레기와 혼동되기 쉽고, 접히는 부분에 더 잘 생긴다.

⑤ 백신의 투여로 세포성 면역을 증강시키고 휴식과 안정이 필요하다.

70. 교재 –209p
①, ② 감각이 둔화되며 정서 조절이 불안정해진다.

70. 노화에 따른 신경계 특성으로 옳은 것은?

① 감각이 예민해진다.　　　　　② 정서가 안정이 된다.

③ 균형을 유지하는 능력이 증가한다.　④ 자극 반응성이 증가한다.

⑤ 단기 기억이 감퇴한다.

71. 교재 –209p

71. 나이가 들면서 뇌신경 세포의 손상으로 인지장애가 초래되는 증후군은?

① 뇌졸중　　② 치매　　③ 고혈압　　④ 동맥경화　　⑤ 파킨슨

72. 교재 –210p
지남력 저하
(시간 개념이 떨어져 연도,
날짜, 요일, 시간을 자주 착각하고 실수한다.)

72. 다음은 치매 대상자의 지남력 저하로 볼 수 있는 것은?

① 약속을 잊어버린다.

② 말문이 자주 막힌다.

③ 요일과 시간을 자주 착각한다.

④ 혼자서 옷을 입을 수 없다.

⑤ 얕은 잠을 자고 자주 깬다.

답 68.⑤ 69.④ 70.⑤ 71.② 72.③

•••
73. 뇌혈관이 터지거나 막혀서 산소와 영양분 공급이 차단되어 뇌세포가 손상되어 나타나는 질환으로 옳은 것은?

① 고혈압   ② 혈관성 치매
③ 알츠하이머 치매   ④ 동맥경화증
⑤ 파킨슨 질환

•
74. 다음은 치매의 정신 행동 증상으로 옳은 것은?

① 언어 구사 능력이 떨어진다.
② 연도, 날짜, 요일, 시간을 착각한다.
③ 약속을 잊거나 물건을 잃어버리는 경우가 많다.
④ 망상, 환청, 환시가 있다.
⑤ 타인의 이야기를 엉뚱하게 이해한다.

•
75. 자주 다니는 곳에서 길을 잃고 때로는 집에서도 화장실과 안방을 헤매는 인지장애로 옳은 것은?

① 시공간 파악 능력의 저하   ② 실행 기능의 저하
③ 지남력 저하   ④ 기억력 저하
⑤ 대상 인지장애

76. 치매의 인지장애 증상으로 옳은 것은?

① 말수가 줄고 식욕이 감소해 의욕이 없다.
② 밤에 잠을 안자고 자주 깬다.
③ 쉽게 불안해하거나 초조해한다.
④ 망상, 환청, 환시가 있다.
⑤ 옷차림의 관심이 줄어들어 옷매무새가 흐트러져 지저분한 인상을 주게 된다.

73. 교재 -210p
③ 알츠하이머 치매는 뇌에 축적된 비정상 물질이 세포 기능을 마비시키므로 노인성 치매로 나타난다.

74. 교재 -211p
①, ③, ⑤ 치매의 인지장애
② 인지장애 중 지남력 저하

75. 교재 -211~212p
⑤ 실인증: 가족을 알아보지 못하는 증상

76. 교재 -210~212p
①, ②, ③, ④는 정신 행동 증상이다.

답 73.② 74.④ 75.① 76.⑤

77. 교재 -210~212p

77. 다음은 치매의 정신 행동 증상이 아닌 것은?

① 우울증   ② 초조와 공격성

③ 망상, 환청, 환시   ④ 수면장애

⑤ 언어 능력의 저하

78. ② 말기 치매 ③, ④, ⑤
중기 치매

78. 다음은 치매의 초기 증상으로 옳은 것은?

① 물건을 둔 장소를 기억하지 못하고 자주 잊어버린다.

② 의사소통이 거의 불가능하고 지시에 따르지 못한다.

③ 엉뚱한 대답을 하거나 말수가 준다.

④ 낯익은 집 주변에서도 길을 잃는다.

⑤ 가까운 가족의 이름을 잊어버린다.

79. 교재 -213p
①, ②, ③ 치매의 초기 증상
④는 말기 증상

79. 치매의 중기 증상으로 옳은 것은?

① 전화 통화 후 내용을 기억하지 못하고 반복해서 질문한다.

② 공휴일, 납세일, 연월일 등을 잊어버린다.

③ 자신의 물건을 잃어버리고 남이 훔쳐 갔다고 의심한다.

④ 독립적인 생활이 불가능한 수준이다.

⑤ 혼자 집안일과 외출을 하지 못한다.

80. 교재 -214p

80. 치매의 말기 증상으로 옳은 것은?

① 평소 하던 일에 수행 기능이 저하된다.

② 혼자 집안일을 하지 못한다.

③ 소리를 지르거나 심하게 화를 낸다.

④ 가까운 가족의 이름을 잊어버린다.

⑤ 엉뚱한 대답을 하거나 말수가 준다.

답 77.⑤ 78.① 79.⑤ 80.③

81. 치매 대상자가 갑작스런 행동 변화, 불면증, 환시, 주의력장애 등을 보일 경우 의심되는 합병증은?

① 섬망 ② 경련 ③ 낙상과 골절
④ 기립성 저혈압 ⑤ 뇌졸중

81. 교재 -214p

82. 치매의 치료와 예방으로 옳은 것은?

① 사교 활동을 줄인다.
② 인지와 활동 자극을 최소로 한다.
③ 환경에 변화를 준다.
④ 치매 조기 검진을 한다.
⑤ 자존감을 위해 행동 개입을 하지 않는다.

82. 교재 -214p
③ 안정적인 환경을 제공한다.

83. 다음은 뇌졸중에 대한 설명으로 맞는 것은?

① 뇌경색은 뇌혈관이 터져서 뇌 손상이 온 것이다
② 뇌출혈은 뇌혈관이 막혀서 뇌에 혈액 공급이 안 되어 신체 장애가 나타난다.
③ 원인으로 흡연, 스트레스, 고령이며 고혈압, 당뇨, 심장병, 고지혈증 과거력과 관련 있다.
④ 반신마비는 손상된 뇌 쪽 팔다리에 마비가 나타나는 것이다.
⑤ 뇌졸중으로 인한 치매는 주로 알츠하이머 치매이다.

83. 교재 -215p
① 뇌출혈 ② 뇌경색 ④ 반신마비는 손상된 뇌의 반대쪽 팔다리로 온다. ⑤ 뇌졸중으로 인한 치매는 혈관성 치매이다.

84. 다음 중 뇌졸중의 증상이 아닌 것은?

① 무표정, 운동 완만, 근육 경직
② 두통과 구토
③ 반신마비 혹은 반신 감각장애
④ 언어장애
⑤ 어지럼증, 운동 실조증

84. 교재 -216p
① 파킨슨 질환의 증상

답 81.① 82.④ 83.③ 84.①

85. 교재 -216~217p

85. 다음은 뇌졸증의 치료 및 예방으로 옳은 것은?

① 뇌경색 발생 24시간 안에 주사제인 혈전용해제를 쓴다.

② 뇌경색은 재발 우려가 없으므로 증상이 없으면 약을 중단한다.

③ 뇌졸중 전구 증상은 따로 없다.

④ 동맥경화증, 고혈압 대상자는 예방을 위해 갑작스런 자세 변경을 포함한 운동을 해야 한다.

⑤ 연하곤란, 구음장애 대상자는 음식 삼킬 때 폐로 흡입되지 않도록 주의한다.

86. 교재 -216~217p

86. 파킨슨 질환에 대한 설명이 아닌 것은?

① 점진적인 중추신경계의 퇴행성 변화

② 의식의 변화, 반신마비, 전신마비 증상

③ 중뇌의 흑질 세포가 소실되어 도파민의 분비 부족

④ 굽은 자세 얼어붙는 현상, 자세 반사의 소실로 자주 넘어짐

⑤ 관절과 근육이 경직되지 않도록 운동 프로그램에 참여하도록 격려한다.

87. 교재 -217p

87. 파킨슨 질환과 관련된 신경전달물질로 옳은 것은?

① 아세틸 콜린   ② 인슐린

③ 베타 아밀로이드 단백   ④ 부신피질호르몬

⑤ 도파민

88. 교재 -217~218p
① 뇌졸중의 전구 증상

88. 파킨슨 질환의 증상으로 볼 수 없는 것은?

① 현기증, 팔다리 저림, 뒷골 통증

② 무표정, 운동 완만, 근육 경직

③ 굽은 자세, 얼어붙는 현상, 균형 감각의 소실

④ 안정 시 떨림, 원인 불명의 통증

⑤ 자율신경의 장애, 배뇨 조절, 배변의 어려움

답 85.⑤ 86.② 87.⑤ 88.①

89. 뇌신경을 통해 중추신경계와 연결되어 있으며, 우리를 둘러싼 환경을 파악하여 우리 주위의 위험을 파악하게 하는 기능을 하는 신체 기관으로 옳은 것은?

① 내분비계   ② 심리 정신계   ③ 근골격계
④ 심혈관계   ⑤ 감각기계

89. 교재 -220p

90. 노화에 따른 감각기계의 변화로 옳은 것은?

① 각막 반사가 좋아진다.   ② 귓바퀴가 작아진다.
③ 접촉감이 좋아진다.   ④ 고막은 두꺼워진다.
⑤ 후각세포가 증가한다.

90. 교재 -220~222p
① 각막 반사가 좋아짐 ② 귓바퀴는 커지고 늘어진다. ③ 접촉 강도가 높아야 접촉감을 느낌 ⑤ 후각세포의 감소

91. 다음 중 노인의 시각 변화 중 옳은 것은?

① 눈물의 양이 증가한다.
② 빛 순응이 증가한다.
③ 눈부심이 감소한다.
④ 눈썹이 흰색으로 변화하고 숱이 많아진다.
⑤ 각막 반사가 저하되고 노인환이라는 지방 침적물이 생긴다.

91. 교재 -220p
눈물량의 증가, 빛 순응에 어려움, 눈부심이 증가된다. 눈썹의 숱도 줄어든다.

92. 다음 중 청각의 노화에 따른 특성으로 옳은 것은?

① 귓바퀴의 탄력성 저하로 크기가 줄어든다.
② 외이도의 건조증이 감소한다.
③ 이관이 내측으로 넓어진다.
④ 이소골 관절이 위축되어 음의 전달 능력이 감소된다.
⑤ 고막이 얇아진다.

92. 교재 -221p

93. 수정체의 황화 현상으로 색 구별이 어려운 색은?

① 보라색, 노란색   ② 보라색, 남색
③ 분홍색, 주홍색   ④ 흰색, 회색
⑤ 주황색, 빨간색

93. 교재 -220p
수정체의 황화 현상으로 보라색, 남색, 파란색 구별에 어려움이 있다.

답 89.⑤ 90.④ 91.⑤ 92.④ 93.②

94. 교재 -221~222p
맛의 감지 능력의 증가
(맛의 역치 증가)

● ●
94. 노화에 따른 미각의 변화로 옳은 것은?

① 미뢰 개수의 증가   ② 신맛과 쓴맛의 감지 증가

③ 미각의 역치 감소   ④ 단맛과 짠맛의 감지 증가

⑤ 침의 분비량 감소

95. 교재 -220~222p
① 접촉 강도가 높아야 접촉
감을 느낀다. ③ 후각 기능
의 감소 ④ 동공의 지름이
줄어 빛을 잘 받아들이지 못
한다. ⑤ 소리의 감수성 감
소

95. 다음은 감각기계 노화에 따른 변화 중 옳은 것은?

① 노인은 접촉의 강도가 낮아야 접촉감을 느낀다.

② 통증을 호소하는 정도는 증가하나 민감성은 감소한다.

③ 후각 기능은 증가한다.

④ 동공의 지름이 늘어난다.

⑤ 내이에서 소리의 감수성이 증가한다.

96. 교재 -222~224p
녹내장은 안압 상승으로 시
력이 약화되는 질환이다.
③, ⑤ 백내장 증상

●
96. 시야가 좁아지고 각막이 뿌옇게 혼탁해지며 눈에 통증이 오는 질환과 관련된 것으로 옳은 것은?

① 황반 변성   ② 안구 건조증

③ 수정체 황화 현상   ④ 안압이 상승된다.

⑤ 검은 눈동자에 백태가 낀다.

97. 교재 -222~224p
①, ③, ④, ⑤ 녹내장 증상

● ● ●
97. 백내장 증상으로 옳은 것은?

① 좁은 시야   ② 불빛 주위에 무지개

③ 두통과 구역질   ④ 눈에 이물감

⑤ 뿌옇고 혼탁한 각막

98. ① 녹내장은 약물요법
을 하거나 수술을 한다.

98. 수정체가 혼탁해져 시력장애가 발생하며 하얗게 백태가 보이는 질환에 대한 설명이 아닌 것은?

① 약물요법으로 안압을 조절한다.

② 노화나 스테로이드 약물 복용, 당뇨병 고혈압의 합병증으로 올 수 있다.

③ 인공 수정체 수술로 치료하기도 한다.

④ 점진적이고 통증이 없는 시력 감소가 일어난다.

⑤ 수정체의 황화 현상으로 색 구별 능력이 떨어진다.

답 94.② 95.② 96.④ 97.② 98.①

99. 다음 보기 중 노인성 난청에 대한 설명으로 옳은 것끼리 짝지어진 것은?

> 가. 난청 대상자와 의사소통할 때 귀에 대고 소리를 크게 한다.
> 나. 고막과 내이의 퇴행성 변화가 원인이다.
> 다. 소리에 대한 민감성과 언어 구분 능력, 평형 감각의 저하와 관련된다.
> 라. '스', '츠', '트', '프', '크'와 같은 저음에서의 난청

① 가-나   ② 나-다   ③ 가-다
④ 다-라   ⑤ 가-나-다-라

100. 노화에 따른 내분비계 특성으로 옳은 것은?

① 인슐린에 대한 민감성이 증가한다.
② 근육 질량이 감소하기 때문에 기초대사율이 감소한다.
③ 갑상선 크기가 증가한다.
④ 인슐린 분비가 빠르다.
⑤ 에스트로겐 분비에는 변화가 없다.

101. 포도당 대사에 관여하는 인슐린 분비가 이뤄지는 신체 기관으로 옳은 것은?

① 뇌하수체   ② 감상선   ③ 부신
④ 췌장   ⑤ 난소

102. 노화에 따른 인슐린 부족 증상으로 옳은 것은?

① 체중 증가   ② 혈압 증가   ③ 소변량 감소
④ 오심구토   ⑤ 혈당 증가

99. 교재 -224~225p
난청 대상자와 의사소통할 때는 소음이 없는 장소에서 말하는 사람의 얼굴을 볼 수 있게 하고 말을 천천히 또박또박한다. '스, 츠, 트, 프, 크'와 같은 고음에서 난청이 더 심하다.

100. 교재 -227p

101. 교재 -227p
췌장의 베타 세포에서 인슐린이 분비된다.

102. 교재 -227~228p

답 99.② 100.② 101.④ 102.⑤

103. 교재 -228p

103. 다음 보기 중 당뇨병 증상으로 옳은 것은?

> 가. 다음증, 다식증, 다뇨증, 다갈증
> 나. 체중감소, 흐릿한 시력과 두통
> 다. 발기부전, 질 감염의 증가
> 라. 상처 치유 지연

① 가-나   ② 가-다-라   ③ 나-다-라
④ 가-나-다-라   ⑤ 가-나-다

104. 교재 -229p
① 혈당이 300mg/dl 이상인 경우 혈당을 조절한 후 운동을 한다. ③ 1주일에 5번 이상 운동한다. ⑤ 공복 시에는 저혈당을 대비해 운동량을 조절한다.

104. 당뇨병 대상자의 운동으로 옳은 것은?

① 당 수치가 높더라도 곧바로 운동을 한다.
② 운동 전 혈당 강하제를 먹고 운동한다.
③ 운동은 일주일에 2회가 적당하다.
④ 식사 후 30분~1시간 후에 운동한다.
⑤ 공복 시라도 운동량과 방법을 동일하게 한다.

105. 교재 -228p

105. 당뇨 환자 저혈당 증상으로 옳은 것은?

① 맥박 감소   ② 미열
③ 혈압 상승   ④ 식은땀, 어지럼증
⑤ 오심구토

106. 교재 -228~229p

106. 당뇨병 치료와 예방을 위해 관계가 먼 것은?

① 식이요법   ② 물리요법
③ 약물요법   ④ 운동요법
⑤ 저혈당 관리

답 103.④ 104.④ 105.④ 106.②

107. 저혈당에 대한 응급 대처가 이뤄지지 않으므로 올 수 있는 합병증은?

① 간 손상　　　　② 신부전　　　　③ 뇌 손상

④ 심부전　　　　⑤ 호흡 곤란

108. 다음 중 당뇨병 관련 증상이 아닌 것은?

① 식은땀, 어지러움

② 체중 감소

③ 시력 저하나 발의 상처 여부

④ 요로감염, 질염

⑤ 가벼운 우울증, 냉담, 식욕 감소

● ● ●

109. 노인의 우울증에 대한 설명으로 옳은 것은?

① 주변 사람에게 쉽게 발견된다.

② 대상자 스스로 자각한다.

③ 치료가 불가능하다.

④ 치매와 연관성이 없다.

⑤ 자살에 대한 생각이 많다.

110. 섬망의 특징적 증상으로 옳은 것은?

① 불안, 초조, 무기력

② 우울하고 슬픈 기분

③ 의식과 생리적 변화

④ 일관된 인지 기능의 저하

⑤ 죄의식, 절망감

●

111. 의식장애가 급격하게 발병하며 주의력 저하, 인지, 정서장애, 정신병적 증상이 유발되고 증상의 기복이 심한 질환은?

① 우울증　　　　② 섬망　　　　③ 뇌졸중

④ 알코올 중독　　⑤ 치매

---

108. 교재 -230p
⑤ 갑상선 기능저하증이 의심된다.

109. 교재 -231p
① 핵가족으로 고령자들이 혼자 거주하는 경우 방치되기 쉽다. ② 본인 스스로 자각하기 어려워 병원을 찾는 경우가 드물다.

110. 교재 -232p, 234p
섬망은 신체 생리적 변화가 심하다.

111. 교재 -233p

답　107.③ 108.⑤ 109.⑤
110.③ 111.②

112. 교재 -233p
불안, 초조, 무기력증은 우
울증의 증상이다. ⑤ 섬망
대상자의 요양보호

112. 불면, 불안, 초조, 무기력증의 증상과 관련된 노인의 요양보호로 가장 옳은 것은?

① 낮에도 커튼을 친다.

② 가족 구성원의 접촉을 제한한다.

③ 대상자의 느낌, 분노를 수용하며 언어로 표현하도록 돕는다.

④ 모임, 클럽 등 사회적 활동을 줄인다.

⑤ 전해질과 영양 상태를 점검하고 통증 관리에 힘써야 한다.

113. 교재 -232~234p
① 의식이 저하된 상태로 섬
망의 증상이다.

113. 섬망에 대한 설명으로 옳은 것은?

① 잠에서 덜 깬 상태나 졸린 상태에서 행동하는 사람처럼 보인다.

② 나중에 사람을 못 알아볼 수 있으나 주의력 저하나 의식의 변화가 거의 없다.

③ 평범한 질문에도 모른다고 대답을 하거나 이전에 정신과적 병력이 있다.

④ 우울 정동이 있고 자살에 대한 반복적 생각, 시도할 수 있다.

⑤ 노화에 따른 스트레스에 대한 저항력 감소가 원인이다.

114. 교재 -232~234p
③ 섬망은 주의집중력이 떨
어지며 졸린 상태처럼 의식
의 변화가 있다. ⑤ 신체, 생
리적 문제가 해결되면 회복
된다.

114. 섬망의 증상으로 옳은 것은?

① 서서히 시작된다.

② 일반적으로 생리적 문제 없이 발생한다.

③ 주의집중력이 떨어진다.

④ 의식의 변화가 없다.

⑤ 회복이 불가능하다.

115. 교재 -235p
③ 낮에는 커튼을 열고 밤에
는 불을 밝혀 혼돈을 방지한
다.

115. 섬망 대상자의 비약물적 치료 방법이 아닌 것은?

① 항상 단호하고 부드러운 목소리로 말한다.

② 가족 구성원이 자주 방문하도록 격려한다.

③ 낮에는 커튼을 닫고 밤에는 불을 밝힌다.

④ 사진, 달력, 시계 등을 가까이 둔다.

⑤ 대상자와 시선을 마주쳐서 위협을 느끼지 않도록 한다.

답 112.③ 113.① 114.③ 115.③

노인 통증

1. 통증의 원인과 영향

1) 통증의 원인

① 근골격계 질환 - 가장 일반적인 통증 유발 원인
② 암성 통증
③ 대상포진

2) 통증이 일상생활에 미치는 영향

① 우울증
② 수면장애
③ 보행 및 활동장애
④ 통증 관련 비용의 증가
⑤ 약물 과다 복용

2. 통증의 유형과 관리

1) 두통

① 뇌혈관에 원인
② 눈, 코, 귀, 이의 통증이 방사

2) 흉통

관상동맥이 동맥경화로 좁아져 심장근육에 산소를 충분히 공급하지 못할 때 발생

3) 복통

내장에는 통증을 느끼는 감각이 없으나 위장근육의 경련, 장 중첩, 신장결석 등이 있는 경우 통증이 발생

4) 요통

① 디스크
② 자궁후굴, 염증, 요통 호소
③ 신장, 방광의 질환

■ 요양보호사의 활동
- 통증을 유발하는 질병의 증상이나 징후들을 관찰해 통증을 알아내야 한다.
- 우울증이 나타나기도 한다.
- 만성적인 근골격계 통증을 갖고 있는 노인은 규칙적으로 운동하거나 운동 프로그램에 참여 한다.
- 노인에게 짧은 통증이 있는 경우 "얼음 한 조각을 줄 테니 손안에 쥐어 보세요."라고 말해 주 어 통증을 대체
- 횡격막 호흡, 들숨과 날숨이 코를 통해 이루어지도록 한다.

노인의 건강 증진 및 질병 예방

1. 영양

1) 영양 문제

① 미각과 후각이 크게 저하

② 시력이 저하되어 유통기간을 읽기가 어려워 상한 음식을 섭취할 가능성

③ 고독감, 외로움으로 인해 음식 섭취가 줄어들어 영양 부족의 문제

④ 침의 분비가 줄어든다.

⑤ 위가 위축되고 위 소화액이 감소되어 소화 및 흡수 기능이 감소

⑥ 노인이 복용하는 약물의 종류를 파악

⑦ 신체의 수분량이 감소하고, 갈증에 대한 반응이 저하되어 탈수가 발생

⑧ 배우자나 친한 친구의 죽음, 은퇴, 고독, 우울 식욕이 줄어들어 영양 결핍을 초래

2) 영양 관리

① 적절한 칼로리 섭취

② 1일 3끼 규칙적으로 식사

③ 1일 단백질 - 체중 1kg당 1g

④ 동물성 단백질 - 1일 단백질 섭취량의 1/3~1/4은 동물성 단백질로 섭취

⑤ 칼슘 부족은 우유로 보충하고, 칼슘의 흡수를 돕기 위해서 비타민 D를 섭취

⑥ 고혈압, 심장병 등을 예방하기 위해 염분 섭취를 줄인다.

⑦ 물, 섬유소가 풍부한 채소나 과일 등의 식품을 섭취하여 변비를 예방

⑧ 육류는 동물성 지방 섭취를 자제

⑨ 콩이나 유제품을 매일 섭취

⑩ 해조류, 버섯류, 채소 및 과일류를 가능한 자주 먹도록 한다.

⑪ 오래된 음식은 먹지 않도록 한다.

⑫ 금기가 아니라면 물을 충분히 마시도록 한다.

2. 운동

1) 운동 문제

① 심장근육의 양과 심장근육을 수축하는 힘이 감소

② 폐 조직의 탄력성 감소, 폐활량이 줄어들어 운동을 할 때 쉽게 숨이 찬다.

③ 관절이 움직이는 범위가 줄어든다.

④ 자극에 대한 반응이 줄어든다.

⑤ 시력 감퇴

⑥ 운동 프로그램에 참여하는 것을 시간과 비용을 낭비하는 것이라 생각

⑦ 낙상에 대한 두려움

2) 운동 관리

① 현재 운동 수준을 관찰

② 운동 금기 질환 및 투약 상황을 확인

③ 시원하고 바람이 잘 통하고 땀을 흡수하는 옷을 입고 운동

④ 최대 심장박동 수의 40~50% 정도의 매우 낮은 수준으로 운동 시작

⑤ 적어도 10분 이상 준비운동을 실시하여 근육 손상을 방지

⑥ 저강도 운동으로 근육 피로, 호흡 곤란, 협심증, 부정맥, 혈압의 변화 등에 주의

⑦ 운동의 강도, 기간, 빈도를 서서히 증가

⑧ 마무리 운동

⑨ 운동하는 중간중간에 충분한 휴식 시간

⑩ 개인의 능력에 맞는 운동 프로그램을 실시

⑪ 빠르게 방향을 바꾸어야 하는 운동이나 동작은 금한다.

3. 수면

1) 수면 문제

① 수면 중에 자주 깬다.

② 수면 양이 줄어든다.

③ 잠들 때까지 오래 걸린다.

④ 낮 시간 동안 졸림증이 많아진다.

2) 수면 관리

① 아침 기상 시간을 일정하게 유지한다.

② 카페인이 함유된 음료를 줄이거나 오후에는 금한다.

③ 금주, 금연

④ 저녁에 과식하지 않는다.

⑤ 공복감으로 잠이 안 오는 경우 따뜻한 우유 등을 마신다.

⑥ 편한 잠옷을 입는다.

⑦ 잠자리를 가능한 편안하게 한다.

⑧ 일정한 시각에 잠자리에 든다.

⑨ 취침 전 지나치게 집중하는 일을 하지 않는다.

⑩ 함께 자는 사람이 코를 골거나 수면에 방해가 될 정도면 다른 방을 사용하도록 한다.

⑪ 수면제나 진정제를 장기 복용하지 않는다.

⑫ 적절한 양의 운동을 한다.

⑬ 낮잠을 삼간다.

4. 안전한 환경

1) 환경 문제

① 어두운 불빛으로 인해 낙상이나 교통사고가 발생한다.

② 청력의 감소로 사고에 노출된다.

③ 심혈관 관련 문제나 뇌로 가는 산소 공급이 감소, 직립성 저혈압, 현기증, 실신을 겪게 된다.

④ 통증, 온도 변화에 둔감하여 화상, 동상에 걸릴 수 있다.

2) 환경 관리

① 적절한 조명을 유지하고, 밤에는 야간 조명을 사용

② 자연 채광이 좋으며, 빛이 강렬한 오후에는 약간 차단

③ 적절한 실내 온도(24℃ 이상)를 유지

④ 문, 계단, 공간의 변화 등 실내에 주로 사용된 색과 대비되는 색을 사용

⑤ 침실에는 녹색, 파란색을 사용하고, 식사 공간이나 활동 장소는 주황이나 빨강 등을 이용, 휴게실은 안정된 베이지나 회색 톤을 사용

⑥ 단순한 디자인을 사용

⑦ 바닥은 미끄럼 방지 처리

⑧ 전선이 바닥에 늘어져 있지 않도록 주의

⑨ 의자 높이는 발이 바닥에 닿는 높이로 한다.

⑩ 소음이 없는 조용한 환경을 유지한다.

⑪ 욕실에서는 작은 전등을 항상 켜 놓고, 미끄럼 방지 매트를 사용하며, 물이 없는 상태로 유지한다. 변기 옆에 손잡이와 지지대를 설치하고, 변기의 높이를 조정하도록 한다.

5. 성생활

노인이 되어서도 성적인 관심이 있으며, 성적인 행동을 한다.

1) 성 문제

① 여성 노인은 호르몬과 관련된 변화를 경험하게 된다. 에스트로겐(Estrogen) 생산이 감소될 때 질 조직은 더 얇아지고 탄력성이 약해지며 분비물이 감소하고, 성교 시 통증을 호소한다.

② 자궁 적출술과 유방 절제술을 한 여성 노인의 성기능은 변화시키지 않는다.

2) 성생활 관리

① 성적 욕구 및 성적 표현은 기본 욕구의 하나임을 인지한다.

② 여성 생식기의 변화

③ 남성 생식기의 변화

⑤ 성에 대한 개념은 개인차가 있다.

6. 약물

노인은 약물의 흡수, 대사, 배설 기능이 젊은 사람에 비해 현저히 떨어지므로 잘못된 약물
복용은 노인에게 더욱 위험하다.

1) 약물 문제

① 위산 분비가 감소하여 약물의 흡수가 줄어들며, 약물이 흡수되는 부위에 이르기까지 시
간이 지연되어 약물의 효과가 나타나는 시간을 지연한다.

② 신장으로 가는 혈류량이 감소, 약물 축적을 초래하고 약물 중독의 위험을 증가한다.

- **■ 노인들의 잘못된 약 복용의 대표 사례**

  - 복용하던 약을 의사의 처방 없이 중단→ 증상이 좋아졌다고 해도 복용하던 약을 중단하려면
    의사와 먼저 상담
  - 처방전을 무시하고 복용→ 정해진 양보다 적거나 많이 복용해서는 안 된다.
  - 술을 먹고도 약은 꼭 챙겨 먹는다→ 약은 술과 함께 먹어서는 안 된다. 효과가 떨어지거나 부
    작용이 있을 수 있다.
  - 다른 사람의 약을 먹거나, 본인의 약을 다른 사람들에게 준다→ 증상이 비슷하다고 해서 다른
    사람에게 처방된 약을 먹거나 자기 약을 남에게 주면 안 된다.

TIP

- 편의점에서 구입 가능한 비상약- 해열진통제, 감기약, 소화제, 파스
- 주의사항
  동일한 품목은 한 번에 한 개만 살 수 있다. 12세 미만의 어린이는 구매할 수 없다.

2) 약물 관리

① 모든 비 처방 약 복용 전에도 의사와 상담한다.

② 다른 사람에게 처방된 약을 절대로 복용해서는 안 된다는 것을 알도록 한다.

③ 쉽게 구매할 수 있는 비상약을 알려 준다.

④ 현재의 복용 약물에 대해 최근 기록을 가지고 있도록 한다. 건강 상담받을 때마다 사전에 제시하여 부적절한 처방을 받지 않도록 한다.

7. 절주와 금연

표준 잔으로 하루 1~2잔은 적정 음주

8. 예방접종

인플루엔자 백신으로 매년 1회 접종

■ 노인 대상 예방접종 종류
- 인플루엔자: 모든 성인(매년 1회 접종)
- 파상풍: 모든 성인(10년마다 접종)
- 폐렴구균: 65세 이상 성인
- 대상포진: 60세 이상 성인

9. 계절별 생활 안전수칙

1) 여름

(1) 폭염 문제

노인은 땀샘의 감소로 땀 배출량이 적어 체온 조절이나 탈수 감지 능력이 저하

(2) 폭염 대응 안전수칙

① 가급적 야외 활동 또는 야외 작업을 자제한다.
② 현기증, 메스꺼움, 두통, 근육 경련 등이 있을 때는 시원한 장소에서 쉬고 시원한 물이나 음료를 천천히 마시도록 한다.
③ 물은 평소보다 자주 마시도록 한다.
④ 커튼 등으로 햇빛을 가리도록 한다.

2) 겨울

(1) 뇌졸중 예방 안전수칙

① 고혈압 등 뇌졸중의 선행 질환 관리를 철저히 하도록 한다.
② 실외 운동을 삼가고 실내 운동
③ 운동 시간은 새벽보다는 낮 시간을 이용
④ 준비운동을 충분히 한다.
⑤ 술을 많이 마신 다음 날 아침에는 가급적 외출을 삼간다.
⑥ 장기간 따뜻한 곳에 있다가 갑자기 찬 곳에 나가지 말아야 한다.
⑦ 따뜻한 곳에서 찬 곳으로 나갈 때 몸을 따뜻하게 보온한 후 나가도록 한다.

(2) 골절 예방 안전수칙

① 눈이나 비오는 날에는 가급적 외출을 삼간다.
② 손을 주머니에 넣고 걷지 않도록 한다.
③ 움직임에 둔한 옷은 피하도록 한다.

적중문제 2.노인의 통증/3.노인의 건강 증진 및 질병 예방 (25문제)

1. 교재 −238~239p

1. 노인의 통증에 관한 설명으로 옳은 것은?

① 가장 일반적인 통증 유발 원인은 암성 통증이다.

② 대상포진의 통증은 젊은 사람에게 더 심하다.

③ 통증은 노인의 삶의 질과는 관련 없다.

④ 통증으로 인해 일상생활에 우울증이나 사회성 감소가 일어난다.

⑤ 노인의 통증으로 건강 관련 요구나 통증 관련 비용이 감소한다.

2. 교재 −238p

2. 신체적 통증뿐 아니라 죽음 앞에서의 정신적, 사회적, 영적 고통을 경험하는 통증의 원인으로 옳은 것은?

① 근골격계 통증   ② 대상포진

③ 담석증   ④ 동맥경화성 말초혈관질환

⑤ 암성통증

3. 교재 −239p

3. 아플 때 동반하는 보편적 증상이며 심각한 질병의 예고일 수 있으므로 정확한 진찰이 요구되는 통증은?

① 흉통   ② 두통   ③ 복통   ④ 요통   ⑤신경통

4. 교재 −240p
흉통은 관상동맥경화로 인한 심혈관 특유의 증상

4. 관상동맥이 동맥경화로 좁아져 산소 공급이 안 될 때 나타나는 통증의 유형은?

① 신경통   ② 두통   ③ 흉통   ④ 복통   ⑤ 요통

5. 교재 −239~240p
디스크는 요통과 함께 하부 저림 증상이 동반된다.

5. 디스크가 의심될 때 요통과 함께 오는 것은?

① 하지 저림 현상

② 감각 신경 말단 부위의 작열감

③ 옆구리 결림증

④ 눈, 코, 귀, 이로 방사되는 두통

⑤ 어깨, 목, 옆머리의 통증

답 1.④ 2.⑤ 3.② 4.③ 5.①

6. 요통을 일으키는 질환이 아닌 것은?

① 디스크   ② 자궁 후굴이나 염증

③ 위장 근육의 경련, 장중첩   ④ 신장질환

⑤ 방광질환

7. 통증에 관하여 도움이 되는 방법으로 옳은 것은?

① 노인은 자주 통증을 호소하므로 "말씀하지 말고 참으세요."라고 말한다.

② 만성적 근골격계 통증에는 "운동하시지 말고 쉬세요."라고 말한다.

③ 짧은 통증에 "얼음 한 조각을 줄 테니 손안에 쥐어 보세요."라고 말한다.

④ "통증이 오면 숨을 빠르게 자주 쉬세요."라고 말한다.

⑤ "신체 접촉이나 마사지보다 약이 나을 거예요."라고 말한다.

8. 노인의 건강 증진 행위의 범위로 볼 수 없는 것은?

① 영양   ② 운동   ③ 성생활   ④ 취미 활동   ⑤ 약물 관리

9. 노인에게 수분 부족이나 영양 문제가 발생할 가능성이 높은 이유는?

① 노인의 활동 증가

② 갈증에 대한 반응 증가

③ 침과 소화액의 분비 감소

④ 인지 기능의 증가

⑤ 미각과 후각 기능 증가

●●
10. 노인의 영양관리로 옳은 것은?

① 동물성 단백질 섭취를 줄인다.

② 음식을 넉넉히 만들어 둔다.

③ 된장, 고추장, 간장, 소금만으로 국물을 만든다.

④ 항산화 물질의 섭취를 줄인다.

⑤ 동물성 지방 섭취를 제한한다.

해 · 설 · 보 · 기

6. 교재 -240p
③ 복통이 주된 증상이다.

7. 교재 -241p
③ 아픈 것보다 차가운 것에 집중하여 통증을 대체하게 해줄 수 있다.

8. 교재 -242p
노인의 건강 증진 행위의 범위로는 영양, 운동, 수면, 환경 조성, 성생활, 약물관리, 절주와 금연, 예방접종, 생활 안전 수칙으로 설명된다.

9. 교재 -242p

10. 교재 -243~244p
동물성 단백질 섭취는 충분히 섭취하고, 동물성 지방 섭취는 제한해야 한다.

답 6.③ 7.③ 8.④ 9.③ 10.⑤

해설보기

11. 교재 –243~244p
① 강한 맛과 향을 내다 보면 과도한 양념과 염분을 섭취하게 된다. ⑤ 음식이 뜨거울 때 간을 보면 짠맛을 제대로 느끼지 못하여 음식을 짜게 만들 수 있다.

12. 교재 –245p

13. 교재 –246p
② 빠르게 방향을 바꾸는 운동이나 동작은 금한다. ③ 적어도 10분 이상 준비운동을 실시하여 유연성을 높이고 근육 손상을 방지한다. ⑤ 운동 중간 중간에 충분한 휴식 시간을 갖는다.

14. 교재 –247p

11. 노인의 영양 문제에 대한 관리로 볼 수 없는 것은?

① 강한 맛과 향이 나게 요리해야 한다.
② 칼슘은 우유로 보충한다.
③ 1일 3끼 식사한다.
④ 콩이나 유제품을 매일 섭취한다.
⑤ 뜨거울 때 간을 맞추지 않는다.

12. 노인의 운동을 방해하는 것으로 옳은 것은?

① 폐활량의 증가
② 심장 수축력의 증가
③ 관절 가동 범위의 증가
④ 균형과 조정 능력의 증가
⑤ 낙상의 두려움, 우울 외로움

13. 노인의 운동 관리로 옳은 것은?

① 운동의 강도, 기간, 빈도를 서서히 높인다.
② 빠르게 방향을 바꾸는 운동이나 동작을 삽입한다.
③ 땀복을 입고 운동한다.
④ 준비운동, 마무리 운동을 짧게 하거나 생략한다.
⑤ 일단 운동을 시작했으면 쉬지 말고 계속한다.

14. 노인의 수면장애 증상으로 옳은 것은?

① 금방 잠이 든다.
② 수면 중에 자주 깬다.
③ 수면량이 늘어난다.
④ 낮잠은 거의 자지 않는다.
⑤ 수면 시간이 규칙적이다.

답 11.① 12.⑤ 13.① 14.②

15. 노인의 수면 관리로 옳은 것은?

① 수면제나 진정제를 꾸준히 복용한다.
② 낮 시간에 수면을 보충한다.
③ 수면장애로 잘못 잤으면 아침 기상을 늦게 해야 한다.
④ 공복감으로 잠이 안 오는 경우는 식사 후에 잠을 청한다.
⑤ 커피나 카페인은 오후에는 마시지 않는다.

16. 노인에게 사고로 이어질 수 있는 환경 문제로 볼 수 있는 것은?

① 어두운 욕실에 작은 전등을 항상 켜 둔다.
② 단순한 디자인의 인테리어
③ 경계선에 대비되는 실내 색 배열
④ 높은 의자, 바닥을 가로지르는 전선
⑤ 야간 조명

17. 노인의 성적 변화로 옳은 것은?

① 강심제, 이뇨제, 항고혈압제, 신경안정제는 성 문제를 유발할 수 있다.
② 성적 욕구는 사라진다.
③ 자궁 적출술, 유방 절제술로 성기능의 변화가 있다.
④ 전립선 절제술은 발기 문제를 일으킨다.
⑤ 항파킨슨 약물은 성기능을 회복시킨다.

18. 노인의 약물 문제의 원인은?

① 위산 분비 증가
② 간 대사 능력의 증가
③ 신장의 혈류량 감소
④ 약물의 빠른 흡수 능력
⑤ 인지, 판단 능력의 개선

15. 교재 -247~248p
① 수면제나 진정제를 장기간 복용 하지 않는다 ② 낮잠을 자면 밤잠을 설치게 됨으로 삼간다. ③ 아침 기상 시간을 일정하게 유지한다. ④ 공복감으로 잠이 안 오는 경우 따뜻한 우유를 마신다. 저녁에 과식하면 바로 숙면하기 어렵다.

16. 교재 -250p
① 사고가 많은 욕실에서는 작은 전등을 항상 켜 놓는다. ③ 문, 계단, 공간의 변화를 알 수 있도록 대비되는 색을 사용한다.

17. 교재 -251~252p
② 노인이 되어도 성적인 관심이 있고 성적인 행동을 한다. ③ 성기능을 변화시키지 않는다. ④ 전립선 절제술은 발기 문제를 유발하지 않는다. ⑤ 항파킨슨 약물 치료제는 성적 욕구는 높여도 성 수행 능력까지는 아니다.

18. 교재 -253p
①, ④위산 분비 감소로 약물의 흡수가 줄고, 약물 효과를 지연시킬 수 있다. ② 간 대사 능력의 감소 ③ 신장의 혈류량 감소로 약물 축적, 중독 위험 증가

답 15.⑤ 16.④ 17.① 18.③

19. 교재 –254p
① 비 처방 약 복용 시에도 의사와 상담해야 한다. ② 술과 함께 먹으면 효과가 떨어지거나 부작용이 있을 수 있다. ③ 중단하려면 의사와 상담 ④편의점에서 살 수 있다.

20. 교재 –255~256p

21. 교재 –255p

22. 교재 –257p
① 인플루엔자(독감) 매년 유행하기 전 1회 ③ 파상풍은 성인 10년마다 접종 ④ 폐렴구균, 65세 이상으로 위험이 높은 경우 ⑤ 과거 대상포진 이환 여부 상관 없이 60세 이상 성인

23. 교재 –258p

19. 노인의 약물 관리로 옳은 것은?

① 비 처방 약 복용은 의사와 상의하지 않아도 된다.
② 술을 마셨어도 약은 꼭 먹는다.
③ 증상이 좋아지면 곧바로 약을 끊어야 한다.
④ 해열진통제, 감기약, 소화제는 편의점에서 살 수 없다.
⑤ 약물 알레르기 반응, 현재 복욕 중인 약물을 의사와 상담할 때 알린다.

20. 노인의 건강 증진을 위해 절주와 금연이 필요한 이유는?

① 흡연은 구강암, 폐암뿐 아니라 췌장암, 방광암을 유발한다.
② 술은 지방간, 간염, 간경변 등 주로 간장 장애만 일으킨다.
③ 하루 적정 음주는 표준 잔으로 2~3잔 정도이다.
④ 알코올이 가정과 사회 문제를 일으키지 않는다.
⑤ 우울증이나 불면증에 사용하는 알코올은 문제가 없다.

21. 흡연으로 발생할 수 있는 질병이 아닌 것은?

① 방광암   ② 자궁경부암   ③ 폐암
④ 우울증   ⑤ 췌장암

22. 노인 대상 예방접종 방법으로 옳은 것은?

① 인플루엔자 2년에 1회
② 독감은 유행하기 전 매년 1회
③ 파상풍은 매 5년마다 접종
④ 폐렴 구균은 1년마다 접종
⑤ 대상포진 백신은 65세 이상 과거 병력 없는 자

23. 노인 건강 증진 행위 중 여름철 안전수칙이 있다. 더운 여름철에 특히 주의 해야 할 질환은?

① 뇌졸중   ② 골절   ③ 일사병   ④ 독감   ⑤ 대상포진

답 19.⑤ 20.① 21.④ 22.② 23.③

24. 만성질환이 없는 노인에게 여름철 폭염에 나타날 수 있는 증상으로 볼 수 있는 것은?

① 현기증, 메스꺼움, 두통, 근육 경련

② 두통, 시야 몽롱, 배고픔

③ 오심, 구토, 속쓰림

④ 관절통, 관절 부종, 운동 장애

⑤ 흉통, 압박감, 조이는 듯한 느낌

25. 노인 대상자가 겨울철에 술을 많이 마신 다음 날 아침 외출하였다. 발생이 우려되는 질환이나 증상은?

① 뇌졸중   ② 일사병   ③ 열사병   ④ 혈압 저하   ⑤ 근육 경련

24. 교재 -258p
② 저혈당 증상
③ 소화장애
④ 관절염 증상
⑤ 협심증

25. 교재 -259p
겨울철에는 뇌졸중 발생 빈도가 높아지며 술을 많이 마신 다음 날 아침 혈압이 증가하고 차가운 기후에 노출되면 혈관이 수축하여 뇌졸중 위험을 높인다.

답 24.① 25.①

chapter 03

기본 요양보호 각론

신체 활동 지원

1. 식사 및 영양

1) 섭취 요양보호의 일반적 원칙

① 식사 습관과 소화 능력을 고려한다.
② 즐겁고 편안한 식사가 되도록 한다.
③ 손을 씻고, 환경을 청결히 정리한다
④ 식사 전·중·후 사레, 구토, 청색증 등 이상이 나타나는지 주의 깊게 관찰한다
⑤ 존중하고 요구를 최대한 반영한다

2) 노인 영양 상태 관찰

(1) 영양 부족

① 영양 부족 위험 요인
　너무 적은 식사량, 영양적으로 불균형적인 식사, 과도한 약물 사용, 고령 사회적 고립, 알코올 중독, 질환, 빈곤, 우울

② 영양 부족 지표
　체중 감소, 식욕 부진, 연하 곤란, 상처 회복 지연, 인지장애, 탈수, 마르고 약해 보임

(2) 식사 관찰

① 좋아하는 음식과 식습관을 파악한다.
② 24시간 동안 대상자의 식사 시간, 섭취 음식 종류와 양을 기록하여 문제을 알아낸다.
③ 잘 삼키는지, 식사 중 음식물이 호흡기로 넘어가는지, 기침을 하는지 등을 관찰한다.

3) 식이의 종류

(1) 일반식

치아에 문제가 없고 소화를 잘 시킬 수 있는 대상자에게 제공한다.

(2) 잘게 썬 음식

씹기 어렵지만, 삼키는 데 문제가 없는 대상자의 치아 상태에 따라 잘게 썰어 제공한다.

(3) 갈아서 만든 음식

잘게 썰어도 삼키기 힘든 경우 갈아서 제공한다.

(4) 유동식

① 경구 유동식

입으로 먹는 미음 형태의 액체 음식으로 너무 차거나 뜨겁지 않게 한다.

② 경관 유동식

삼키는 능력이 없고 의식장애가 있을 때 비위관을 통하여 제공한다.

긴 관을 코에서 위로 넣어서 액체형 음식을 제공한다.

> **TIP**
>
> ※ 비위관
> 음식물을 제공하기 위해 코와
> 위를 연결하는 인공관

4) 식사 자세

(1) 올바른 식사 자세

식탁의 높이는 배꼽 높이, 발바닥은 바닥에 닿게, 등받이와 팔받침이 필요하며, 의자에 앉을 때는 안쪽 깊숙이 앉게 한다. 턱을 앞으로 숙인 자세로 사레를 예방한다.

(2) 앉은 자세

의자에 깊숙이 앉고 의자와 휠체어를 식탁 가까이 붙여 식탁에 팔꿈치를 올릴 수 있도록 의자를 충분히 당겨 준다.

(3) 침대에 걸쳐 앉은 자세

왼쪽이나 오른쪽 또는 앞뒤에 쿠션을 대준다.

발바닥이 완전히 닿지 않으면 발받침대로 받쳐줘야 안전하다.

(4) 침대 머리를 올린 자세

침대를 약 30~60° 높이고 머리를 앞으로 약간 숙이고 턱을 당기면 음식을 삼키기가 쉬워진다.

(5) 편마비 대상자 식사 자세

건강한 쪽을 밑으로 하여 약간 옆으로 누운 자세를 취하고 마비된 쪽을 베게나 쿠션으로 지지하고 건강한 쪽에서 식사를 제공한다.

5) 식사 돕기

(1) 기본 원칙

① 식사 전에 몸을 움직이거나 잠시 밖에 나가 맑은 공기를 마시면 기분이 좋아지고 식욕이 증진된다
② 입맛이 없는 경우에는 다양한 음식을 조금씩 준비하여 반찬의 색깔을 보기 좋게 담아내 식욕을 돋운다.
③ 식사할 때 사레가 들리거나 숨을 쉬지 못하는 경우에는 식사를 중단하고 간호사, 관리책임자나 시설장에게 알려야 한다.
④ 사레가 들리지 않도록 예방
  • 가능한 한 앉은 자세, 반좌위, 상체를 약간 앞으로 숙이고 턱을 당기는 자세를 취한다.
  • 배 부위와 가슴을 압박하지 않는 옷을 입는다.
  • 음식을 삼키기 쉽게 국이나 물, 차 등으로 먼저 목을 축인다.
  • 충분히 삼킬 수 있을 정도의 양을 입에 넣어 준다.
  • 완전히 삼켰는지 확인한 다음에 음식을 입에 넣어 준다.
  • 먹고 있는 도중에는 대상자에게 질문을 하지 않는다.

(2) 돕기 방법

방법

① 배설 여부를 확인하고 청결하게 하고 식사를 제공한다.
② 환기시키고 조명을 밝게 하고 주변 환경을 깨끗이 한다
③ 가능한 한 대상자의 머리를 올린다. 머리를 올리기 어려운 대상자는 옆으로 눕히고 등에 베개를 댄다.
④ 식사 전에 물을 한 모금 마시게 한다.
⑤ 숟가락의 1/3가량을 뜬다.

⑥ 숟가락 끝부분을 입술 옆쪽에 댄다.

⑦ 음식물을 다 삼킨 것을 확인한 후에 음식물을 다시 넣어 준다. 식사를 할 때는 천천히 이야기를 시키지 않는다.

⑨ 편마비가 있는 대상자는 연하장애를 일으키기 쉬우므로 식사 중 면밀히 관찰한다.

⑩ 빨대를 사용해야 하는경우 손가락 사이에 빨대를 고정시킨 후 대상자 입에 물린다, 국물은 마시거나 구부러지는 굵은 빨대로 스스로 마시게 한다

⑪ 마비된 쪽의 입가에 흐르는 음식물은 자연스럽게 닦아 준다.

⑫ 남아 있는 음식은 삼키든지 또는 뱉도록 한다.

⑬ 마비된 쪽의 뺨 부위에 음식 찌꺼기가 남기 쉬우므로 식후 구강관리를 한다.

⑭ 가능하다면 식사 후 30분 정도 앉아 있도록 한다.

6) 경관영양 돕기

> ■ **경관영양을 하는 경우**
> • 대상자가 의식이 없는 경우
> • 얼굴, 목, 머리 부위에 음식을 먹기 힘들 정도로 부상(손상)이 있거나 수술했을 때 또는 마비가 있을 때
> • 삼키기 힘들 때

(1) 기본 원칙

① 식사 시작과 끝을 알린다.

② 판매되는 영양액은 유효 기간 이내의 것만 사용한다.

③ 영양 주머니는 매번 씻어서 말린 후 사용한다.

⑤ 비위관이 새거나 영양액이 역류되면 비위관이 열려있는지 확인하고, 간호사에게 연락한다.

⑥ 영양액을 따뜻하게 하고 뜨겁거나 차지 않도록 한다.

⑦ 너무 진한 농도의 영양을 주입하거나 너무 빠르게 주입하면 설사나 탈수를 유발할 수 있다.

⑧ 건조와 갈증을 예방하기 위해 입 안을 자주 청결히 하고, 입술 보호제를 발라 준다.

⑨ 비위관 주변을 청결히 하고 윤활제를 바른다.

> **TIP**
> • 의식이 없더라도 식사 시작할 때와 마칠 때 반드시 대상자에게 이야기한다.
> • 청각 기능이 남아 있어 들을 수 있기 때문이다.

(2) 돕기 방법

① 영양액을 위장보다 높은 위치에 건다.

② 경관영양 주입 시 토하거나 청색증이 나타나면 주입되던 비위관을 잠근 후 바로 시설장, 간호사 등에게 알린다.

③ 경관영양 주입 후 30분 정도 앉아 있도록 보조한다.

④ 비위관이 빠질 경우 요양보호사가 밀어 넣거나 삽입하면 안 된다.

⑤ 의료기관을 방문하거나 시설장, 관리책임자, 간호사에게 연락해야 한다

7) 투약 돕기

- 약국에서 가져온 상태로 투약
- 임의로 약을 갈거나 쪼개지 않는다.
- 유효기간이 지났거나 확실하지 않은 약은 절대 사용하지 않는다.
- 처방된 이외의 약을 섞어 주지 않는다.

(1) 경구약 돕기

① 빨대(치아 착색 방지)를 준비한다.

② 대상자의 이름을 확인한다.

③ 침상 머리를 높이고 반좌위를 취해 준다.

④ 투약 절차를 설명한다.

⑤ 용량을 확인한다.

⑥ 물을 충분히 제공한다.

⑦ 전부 투약되었는지 확인한다.

■ **경구 약 복용 시 주의점**

- **가루약**

  가루약은 숟가락을 사용하여 약간의 물에 녹인 후 투약하거나, 바늘을 제거한 주사기를 이용하여 녹인 가루약을 흡인하여 입 안으로 조금씩 주입한다.

- **알약**

  - 알약은 약병에서 약 뚜껑에 따르고, 다시 손으로 옮긴다. 손으로 만진 약은 약병에 다시 넣지 않는다.

- 알약의 개수가 많은 경우에는 2~3번에 나누어 투약한다. 대상자가 손을 떨거나 입안에 넣는 동작 중에 약을 잃어 버릴 우려가 있으면 직접 입안에 넣어 준다.

• **물약**

- 뚜껑의 위가 바닥으로 가도록 놓고 계량컵을 눈높이로 든다.
- 약을 따르기 전에 약물을 흔들어 섞고, 색이 변하거나 혼탁한 약물은 버린다.
- 라벨이 붙은 쪽이 손바닥에 오도록 쥐고, 라벨의 반대쪽 방향으로 용액을 따른다.
- 종이 수건으로 입구를 닦는다.
- 약의 용량이 적을 때는 바늘을 제거한 주사기를 이용한다.

(2) 안약 투여

■ **안약**

① 이름과 약품의 유효 기간을 확인한다.
② 투약 절차를 설명한다.
③ 약의 용량을 확인한다.
④ 멸균수나 생리식염수에 적신 멸균 솜으로 눈 안쪽에서 바깥쪽으로 닦아 준다.
⑤ 하부 결막낭의 바깥쪽 3분의 1 부위에 안약을 투여한다.
⑧ 비루관을 잠시 가볍게 눌러 안약이 코안으로 흘러내려 가는 것을 막아 준다.

■ **안연고**

① 처음 나오는 것은 거즈로 닦아 버린다. 하부 결막낭 위에 튜브를 놓고 안쪽에서 바깥쪽으로 안연고를 2cm 정도 짜 넣는다.
② 눈을 감고 안구를 움직이도록 한다.
③ 멸균 생리식염수에 적신 멸균 솜으로 닦고 뚜껑을 닫는다.
④ 눈꺼풀 밖으로 나온 연고는 멸균 솜으로 닦아 낸다.

> **TIP**
> ※ **안연고 투여 시 주의사항**
> 처음 나오는 것은
> 거즈로 닦아 버린다.

(3) 귀약 투여

① 약품의 유효 기간을 확인한다.
③ 투약 절차를 설명한다.
④ 귀를 위쪽으로 하여 귀약 투여한다.
⑤ 면봉에 용액을 묻혀 깨끗하게 닦는다.

> **TIP**
> ※ **귀약 투여 시 주의사항**
> 귀 윗부분을 잡고 뒤쪽(후상방)으로 잡아당겨야 한다.

⑥ 손으로 약병을 따뜻하게 하거나 잠깐 동안 약병을 온수에 담근다.

⑦ 귓바퀴를 후상방으로 잡아당겨 측면을 따라 약물을 점적한다.

⑧ 약 5분간 누워 있도록 한다.

⑨ 작은 솜을 15~20분 동안 귀에 느슨하게 끼워 놓았다 제거한다.

(4) 주사 주입 돕기

① 수액 병은 심장보다 높게 유지한다.

② 정맥 주입 속도가 일정하게 유지되는지 수시로 확인한다.

③ 주사 부위의 붉게 되거나, 붓거나, 통증이 있는 경우 조절기를 잠근 후 보고한다.

④ 바늘을 제거한 후에는 1~2분간 알코올 솜으로 지그시 누르고 절대 비비지 않는다.

(5) 약 보관

- **알약**

① 알약은 건조한 곳에 보관

② 햇빛을 피해 보관

- **가루약**

물기가 없는 숟가락을 사용

- **시럽제**

① 서늘한 곳에 직사광선을 피해 보관한다. 약병에 쓰인 보관 방법을 따른다.

② 오랫동안 먹지 않다가 다시 먹는다면 반드시 색깔이나 냄새를 확인해야 한다.

③ 약 용기째 빨아 먹으면 변질될 수 있으므로 플라스틱 계량컵이나 스푼에 덜어 먹는다.

④ 꺼낸 시럽을 다시 병에 넣으면, 약이 변하는 원인이 되므로 잘못 따른 약은 버려야 한다.

- **안약, 귀약**

상온의 그늘진 곳에서 보관한다.

2. 배설

1) 일반적 원칙

① 표정을 찡그리지 않도록 하고 대상자가 최대한 편안하게 배설하도록 배려한다.

② 배설하는 모습이 보이지 않게 가려 주어 프라이버시를 배려한다.

③ 바로 깨끗이 치우고 피부 상태도 살펴본다.

④ 도움이 필요한 부분만을 도와준다.

⑤ 항문은 앞에서 뒤로 닦아야 요로계 감염을 예방한다.

TIP

※ 배설 요구의 비언어적 표현
• 끙끙거림
• 안절부절함
• 허리를 들썩임
• 손으로 배 또는 엉덩이를 가르킴

2) 배설 상태 관찰

■ 배설 시 관찰 내용

① 배설 전: 요의/변의 유무, 하복부 팽만감, 이전 배설과의 간격, 배설 억제

② 배설 중: 통증, 불편함, 불안 정도, 배변장애, 배뇨장애

③ 배설 후: 색깔, 혼탁의 유무, 배설 시간, 잔뇨감, 잔변감, 배설량

3) 화장실 이용 돕기

(1) 기본 원칙

① 손을 뻗으면 닿을 수 있는 위치에 있다가 필요하면 즉각 개입하여 낙상 사고에 대비한다.

② 대상자가 스스로 할 수 있는 부분은 최대한 스스로 할 수 있도록 격려한다.

③ 안전한 환경을 조성한다.

• 화장실까지 가는 길에 불필요한 물건이나 발에 걸려 넘어질 우려가 있는 물건을 치워 넘어지지 않게 한다.

• 화장실은 밝고 바닥에 물기가 없어야 한다.

• 밤에도 찾을 수 있도록 표시등을 켜 둔다.

• 변기 옆에 손잡이를 설치한다.

• 응급 상황을 알릴 수 있는 벨을 설치한다.

④ 휠체어를 사용하는 대상자는 휠체어에서 타고 내릴 때나 움직이지 않고 있을 때 반드시 휠체어 잠금장치를 걸어 둔다. 발에 걸리지 않도록 발 받침대는 접어 올린다.

(2) 돕기 방법

① 건강한 쪽에 휠체어를 두고, 침대 난간에 빈틈없이 붙이거나 30~45° 비스듬히 붙인다.

② 침대에 걸터 앉히고자 할 때는 옆으로 돌아 눕혀 일으켜 앉히는 방법도 있다.

  • 요양보호사의 한쪽 팔은 대상자의 어깨를 지지하고 다른 한쪽은 대상자의 모아진 두 발목을 감싸 침대 끝으로 두 다리를 이동한다.

  • 대상자의 허리와 엉덩이 경계선에 두 손을 지지하여 침대 가장자리로 옮겨 앉게 한다.

③ 대상자의 두 발이 바닥에 닿게 한다.

④ 요양보호사 무릎으로 대상자 무릎 안쪽(마비가 있는 대상자는 마비된 쪽)을 지지한다.

⑤ 요양보호사 양 팔은 대상자 겨드랑이 밑으로 해서 등 뒤로 감싸안고 대상자의 건강한 쪽 팔로 요양보호사의 어깨를 감싸게 한 다음 요양보호사의 자세를 낮춘다.

⑥ 대상자의 허리를 당기면서 양발을 축으로 하여 몸을 회전시켜 휠체어에 앉힌다.

⑦ 화장실로 이동한 후에 변기에 앉히고 요양보호사는 대상자에게 의향을 물어 옆에 있을지 나가 있을지 확인한다. 요양보호사가 밖에서 기다려 주기를 원한다면 대상자 옆에 호출기를 두고 도움이 필요할 때 요청하도록 알린다. 중간중간 말을 걸어 상태를 파악한다.

4) 침상 배설 돕기

(1) 기본 원칙

① 대상자가 요의나 변의를 호소할 때 즉시 배설할 수 있도록 도와준다. 배변 시간 간격을 가늠해 둔다.

② 불필요한 노출을 방지하고 가려주어 프라이버시를 유지한다.

③ 스스로 배설할 수 있도록 돕고 배변/배뇨 훈련(규칙적으로 식사하고 섬유질도 적절히 섭취하도록 하며, 복부 마사지를 시행하여 장운동이 활발해질 수 있도록)한다.

④ 참지 못하고 실수하는 경우, 심리적으로 위축되지 않도록 주의해야 한다.

(2) 돕기 방법

화장실까지 가지 못하거나 침대에서 내려올 수 없는 대상자가 침상에서 편안하게 배설할 수 있도록 돕는다.

① 커튼이나 스크린으로 가린다.

② 변기는 따뜻한 물로 데워서 침대 옆이나 의자 위에 놓는다. 차가운 변기가 피부에 바로 닿을 경우 대상자가 놀랄 수 있으며, 피부와 근육이 수축하여 요의나 변의가 감소될 수 있기 때문이다.

③ 배설 시 소리가 나는 것을 방지하기 위해 변기 밑에 화장지를 깔고 TV를 켜거나 음악을 틀어 놓는다.

④ 방수포를 깐다.

- 대상자가 협조를 할 수 있는 경우: 대상자를 바로 눕힌 상태로 무릎을 세우고 발에 힘을 주도록 하고 요양보호사가 한 손으로 대상자의 허리를 천천히 들어 올려 둔부 밑에 방수포를 깔아둔다.

- 대상자가 협조를 할 수 없는 경우: 대상자를 옆으로 돌려 눕힌 후 한쪽에 방수포를 반 정도 말아서 깔고 다른 쪽으로 돌려 눕힌 후 말아진 방수포를 펼쳐서 깐다.

⑤ 변기를 대준다.

- 협조를 할 수 있는 경우: 대상자가 둔부를 들도록 하고, 변기를 밀어 넣은 후 항문이 변기 중앙에 오도록 한다.

- 협조를 할 수 없는 경우: 대상자를 옆으로 돌려 눕힌 후 둔부에 변기를 대고 돌려 눕혀 반듯한 자세에서 항문이 변기 중앙에 오도록 한다.

⑥ 침대를 올려 주어 대상자가 배에 힘을 주기 쉬운 자세로 취해 준다. 변기를 대고 오래 있으면 피부가 손상되므로 변의가 생길 때 다시 시도한다.

⑦ 손 가까이에 화장지와 호출 벨을 두고 밖에서 기다린다. 밖에서 기다리면서도 중간중간 대상자에게 말을 걸어 상태를 살핀다.

⑧ 회음부와 둔부를 따뜻한 수건이나 물티슈로 앞에서 뒤로 잘 닦아 준다. 허리를 들지 못하면 옆으로 뉘어서 한다.

⑨ 배설물에 특이 사항이 있는 경우 보고한다. 배설물을 버리지 말고 직접 보여 주거나, 그 양상(색깔, 냄새, 특성 등)을 정확히 기록하여 보고한다.

■ 보고해야 하는 경우
- 대상자의 소변이 탁하거나 뿌연 경우
- 소변 냄새가 심하게 나는 경우. 거품이 많이 나는 경우
- 대변이 심하게 묽거나, 대변에 점액질이 섞여 나오는 경우

---

5) 이동 변기 사용 돕기

(1) 기본 원칙

① 요의나 변의를 호소할 때 즉시 배설할 수 있도록 돕는다. 요의나 변의를 말로 표현하지 못하더라도 대상자의 의도를 파악하여 즉시 배설을 해결할 수 있도록 도와준다.

② 배설 시 불필요한 노출을 줄여 프라이버시를 유지한다.

③ 배변/배뇨 훈련에도 적극적으로 참여하도록 격려한다.

④ 배설이 어려울 때는 미지근한 물을 항문이나 요도에 끼얹어 변의를 자극한다.

⑤ 이동 변기는 매번 깨끗이 씻는다.

(나) 돕기 방법

① 커튼이나 스크린 등으로 가려 준다.

② 침대와 이동식 좌변기의 높이가 같도록 맞춘다.

③ 변기 밑에 미끄럼 방지 매트를 깔아준다.

④ 변기를 따뜻한 물(또는 따뜻한 수건)로 데워 둔다.

⑤ 대상자의 두 발이 바닥에 닿게 한다.

⑥ 편마비의 경우 이동 변기는 건강한 쪽으로 30~45° 각도로 놓는다.

⑦ 화장지를 변기 안에 깔아 주거나 음악을 틀어 주어 배설 시 소리가 나는 것을 방지한다.

⑧ 호출 벨을 손 가까이 둔다.

⑨ 이동 변기 내에 있는 배설물을 즉시 처리하고 환기를 시키도록 한다.

TIP
※ 미지근한 물을 항문이나 요도에 끼얹으면 괄약근과 주변 근육이 이완되면서 요의 변의를 느낄 수 있다.

6) 기저귀 사용 돕기

(1) 기본 원칙

① 대상자가 몇 번 실금을 했다고 해서 기저귀를 바로 사용하는 것은 좋지 않다. 대소변을 전혀 가리지 못하는 경우, 배설 욕구를 느끼지 못하는 경우, 치매 등으로 실금이 빈번해서 부득이한 경우에만 기저귀를 사용한다.

② 불쾌한 표정을 얼굴에 드러내지 않도록 한다.

③ 피부 손상과 욕창이 잘 생기므로 배뇨, 배변 시간에 맞추어 자주 살펴보고 젖었으면 속히 갈아 준다.

④ 불필요한 노출은 피한다. (프라이버시 유지를 위해)

⑤ 냄새가 불쾌감을 주므로 환기를 한다.

TIP
※ 기저귀를 쓰게 되면 기저귀에 의존하게 되어 치매 증상 및 외상 상태가 더욱 심해질 수 있다.

(2) 돕기 방법

① 허리를 들 수 없거나 협조가 불가능한 대상자일 경우 대상자를 옆으로 돌려 눕혀 기저귀를 교환한다.

② 기저귀의 바깥 면(깨끗한 부분)이 보이도록 말아 넣는다.

③ 따뜻한 물티슈로 닦아낸다. 이때 회음부는 앞에서 뒤로 닦는다.

④ 마른 수건으로 물기를 닦아 건조시킨다.

⑤ 둔부 주변부터 꼬리뼈 부분까지 피부의 발적, 상처 등을 세심하게 살펴보고 가볍게 두드려 마사지한다.

⑥ 새 기저귀를 반을 말거나 조금 접어 둔부 밑으로 밀어 넣으면 기저귀를 대기가 쉬워진다.

⑦ 기저귀가 뭉치지 않도록 잘 펴서 마무리한다.

⑧ 침상 주름을 펴서 정리한다.

⑨ 창문을 열고 환기를 시킨다.

7) 유치 도뇨관의 소변 주머니 관리

(1) 기본 원칙

① 감염 예방에 세심한 주의를 한다.

② 소변이 담긴 주머니를 방광 위치보다 높게 두지 않는다. 소변 주머니가 높이 있으면 감염의 원인이 된다.

③ 소변량과 색깔을 2~3시간마다 확인한다.

(2) 돕기 방법

① 연결 관이 꺾여 있거나 눌려 소변이 소변 주머니로 제대로 배출되지 못하는지 살핀다.

② 유치 도뇨관을 갖고 있는 상태라도 침대에서 자유로이 움직일 수 있으며 보행도 가능함을 대상자에게 알려 준다.

③ 금기 사항이 없는 한 수분 섭취를 권장한다.

④ 유치 도뇨관을 강제로 빼면 요도점막에 손상을 입히므로 심하게 당겨지지 않도록 주의한다.

TIP

- 기저귀가 젖거나 뭉쳐 있으면 욕창이 발생하기 쉽다.
- 유치 도뇨관이 막히거나 꼬여서 아랫배가 불편하고 아플 수 있다.
- 요양보호사는 유치 도뇨관의 교환 또는 삽입, 방광 세척 등은 절대로 하지 않는다.
- 소변 주머니는 꼭 아랫배보다 밑으로 들어야 한다.

⑤ 소변 색이 이상하거나 탁해진 경우, 소변량이 적어진 경우, 소변이 도뇨관 밖으로 새는 경우 보고한다.

⑥ 소변은 지정된 장소에서 버리며 바로 비워 냄새가 나지 않도록 한다.

3. 개인위생 및 환경관리

1) 구강 청결 돕기

(1) 기본 원칙

① 입안에 염증이 있는지를 확인하고, 상처가 있는 부분을 더 다치지 않도록 주의한다.

② 입안을 닦아낼 때 구토나 질식을 일으킬 수 있으므로 너무 깊숙이 닦지 않는다.

(2) 돕기 방법

1 입안 닦아 내기

치아가 없거나 연하장애가 있는 대상자, 의식이 없는 대상자, 사레가 잘 드는 대상자

방법

① 구강 상태를 확인한다.

② 상반신을 높여 주거나 옆으로 누운 자세를 취해 준다.

③ 거즈를 감은 설압자 또는 일회용 스폰지 브러시를 물에 적셔 사용한다.

④ 먼저 윗니와 잇몸을 닦고 거즈를 바꾸어 아래쪽 잇몸과 이를 닦는다. 잇몸, 입천장, 혀, 볼 안쪽 등이 헐지는 않았는지 세심하게 관찰하고 이상이 있으며 간호사 등에게 보고한다.

⑤ 필요한 경우 구강 청정제를 사용한다.

⑥ 입술 보호제를 바르도록 한다.

> **TIP**
> 컵을 사용하기 어려울 때 빨대가 달린 컵을 사용하도록 한다.

2 입안 헹구기

식전 입안 헹구기는 구강 건조를 막고, 타액이나 위액 분비를 촉진하여 식욕을 증진한다.
식후 입안 헹구기는 구강 내 음식물 제거를 위해 시행한다.

준비물

컵(또는 빨대 달린 컵), 물받이 그릇, 구강 청정제(필요시), 일회용 장갑, 입술 보호제

방법

① 대상자의 구강 상태를 확인한다.

② 앉은 자세를 취한다.

> **TIP**
> 칫솔질은 잇몸에서부터 치아 방향으로 천천히 원을 그리듯이 닦는다.

③ 미지근한 물로 입안을 적신 후 충분히 헹군다.

④ 필요에 따라 구강 청정제를 사용한다.

⑤ 입술 보호제를 바르도록 한다.

TIP

• 칫솔은 자루가 두꺼운 것을 선택한다.
• 칫솔은 모가 부드럽고 탄력 있는 것을 사용한다.
• 치실은 칫솔질 후에 사용한다.

③ 칫솔질하기

방법

① 구강 상태를 확인한다.

② 대상자가 할 수 있는 동작과 할 수 없는 동작을 세밀하게 관찰한다.

③ 앉은 자세가 가능한 경우는 가능한 한 앉혀서 머리 부분을 앞으로 숙인 자세로 한다.

④ 앉은 자세가 가능하지 않은 경우, 마비된 쪽을 위로 한 옆으로 누운 자세로 행한다.

⑤ 목에서 가슴까지 수건을 대준다.

⑥ 미지근한 물로 헹구며, 컵 사용이 어려울 경우 빨대 달린 컵을 사용하도록 한다.

⑦ 치약을 묻힌 칫솔을 45° 각도로 치아에 대고 잇몸에서부터 치아 쪽 방향으로 3분간 닦는다. 치아뿐만 아니라 혀도 닦도록 한다.

⑧ 소량의 물로 2~3회에 나누어서 헹군다.

⑨ 입술 보호제를 바른다.

④ 의치 빼기

① 위쪽 의치를 먼저 빼서 의치 용기에 넣는다.

② 아래쪽 의치는 의치의 앞부분을 잡고 상하로 움직이면서 뺀다.

③ 세면대 안에 종이 수건이나 물수건을 깔고 의치를 꺼내 놓는다.

⑤ 의치 세척

① 칫솔에 의치 세정제를 묻혀 의치를 닦는다.

② 흐르는 미온수에 의치를 헹군다.

③ 인공 치아와 의치 바닥 사이 안쪽의 좁게 되어 있는 곳 등은 특히 주의하여 닦는다.

⑥ 의치 보관

① 자기 전에는 의치를 빼서 보관한다. (잇몸에 압박 자극을 해소하기 위해)

② 전체 의치인 경우 위쪽과 아래쪽 의치를 맞추어서 뚜껑 있는 용기에 물을 넣어 보관한다.

③ 의치 세정제나 물이 담긴 보관 용기에 보관한다. 의치를 물에 담가 두면 의치의 변형을 막을 수 있다.

④ 분실 예방을 위해 일정한 장소와 용기에 보관한다.

7 의치 끼우기

① 구강 점막에 상처나 염증이 있는지 확인

② 구강 세정제로 의치 삽입 전에 입을 헹군다.

③ 윗니를 끼울 때는 엄지와 검지로 잡아 엄지가 입안으로 들어가게 하여 한 번에 끼운다.

④ 아랫니는 검지가 입안으로 향하게 한다.

⑤ 입술 보호제를 발라 준다.

⑥ 구강 점막 내 이상 증상이 발견되면 시설장이나 관리책임자에게 보고한다.

2) 두발 청결 돕기

(1) 기본 원칙

① 머리를 감기 전 기분, 안색, 통증 유무 등을 확인한다.

② 공복, 식후는 피하고 추울 때에는 따뜻한 낮 시간대를 이용한다.

③ 머리를 감기 전에 대소변을 보게 한다.

(2) 돕기 방법

1 통 목욕 시 머리 감기기

① 실내 온도를 22~24℃ 정도로 유지한다.

④ 머리에 장신구를 제거한다.

⑤ 귀막이 솜으로 양쪽 귀를 막는다.

⑥ 따뜻한 물(39~40℃)로 머리를 적신다.

⑦ 샴푸를 덜어 머리와 두피에 묻혀 손가락 끝으로 마사지 후 헹군다.

⑨ 헤어드라이어로 머리를 말린다.

⑩ 머리는 빗질하여 차분하게 정리한다.

2 침대에서 머리 감기기

① 문과 창문을 닫고 실내 온도를 22~24℃ 정도로 유지

② 침대 모서리에 머리가 오도록 몸을 비스듬히 한다.

③ 머리의 장신구를 제거하고 솜으로 귀를 막고, 눈은 수건으로 덮어 보호한다.

④ 방수포를 어깨 밑까지 깐다.

⑤ 수건을 놓아 어깨 아래에서 가슴 위까지 감싼다.

⑥ 목욕 담요를 덮고, 이불은 허리까지 접어 내린다.

⑦ 샴푸를 머리와 두피에 묻혀 손가락 끝으로 마사지하여 따뜻한 물로 헹군다.

⑧ 뒷머리는 목을 좌우로 돌리면서 헹군다.

⑨ 양쪽 귀에 물기를 제거한다.

⑩ 헤어드라이어로 머리를 말린다.

(3) 머리 손질하기

머리카락이 엉켰을 경우에는 물을 적신 후에 손질한다.

① 두피에서부터 모발 끝쪽으로 빗는다.

② 기호에 따라 머리 모양을 정리해 준다.

③ 모발과 두피에 특이 사항이 있는 경우 시설장이나 간호사 등에게 보고한다.

3) 손·발 청결 돕기

피부 건조를 예방하기 위해서는 주기적으로 오일이나 로션 등을 사용한다.

(1) 기본 원칙

피부에 자극을 주는 침구나 모직 의류 등은 피하고 면제품을 사용하는 것이 좋다.

(2) 돕기 방법

TIP
따뜻한 물(39~40℃)에 손과 발을 10~15분간 담가 혈액순환을 촉진한다.

① 비누를 이용해 손가락, 발가락 사이를 씻은 뒤 헹군다.

② 손톱깎이를 이용하여 손톱은 둥근 모양으로 발톱은 일자로 자른다.

③ 로션을 바른다.

④ 손톱이나 발톱이 살 안쪽으로 심하게 파고들었거나 염증 등 이상이 있을 경우 보고한다.

4) 회음부 청결 돕기

회음부는 분비물과 배설물로 더러워지기 쉽고, 악취가 나며 여성의 경우 방광염, 요로감염의 원인이 된다.

회음부 청결 관리를 할 때는 최대한 대상자 스스로 하도록 도와야 한다.

(1) 기본 원칙

요도, 질, 항문 순서로 위에서 아래쪽으로 닦아 낸다.

(2) 돕기 방법

① 누워서 무릎을 세운 자세를 취한다.

② 37℃ 정도의 물을 음부에 끼얹은 다음 물수건에 비눗물을 묻힌다.

③ 회음부를 위에서부터 아래쪽으로 닦아 낸다.

④ 회음부의 악취나 염증, 분비물 등 이상이 있으면 보고한다.

5) 세수 돕기

(1) 기본 원칙

① 눈

눈곱이 없는 쪽 눈부터 먼저 닦는다. 한 번 사용한 수건의 면은 사용하지 않는다. 안경은 하루에 한 번 이상 안경 닦는 천으로 잘 닦거나 물로 씻어 깨끗하게 한다.

② 귀

면봉이나 귀이개로 귀 입구의 귀지를 닦아 낸다.

③ 코

세안 시 코 안을 깨끗이 닦고, 코털이 코 밖으로 나와 있다면 깎아 준다.

④ 입, 이마, 볼, 목, 수염

수건에 비누를 묻혀 입술과 주변을 깨끗이 닦는다.

> **TIP**
> 귀지는 의료기관에 가서 제거하도록 권한다.

(2) 돕기 방법

① 침대 머리를 높이거나 앉힌다.

② 수건을 따뜻한 물에 적셔 눈의 안쪽에서 바깥쪽으로 닦고 다른 쪽 눈을 닦을 때는 수건의 다른 면을 사용한다.

③ 코, 뺨 쪽으로 닦는다.

④ 입 주위를 닦고 이마를 머리 쪽으로 쓸어 올리며 닦는다.

⑤ 귀의 뒷면, 귓바퀴, 목의 순서로 닦는다.

⑥ 피부 유연제(로션이나 오일)를 바른다.

⑦ 면봉으로 귀 입구의 귀지를 닦아 낸다.

⑧ 안경을 사용하는 경우에는 하루에 한 번 이상 안경 닦는 천으로 잘 닦거나 물로 씻어 깨끗하게 한다.

6) 면도 돕기

(1) 기본 원칙

① 면도 전 따뜻한 물수건으로 덮어 건조함을 완화시키고 폼클린징으로 먼저 거품을 낸 뒤 면도한다.

② 면도를 시행하기 전 상처가 있거나, 시행하면서 상처가 생겨 피가 날 경우 직접 접촉하지 않도록 주의한다.

(2) 돕기 방법

① 침대 머리를 높이거나 가능하다면 대상자를 앉힌다.

② 면도 전 따뜻한 물수건으로 덮어 건조함을 완화한다.

③ 면도날은 얼굴 피부와 $45°$ 정도의 각도를 유지하도록 하며, 짧게 나누어 일정한 속도로 면도한다.

④ 피부가 주름져 있다면 아래 방향으로 부드럽게 잡아당겨 면도하고 귀밑에서 턱 쪽으로 코밑에서 입 주위 순서로 진행한다.

⑤ 따뜻한 수건을 이용해 얼굴에 남아 있는 거품을 제거하고 피부 유연제 등을 바른다.

7) 목욕 돕기

(1) 기본 원칙

① 목욕 물 온도는 39~40°C, 실내 온도는 22~24°C를 유지하고, 바람이 들어 오지 않도록 창문과 욕실 문을 닫는다.

② 식사 직전·직후에는 피한다.

③ 목욕 전에 소변 또는 대변을 보도록 하고 대상자의 몸 상태를 확인한다.

④ 욕조에 손잡이를 붙이거나 미끄럼 방지 매트를 깔아 안전사고를 예방한다.

⑤ 할 수 있는 부분은 스스로 하도록 하여 능동적인 근육운동과 성취감을 갖도록 한다.

⑥ 목욕 시간은 20~30분 이내로 한다.

⑦ 혈압이 낮은 대상자는 기립성 저혈압 위험이 있으므로 입욕을 하지 말아야 된다.

⑧ 혈압이 높은 대상자일 경우: 혈압약 복용 한 시간 후에 목욕을 실시한다.

⑨ 체온이 떨어지지 않도록 목욕 중에는 자주 따뜻한 물을 뿌려 준다.

⑩ 욕실 문은 잠그지 않도록 한다. (만일의 사태에 대비해서)

⑪ 건성용 비누를 사용한다

(2) 돕기 방법

① 통 목욕

① 실내 온도는 22~24℃를 유지한다.

② 목욕 물의 온도는 39~40℃를 유지한다.

③ 발 끝에 물을 묻혀 온도를 느껴 보도록 한 후 다리, 팔, 몸통, 회음부 순서로 닦아 낸다.

④ 욕조 턱 높이와 욕조 의자 높이를 맞추어 앉게 하고, 건강한 손으로 손잡이나 보조도구를 잡게 한다.

⑤ 건강한 쪽 다리, 마비된 쪽 다리 순으로 옮겨 놓도록 한다. 욕조에 있는 시간은 5분 정도로 한다.

⑥ 욕조 안에 미끄럼 방지 매트를 깔아 미끄러지지 않게 한다.

⑦ 비누를 묻혀 말초에서 중심으로 닦고, 가능한 스스로 씻도록 하고, 도움이 필요한 부분만 보조한다.

⑧ 머리카락은 헤어드라이어를 사용하여 빠르게 말린다.

⑨ 피부 유연제(로션, 크림, 오일 등)를 전신에 바르고 옷 입는 것을 돕는다.

⑩ 따뜻한 우유, 차 등으로 수분을 섭취한다.

② 침상 목욕

방법

① 창문이나 방문은 닫고 실내 온도는 22~24℃로 유지하며, 목욕 물의 온도는 39~40℃로 준비한다.

② 침대 위에 방수포를 깐다.

③ 눈, 코, 뺨, 입 주위, 이마, 귀, 목의 순서로 닦는다.

④ 양쪽 상지: 손끝에서 겨드랑이 쪽으로 닦는다.

⑤ 흉부와 복부: 유방은 원을 그리듯이 닦는다. 복부는 배꼽을 중심으로 시계방향으로 닦는다. 이렇게 하면 장운동을 활발하게 하여 배변에 도움이 된다.

⑥ 양쪽 하지: 무릎을 세워서 발꿈치나 무릎 뒤를 손으로 받치고 발끝에서 허벅지 쪽으로 닦는다.

⑦ 등과 둔부: 옆으로 눕게 하여 목 뒤에서 둔부까지 닦는다. 금기가 아니면 등 마사지를 한다.

⑧ 목욕을 마친 다음에는 물을 마시게 한다.

8) 옷 갈아입히기

(1) 기본 원칙

① 기분 상태, 안색, 통증, 어지러움, 열이 있는지 확인한다.

② 실내 온도는 22~24°C로 유지한다.

③ 옷을 벗을 때는 건강한 쪽부터 벗고 옷을 입을 때는 불편한 쪽부터 입힌다.

④ 상, 하의가 분리되어 입고 벗기 쉬우며 가볍고 신축성이 좋은 옷을 선택하는 것이 좋다.

(2) 돕기 방법

1 상의 갈아입히기

① 누워 있는 대상자 - 단추 있는 옷

마비된 쪽 팔→ 건강한 쪽 팔 순으로 진행한다.

② 앉는 자세가 가능한 대상자(편마비) - 단추 있는 옷

마비된 쪽 팔→ 등 뒤로 상의를 돌린다→ 건강한 쪽 팔 순으로 진행한다.

③ 누워 있는 대상자 - 단추 없는 옷

마비된 쪽 팔→ 머리→ 건강한 쪽 팔 순서로 진행한다.

2 상의 벗기기

① 누워 있는 대상자 - 단추 없는 옷

건강한 쪽 팔→ 머리→ 마비된 쪽 팔 순으로 진행한다.

3 하의 갈아입히기

① 하의 벗기기

엉덩이→ 건강한 쪽 다리→ 마비된 쪽 다리 순으로 진행한다.

② 하의 입히기

마비된 쪽 다리→ 건강한 쪽 다리→ 엉덩이 순서로 진행한다.

③ 탄력 스타킹 신기기

장기간 누워 있거나 다리에 부종이 있는 대상자의 경우 혈액순환을 도와 부종을 줄이고 정맥류를 예방하기 위해 탄력 스타킹을 신긴다. 수면 시에도 착용하도록 한다.

- 누운 상태에서 무릎 아래에 대형 쿠션을 받쳐 다리를 올려놓는다.
- 착용 부위 둘레를 측정, 둘레가 이전에 측정한 것과 현저하게 차이가 날 경우 보고한다.

> **TIP**
>
> 탄력 스타킹은 피부에 화농성 염증, 동맥순환장애, 접촉성 피부염이 있는 사람에게 사용해서는 안 된다.

- 신기기 쉽도록 말아서 준비한다.
- 중간에 주름이 많아 잡히거나 끝까지 올리지 않아 조여지면 혈액순환이 안 되므로 잘 펴준다.

9) 침상 청결 등 쾌적한 환경 유지하기

(1) 기본 원칙

온도	• 실내 온도 유지(낮 20~23°C, 밤 18°C) • 방, 복도와 화장실의 온도는 일정하게 유지(혈압 상승 예방)
습도	• 쾌적한 습도 유지(40~60%) • 습도가 낮으면 가습기로 조절 • 습도가 높으면 제습기로 조절
채광	스크린, 커튼을 이용하여 밝기 조절 **환기** 간접 환기
조명	• 조명은 밝게 유지 • 복도, 화장실, 계단에 밝은 조명 • 밤에는 개인등 사용
실내 구조	• 현관이나 화장실의 문턱을 없애도록 함 • 문턱이 있으면 경사로를 설치하여 휠체어가 다닐 수 있도록 함 • 계단, 화장실, 복도에는 미끄럼 방지 턱과 손잡이를 설치함 • 바닥, 벽, 마루, 문, 선반에 색깔을 구분함 • 복도 벽에 손잡이 설치

(2) 돕기 방법

> **TIP**
> 침구는 면제품이 좋고 햇볕에 말려야 한다.

창을 열어 환기를 한다.

④ 부스러기와 먼지를 제거한다.

⑤ 시트 중앙선이 침대 중앙에 오도록 시트를 편다.

⑨ 필요한 경우에는 방수포를 깔고 방수포 위에 반시트를 덧깐다.

⑫ 베개 커버를 바꾸고, 남은 부분을 안쪽으로 접어 넣고 주름을 편다. 커버의 입구가 보이지 않도록 출입구 반대편 쪽으로 놓는다.

4. 체위 변경과 이동

1) 기본 원칙과 신체 정렬

(1) 기본 원칙

① 대상자의 신체 상황을 고려한다.
② 대상자에게 동작을 설명하고 동의를 구한다.
③ 정상적인 움직임으로 신체에 해를 주지 않는다.
④ 적절한 신체 사용법과 상황에 맞는 방법으로 안전하고 편안하게 실시한다.

(2) 올바른 신체 정렬 방법

① 요양보호사 허리와 가슴 사이의 높이로 몸 가까이에서 잡고 보조한다. 대상자와 멀어질수록 요양보호사 신체 손상 위험이 증가한다.
② 발을 적당히 벌리고 서서 한 발은 다른 발보다 약간 앞에 놓아 지지 면을 넓힌다.
③ 무릎을 굽히고 중심을 낮게 하여 골반을 안정시킨다.
④ 몸통의 큰 근육을 사용하여 척추의 안정성을 유지한다.

2) 침대 위에서 이동 돕기

(1) 침대 위에서의 이동 시 유의점

① 대상자에게 이동하고자 하는 동작을 설명한다.
② 스스로 움직여 협조할 수 있는 것은 협조하도록 한다.
③ 이동 후 안면 창백, 어지러움, 오심, 구토, 식은땀 등의 증상이 나타나면 원래 자세로 눕히고 보고한다.

(2) 침대 머리 쪽으로 이동

침대 아래(발) 쪽으로 미끄러져 내려가 있을 때 침대 위쪽으로 이동하여 체위를 편안하게 유지하기 위해 실행한다.

① 침대 매트를 수평으로 눕히고
② 베개를 머리 쪽에 옮긴다.
③ 대상자의 무릎을 세워 발바닥이 침대 바닥에 닿게 한다.

④ 협조를 할 수 있는 경우: 대상자가 침대 머리 쪽 난간을 잡게 한 후 요양보호사는 대상자의 대퇴 아래에 한쪽 팔을 넣고 나머지 한팔은 침상 면을 밀며 대상자와 같이 침상 머리 쪽 방향으로 움직인다.

⑤ 대상자가 협조를 할 수 없는 경우: 침상 양편에 한 사람씩 마주 서서 한쪽 팔은 어깨와 등 밑을, 다른 팔은 둔부와 대퇴를 지지하도록 하여 두 사람이 동시에 대상자를 침대 머리 쪽으로 옮긴다.

⑥ 침대 커버와 옷이 구겨져 있는지 확인하고 바르게 하여 준다.

(3) 침대 오른쪽 또는 왼쪽으로 이동

좌우 한쪽으로 쏠려 있을 때 침대 중앙으로 체위를 이동시킨다.

① 요양보호사는 대상자를 이동하고자 하는 쪽에 선다.
② 대상자의 두 팔을 가슴 위에 포갠다.
③ 상반신과 하반신을 나누어 이동시킨다.
④ 한손은 대상자의 목에서 겨드랑이를 향해 넣어서 받치며, 다른 한손은 허리 아래에 넣어서 상반신을 이동시킨다.
⑤ 하반신은 허리와 엉덩이 밑에 손을 깊숙이 넣고 이동시킨다.
⑥ 머리에 베개를 받쳐 주고 옷 및 침대 시트 등 불편한 곳이 있는지 확인한다.

(4) 옆으로 눕히기

① 요양보호사는 돌려 눕히려고 하는 쪽에 선다.
② 돌려 눕히려고 하는 쪽으로 머리를 돌린다.
③ 눕히려는 쪽의 손을 위로 올리거나 양손을 가슴에 포개 놓는다.
④ 무릎을 굽히거나 돌려 눕는 방향과 반대쪽 발을 다른 쪽 발 위에 올려놓는다.
⑤ 반대쪽 어깨와 엉덩이에 손을 대고, 옆으로 돌려 눕힌다.
⑥ 엉덩이를 움직여 뒤로 이동 시키고 어깨를 움직여 편안하게 하여 준다.
⑦ 대상자를 움직일 때 대상자의 앞에서 수행해야 한다.

(5) 일어나 앉기

① 편마비 대상자인 경우

① 대상자의 건강한 쪽에 선다.
② 마비된 손을 가슴 위에 올려놓는다.

③ 양쪽 무릎을 굽혀 세운 후 어깨와 엉덩이 또는 넙다리를 지지하여 요양보호사 쪽으로(마비 측이 위로 오게) 돌려 눕는다.

④ 요양보호사 한쪽 팔로 등과 어깨를 지지하고, 반대 손은 엉덩이 부분(넙다리)을 지지하여 일으켜 앉힌다.

⑤ 대상자는 건강한 손을 짚고 일어날 수 있도록 한다.

2 사지마비 대상자인 경우

① 마비된 양손은 가슴 위에 올려놓는다.

② 요양보호사는 손바닥으로 대상자 반대쪽 어깨 밑을 받쳐 준다.

③ 다른 손은 대상자의 가슴 위에 올려진 손을 지지한다.

④ 요양보호사 쪽으로 몸통을 돌려 일으켜 앉힌다.

> **TIP**
>
> 두 다리를 편 상태에서 무리하게 똑바로 앉히려고 하면 넙다리뼈가 골절될 수 있다.

3 하반신 마비 대상자인 경우

① 양쪽 무릎을 굽혀 주거나 편안하게 놓아둔다.

② 일어나고자 하는 방향으로 상체를 돌릴 수 있게 어깨를 지지하여 준다.

③ 일어날 때 어깨 밑을 받쳐 준다.

④ 적당하게 일어났을 때 무릎이 자연스럽게 굽혀질 수 있도록 해준다.

(6) 침대에 걸터 앉히기

① 요양보호사는 앉히고자 하는 쪽에서 대상자를 향하여 선다

② 돌아눕힌 자세에서 목과 어깨, 무릎을 지지한다.

③ 다리를 침대 아래로 내리면서 어깨를 들어 올린다.

④ 양쪽 발이 바닥에 닿도록 지지한다.

(7) 일으켜 세우기

1 앞에서 보조하는 경우

① 침대에 걸터 앉은 대상자의 발을 무릎보다 살짝 안쪽으로 옮겨 준다.

② 요양보호사의 무릎으로 대상자의 마비된 쪽 무릎 앞쪽에 대고 지지하여 준다.

③ 양손은 허리를 잡아 지지하고 대상자 상체를 앞으로 숙이며 천천히 일으켜 세운다.

⑤ 대상자가 완전하게 양 무릎을 펴고 선 자세를 취하면 요양보호사는 앞쪽으로 넘어지지 않도록 선 자세에서 균형을 잡을 수 있을 때까지 잡아 준다.

① 침대 끝에 앉아 있는 대상자의 양발을 무릎보다 조금 뒤쪽에 놓는다.
② 요양보호사는 마비된 쪽에 가까이 위치하고, 발을 대상자의 마비된 발 바로 뒤에 놓는다.
③ 요양보호사는 한 손으로 마비된 대퇴부를 지지하고, 다른 한 손은 대상자의 반대쪽 허리를 부축하여 천천히 일으켜 세운다.
④ 상체를 펴서 자세가 안정될 수 있도록 한다.

3) 침대에서의 체위 변경

욕창은 지속적인 압력에 의한 문제가 가장 크기 때문에 체위를 변경함으로써 압력을 분산할 수 있다. 체위를 자주 바꾸어 혈액순환을 돕고 불편감을 줄여야 한다.

(1) 체위 변경의 목적

① 호흡 기능이 원활해지고 폐 확장이 촉진된다.
② 관절의 움직임을 돕고 변형을 방지한다.
③ 부종과 혈전을 예방한다.
④ 혈액순환을 도와 욕창을 예방하고 피부괴사를 방지한다.
⑤ 불편감을 줄인다.

(2) 체위 변경 시 고려할 점

① 관절 밑 부분을 지지해야 한다.
③ 보통 2시간마다 체위를 변경한다.

(3) 기본 체위의 형태

1 **바로 누운 자세 (앙와위)**
→ 휴식하거나 잠을 잘 때 자세
① 똑바로 누운 자세이다.
② 머리 밑에 작은 베개를 받쳐 준다.
③ 무릎과 발목 밑에 타월이나 작은 베개를 받쳐 줄 수 있다. 고관절(엉덩관절)과 무릎관절의 굽힌 구축을 발생할 수 있으므로 장시간의 사용은 주의하여야 한다.

2 반 앉은 자세 (반좌위)

→ 숨이 차거나, 얼굴을 씻을 때, 식사 시나 위관 영양을 할 때 자세

① 침상 머리를 45° 정도 올린 자세이다.
② 등 뒤에 베개를 목과 어깨 밑에 베개를 받혀 바른 자세를 만들어 준다.
③ 다리 쪽 침대를 살짝 올려 줘 미끄러져 내려가지 않게 한다.

3 엎드린 자세 (복위)

→ 등에 상처가 있거나 등의 근육을 쉬게 해줄 때 자세

① 엎드린 상태에서 얼굴 부위에 홈을 만들어 준다.
② 아랫배에 낮은 베개를 놓으면 허리 앞굽음을 감소시켜 편안 자세가 된다.
③ 발목 밑에 타월을 받쳐 넙다리와 허리의 긴장을 완화시킬 수 있다.

4 옆으로 누운 자세 (측위)

→ 둔부의 압력을 피하거나 관장할 때 자세

① 머리 아래 및 위에 있는 다리 밑에 베개를 받쳐 준다.
② 가슴 앞에 베개를 놓아 위에 있는 팔을 지지하도록 한다.

4) 휠체어 이동 돕기

(1) 휠체어 다루는 법

1 접는 법

① 잠금장치를 한다.
② 발 받침대를 올린다.
③ 시트 가운데를 잡고 들어 올린다.
④ 팔걸이를 잡아 접는다.

2 펴는 법

① 잠금장치를 한다.
② 팔걸이를 잡아 바깥쪽으로 편다.
③ 시트 양쪽 가장자리를 눌러 완전하게 편다.
④ 발 받침대를 내린다.

(2) 기본 원칙

① 타이어 공기압과 잠금장치는 밀접한 관계가 있으므로 휠체어 상태를 확인한다.

② 대상자 가까이에서 지지한다.

③ 이동에 대한 설명을 하고 대상자에게 협조를 구한다.

④ 바퀴에 옷이나 물체가 걸리지 않도록 유의한다.

⑤ 걸음을 걷는 속도로 천천히 이동하는 것이 안전하다.

(3) 휠체어 이동 시 작동 법

① 문턱(도로 턱) 오를 때

뒤쪽으로 기울이고 앞바퀴를 들어 문턱을 오른다.

② 문턱(도로 턱) 내려갈 때

① 뒤로 돌려 내려간다.

② 뒷바퀴를 내려놓고, 앞바퀴를 들어 올린 상태로 뒷바퀴를 천천히 뒤로 빼면서 앞바퀴를 조심히 내려놓는다.

③ 오르막길을 올라갈 때

체중이 무겁거나 경사도가 높은 경우 지그재그로 밀고 올라가는 것도 방법이 될 수 있다.

④ 내리막길을 내려갈 때

① 뒤로 돌려 뒷걸음으로 내려간다.

② 지그재그로 내려간다.

⑤ 울퉁불퉁한 길

① 앞바퀴를 들어 올려 뒤로 젖힌 상태에서 이동한다.

② 앞바퀴가 지면에 닿게 되면 진동을 많이 느끼기 때문이다.

⑥ 엘리베이터 타고 내리기

뒤로 들어가서 앞으로 밀고 나온다

(4) 침대에서 휠체어로 옮기기

① 휠체어를 대상자의 건강한 쪽 침대 난간에 붙인(또는 30~45° 비스듬히 놓은) 다음 반드시 잠금장치를 잠근다.

② 발 받침대는 다리가 걸리지 않도록 젖혀 놓는다.

③ 양발이 휠체어 앞쪽 바닥을 지지하도록 한다.

④ 요양보호사의 무릎으로 대상자의 마비 측 무릎을 지지하여 준다.

⑤ 대상자가 건강한 쪽 손으로 휠체어 팔걸이를 잡도록 하고 몸을 회전시켜 휠체어에 앉힌다.

⑥ 대상자 뒤에서 겨드랑이 밑으로 요양보호사의 손을 넣어 의자 깊숙이 앉힌다.

⑦ 발을 받침대에 올려놓는다

(5) 휠체어에서 침대로 옮기기

① 대상자의 건강한 쪽이 침대와 붙여서 평행이 되도록(또는 30~45° 비스듬히) 휠체어를 두고 잠금장치를 잠근다.

② 발 받침대를 올리고, 발을 바닥에 내려 놓아 대상자 발이 바닥을 지지하게 한다.

③ 요양보호사 무릎으로 대상자의 마비 측 무릎을 지지한 상태에서 대상자가 허리를 굽혀서 건강한 손으로 침대를 지지하게 한다.

④ 요양보호사는 겨드랑이 밑으로 손을 넣어 등을 지지하고 일으켜 세운다.

(6) 바닥에서 휠체어로 옮기기

① 대상자 가까이 휠체어를 가져와 잠금장치를 잠근다.

② 대상자는 바닥에 무릎을 대고 한 손으로 준비한 휠체어를 잡게 한다.

③ 대상자는 무릎을 꿇고 엉덩이를 들어 허리를 편다.

④ 요양보호사는 대상자 뒤에서 허리를 잡아 주고 한 손은 어깨를 지지하여 준다.

⑤ 건강한 쪽 무릎을 세워 천천히 일어나도록 도와주어 휠체어에 앉힌다.

(7) 휠체어에서 바닥으로 옮기기

① 휠체어의 잠금장치를 잠그고 발 받침대를 올려 발을 바닥에 내려놓는다.

② 대상자의 마비 측 옆에서 어깨와 몸통을 지지해 준다.

③ 대상자는 건강한 손으로 바닥을 짚고 건강한 다리에 힘을 주어 바닥에 내려앉는다.

④ 이동하는 동안 상체를 지지하여 준다.

(8) 두 사람이 대상자를 이동시키기

① 휠체어에서 침대로 이동 시

① 휠체어는 침대에 붙여 평행하게 놓고 잠금장치를 고정시킨다.

② 한 사람은 대상자 뒤쪽에 서고, 다른 한 사람은 대상자 다리 바깥쪽에 선다.

③ 뒤쪽에 선 사람은 양쪽 겨드랑이 아래로 팔을 넣어 대상자 팔을 안쪽에서 밖으로 잡는다.

④ 다리 쪽에 선 사람은 종아리 아래, 다른 한 손은 넙다리 밑에 넣고 안정된 자세를 취한다.

⑤ 하나, 둘, 셋 구령과 함께 들어 올린다.

② 침대에서 침대로 이동 시

① 대상자의 두 팔을 가슴에 모아 준다.

② 대상자의 두 다리를 모으고 무릎을 세운다.

③ 한 사람은 어깨와 허리 쪽을 지지한다.

④ 다른 한 사람은 허리 아래와 무릎 밑을 지지한다.

③ 도구를 이용한 대상자 이동

앉아 있을 수 있는 대상자인 경우에만 자세 변환용 천을 이용한다.

(9) 휠체어에서 이동 변기로 옮기기

① 휠체어의 잠금장치를 잠근다.

② 이동 변기는 대상자의 건강한 쪽에 오도록 하여, 휠체어와 약 30~45°로 비스듬히 놓는다.

③ 휠체어의 발 받침대를 접고 대상자의 두 발을 바닥에 지지하도록 한다.

④ 무릎과 허리를 지지한다.

⑤ 대상자는 건강한 손으로 변기의 먼 쪽 손잡이를 잡도록 한다.

⑥ 엉덩이를 이동시켜 앉힌다.

(10) 휠체어에서 자동차로 이동

① 휠체어 잠금장치를 고정하고 발판을 접은 후 대상자의 양쪽 발이 바닥을 지지할 수 있도록 내려놓는다.

② 요양보호사 무릎으로 대상자의 마비 측 무릎을 잘 지지하고 대상자를 일으켜 대상자의 엉덩이부터 자동차 시트에 앉을 수 있도록 한다. 이때 대상자의 건강한 손으로 자동차 손잡이를 잡도록 한다.

③ 다리를 한쪽씩 올려놓는다. (건강한 다리→ 마비 다리 순으로)

④ 옆자리에 앉아서 도와야 한다.

(11) 자동차에서 휠체어로 이동

① 휠체어 잠금장치를 잠근다.

② 대상자 다리부터 밖으로 내린다. 이때 어깨를 잘 지지하여 준다.

③ 대상자의 양쪽 발이 충분히 바닥을 지지하도록 하고 요양보호사 무릎으로 대상자의 마비 측 무릎을 지지하고 휠체어에 돌려 앉힌다.

5) 보행 돕기(자가, 기구 이용)

요양보호사는 대상자의 불편한 쪽을 지지해 준다.

(1) 선 자세에서 균형 잡기

① 의자나 손잡이 등을 한 손으로 잡고 약 3분간 서 있을 수 있도록 연습시킨다. 대상자의 불편한 쪽의 몸을 받쳐 준다.
② 서 있는 동작이 가능하면 전후좌우로 천천히 체중을 이동하거나 가볍게 제자리걸음을 해서 균형 잡는 연습을 시킨다. 대상자의 불편한 쪽의 몸을 받쳐 준다.

(2) 보행 벨트 사용하기

① 허리 부분(벨트 부분)에 맞춰 벨트를 묶는다.
② 요양보호사는 대상자의 불편한 쪽 뒤에 서서 벨트 손잡이를 잡는다.

(3) 성인용 보행기 사용 돕기

① 보행기 점검

① 고무받침이 닳지 않았는지를 확인한다.
② 접이식 보행기라면 펼친 후 잠김 버튼이 완전히 채워졌는지 확인한다.
③ 미끄러지지 않는 양말과 신발을 신도록 돕는다.
④ 대상자 앞에 보행기를 두고, 바퀴를 잠그고 대상자가 일어서도록 돕는다.
⑤ 팔꿈치가 약 30°로 구부러지도록 대상자 둔부 높이로 조절한다.

② 보행기 사용법(양쪽 불편)

① 보행기를 앞으로 한 걸음 정도 옮긴다.
② 보행기 쪽으로 한쪽 발을 옮긴다.
③ 나머지 한쪽 발을 먼저 옮긴 발이 나간 지점까지 옮긴다.

> **TIP**
> ※ 한쪽 다리가 약한 대상자
> (약한 다리 / 보행기) 함께→ 건강한 다리

(4) 지팡이 이용 보행 돕기

1 지팡이 길이 결정 방법

① 지팡이를 한 걸음 앞에 놓았을 때 팔꿈치가 약 30° 구부러지는 정도
② 지팡이 손잡이가 둔부 높이
③ 신발을 신고 똑바로 섰을 때 손목 높이

2 지팡이 보행 방법

① 고무받침이 닳지 않았는지 확인한다.
② 미끄러지지 않는 양말과 신발을 신도록 돕는다.
③ 대상자의 건강한 쪽 손으로 지팡이를 잡고 선다.
④ 발 앞 15cm, 옆 15cm 지점에 지팡이 끝을 놓는다.
⑤ 마비 측 다리를 앞으로 옮겨 놓는다.
⑥ 건강한 쪽 다리를 옮겨 놓는다.

3 지팡이 이용 보행 돕기

→ 옆에서 보조
요양보호사는 지팡이를 쥐지 않은 옆쪽에 위치한다.

→ 뒤에서 보조
대상자의 어깨와 허리 부위를 지지하며 보행한다.

→ 계단을 오를 때
지팡이→ 건강한 다리→ 마비된 다리 순서

→ 계단을 내려갈 때 · 평지 이동할 때
지팡이→ 마비된 다리→ 건강한 다리 순서

6) 이송 돕기

① 순환 평가, 기도 확보, 호흡 평가를 실시하고 들것이나 기타 응급장비를 사용한다.
② 이차 손상과 기존 상태 악화 방지를 위해 이송 순서와 계획을 수립한다.

③ 대상자에게 설명하여 가능하면 대상자 이송 시 협조하게 한다.

④ 무리하여 혼자서 대상자를 옮기려 하지 말고, 필요하면 주변 사람에게 요청하여 도움을
   받는다.

⑤ 움직임을 최소로 하여 이송한다.

(1) 외상이 없을 경우 들어 올리기

① 요양보호사는 등을 곧게 펴게 하고 무릎을 굽힌다.

② 대상자 쪽으로 바짝 붙어서 손 전체를 이용하여 대상자를 잡는다.

③ 요양보호사의 한쪽 발을 다른 쪽 발보다 약간 앞쪽에 위치하도록 한다.

(2) 외상이 의심될 경우 들어 올리기

척추 고정판 중앙에 대상자를 놓고 무릎, 손목과 엉덩이, 위팔 순서로 고정시킨다.

(3) 1인 부축하기

요양보호사는 대상자의 손상되지 않은 쪽에 서서 대상자의 손상되지 않은 쪽(건강한) 팔을
요양보호사의 어깨에 걸치게 하고 대상자의 손목을 잡고 이송한다.

5. 감염 및 안전관리

1) 감염

미생물이 몸속에 침입해 수가 증식하는 것

(1) 감염의 증상

① 감염이 발생한 부위에 나타나는 증상

열감, 빨갛게 발적, 통증, 부종(붓는 것), 삼출물(상처에서 나오는 액체 등)의 증가

② 호흡기계 감염 시

인후통, 기침, 객담, 호흡 곤란 등

③ 비뇨기계 감염 시

배뇨장애, 배뇨통, 소변 색의 변화

④ 기타

발열, 안면홍조(얼굴이 빨갛게 달아오름), 발진, 피곤, 의욕상실, 두통, 근육통
식욕저하, 빈맥(맥박이 빨리 뜀), 탈수, 쇼크 등

(2) 감염 예방 방법

① 손씻기

감염 예방에 가장 기본적이고 효과적인 방법은 손 씻기이다.

② 분비물 처리

① 배설물을 만질 때에는 반드시 장갑을 착용한다.
② 오염된 세탁물은 장갑을 끼고 격리 장소에 따로 배출한다.
③ 가정에서는 배설물이 묻은 의류나 물건을 따로 세탁한다.
④ 물품에 혈액이나 체액이 묻은 경우 찬물로 닦고 더운물로 헹군다.
⑤ 배설물 처리 후에는 장갑을 착용하였더라도 손을 씻는다.

③ 요양보호사 위생관리

① 청결을 위해 매일 샤워나 목욕을 한다.
② 손을 자주 씻는다.
③ 로션을 사용한다. (피부가 트거나 갈라짐 방지)
④ 분비물이 묻지 않도록 주의한다.
⑤ 오염된 장갑은 정해진 곳에 버린다.
⑤ 필요시 보호 장구(마스크, 가운, 장갑 등)를 착용한다.

④ 흡인 물품관리

흡인: 코와 입의 가래나 분비물을 제거하는 것

> **TIP**
> 흡인은 원칙적으로 의료인이 실시한다.

① 흡인병은 분비물을 버리고, 1일 1회 이상 깨끗이 닦는다.
② 한 번 사용한 카테터는 분비물이 빠질 수 있게 물에 담궈 놓는다.
③ 흐르는 물에 카테터를 비벼 씻는다. 소독 컵은 깨끗하게 씻는다.

④ 전용 냄비에 소독할 컵과 카테터를 넣고 충분히 잠길 정도의 물을 붓고 15~20분 이상 끓여서 소독한다.

⑤ 소독한 컵은 자연 건조시킨다.

⑥ 끓인 카테터는 쟁반에 널어서 그늘에서 말린다.

⑦ 사용한 물품은 씻어 놓은 후 사용하기 직전에 소독한다.

2) 낙상

(1) 낙상 위험 요인

1 신체 심리적 위험 요인

① 시력 감퇴: 시야가 좁아지고 낮은 조명에서 적응력이 떨어진다.

② 청력 감퇴: 청력과 함께 균형 감각도 저하된다. 청력이 저하되어 잘 듣지 못한다.

③ 근력 및 균형 감각 감퇴: 몸이 앞으로 기울어진다.

④ 신경 및 인지적 변화: 노인은 반사작용이 느려진다.

⑤ 질환으로 위험: 야뇨증, 빈뇨로 자주 화장실에 다니다가 넘어질 수 있다. 저혈당 부정맥으로 쓰러질 수 있다.

⑥ 약물로 인한 위험: 혈압 강하제는 저혈압을 일으켜 낙상할 수 있다.

2 환경적 위험 요인

① 눈부심이 있거나 장소별로 조도에 차이가 크면 낙상 발생 위험 요인이 된다.

② 고정되지 않은 매트, 물기 있는 마룻바닥, 평평하지 않은 바닥, 문턱, 바닥에 어질러진 물건, 미끄러운 복도, 경사가 급한 장소

③ 난간이 없는 계단

④ 보행에 방해가 되거나 필요한 물건이 멀리 떨어져 있는 등 부적절한 가구 배치

⑤ 침대 난간을 올리지 않은 경우

(2) 낙상으로 인한 합병증

1 신체적 손상

골절(고관절), 통증, 부동

2 정신적 손상

의식 저하, 불안, 낙상에 대한 공포

> **TIP**
> 낙상한 대상자를 발견하면, 절대 움직이지 못하게 해야 한다.
> 의료진이 올 때까지 낙상 대상자를 지킨다.

3 · 기본 요양보호각론

(3) 장소에 따른 낙상 예방법

장소	낙상 예방 방법
계단	손잡이와 미끄럼 방지 장치를 만든다.
욕실	• 미끄럼 방지 매트를 사용한다. • 손잡이를 만든다. • 변기는 팔걸이가 있는 것을 사용한다.
거실, 복도	• 가능하면 문턱을 없앤다. • 문턱이 있는 경우 경사도를 설치한다. • 주위의 물건을 최소화하고 정리한다. • 바닥에 물기는 바로 닦고 미끄럼 방지 매트를 사용한다.
조명	• 필요시 야간 등을 켜두고 손 가까이에 전등 스위치를 둔다. • 직사광선을 막기 위해 스크린이나 블라인드를 사용한다. • 실내의 각 방과 통로, 계단, 욕실 등에 적절한 조명을 한다.
침대	• 침대의 침대 난간을 올리고 침대 높이는 낮춘다. • 바퀴에 잠금장치를 한다.
화장실	• 화장실에 손잡이를 만들고, 이동식 좌변기도 손잡이를 만든다. • 화장실 바닥에 물기를 없앤다.

3) 재해

(1) 화재

> **TIP**
> 불 가까이에 연소되는 물건을 두면 안 된다.

① 화재 예방 및 진화 요령, 대피 경로, 화재 시 본인의 역할 등을 명확히 숙지한다.

② 전열기구를 사용할 때는 하나의 콘센트에 여러 개의 전기기구 플러그를 함께 사용하지 않는다.

③ 음식을 조리하는 중에는 가급적 주방을 떠나지 않는다. 특히 기름 종류(식용유 등)를 사용하여 음식을 할 때는 주방을 떠나지 않는다.

④ 성냥이나 라이터, 양초 등은 노인과 어린이들의 손이 닿지 않는 곳에 보관한다.

⑤ 난로 곁에는 불이 붙는 물건을 치우고 세탁물 등을 널어놓지 않는다.

⑥ 소화기가 비치된 장소를 알아 두고 사용법을 익힌다.

⑦ 일을 마치고 떠날 때는 전기, 가스, 석유, 전기기구 등이 꺼졌는지 확인한다.

(2) 수해

① 유사시 대피 경로, 본인의 역할 등을 명확히 숙지하고 있어야 한다.

② 모래주머니 등을 사용하여 막는다.

③ 욕조에 물을 받아 둔다. (상수도 오염에 대비하여)

④ 전기 차단기를 내리고 가스 밸브를 잠근다.

⑤ 물이 빠진 후 창문을 열어 환기를 한다.

⑥ 가스와 전기는 기술자의 안전 조사가 끝난 후 사용한다.

⑦ 몸이 젖었을 때는 비누를 이용하여 깨끗이 씻는다.

(3) 지진

① 높은 곳에서 떨어질 수 있는 물건, 깨질 수 있는 물건을 치운다.

② 깨지기 쉬운 유리그릇 등은 잠글 수 있는 곳에 보관한다.

③ 가스 · 전기 · 수도를 차단하는 방법을 미리 익혀 둔다.

④ 크고 견고한 구조물의 아래 또는 옆으로 피난하여 몸을 웅크린다.

⑤ 대피할 수 있는 공터, 학교, 공원 등을 미리 알아 둔다.

(4) 정전

① 손전등을 미리 준비해 둔다.

② 전기기기를 한 번에 많이 사용하면 정전과 화재의 원인이 될 수 있다.

③ 정전이 된 때는 누전 차단기의 이상 유무를 확인한다.

④ 복구된 후에는 가전제품을 플러그에 하나하나 순서대로 꽂는다. 시간 간격을 두고 실시해야 과전류에 위한 손상을 일으키지 않는다.

⑤ 냉동식품을 점검한다.

(5) 전기 사고

① 찌릿한 느낌이 들거나 소음이 나거나 냄새가 나면 즉시 사용을 중단하고 확인한다.

② 전선이 벗겨지거나 다른 파손이 있는지를 살펴보고 이상이 있으면 사용하지 않는다.

③ 하나의 콘센트에 여러 개의 전기 코드를 꽂지 않도록 한다.

④ 의료기기는 반드시 접지용 3핀 플러그를 사용한다. 콘센트로부터 플러그를 뺄 때는 플러그를 꼭 잡고 똑바로 뺀다.

⑤ 습기가 있는 곳에서는 콘센트에 보호용 커버를 씌워 사용한다.

⑥ 전기기구 물품 세척 시나 수선 시에는 절대로 전기를 연결하지 않는다.

⑦ 만일 전기 쇼크를 입으면 전류가 차단될 때까지 다른 사람이 닿지 않도록 해야 한다.

6. 복지 용구 사용

구매 품목 (9종)	대여 품목 (8종)
가. 이동 변기	가. 수동 휠체어
나. 목욕 의자	나. 전동 침대
다. 성인용 보행기	다. 수동 침대
라. 안전 손잡이	라. 욕창예방 매트리스
마. 미끄럼 방지 용품	마. 이동 욕조
바. 간이 변기(간이 대변기 · 소변기)	바. 목욕 리프트
사. 지팡이	사. 배회감지기
아. 욕창 예방 방석	아. 경사로
자. 자세 변환 용구	

> **TIP**
> 장기요양등급자는 연간 160만 원 한도 내에서 복지 용구를 구매 또는 대여하여 사용할 수 있다.

1) 수동 휠체어

(1) 사용 시 주의사항

① 잠금장치 사용

움직이지 않는 때는 평평한 지면에 두며 잠금장치를 항상 잠가 두어야 한다. 특히 대상자가 내리고 탈 때에는 잠금장치가 잠겨있는지 확인한다. 2단 잠금장치는 경사로를 내려갈 때나 미끄러운 바닥을 이동할 때 사용한다.

> **TIP**
> 휠체어 타이어의 적정 공기압은 엄지손가락으로 힘껏 눌렀을 때 0.5cm 정도 들어가는 상태이다.

② 보관
- 타이어 뒷바퀴 공기압이 너무 적으면 잘 굴러가지 않고 잠금장치 기능이 약해지며, 공기압이 너무 많으면 진동 흡수가 잘되지 않는다.
- 접은 상태에서 보관한다.

> **TIP**
> 타이어 공기압은 잠금장치 작동과 밀접한 관계가 있다.

2) 욕창 예방 매트리스

매트리스의 교대 부양을 통해 압력을 분산시켜 욕창을 예방한다.

(1) 선정 시 고려사항

정상 동작을 확인하기 위해 손을 대상자의 등과 엉덩이 밑에 넣어 매트리스가 환자를 부양하는지 확인한다.

(2) 사용 시 주의사항

① 요양보호사는 욕창 예방 매트리스 위에 올라갈 때, 낙상할 수가 있으므로 주의한다.
② 날카로운 물건이나 열에 닿으면, 매트리스가 터져서 공기압이 새어 나올 수 있기 때문에 조심해야 한다.
③ 24시간 사용하는 기구로 사용 중에는 대상자 이외의 다른 사람이 매트리스에 올라가지 않는다.
④ 열을 발산하는 제품(찜질기 등)과 함께 사용하지 않는다.
⑤ 하루에 한 번은 기구의 정상 동작을 확인한다.

(3) 소독 방법

① 매트리스 셀은 공기를 빼고 흐르는 물로 씻고 건조시킨다.

3) 침대

(1) 선정 시 고려사항

① 프레임은 견고하고 녹이 나지 않아야 한다.
② 등 부위 또는 다리 부분이 높낮이를 조절할 수 있어야 한다.
③ 침대 난간이 부착되어야 한다.
④ 바퀴, 수액병 거치대, 매트리스, 식탁을 갖추고 있어야 한다.
⑤ 크랭크 손잡이를 사용하지 않을 경우에는 안전을 위하여 안으로 들어가는 수납 방식이어야 한다.

(2) 사용 시 주의사항

① 사용 전 준비사항

① 바퀴의 잠금장치는 항상 잠가 둬야 한다.
② 침대 난간을 세워 고정시킨다.

3 · 기 본 요 양 보 호 각 론

2 조작 방법 및 순서

① 등판, 다리판 각도 조절: 크랭크 손잡이를 펴서 오른쪽으로 회전시키면 등판, 다리판이 올라가고, 왼쪽으로 회전시키면 내려간다.

② 침대 난간: 대상자의 신체 부위가 끼이지 않았는지 확인한다.

③ 바퀴: 개별 잠금장치가 있어 페달을 발로 밀어서 고정하거나 해제한다.

3 사용 중 주의사항

① 다른 곳으로 위치를 변경할 경우 양쪽 측면 난간을 올린다.

② 침대 난간을 잡고 침대를 움직이지 않는다. 침대 난간에 몸을 지탱하여 침대에 오르거나 내려가지 않는다.

③ 침대 난간 설치 시 사잇대 사이에 손을 넣지 않는다.

④ 잠금장치를 고정시킨 상태에서 강제로 이동하지 않는다.

⑤ 등판, 다리판 작동 손잡이는 너무 빨리 작동하지 않는다.

⑥ 크랭크 손잡이 회전이 멈춘 상태에서 강제로 회전시키지 않는다.

⑦ 등판, 다리판 하강 시 작동 부위에 손이나 신체의 일부분이 끼이지 않도록 한다.

⑧ 전동 침대의 조절 부위는 물이 들어가지 않도록 한다.

4 사용 후 보관 및 관리 방법

사용하지 않을 때에는 높낮이를 가장 낮은 위치에 오도록 한다.

(3) 안전한 침대 사용법

① 낙상을 예방하기 위해 대상자가 침대 위에 있을 때는 항상 침대 난간은 올려놓아야 한다.

② 침대 난간에 기대지 않도록 하여야 한다.

③ 침대 난간을 고정하는 볼트 등을 항상 확인하여 흔들리지 않도록 하여야 한다.

④ 침대 바퀴는 항상 고정되어 있어야 한다.

⑤ 자주 사용하는 물건은 가까이 둔다.

4) 지팡이

가장 많이 사용되고 있는 지팡이는 T자형 한 발 지팡이이다

(1) 지팡이의 종류

① 한 발 지팡이

- ① 작고 간단하고 가볍다.
- ② 지팡이 중 안정성은 가장 떨어진다.

② 네 발 지팡이

기저면이 넓어 체중 지지에 도움이 된다.

(2) 사용 시 주의사항

지팡이 바닥 끝에 있는 고무가 닳았는지 수시로 확인하여야 한다.

5) 성인용 보행기

(1) 성인용 보행기의 종류

① 보행 보조차(실버카)

- ① 의자와 간단한 물건을 담을 수 있는 바구니가 있다.
- ② 잠금장치 손잡이가 있다.
- ③ 가장 불안정한 보행기이므로 보행기에 기댈 필요가 없는 균형 능력이 좋은 대상자에게 적합하다.
- ④ 잠시 휴식 시 앉을 곳이 필요한 대상자에게 적합하다.

② 보행차

뇌졸중으로 반신마비가 된 사람은 오히려 사용하지 않거나 사용에 신중해야 한다.

6) 이동 변기

화장실까지 이동하기 어려운 대상자가 편리한 장소에서 쉽게 배설할 수 있도록 해준다.

(1) 선정 시 고려 사항

- ① 대소변 받이(변기통)는 탈·부착하여 청소할 수 있어야 한다.

② 팔걸이와 등받이가 있어야 한다.

(2) 사용 시 주의사항

① 가벼기 때문에 미끄러지거나 넘어질 수 있으므로 주의가 필요하다.
② 사용 전 4개의 다리가 지면에 완전히 고정되어 있는지 확인한다.
③ 변기를 한쪽 손잡이만 잡고 일어서지 말고 덮개에 기대지 않는다.
④ 좌변기 시트에 올라서지 않는다.
⑤ 변기통이 있는지 확인하고 사용하도록 한다.

7) 간이 변기

이동이 불편한 대상자가 침대 등에서 용변을 해결하기 위해 반듯이 누운 자세에서 사용한다.
소변기는 소변량을 측정할 수 있도록 눈금이 있어야 하며, 소변 색상을 볼 수 있도록 흰색 혹은
투명하여야 한다.

8) 안전 손잡이

거동이 불편한 대상자가 신체 균형을 유지하는 데 도움을 주어 낙상을 예방한다.
미끄러지지 않는 재질이 좋다.

(1) 사용 시 주의사항

① 안전 손잡이가 빠져서 넘어지는 사고가 있으므로 사용 전 점검한다.
② 벽과 안전 손잡이 사이에 팔이 끼면 골절되는 경우가 있으므로 주의가 필요하다.

9) 목욕 의자

(1) 선정 시 고려사항

① 앉는 면이 높지 않고, 등받이가 높고 팔걸이가 있어야 한다.
② 의자 부분에 구멍이 있거나 홈이 파여 있어 물이 흐르도록 한다.
③ 다리 밑 부분은 미끄러지지 않는 재질이어야 한다. 다만, 바퀴가 부착된 목욕 의자인 경우에는 모든 바퀴에 잠금장치가 있어야 한다.

(2) 사용 시 주의사항

미끄러져 넘어지는 것에 주의하여야 한다.

10) 목욕 리프트

다리가 불편한 대상자가 목욕할 때 편리하다.

TIP
충전용 배터리만 목욕 리프트의 전원으로 사용해야 한다.

① 등받이 각도가 조절되어야 한다.
② 높낮이가 자동으로 조정되어야 한다.

11) 이동 욕조

(1) 사용 시 주의사항

① 평평하고 이물질 없는 장소에서 사용한다.
② 욕조를 잡고 일어나거나 앉지 않는다.
③ 한 번에 한 사람만 사용한다.
④ 송곳, 날카로운 도구가 닿지 않도록 한다.
⑤ 응급상황 발생 시에는 배수 밸브를 열어 즉시 물을 뺀다.

TIP
접거나 공기를 빼서 보관한다.

TIP
이동 욕조 표면은 미끄럼 방지가 되어 있어야 한다.

3 · 기본 요양보호각론

12) 미끄럼 방지 용품

① 미끄럼 방지 매트를 사용할 때는 걸려 넘어지지 않도록 주의하여야 한다.
② 미끄럼 방지액은 바닥에 물기를 완전히 제거한 후 발라 주어야 한다.

13) 배회 감지기

치매 증상이 있거나 배회 또는 길 잃기 등 문제 행동을 보이는 대상자들의 실종을 미연에 방지하는 장치이다.

(1) 사용 시 주의사항

① 항상 전원 및 작동 상태를 확인한다.

② 매트형의 경우 밟거나 센서를 통과할 때 작동이 잘 되는지 수시로 점검하여야 한다.

③ 매트가 밀리거나 걸려서 넘어질 수 있으므로 주의가 필요하다.

④ GPS형의 경우 물에 젖어 오작동 될 수 있으므로 주의가 필요하다.

14) 휴대용 경사로

휠체어를 이용하는 대상자의 이동을 돕기 위한 이동식 경사로이다.

[식사 및 영양] (59문제)

1. 노인이 영양을 잘 섭취해야 하는 이유를 고르시오.

> 가. 질병 예방   나. 노화 지연   다. 면연력 증강   라. 건강 유지

① 가-나 　　　　　② 가-라 　　　　　③ 가-다-라
④ 나-다-라 　　　　⑤ 가-나-다-라

2. 섭취 요양보호의 원칙으로 올바른 것은?

① 대상자를 존중하고 전적으로 도와준다 .
② 대상자의 식사 습관과 소화 능력을 고려한다.
③ 심리적, 사회적 상황은 고려하지 않는다.
④ 사레가 잘 드는 대상자는 묽은 미음을 제공한다.
⑤ 식사는 조용히 혼자 하도록 배려한다.

3. 다음 중 노인의 영양 부족 상태를 알 수 있는 지표는?

① 상처 회복 지연 　　② 적은 식사량 　　　③ 급성 또는 만성질환
④ 경제적 빈곤 　　　　⑤ 불균형적 식사

4. 알갱이 없이 갈아 만든 음식을 제공해야 하는 대상자는?

① 치아가 문제 없고 소화에 문제가 없는 대상자
② 씹고 삼키는 문제는 없지만 입맛이 없다고 호소하는 대상자
③ 치아는 적지만 삼키는 데 문제는 없는 대상자
④ 경관영양을 해야 하는 대상자
⑤ 잘 못 씹고 잘게 썰어도 삼키기 힘든 대상자

해·설·보·기

1. 교재-262p
노인의 건강 상태는 영양 상태에 따라 크게 영향을 받는다.

2. 교재-262p
① 스스로 할 수 있는 것은 스스로 하도록 한다. ③ 심리적, 사회적 상황은 고려한다. ④ 좀 되직한 것이 좋다. ⑤ 사레, 구토, 청색증 등을 관찰하고 대처 해야 한다.

3. 교재-263p
영양 부족 지표-체중 감소, 신체 기능 저하, 마르고 약해 보임, 식욕 부진, 오심, 연하곤란, 배변 양상 변화, 피로, 무감동, 인지장애, 상처 회복 지연, 탈수

4. 교재-264p
잘게 썰어도 삼키기 힘든 대상자에게는 음식의 원래 모양을 알아 볼 수 없을 정도로 갈아서 제공한다.

답 1.⑤ 2.② 3.① 4.⑤

5. 교재 – 교재 264p
① 일반식이–치아에 문제가 없는 대상자 ③ 갈아서 만든 음식–치아가 있고 씹는 데 문제가 없는 대상자 ④ 경구 유동식–의식은 있지만 씹고 삼키는 능력 저하 대상자 ⑤ 경관 유동식–의식이 없고 삼키는 능력이 없는 대상

6. 교재 – 교재 265p
삼키는 능력이 없고 의식장애가 있을 때 비위관을 통하여 제공한다.

7. 교재 –266p
① 식탁의 윗부분이 대상자의 배꼽 높이에 오는 것이 가장 좋다. ③ 팔 받침, 등받이가 있는 의자는 좌우 균형을 잡는 데 도움이 된다. ④ 발바닥이 바닥에 닿지 않는 것이 좋다. ⑤ 의자에 앉았을 때 턱을 약간 들고 앉게 한다.

8. 교재 –267p
이때 머리를 앞으로 약간 숙이고 턱을 당기면 음식을 삼키기가 쉬워진다.

5. 대상자를 위한 식이의 종류를 옳게 설명한 것은?

① 일반식이–치아에 문제가 있지만 소화를 잘 시키는 대상자

② 잘게 썬 음식–치아가 부실하여 씹기 어렵고 삼키는 데 문제가 없는 대상자

③ 갈아서 만든 음식–치아가 있고 씹는 데 문제가 없는 대상자

④ 경구 유동식–치아에 문제가 없고 소화도 잘 시키는 대상자

⑤ 경관유동식–잘 무른 건더기가 있는 음식

6. 경관 유동식을 올바르게 설명한 것은?

① 입에서 위장으로 연결된 관으로 제공하는 음식물

② 삼키는 능력이 있는 대상자에게 제공하는 유동식

③ 입으로 먹는 미음 형태의 액체형 음식

④ 비위관을 통해 제공하는 미음 종류의 음식

⑤ 코에서 식도까지 연결되어 있는 관으로 제공하는 음식물

7. 대상자가 식사할 때 올바른 자세는?

① 식탁 높이와 가슴 높이가 같게 한다.

② 의자 안쪽 깊숙이 앉게 하고 팔꿈치를 식탁 위에 올린다.

③ 의자의 팔받침이 없는 것이 좋다.

④ 발바닥이 바닥에 닿지 않는 것이 좋다.

⑤ 의자에 앉았을 때 턱을 약간 들고 앉게 한다.

8. 침대에서 일어나거나 일어나 앉을 수 없는 대상자에게 식사를 제공할 때 올바른 자세는?

① 머리를 약간 뒤로 젖힌 자세를 하도록 한다.

② 침대 머리를 약 30~60° 높이고 턱을 몸쪽으로 당긴다.

③ 똑바로 누운 자세로 제공한다.

④ 측위 자세로 식사를 제공한다.

⑤ 어깨와 목에 베개를 대 주어 턱을 올리는 자세가 좋다.

답 5.② 6.④ 7.② 8.②

● ● ●
9. 편마비 대상자의 식사 자세로 옳은 것는?

① 똑바로 누워서 식사하도록 한다.

② 가능한 머리를 낮게 한다.

③ 건강한 쪽을 밑으로 하여 약간 옆으로 누운 자세를 취한다.

④ 불편한 쪽이 밑으로 가는 자세를 취한다.

⑤ 비스듬한 자세를 하기 위해 건강한 쪽을 베개나 쿠션으로 지지한다.

9. 교재 -267p
①, ④, ⑤ 건강한 쪽을 밑으로 한 비스듬한 자세가 안정감이 있다. ② 가능한 한 침대 머리를 30~60도 올린다.

● ● ●
10. 연하곤란이 있는 대상자에게 음식을 제공할 때 사레 예방 방법 중 옳은 것은?

① 어깨와 목뒤에 베개를 대어 준다.

② 턱을 위로 들어 올린 자세를 취한다.

③ 턱을 몸쪽으로 당긴 자세를 취한다.

④ 머리를 뒤로 젖힌 자세를 취한다.

⑤ 침상 머리는 낮춘다.

10. 교재 -267p

● ● ●
11. 침대에 걸터 앉아 식사를 할 수 있는 대상자에 대한 설명 중 옳은 것은?

① 발끝이 바닥에 닿으면 된다.

② 균형 잡기가 어려운 대상자에게 적용한다.

③ 침대 끝에 살짝 걸터 앉게 한다.

④ 왼쪽이나 오른쪽 또는 앞뒤에 쿠션을 대어 준다.

⑤ 사고를 예방하기 위해 떠먹여 준다.

11. 교재 -267p
① 발바닥이 바닥에 닿아야 안전하다. ② 균형 잡기가 가능한 대상자에게 적용한다. ③ 깊숙이 안전하게 앉는다. ⑤ 스스로 할 수 있으면 스스로 하게 한다.

● ● ●
12. 요양보호사의 대상자 식사 돕기 기본 원칙으로 옳은 것은?

① 시설 대상자의 음식 선택, 조리 제공을 돕는다.

② 식사 전에 몸을 움직이게 하는 활동은 기분이 좋아지고 식욕이 증진된다.

③ 씹는 능력에 상관 없이 고형 음식을 주어 천천히 드시도록 한다.

④ 가능한 한 누워서 식사하시도록 배려한다.

⑤ 국물 음식은 식사 후에 제공한다.

12. 교재 -268p
① 시설 대상자는 음식 섭취를 돕는다. ③ 씹는 능력에 따라 다르게 제공한다. ④ 가능한 한 앉은 자세를 취해 준다. ⑤ 국물 음식으로 먼저 목을 축이고 음식을 먹도록 한다.

답 9.③ 10.③ 11.④ 12.②

13. 교재 -268p

13. 식사 도중 사례 예방을 위한 올바른 돕기 방법은?

① 고형 음식부터 드시도록 배려한다.

② 음식을 먹으면서 여러 가지 대화를 나눈다.

③ 상체를 올리고 턱을 위로 쳐든 자세를 취한다.

④ 삼키는 능력이 저하된 대상자에게 작게 다진 고형 음식을 제공한다.

⑤ 완전히 삼켰는지 확인 후 음식을 제공한다.

14. 교재 -268p
① 자극적인 새콤 달콤 소스
는 침 분비를 자극하여 사례
의 원인이 될 수 있다. ② 대
상자의 치아 및 연하능력에
따라 식재료의 크기를 조정
하여 제공한다. ⑤ 한번에
숟가락의 1/3의 양이 적당
하다

14. 입맛이 없어 식욕이 떨어진 대상자의 식사 돕기 방법 중 옳은 것은?

① 자극적인 새콤달콤 소스를 사용하여 제공한다.

② 삼키기 좋게 함께 갈아서 제공한다.

③ 식욕이 날 때까지 기다린다.

④ 다양한 음식을 조금씩 준비하여 보기 좋게 차려 준다.

⑤ 한 번에 많은 양을 떠먹여 준다.

15. 교재 -268p

15. 대상자 식사 돕기 방법 중 옳은 것은?

① 충분히 삼킬 수 있는 정도의 양을 입에 넣어준다.

② 안전하게 머리를 낮춰 누운 자세가 좋다.

③ 천식이나 폐의 질병이 있는 경우 주의할 필요는 없다.

④ 완전히 삼키지 않아도 음식을 입에 넣어 준다.

⑤ 국은 식사 후 제공한다.

16. 교재 -268p
신맛이 강한 음식은 침을 많
이 나오게 하여 사례가 들을
수 있으니 주의한다.

16. 연하곤란이 있는 대상자에게 식사 돕기 방법으로 옳은 것은?

① 신맛이 강한 음식을 제공한다.

② 음식을 먹고 있는 도중에는 질문을 하지 않는다.

③ 작고 딱딱한 음식을 제공한다.

④ 식사 도중 사례가 들린 경우에는 물을 준다.

⑤ 똑바로 누운 상태에서 음식을 제공한다.

17. 식탁의자에 앉아 식사할 때 식탁의 높이는?

① 가슴 　　　　② 배꼽 　　　　③ 턱
④ 배꼽 아래 　　⑤ 가슴보다 높은 위치

●●

18. 대상자가 식탁의 의자에 앉아 식사할 때 올바른 자세는?

① 가슴이 식탁의 윗부분에 오는 것이 좋다.
② 의자 안쪽 깊숙이 앉게 한다.
③ 식탁과 1m 간격을 두고 앉아 식사하도록 한다.
④ 발끝이 바닥에 닿는 의자 높이가 안전하다.
⑤ 등받이는 있고 팔걸이는 없는 것이 안전하다.

●●●

19. 연하곤란 대상자가 식사 도중 갑자기 사레가 들리거나 호흡 곤란이 오는 경우에 올바른 요양보호사의 대처는?

① 즉시 따뜻한 물을 제공한다.
② 침대 위로 눕히고 등을 두드린다.
③ 고개를 숙이게 하고 등을 두드려 주어 토하게 한다.
④ 식사를 중단하고 즉시 간호사, 관리 책임자나 시설장에게 보고한다.
⑤ 조금 휴식을 취한 후에 다시 식사하게 한다.

20. 음식물 섭취를 돕는 방법 중 옳은 것은?

① 식사 전 환기하고 조명을 밝게 한다.
② 대상자 스스로 할 수 있더라도 시간이 걸리므로 도와준다 .
③ 머리를 올리기 어려운 자는 똑바로 누운 채로 음식을 떠먹인다.
④ 앉을 수 있는 대상자라도 반 좌위 자세를 취해 준다.
⑤ 식사 전에 대상자 스스로 음식의 온도를 확인하게 한다.

17. 교재 -266p
식탁 윗부분이 대상자의 배꼽 높이에 오는 것이 좋다.

18. 교재 -266p
팔받침, 등받이가 있는 의자는 안전하고 좌우 균형을 잡는 데 도움이 된다.

19. 교재 -268p

20. 교재 -269p
② 스스로 음식을 먹을 수 있도록 격려한다. ③ 옆으로 눕히고 등에 베개를 대고 얼굴을 요양보호사 쪽으로 돌리게 한다. ④ 가능하면 앉힌다. ⑤ 요양보호사가 먼저 음식의 온도를 확인한다.

답 17.② 18.② 19.④ 20.①

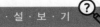

21. 교재 -269p
② 대상자가 왼손잡이면 왼쪽에서 ③ 숟가락 끝부분을 입술 가장자리에 대고 음식을 먹인다. ④ 재촉해서는 안 된다. ⑤ 식사에 집중하도록 이야기를 시키지 않는다.

22. 교재 -268p

23. 교재 -267p
① 가능하다면 30분 정도 앉았다 눕도록 한다. ③ 입가에 묻은 음식물은 바로 닦아 준다. ④ 건강한 쪽을 밑으로 비스듬이 눕힌다. ⑤ 음식을 먹고 있는 도중 대상자에게 말을 시키지 않는다.

24. 교재 -268p
d. 스스로 할 수 있는 것은 스스로 하도록 한다.

답 21.① 22.④ 23.② 24.⑤

21. 식사 돕기 방법 중 옳은 것은?

① 음식물의 양은 숟가락의 1/3가량을 떠서 그릇에 놓고 한손으로 받쳐서 입 안에 넣어 준다.
② 대상자가 왼손잡이면 요양보호사는 오른쪽에서 식사를 제공하는 것이 좋다.
③ 숟가락 끝부분을 입술 중앙에 대고 음식을 먹인다.
④ 입안에 있는 음식물를 빨리 삼키도록 재촉한다.
⑤ 즐겁게 이야기를 하면서 식사하도록 유도한다.

22. 식욕이 없는 대상자의 식사 돕는 방법으로 옳은 것은?

① 식욕 증진제를 준다.
② 비위관 영양을 한다.
③ 양념을 많이 해서 준다.
④ 다양한 음식을 조금씩 내놓고 반찬 색깔을 보기 좋게 담아낸다.
⑤ 식욕이 있을 때 제공한다.

23. 편마비가 있는 대상자 식사 도움시 유의 할 점은?

① 식사 후 가능 하다면 10분정도 앉았다 눕도록 한다
② 입가에 흐르는 음식물은 바로 닦아준다
③ 입가에 묻은 음식물은 식사 후 한꺼번에 닦아준다
④ 누워서 식사 할 경우 마비된 쪽을 밑으로 비스듬이 눕힌다
⑤ 즐겁게 이야기를 하면서 식사 하도록 유도한다

24. 다음 내용 중 스스로 식사하는 대상자를 위해 유의해야 하는 내용은?

a. 식사하는 동안 사레가 드는지 관찰한다.
b. 음식을 한입에 너무 많이 넣는지 살펴본다.
c. 너무 빨리 먹거나 조급하게 먹는지 살핀다.
d. 식사 중 대상자를 전적으로 도와준다.

① a-c-d   ② a-b-c-d   ③ b-c-d   ④ a-d   ⑤ a-b-c

25. 대상자의 식사 돕기 방법으로 옳은 것은?

① 가능하다면 10분 정도 앉았다 눕도록 한다.

② 숟가락 끝을 입술 가운데로 넣어 준다.

③ 편식하는 대상자는 좋아하는 것을 먹도록 격려한다.

④ 스스로 식사를 할 수 있으면 식사 중에는 관찰할 필요가 없다.

⑤ 편마비인 경우에는 마비 쪽 입안에 음식 찌꺼기가 남아 있지 않도록 식후 구강관리를 한다.

26. 경관영양 적용 대상자는?

① 입으로 식사를 할 수 없고 영양 공급이 불충분할 때 적용한다.

② 영양 부족 지표가 있는 대상자에게 적용한다.

③ 치아가 없는 대상자에게 시행한다.

④ 삼키는 능력은 있지만 영양 위험 요소가 있는 대상자에게 적용한다.

⑤ 임종이 가까운 대상자에게 적용한다.

27. 경관영양 돕기 방법으로 옳은 것은?

① 의식이 없으면 시작과 끝을 알리지 않아도 된다.

② 비위관 주변을 청결히 하고 윤활제를 바른다.

③ 비위관이 새면 즉시 비위관을 제거한다.

④ 영양 주머니는 하루에 한 번 깨끗이 씻는다.

⑤ 코로 식사 공급이 되는 것이므로 구강은 신경 쓰지 않아도 된다.

28. 다음 중 경관영양을 해야 하는 경우는?

① 대상자가 소화 능력은 있는데 의식이 없는 경우

② 입맛이 없어 체중이 감소한 경우

③ 입으로 식사를 할 수 있지만 영양 부족일 때

④ 대상자가 원할 경우

⑤ 영양 부족 위험 요인이 있을 때

25. 교재 -270p
① 30분 정도 앉았다 눕도록 한다. ② 입술 옆쪽에 대고 음식을 넣어 준다. ③ 반찬을 골고루 먹도록 격려한다. ④ 사레나 불편한 점이 있나 관찰해야 한다.

26. 교재 -271p
②, ③, ④ 의식이 없거나 얼굴, 목, 머리 부위의 심한 부상, 마비가 있을 때 적용한다. ⑤ 임종이 가까운 대상자는 억지로 먹이려 하지 않는다.

27. 교재 -271p
① 시작과 끝을 알린다. ③ 비위관 연결 부분을 확인하고 간호사에게 보고한다. ④ 매번 깨끗이 씻어서 말린 후 사용한다. ⑤ 입안을 자주 청결히 하고, 입술 보호제를 발라 준다.

28. 교재 -271p
입으로 식사를 할 수 없는 상황이면서 영양 공급이 불충분할 때 경관영양이 필요하다.

답 25.⑤ 26.① 27.② 28.①

29. 교재 -271p
① 유효 기간 이내의 것만 사용한다. ② 영양액을 뜨겁거나 차지 않도록 한다. ③ 음식이 상할 수 있으므로 주의한다. ④ 건더기로 관이 막힐 수 있다.

30. 교재 -271p

31. 교재 -272p
② 되도록 30분 정도 앉아 있도록 보조한다. ③ 즉시 비위관을 잠그고 시설장 의료진에게 보고한다. ④ 주입 전과 후에 물을 주입해 주어야 한다. ⑤ 앉게 하거나 침상 머리를 올린다.

32. 교재 -272p

29. 경관영양 시 영양액에 관한 설명 중 옳은 것은?

① 냉장 보관한 영양액은 유효 기간이 지나도 상관 없다.

② 영양액을 뜨겁게 해서 준다.

③ 영양액 주입 속도는 되도록 천천히 한다.

④ 영양액은 건더기가 있어야 한다.

⑤ 진한 농도의 영양액은 설사나 탈수를 유발할 수 있다.

30. 비위관 영양을 올바르게 설명한 것은?

① 입에서 식도까지 관을 넣어 영양을 공급하는 것을 말한다.

② 씹고 삼키기에 문제가 없는 대상자에게 적용한다.

③ 천천히 주입할수록 대상자의 소화에 도움을 준다.

④ 영양 주머니의 높이가 위장과 같은 높이에 두어야 한다.

⑤ 긴 관을 한쪽 코를 통해 위까지 넣어 영양을 제공하는 것이다.

31. 경관영양 시 주의사항으로 올바른 것은?

① 주입 중 비위관이 빠지거나 새는지 관찰한다.

② 주입 후에는 1시간 정도 앉아 있도록 보조한다.

③ 토하거나 청색증이 나타나면 즉시 비위관을 빼야 한다.

④ 영양액 주입 후에만 물을 주입해 주어야 한다.

⑤ 대상자를 옆으로 눕혀 주입하면 질식을 예방한다.

32. 비위관 영양 시 갑자기 얼굴색이 파랗게 될 때 요양보호사의 행동으로 옳은 것은?

① 비위관을 우선 잠그고 즉시 보고한다.

② 요양보호사가 비위관을 제거한다.

③ 비위관 주입 속도를 줄인다.

④ 들어간 영양액을 주사기로 빼낸다.

⑤ 자세를 반 좌위로 하고 얼굴색이 돌아올 때까지 기다린다.

답 29.⑤ 30.⑤ 31.① 32.①

33. 음식을 떠먹일 때 특별히 주의를 해야 대상자는?

① 퇴행성 관절염 대상자

② 천식이나 폐질환으로 숨을 쉬기 힘든 대상자

③ 팔에 골절을 입은 대상자

④ 팔등에 화상을 입은 대상자

⑤ 건강에 아무런 이상이 없는 대상자

34. 음식 섭취를 도울 때 되도록 앉히거나 침상 머리를 올리는 이유는?

① 삼킬 때 기도로 넘어가는 것을 예방하기 위해

② 기도를 여는 자세를 위해

③ 음식이 잘 보이게 하기 위해

④ TV가 잘 보이게 하기 위해

⑤ 계속 누워 있는 경우 허리가 아파서

35. 비위관 영양 도중 시설장이나 간호사에게 보고해야 하는 경우는?

① 비위관이 꺾여 있을 때

② 대상자가 비위관을 빼려고 할 때

③ 주입 속도에 맞게 천천히 들어갈 때

④ 주려고 하는 영양액이 너무 차가울 때

⑤ 토하거나 청색증을 보일 때

36. 투약 돕기 시 주의사항으로 옳은 것은?

① 냉장 보관한 약은 유효기간이 지나도 상관없다.

② 크기가 큰 약은 요양보호사 임의대로 쪼개서 복용해도 된다.

③ 처방된 약 이외의 약을 섞어 주지 않는다.

④ 처방된 약은 복용 후에 관찰이 필요치 않다.

⑤ 약을 삼키지 못할 경우 임의대로 갈거나 잘게 쪼개서 준다.

해 · 설 · 보 · 기

33. 교재 −269p
요양보호 대상자가 오른손 잡이였다면, 오른쪽에서 밥을 먹여 줘야 편안하게 느낀다.

34. 교재 −268p
사레가 들리지 않도록 가능한 한 앉은 자세나 몸의 윗부분을 높게 해주고 턱을 몸쪽으로 당긴 자세를 취해 준다.

35. 교재 −272p
비위관을 잠근 후 즉시 시설장이나 간호사 등에게 알린다.

36. 교재 −273p
① 유효기간이 지나거나 확실 하지 않은 약은 절대 사용하지 않는다. ②, ⑤갈거나 쪼개지 말고 의료진에게 문의 후 지시에 따른다. ④ 투약 후에는 평소와 다른 이상 증상이 있는지 관찰한다.

답 33.② 34.① 35.⑤ 36.③

37. 교재 -273p
① 즉시 시설장, 간호사에게 보고한다. ③ 만지기 전에 반드시 비누로 손을 깨끗이 씻는다. ④ 지시에 따라 매일 복용하는 약은 복용할 수 있다. ⑤ 흡수가 잘 되도록 물을 되도록 많이 마시도록 돕는다.

38. 교재 -274p
② 시설장, 관리 책임자, 간호사에게 보고한다. ③ 혈압약은 복용하도록 한다. ④ 약간의 물에 녹여 투약한다. ⑤ 약을 입에 직접 넣어 준다.

39. 교재 -274p
①, ② 약병에 손을 넣어 꺼내지 않는다. ④ 물과 함께 복용한다. ⑤ 흔들어 섞은 후 따른다.

40. 교재 -274p

37. 경구약 복용 도움 시 주의해야 할 사항으로 옳은 것은?

① 잘못 복용 했을 시에는 물을 많이 주고 보고하지 않는다.

② 약 포장지 겉면의 대상자 이름을 확인한다.

③ 약을 만진 후에 비누로 손을 깨끗이 씻는다.

④ 금식 시에는 모든 약도 복용하지 않는다.

⑤ 복용 후에는 물을 되도록 적게 마신다.

●●●
38. 경구약 복용 도움 시에 요양보호사의 올바른 대처 방법은?

① 물을 충분히 제공하여 위장관에서 잘 흡수되게 한다.

② 삼키는 중에 기침이나 구토하면 보고하지 않고 한 번 더 먹인다.

③ 금식 시에는 혈압약을 주지 않는다.

④ 가루약은 입안에 털어 넣어 준다.

⑤ 대상자가 손을 떠는 경우에 스스로 먹도록 격려한다.

39. 경구약 복용 도움 시 주의사항으로 옳은 것은?

① 손을 깨끗이 씻은 후 알약은 손으로 직접 꺼낸다.

② 손으로 꺼낸 약의 수가 많은 경우에는 약병에 다시 집어 넣는다.

③ 가루약은 물에 녹여 입안에 넣어 준다.

④ 경구약 복용 시 우유와 함께 제공한다.

⑤ 물약을 따를 때는 아래 위가 섞이지 않게 가만히 따른다.

40. 다음의 내용 중 물약 복용 도움 시에 올바른 방법은 ○ 틀린 방법은 ×표 하시오.

① 흔들어서 아래위의 농도를 균일하게 한 후 따른다. ( )

② 종이 수건으로 입구를 닦은 후 뚜껑을 닫는다. ( )

③ 혼탁하거나 색이 변질된 것은 아래위로 잘 흔들어 섞어 투약한다. ( )

④ 뚜껑의 안쪽이 바닥으로 가도록 놓고 계량컵에 따른다. ( )

⑤ 계량컵은 눈 높이로 들고 처방된 물약의 용량만큼 따른다. ( )

⑥ 내용이 적혀 있는 라벨 쪽을 잡고 따른다. ( )

옆장에 →

답 37.② 38.① 39.③
40.① o ② o ③ × ④ ×
   ⑤ o ⑥ o ⑦ × ⑧ ×
   ⑨ × ⑩ o

⑦ 병 안쪽은 손으로 닦는다. ( )

⑧ 용량이 적을 경우에는 입에 직접 적당량 따라 복용케 한다. ( )

⑨ 복용 후에는 물을 마시지 않는다. ( )

⑩ 계량컵에 초과 용량을 따른 경우에는 다시 약병에 붓지 않는다. ( )

41. 안질환이 있는 대상자에게 안약을 투여하는 방법으로 옳은 것은?

① 투여 전에 멸균수를 적신 멸균 솜으로 눈 바깥쪽에서 안쪽으로 닦아 준다.

② 하부 결막낭의 바깥쪽 2/3 부위에 투여한다.

③ 대상자는 앉거나 측위로 눕게 하고 투여한다.

④ 안약을 점적 후 눈을 감고 안구를 움직이게 한다.

⑤ 투여 후 비루관을 잠시 가볍게 눌러 코안으로 흘러내려 가는 것을 막아준다.

42. 안약을 투여하기 전에 눈을 닦아 내는 방법은?

① 눈을 감도록 하고 물휴지로 닦는다.

② 눈을 감도록 하고 문지르면서 닦아 준다.

③ 안구 주위만 원을 그리며 닦아 준다.

④ 눈을 감은 상태로 위에서 아래로 닦아 준다.

⑤ 생리식염수에 적신 멸균 솜으로 눈 안쪽에서 바깥쪽으로 닦아 준다.

43. 안연고 투여 시 올바른 방법은?

① 눈 안쪽을 만지는 것이 아니므로 장갑은 착용하지 않는다.

② 상부 결막낭의 바깥쪽 2/3 부위에 안연고을 투여한다.

③ 상, 하부 결막낭 어느 쪽을 하든지 상관없다.

④ 안연고를 점안한 후 눈을 감고 안구를 움직이게 한다.

⑤ 처음 나오는 것부터 2cm 정도 짜 넣는다.

41. 교재 -275p
① 눈 안쪽에서 바깥쪽으로 닦아 준다. ② 하부 결막낭의 바깥쪽 1/3 부위에 안약을 투여한다. ③ 대상자는 앉거나 똑바로 눕게 하고 안약을 투여한다. ④ 안구를 움직이게 하는 것은 안연고이다.

42. 교재 -275p

43. 교재 -279p
① 손씻고 장갑을 착용한다. ②, ③, ⑤ 하부결막낭의 안쪽에서 바깥쪽으로 2cm 안연고을 투여한다.

답 41.⑤ 42.⑤ 43.④

44. 교재 -275p

44. 다음 중 안약을 투여할 때 눈을 중심으로 올바른 부위는?

① 비루관이 있는 부위

② 상부 결막낭 안쪽 1/3 부위

③ 상부 결막낭 바깥쪽 1/3 부위

④ 하부 결막낭 바깥쪽 1/3 부위

⑤ 눈동자 한 가운데

45. 교재 -274p
꺼낸 시럽을 다시 병에 넣으면, 약이 변하는 원인이 되므로 잘못 따른 약은 버려야한다.

45. 물약 복용 시에 계량숟가락이나 컵을 사용하지 않고 입을 대고 대강의 양을 먹는 경우 우려되는 것은?

① 정확한 약물의 용량을 제대로 지킬 수 없다.

② 냄새나 맛을 구별할 수 없다.

③ 약물의 색을 볼 수 없다.

④ 잘못 삼키면 폐렴에 걸릴 수 있다.

⑤ 질식의 위험이 있다.

46. 교재 -274p

46. 물약 복용 시 약물의 양이 아주 적을 때 효율적인 방법은?

① 바늘을 뺀 주사기를 이용하여 입안에 넣어 준다.

② 물약 적당량을 입에 직접 넣어 준다.

③ 먹기 좋게 물에 희석하여 마시게 한다.

④ 우유에 타서 함께 마신다.

⑤ 물약을 복용 후 물을 한동안 먹지 않는다.

47. 교재 -276p
안연고 투여 시 주의사항
안연고를 사용할 때는 처음 나오는 것은 거즈로 닦아 버린다. 외부 공기에 오염되었을 수 있기 때문이다.

47. 안연고 투여 후 튜브를 관리하는 방법은?

① 입구를 마른 휴지로 닦고 뚜껑을 닫는다.

② 생리식염수에 적신 멸균 솜으로 입구를 닦고 뚜껑을 덮는다.

③ 물휴지로 입구를 닦고 뚜껑을 닫는다.

④ 장기간 보관해야 하므로 냉동 보관한다.

⑤ 입구를 닦지 않고 그대로 보관한다.

답 44.④ 45.① 46.① 47.②

● ● ●

48. 안연고를 투여할 때 지켜야 할 사항 중 옳은 것은?

① 투여 전에 눈을 휴지로 닦아준다.

② 투여 후 눈을 뜬 상태로 눈알을 이리저리 굴린다.

③ 하부 결막낭 안쪽에서 바깥쪽으로 2cm 짜 넣는다.

④ 상부 결막낭 바깥쪽 1/3 부위에 1cm 짜 넣는다.

⑤ 처방된 약의 용량보다 많은 양을 주입한다.

48. 교재 -275p

49. 귀약 투여 시에 필요한 준비 물품을 고르시오.

① 면봉, 비닐장갑, 면으로 된 솜

② 점적기가 달린 약병, 비닐장갑, 귀마개

③ 면으로 된 솜, 면봉, 물휴지

④ 물휴지, 면장갑, 면봉

⑤ 면장갑, 면봉, 면으로 된 솜

49. 교재 -276p
깨끗한 장갑, 면봉, 점적기
가 달린 약병, 면으로 된 솜

50. 귀약 투여 시에 면봉이 필요한 이유는?

① 약을 넣기 전에 귓속의 귀지를 파내기 위해

② 약물을 적셔 귀 안의 상처에 발라 주기 위해

③ 점적하기 전에 면봉에 용액을 묻혀 귓바퀴와 외이도를 깨끗하게 닦아 주기
위해

④ 약을 점적 후 일정 시간이 지나 귓속의 약물을 닦아 주기 위해

⑤ 귀약 점적 후 약병의 입구를 닦아 내기 위해

50. 교재 -276p

● ●

51. 안연고 투여 시에 주의사항은?

① 처음 튜브에서 나오는 것부터 눈에 넣는다.

② 투여 후 눈을 감고 눈꺼풀을 살짝 누르면서 문지른다.

③ 투약 전후에 생리식염수를 적신 멸균 솜으로 눈 안쪽에서 바깥쪽으로 닦아
낸다.

④ 냉장 보관한 안연고는 꺼낸 즉시 사용한다.

⑤ 안연고 투여 후에는 코를 살짝 잡아 주어 약이 코로 흘러가는 것을 막아 준다.

51. 교재 -275p
① 처음 나오는 것은 거즈로
닦아 버린다. ② 눈을 감고
안구를 움직이도록 한다. ④
손으로 약을 따듯하게 하거
나 온수에 잠시 담근다. ⑤
안약 투여 후 코안으로 흘러
내려가는 것을 방지하는 것
이다.

답 48.③ 49.① 50.③ 51.③

52. 교재 −276p
⑤ 작은 솜을 15~20분 동안 귀에 느슨하게 끼워 놓았다 제거한다.

• • •

52. 귀약 투여 시 유의사항은?

① 귓바퀴를 후상방으로 잡아당겨 측면을 따라 정확한 방울 수를 점적한다.

② 약물이 차가울 때에는 뜨거운 물에 잠깐 담가 온도를 높인다.

③ 치료할 귀를 밑쪽으로 하는 편안한 자세를 취한다.

④ 일반적인 귀약 투여 시에는 대상자 이름 확인이 필요 없다.

⑤ 투여 후 작은 솜을 5분 동안 귀에 느슨하게 끼워 놓았다가 제거한다.

53. 교재 −277p
①, ② 이상 증상이 있으면 잠그고 즉시 의료진에게 보고한다. ③ 정맥 주입 속도를 수시로 확인한다. ⑤ 1~2분간 지그시 누르고 절대 비비지 않는다.

•

53. 정맥 주사 주입을 돕는 요양보호사의 올바른 대처는?

① 정확한 약물과 주입 속도를 확인하여 이상 증상이 있으면 즉시 빼 준다.

② 주입 중 이상 증상이 있는 경우 주입 속도를 줄여 준다.

③ 정맥 주입 속도를 2시간마다 확인한다.

④ 바늘 제거 후에는 알코올 솜으로 1~2분 눌러 주어 출혈이 없도록 한다.

⑤ 바늘을 제거한 후에는 문질러 주어 붓는 것을 예방한다.

54. 교재 −277p
주사 주입 대상자에게 정확하게 약이 정확하게 투여되는지 확인하고, 이상이 있는 경우 보고해야 한다.

54. 주사 주입 중 보고 해야만 하는 경우가 아닌 것은?

① 주사 부위가 붉게 되는 경우

② 주사 부위가 부풀어 오르는 경우

③ 주입 중 주사 부위의 통증을 호소하는 경우

④ 가슴이 답답하다고 호소하는 경우

⑤ 수액병이 대상자 심장보다 높게 걸려 있는 경우

55. 교재 −278p
② 그늘지고 건조한 곳에 보관한다. ③ 유효기간이 지난 것은 버린다. ④ 물약은 서늘한 곳에 직사광선을 피해 보관한다. ⑤ 상온의 그늘진 곳에 보관한다.

• •

55. 약 보관 시 주의사항 중 옳은 것은?

① 물약은 약병에 쓰인 보관 방법을 따른다.

② 알약이 담긴 약용기는 햇빛이 비치는 건조한 곳에 보관한다.

③ 냉장고에 보관 중이던 약은 임의대로 유효기간을 늘려도 된다.

④ 물약을 오래 보관하려면 냉동 보관한다.

⑤ 안약이나 귀약은 냉장실에 보관한다.

56. 경관영양 돕기를 하기 위한 올바른 대상자의 체위는?

① 좌위 혹은 반 좌위　　　　② 복위

③ 앙와위　　　　　　　　　④ 측위

⑤ 다리를 올리고 누운 자세

●●●
57. 대상자에게 안약을 점적 시 올바른 위치는?

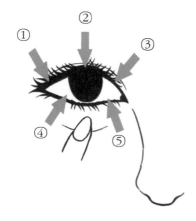

●●●
58. 안연고 투여 시 올바른 눈의 위치는?

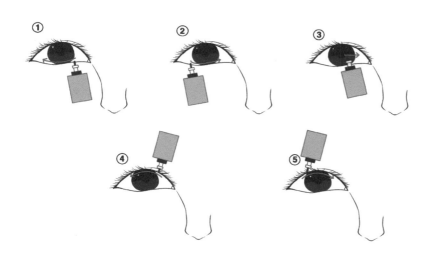

56. 교재 –272p
앉게 하거나 침상 머리를 올린다.

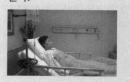

57. 교재 –275p
해설–하부 결막낭 바깥쪽 1/3 부위

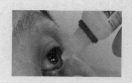

58. 교재 –275p
하부 결막낭 위에 튜브를 놓고 안쪽에서 바깥쪽으로 안연고를 2cm 정도 짜 넣는다.

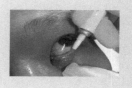

답 56.① 57.④ 58.①

59. 교재 -276p
귓바퀴를 후상방으로 잡아 당겨 약물 투여가 쉽도록 한 후 측면을 따라 정확한 방울 수의 약물을 점적한다.

59. 귀 안쪽에 상처가 있어 귀약 점적 시 귓바퀴를 잡아당기는 방향은?

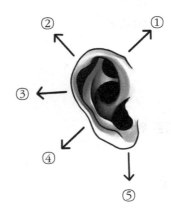

1. 교재 -279p
① 항문은 앞에서 뒤로 닦아 요로계 감염을 예방한다. ② 표정은 찡그리지 않도록 하여 최대한 편안하게 배설하도록 한다. ④ 할 수 있는 부분은 스스로 하게 하고 도움이 필요한 부분만 도와준다. ⑤ 프라이버시를 배려한다.

[2.배설](40문제)

1. 대상자의 배설을 도울 때 옳은 것은?

① 항문은 뒤에서 앞으로 닦는다.
② 배설물을 치울 때 표정을 찡그린다.
③ 배설을 하면 바로 깨끗이 치우고 피부상태도 살펴본다.
④ 배설 시작부터 끝까지 모든 과정을 도와서 안전하게 처리한다.
⑤ 빠르게 처리해야 하므로 옷을 다 벗기고 가려주지 않는다.

2. 교재 -280p
①, ④-배설 중
②, ⑤-배설 후

2. 배설 전 관찰 내용으로 옳은 것은?

① 배변장애   ② 배설 시간   ③ 하복부 팽만감
④ 불편함   ⑤ 색깔

3. 교재 -280p
①, ⑤-배설 전
②, ④-배설 후

3. 배설 중 관찰 내용으로 옳은 것은?

① 배설 억제   ② 통증   ③ 잔뇨감
④ 이전 배설 간격   ⑤ 배설량

답 59.② 1.③ 2.③ 3.②

4. 배설 후 관찰 내용으로 옳은 것은?

① 요의/변의 유무　　② 배뇨장애　　③ 색깔
④ 불편함　　⑤ 배설 억제

●●●

5. 화장실 이용 돕기 방법으로 옳은 것은?

① 대상자가 화장실에 걸어갈 때는 멀리 떨어져서 뒤쫓아간다.
② 낙상 사고를 예방하기 위해 처음부터 끝까지 돕는다.
③ 스스로 할 수 있는 부분은 최대한 스스로 할 수 있도록 격려한다.
④ 화장실 바닥은 청결하게 항상 물을 뿌려 놓는다.
⑤ 화장실은 밤에는 불을 꺼 둔다.

6. 대상자가 휠체어로 화장실 이용 시 돕기 방법으로 옳은 것은?

① 휠체어를 타고 내릴 때 휠체어 잠금장치는 열어 놓는다.
② 발 받침대는 내려 놓는다.
③ 움직이기 힘든 대상자인 경우 휠체어를 60° 각도로 비스듬히 붙인다.
④ 편마비 대상자는 건강한 쪽에 휠체어를 둔다.
⑤ 침대에 걸터 앉혔을 때 대상자의 두 발은 발끝이 바닥에 닿게 한다.

7. 편마비 대상자 화장실 이용 돕기 시 휠체어 놓는 쪽(가)과 각도(나)로 옳은 것은?

	(가)	(나)
①	건강한 쪽	20~25°
②	건강한 쪽	90°
③	건강한 쪽	30~45°
④	마비된 쪽	30~45°
⑤	건강한 쪽	90°

🔍 해·설·보·기

4. 교재-280p
①, ⑤-배설 전
②, ④-배설 중

5. 교재-280p
① 손을 뻗으면 닿을 수 있는 위치에 있다.
④ 화장실 바닥에 물기를 없게 해서 미끄러지지 않게 한다.
⑤ 밤에 표시등을 켜 둔다.

6. 교재-281p
① 반드시 잠금장치를 걸어 둔다.
② 발이 걸리지 않도록 발 받침대는 접어 올린다.
③ 침대 난간에 최대한 빈틈 없이 붙인다.
⑤ 두 발이 바닥에 닿게 한다.

7. 교재-281p

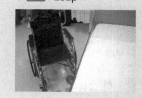

답 4.③ 5.③ 6.④ 7.③

8. 편마비 대상자의 화장실 이용 돕기 방법으로 옳은 것은?

① 요양보호사의 무릎으로 대상자의 건강한 쪽 무릎을 지지해 준다.
② 대상자의 건강한 쪽 팔로 요양보호사 허리를 잡도록 한다.
③ 화장실 바닥에는 물기가 없게 하고, 변기 옆에 손잡이를 설치하여 필요 시 잡도록 한다.
④ 대상자가 배설하고 있는 동안에 요양보호사는 급한 일이 있으면 자리를 비운다.
⑤ 화장실 밖에서 기다리면서 말을 걸어서는 안 된다.

9. 와상 대상자의 침상 배설 돕기 방법으로 옳은 것은?

① 요의나 변의를 호소할 때 즉시 배설할 수 있도록 한다.
② 요의나 변의를 호소할 때만 도와준다.
③ 프라이버시 유지를 위해 문을 잠근다.
④ 참지 못하고 실수하는 경우 야단을 친다.
⑤ 배뇨/배변 훈련을 위해 위장 마사지를 한다.

10. 침상 배설 돕기 방법으로 옳은 것은?

① 신속하게 돕기 위해서 절차 설명은 필요 없다.
② 커튼으로 가리면 대상자가 불안해하므로 활짝 열고 돕는다.
③ 변기는 따뜻한 물로 데워서 준비한다.
④ 침대는 배설이 끝날 때까지 평평한 상태를 유지한다.
⑤ 소리가 나지 않도록 변기 둘레에 화장지를 덮어 놓는다.

11. 침상 배설 돕기 방법으로 옳은 것은?

① 항문이 변기 뒤쪽으로 오도록 변기를 대준다.
② 대상자가 원하는 경우 화장지와 호출 벨을 두고 밖에서 기다린다.
③ 찬물을 항문에 끼얹는다.
④ 냄새를 없애기 위해서 창문을 열고 배설을 돕는다.
⑤ 회음부와 둔부는 뒤에서 앞으로 닦는다.

8. 교재 -280~285p
① 마비된 쪽 무릎 안쪽을 지지한다. ② 어깨를 감싸도록 한다. ④, ⑤ 중간중간 대상자에게 말을 걸어 상태를 살핀다.

9. 교재 -286p
② 배변 시간 간격을 가늠해서 도와준다. ③ 불필요한 노출을 방지하고 가려 준다. ④ 심리적으로 위축되지 않도록 주의한다. ⑤ 복부 마사지를 해서 장 운동이 활발하게 한다.

10. 교재 -287p, 288p
② 커튼, 스크린으로 가려 프라이버시를 지켜 준다. ③ 따뜻한 물로 데워서 근육을 이완시킨다. ④ 침대는 올려주어 배에 힘을 주기 쉬운 자세로 한다. ⑤ 변기 밑에 화장지를 깔아 소리 나는 것을 방지한다.

11. 교재 -287p, 288p
① 항문이 변기 중앙에 오도록 한다. ⑤ 앞에서 뒤로 닦아서 요로 감염을 예방한다.

답 8.③ 9.① 10.③ 11.②

●●●

12. 침상 배설 돕기 시 소리가 나서 수치심을 느낄 수 있으므로 방지하기 위한 방법으로 옳은 것은?

① 수돗물을 틀어 놓는다.

② TV를 켜거나 음악을 틀어 놓는다.

③ 커튼을 쳐준다.

④ 기저귀를 채운다.

⑤ 노래를 불러 준다.

12. 교재 -287p

13. 침상에서 배설을 도울 때 침상 변기를 따뜻하게 준비해 주는 이유로 옳은 것은?

① 괄약근 주변 근육을 이완시키기 위해서

② 소리 나는 것을 방지하기 위해서

③ 협조를 잘하게 하기 위해서

④ 프라이버시 유지를 위해서

⑤ 피부 손상을 방지하기 위해서

13. 교재 -287p
① 차가운 변기가 피부에 닿으면 피부와 근육이 수축하여 요의 변의가 감소될 수 있기 때문이다.

●

14. 누워 있는 대상자에게 침상 변기 대주는 방법으로 옳은 것은?

① 허리를 들 수 있는 경우 옆으로 돌려 눕힌 후 대준다.

② 허리를 들 수 없는 경우 손으로 둔부를 받치고 대준다.

③ 허리를 들 수 없는 경우 옆으로 돌려 눕힌 후 대준다.

④ 항문이 변기 앞쪽에 오도록 대준다.

⑤ 두 다리를 똑바로 펴고 변기를 대준다.

14. 교재 -287p

●

15. 와상 대상자가 "소변이 마렵다."라고 말할 때 돕는 방법은?

① 기저귀를 채워 준다.

② 침상 변기를 대준다.

③ 휠체어를 사용해서 화장실로 모시고 간다.

④ 이동 변기를 갖다 준다.

⑤ 유치 도뇨관을 삽입해서 소변을 빼 준다.

15. 교재 -286p
② 침상에서 배설시킬 때 침상 변기를 사용한다.

답 12.② 13.① 14.③ 15.②

16. 교재 -288p

● ● ●
16. 간호사나 시설장에게 보고하지 않아도 되는 배설물로 옳은 것은?

① 피가 섞인 소변　　　　② 뿌연 소변

③ 거품이 많은 소변　　　④ 냄새가 심한 소변

⑤ 옅은 색의 노란 소변

17. 교재 -289p
① 즉시 배설할 수 있도록
한다. ② 불필요한 노출을
줄여 프라이버시를 유지한
다. ③ 말로 표현하지 못하
더라도 의도를 파악하여 해
결해 준다. ⑤ 미지근한 물
을 끼얹어 변의를 자극한다.

● ● ●
17. 이동 변기 사용 돕기 방법으로 옳은 것은?

① 요의나 변의를 호소할 때는 참았다 보도록 훈련시킨다.

② 배설 모습이 잘 보이도록 커튼을 열어 놓는다.

③ 비언어적 표현에는 신경 쓸 필요 없다.

④ 이동 변기는 매번 깨끗이 씻는다.

⑤ 찬물을 항문에 끼얹어서 괄약근을 수축시킨다.

18. 교재 -289p

18. 서거나 앉는 것은 가능하지만 화장실까지 걷기 어려울 때 배설을 돕는 방법은?

① 침상 변기를 대준다.

② 방수포를 깔아 준다.

③ 곡반을 갖다 준다.

④ 이동 변기를 갖다 준다.

⑤ 기저귀를 채운다.

19. 교재 -289p, 290p
① 매번 깨끗이 씻는다.
③ 하반신을 수건이나 무릎
덮개로 덮어 준다.
⑤ 따뜻한 물로 데워 둔다.

● ● ●
19. 이동 변기 사용 돕기 방법으로 옳은 것은?

① 이동 변기는 하루에 두 번씩 비운다.

② 커튼을 열어 놓는다.

③ 하반신은 벗겨서 배설하기 쉽게 준비시킨다.

④ 침대와 이동식 좌변기 높이가 같도록 맞춘다.

⑤ 이동 변기는 차게 준비해 준다.

답 16.⑤ 17.④ 18.④ 19.④

20. 이동 변기 사용 돕기 방법으로 옳은 것은?

① 변기 밑에 미끄럼 방지 매트는 깔 필요가 없다.

② 편마비 대상자는 마비된 쪽에 침대 난간에 바싹 붙여 이동 변기를 놓는다.

③ 두 발끝이 바닥에 닿게 한다.

④ 소리 나는 것을 방지하기 위해 음악을 틀어 준다.

⑤ 배설물을 처리하고 창문을 닫아 둔다.

20. 교재 −290p
① 앉을 때 흔들리지 않도록 미끄럼 방지 매트를 깐다. ② 건강한 쪽으로 30~45° 각도로 놓는다. ③ 두 발이 바닥에 닿게 한다. ⑤ 처리 후 환기시킨다.

21. 이동 변기 사용 돕기 방법으로 옳은 것은?

① 이동 변기는 침대 높이보다 낮게 맞춘다.

② 배설 중에 냄새 배출을 위해 창문은 열어 놓는다.

③ 변기 안에 화장지를 깔아 배설 시 소리가 나는 것을 방지한다.

④ 편마비의 경우 이동 변기는 불편한 쪽에 30~45° 각도로 놓는다.

⑤ 배설물을 모아서 한 번에 처리한다.

21. 교재 −290p
① 침대와 이동 변기 높이가 같도록 맞춘다.
② 배설물을 처리하고 환기 시킨다.
③ 화장지를 변기 안에 깔 거나 음악을 틀어 주어 소리 나는 것을 방지한다.
④ 건강한 쪽에 놓는다.
⑤ 즉시 처리한다.

22. 배설에 어려움을 겪는 대상자 돕는 방법으로 옳은 것은?

① 기저귀를 채운다.

② 찬물을 항문이나 요도에 끼얹어 준다.

③ 선풍기를 틀어서 시원하게 해준다.

④ 복부 마사지를 시계 반대 방향으로 해준다.

⑤ 미지근한 물을 항문이나 요도에 끼얹어 자극을 준다.

22. 교재 −289p
④ 복부 마사지는 시계 방향으로 해서 장운동을 활발하게 한다.

23. 배설에 어려움을 겪는 대상자에게 미온수를 항문이나 요도에 끼얹어 주는 이유로 옳은 것은?

① 청결하게 하기 위해서

② 괄약근을 수축시키기 위해서

③ 냄새를 제거하기 위해서

④ 괄약근을 이완시켜 요의나 변의를 느낄 수 있도록 하기 위해서

⑤ 소리 나는 것을 방지하기 위해서

23. 교재 −289p
미지근한 물을 항문이나 요 도에 끼얹으면 근육이 이완 되면서 요의나 변의를 느낄 수 있다.

답 20.④ 21.③ 22.⑤ 23.④

24. 교재 -290p
편마비 대상자는 건강한 쪽
으로 30~45° 각도로 놓는
다.

●●●
24. 오른쪽 편마비 대상자를 침대에서 이동 변기로 옮겨 앉게 할 때 이동 변기
위치로 옳은 것은?

① 왼쪽에 40° 각도로 놓는다.

② 왼쪽에 90° 각도로 놓는다.

③ 오른쪽에 40° 각도로 놓는다.

④ 오른쪽에 90° 각도로 놓는다.

⑤ 오른쪽 침대 난간에 빈틈 없이 붙인다.

25. 교재 -291p

25. 기저귀 사용 예외 대상자로 옳은 것은?

① 몇 번 실금한 대상자

② 대변을 전혀 가리지 못하는 경우

③ 배설 욕구를 느끼지 못하는 경우

④ 실금이 빈번해서 부득이한 경우

⑤ 소변을 전혀 가리지 못하는 경우

26. 교재 -291p
기저귀를 사용하면 피부 발
적과 욕창이 잘 생긴다.

●●●
26. 기저귀를 갈지 않고 장시간 그대로 놔두었을 때 생기는 질환으로 옳은 것
은?

① 피부 열상   ② 건선   ③ 옴

④ 피부 발적   ⑤ 피부 화상

27. 교재 -291p

●●
27. 몇 번 실금한 대상자가 기저귀를 채워 달라고 할 때 요양보호사 대답으로
옳은 것은?

① "원하시면 기저귀 채워 드릴게요."

② "기저귀를 착용하시면 수치스럽잖아요?"

③ "소변 마렵다고 하시면 그때 채워 드릴게요."

④ "지금 착용하시면 계속 착용해야 돼요."

⑤ "경제적 부담이 크실 거에요."

●●●
28. 몇 번 실금했다고 해서 바로 기저귀를 해 주면 안 되는 이유로 가장 옳은 것은?

① 경제적 부담이 늘어나므로
② 기저귀에 의존하기 때문에
③ 욕창이 잘 생기므로
④ 가족들이 싫어하므로
⑤ 실금 사실을 잘 전달하므로

29. 와상 대상자 기저귀 사용 돕기 방법으로 옳은 것은?

① 시간을 정해 놓고 기저귀를 갈아 준다.
② 기저귀 갈기 쉽게 바지는 벗겨 놓는다.
③ 배뇨 · 배변 시간에 맞추어 자주 살펴보고 갈아 준다.
④ 냄새가 나기 때문에 문을 열어 놓고 간다.
⑤ 기저귀 갈고 나서 찬바람이 들어오지 않게 창문을 닫아 놓는다.

●●●
30. 허리를 들 수 없는 대상자의 기저귀 교환 방법으로 옳은 것은?

① 무릎을 똑바로 펴고 교환한다.
② 무릎을 세우고 똑바로 누운 상태로 교환한다.
③ 옆으로 돌려 눕혀 교환한다.
④ 똑바로 누워서 엉덩이 들고 교환한다.
⑤ 반 좌위로 앉혀서 교환한다.

●
31. 기저귀 사용 돕기 방법으로 옳은 것은?

① 회음부는 뒤에서 앞으로 닦는다.
② 따뜻한 물수건으로 닦고 바로 채운다.
③ 기저귀의 안쪽 면이 보이도록 말아 넣는다.
④ 피부 발작 · 상처 등을 세심하게 살핀다.
⑤ 배설물이 밖으로 흘러나오지 않게 꽉 조여 준다.

---

28. 교재 -291p
기저귀를 쓰게 되면 기저귀에 의존하게 되어 치매증상 및 와상 상태가 더욱 심해질 수 있다.

29. 교재 -291p
② 불필요한 노출을 피한다.
⑤ 기저귀 갈고 나서 냄새가 나므로 환기한다.

30. 교재 -292p
허리를 들 수 없거나 협조가 불가능한 대상자는 옆으로 돌려 눕혀 교환한다.

31. 교재 -292p
① 회음부는 앞에서 뒤로 닦는다. ② 피부를 건조 시키고 채운다. ③ 기저귀 바깥면이 보이도록 말아 넣는다.

답 28.② 29.③ 30.③ 31.④

32. 교재 -292p, 293p
① 옆으로 돌려 눕혀 기저귀를 교환한다. ② 따뜻한 물티슈로 닦아 준다. ⑤ 배뇨 · 배변 시간에 맞추어 자주 살펴보고 갈아 준다.

32. 기저귀 사용 돕기 방법으로 옳은 것은?

① 허리를 들 수 없는 대상자는 똑바로 누운 상태로 갈아 준다.
② 둔부 및 항문 부위는 찬 물수건으로 닦아준다.
③ 신속히 갈아 주기 위해서 바지를 벗기고 교환한다.
④ 새 기저귀는 바깥 면이 보이도록 반을 말거나 조금 접어 둔부 밑으로 밀어 넣는다.
⑤ 시간을 정해 놓고 기저귀를 교환한다.

33. 교재 -294p
소변이 담긴 주머니를 방광 위치보다 낮게 두어 감염을 예방한다.

33. 유치 도뇨관 사용 시 소변 주머니를 방광 위치보다 낮게 두는 이유로 옳은 것은?

① 유치 도뇨관이 빠지는 것을 예방하기 위해서
② 연결관이 눌리는 것을 막기 위해서
③ 연결관이 빠지는 것을 막기 위해서
④ 역류성 감염을 예방하기 위해서
⑤ 냄새 방지를 위해서

34. 교재 -294~295p
① 금기가 아니면 수분 섭취를 권장한다.
② 자유로이 움직일 수 있고 보행도 가능함을 알려 준다.
③ 요양보호사는 유치 도뇨관의 교환, 삽입, 방광 세척 등은 절대로 하지 않는다.

34. 유치 도뇨관 사용 돕기로 옳은 것은?

① 수분 섭취를 제한한다.
② 보행하면 안 된다고 알려 준다.
③ 유치 도뇨관이 빠진 경우 신속하게 밀어 넣는다.
④ 소변량과 색깔을 매 2~3시간마다 확인한다.
⑤ 유치 도뇨관이 꺾이지 않도록 팽팽하게 당겨 준다.

35. 교재 -294~295p
② 소변 주머니는 방광 위치보다 낮게 둔다.
④ 연결관이 꺾여 있거나 눌려서 소변이 배출되지 못하는지 살핀다.
⑤ 심하게 당겨지면 요도 점막에 손상이 온다.

35. 유치 도뇨관 사용 돕기로 옳은 것은?

① 소변이 유치 도뇨관 밖으로 새는 경우 즉시 교체한다.
② 소변 주머니는 방광 위치보다 높게 둔다.
③ 소변 주머니는 정해진 시간에만 비운다.
④ 연결관이 꺾여 있는지 자주 확인한다.
⑤ 소변 줄은 팽팽하게 당겨 준다.

답 32.④ 33.④ 34.④ 35.④

36. 유치 도뇨관을 사용하는 대상자가 요로 감염이 우려되는 경우는?

① 소변량과 색깔을 매 2~3시간마다 확인한다.

② 소변 주머니는 방광 위치보다 낮게 둔다.

③ 침대에 누워 있을 때는 소변 주머니를 매트리스보다 낮은 위치에 걸어 둔다.

④ 배액 밸브를 열고 소변 주머니를 허리 높이로 들고 보행한다.

⑤ 물은 하루에 2~3L 충분히 섭취한다.

37. 유치 도뇨관을 삽입한 대상자의 소변량이 갑자기 감소한 경우 가장 먼저 해야 하는 것은?

① 소변 주머니 위치를 확인한다.

② 물을 많이 먹게 한다.

③ 소변 색깔을 확인한다.

④ 움직이지 못하게 한다.

⑤ 연결관이 꺾여 있는지, 눌려 있는지 확인한다.

38. 유치 도뇨관을 삽입한 대상자가 아랫배가 아프다고 호소할 때 가장 먼저 확인해야 하는 것은?

① 소변이 도뇨관 밖으로 새는지 확인한다.

② 소변 주머니가 가득 찼는지 확인한다.

③ 연결관이 꺾여 있는지, 눌려 있는지 확인한다.

④ 수분 섭취량을 확인한다.

⑤ 유치 도뇨관이 심하게 당겨지지 않았는지 확인한다.

39. 유치 도뇨관 삽입한 대상자 돕는 방법으로 옳은 것은?

① 소변량과 색깔은 하루에 3번 확인한다.

② 빠질 수 있으므로 가능한 움직이지 못하게 한다.

③ 소변 주머니는 가슴 높이보다 낮게 둔다.

④ 금기 사항이 없는 한 수분 섭취를 권장한다.

⑤ 소변 주머니는 가득 채워서 비운다.

36. 교재 −294~295p
④ 이동 시 소변 주머니는 배액 밸브를 잠그고 방광(아랫배)보다 아래로 유지한다.

37. 교재 −295p

38. 교재 −295p

39. 교재 −295 p

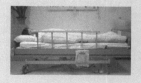

① 소변량과 색깔을 매 2~3시간마다 확인한다. ② 침대에서 자유로이 움직일 수 있으며, 보행도 가능함을 알려준다. ③ 소변 주머니는 방광 위치보다 밑에 둔다.

답 36.④ 37.⑤ 38.③ 39.④

40. 교재 -296p

40. 대상자가 유치 도뇨관을 삽입하고 있을 때 간호사에게 보고하지 않아도 되는 경우는?

① 소변량이 적어진 경우

② 소변이 도뇨관 밖으로 새는 경우

③ 소변 색이 이상한 경우

④ 소변 색이 혼탁한 경우

⑤ 소변이 많이 나오는 경우

[3.개인위생 및 환경관리](51문제)

1. 교재 -297pl

1. 연하장애가 있는 대상자 입안 닦아낼 때 일회용 스폰지 브러시를 깊숙이 넣었을 때 발생되는 증상은?

① 현기증   ② 폐렴   ③ 발열

④ 객담   ⑤ 구토나 질식

2. 교재 -298p, 299p
① 필요한 경우 구강 청정제를 사용한다. ② 상반신을 높여준다. ④ 물에 적셔 사용한다. ⑤ 세심히 관찰하고 이상이 있을 시 보고한다.

2. 대상자의 입안 닦아 내기 방법으로 옳은 것은?

① 구강 청정제는 사용하면 안 된다.

② 똑바로 누운 자세로 상반신을 낮게 한다.

③ 먼저 윗니와 잇몸을 닦고 거즈를 바꾸어 아래쪽 잇몸과 이를 닦는다.

④ 일회용 스폰지 브러시는 건조한 상태로 사용한다.

⑤ 잇몸, 입천장, 혀, 볼 안쪽이 헐었으면 소독약을 발라 준다.

3. 교재 -299p

3. 구강 건조를 막고, 타액이나 위액 분비를 촉진하여 식욕을 증진시키는 방법으로 옳은 것은?

① 의치 착용하기   ② 입안 헹구기   ③ 세수하기

④ 치실 사용하기   ⑤ 칫솔질하기

답 40.⑤ 1.⑤ 2.③ 3.②

●●●
4. 대상자의 칫솔질 돕기 방법으로 옳은 것은?

① 앉은 자세가 불가능한 경우 마비된 쪽이 아래로 향하게 한다.

② 칫솔은 45도 각도로 치아에 대고 잇몸에서 치아 쪽 방향으로 닦는다.

③ 앉은 자세에서 머리 부분은 뒤로 젖힌 자세를 취한다.

④ 치실은 칫솔질 전에 사용한다.

⑤ 칫솔은 모가 강한 강도를 사용한다.

●
5. 의치 손질하기 방법으로 옳은 것은?

① 아래쪽 의치를 먼저 뺀다.

② 아래쪽 의치는 의치의 앞부분을 잡고 좌우로 움직이면서 뺀다.

③ 뜨거운 물로 의치를 헹군다.

④ 칫솔에 의치 세정제를 묻혀 닦고 흐르는 미온수로 헹군다.

⑤ 의치를 빼서 물로 닦고 건조한 통에 넣어 둔다.

●●●
6. 의치를 사용하는 대상자 돕는 방법으로 옳은 것은?

① 밤에 잘 때 의치를 끼우고 잔다.

② 뚜껑 있는 용기를 건조시켜 그 안에 보관한다.

③ 의치는 물이나 의치 세정제가 담긴 용기에 보관한다.

④ 의치 삽입 전에 물로 입을 헹군다.

⑤ 의치를 끼울 때에는 아래쪽 의치를 먼저 끼운다.

●●
7. 의치를 세척 시 사용하는 물(가)과 보관할 때 사용하는 것(나)으로 옳은 것은?

	(가)	(나)
①	미온수	뜨거운 물
②	찬물	뜨거운 물
③	미온수	의치 세정제
④	뜨거운 물	찬물
⑤	뜨거운 물	의치 세정제

4. 교재 -300p
① 마비된 쪽을 위로 한 옆으로 누운 자세로 한다.
③ 머리 부분은 앞으로 숙인 자세로 한다.
④ 칫솔질 후에 사용한다.
⑤ 모가 부드럽고 탄력 있는 것을 사용한다.

5. 교재 -301p
① 위쪽 의치를 먼저 뺀다.
② 상하로 움직이면서 뺀다.
③ 흐르는 미온수로 헹군다.
⑤ 의치 세정제로 닦고 물에 넣어 보관한다.

6. 교재 -301p, 302p
① 자기 전에는 의치를 빼서 보관한다.
② 뚜껑 있는 용기에 물을 넣어 보관한다.
④ 구강 세정제로 삽입 전에 입을 헹군다.
⑤ 윗니 먼저 삽입한다.

7. 교재 -301p

답 4.② 5.④ 6.③ 7.③

● ● ●

8. 의치를 보관할 때 물에 담가 두는 이유로 가장 옳은 것은?

① 의치의 냄새 제거
② 의치의 착색 방지
③ 의치의 분실 방지
④ 의치의 변형 방지
⑤ 의치의 치석 제거

●

9. 대상자의 머리 감기기 돕는 방법으로 옳은 것은?

① 식전/식후에 머리 감긴다.

② 머리를 감기 전 대소변을 보게 한다.

③ 40~45도 물로 머리를 감긴다.

④ 문과 창문은 열어 놓는다.

⑤ 수건으로 물기를 제거한 후 자연 건조시킨다.

● ●

10. 통 목욕 시 머리 감기기 방법으로 옳은 것은?

① 실내온도는 24~28도 정도로 유지한다.

② 머리에 장신구는 제거하지 않는다.

③ 겨울에는 저녁 시간대에 머리를 감긴다.

④ 소량의 샴푸를 덜어 머리와 두피를 손가락 끝으로 마사지한다.

⑤ 귀막이 솜으로 한쪽 귀를 막는다.

11. 침대에서의 머리 감기기 방법으로 옳은 것은?

① 방수포를 어깨 밑까지 깐다.

② 면봉을 깊숙이 넣어서 귀 안쪽 귀지와 물기를 제거한다.

③ 샴푸 시 두피를 손톱으로 마사지한다.

④ 뒷머리는 머리와 목을 상하로 움직여서 헹군다.

⑤ 베개를 치우고 몸을 침대 중앙에 눕히고 머리를 감긴다.

---

8. 교재 -301p

9. 교재 -302~303p
① 식전/식후를 피한다.
③ 39~40도 물을 사용한다.
④ 문과 창문을 닫는다.
⑤ 헤어드라이어로 머리를 말린다.

10. 교재 -303p
① 실내온도 22~24도 정도로 유지한다.
② 머리에 장신구나 이물질을 제거한다.
③ 따뜻한 낮 시간대를 이용한다.
⑤ 양쪽 귀를 막는다.

11. 교재 -304p
② 귀 입구 물기를 제거한다.
③ 손가락 끝으로 마사지한다.
④ 뒷머리는 머리와 목을 좌우로 돌리면서 헹군다.
⑤ 침대 모서리에 머리가 오도록 몸을 비스듬히 한다.

답 8.④ 9.② 10.④ 11.①

12. 와상 대상자 침대에서 머리 감기는 방법으로 옳은 것은?

① 방수포 위에 수건을 놓아 어깨 아래에서 가슴 위까지 감싼다.

② 실내온도는 16도를 유지한다.

③ 문과 창문은 열고 한다.

④ 샴푸를 하고 머리를 헹군 후 바로 머리를 자연 건조시킨다.

⑤ 귀에 물이 들어가지 않도록, 한쪽 귀를 귀막이 솜으로 막는다.

13. 와상 대상자의 머리를 손질하는 방법으로 옳은 것은?

① 머리카락이 엉켰을 경우에는 물을 적신 후에 손질한다.

② 손질하기 쉽게 머리를 짧게 잘라 준다.

③ 모발을 잡고 모발 끝에서 두피 쪽으로 빗는다.

④ 대상자의 기호는 무시한다.

⑤ 두피에 상처가 있는 경우 소독약을 발라 준다.

14. 노인의 피부 건조를 예방하기 위해서 옳은 방법은?

① 알코올이 들어 있는 화장수를 발라 준다.

② 뜨거운 물로 샤워를 시킨다.

③ 주기적으로 피부 보습제를 발라 준다.

④ 지성용 비누를 사용한다.

⑤ 가습기는 사용하지 않는다.

15. 요양 대상자의 손·발 청결 돕기 방법으로 옳은 것은?

① 물로 손과 발을 수시로 씻는다.

② 따뜻한 물에 10~15분간 담가 혈액순환을 돕는다.

③ 손톱은 일자로 자른다.

④ 43~45도 물에 담가 혈액순환을 돕는다.

⑤ 물로만 손가락/발가락 사이를 깨끗이 씻긴다.

해·설·보·기

12. 교재 -304p
② 실내온도는 22~24도 정도로 유지한다.
③ 문과 창문은 닫는다.
④ 린스를 한 후 머리를 헹구고, 물기를 제거한 후 헤어드라이어로 말린다.
⑤ 양쪽 귀를 귀막이 솜으로 막는다.

13. 교재 -305p
② 대상자의 기호와 의견을 물어서 한다.
③ 두피에서부터 모발 끝쪽으로 빗는다.
④ 대상자 기호에 따라 머리 모양을 정리해 준다.
⑤ 시설장이나 관리 책임자 등에게 보고한다.

14. 교재 -306p
② 물의 온도를 39~40도 정도로 한다.
④ 건성용 비누를 사용한다.

15. 교재 -306p, 307p
③ 손톱은 둥근 모양으로 자른다.
④ 39~40도에 담근다.
①⑤ 비누를 이용해 씻는다.

답 12.① 13.① 14.③ 15.②

16. 교재 −307p
③ 손톱   발톱

17. 교재 −307p

18. 교재 −307p

19. 교재 −307p
③ 방광염, 요로 감염의 원인이 되므로 청결하게 유지한다.

20. 교재 −307p, 308p
② 위에서 아래쪽으로 닦는다. ③ 일회용 장갑을 낀다. ④ 37도 정도의 물 사용 ⑤ 이상이 있으면 시설장이나 관리 책임자에게 보고한다.

답 16.③ 17.④ 18.④ 19.③ 20.①

●●●
16. 대상자의 손톱(가)과 발톱(나)을 자를 때 방법으로 옳은 것은?

	(가)	(나)
①	둥근 모양	둥근 모양
②	일자 모양	세모 모양
③	둥근 모양	일자 모양
④	일자 모양	일자 모양
⑤	일자 모양	둥근 모양

●
17. 손톱이나 발톱이 살 안쪽으로 심하게 파고 들었을 때 대처 방법으로 옳은 것은?

① 소독약을 발라 준다.

② 반창고를 붙여 준다.

③ 발톱을 둥근 모양으로 잘라 준다.

④ 시설장이나 간호사에게 보고한다.

⑤ 움직이지 못하게 한다.

●●●
18. 회음부 청결을 위해서 닦아 주는 방법으로 옳은 것은?

① 항문→ 요도→ 질   ② 항문→ 질→ 요도

③ 질→ 요도→ 항문   ④ 요도→ 질→ 항문

⑤ 요도→ 항문→ 질

●●●
19. 회음부 청결로 예방할 수 있는 질환으로 옳은 것은?

① 장염   ② 직장암   ③ 방광염   ④ 치질   ⑤ 건조증

20. 회음부 청결 돕기로 옳은 것은?

① 회음부를 닦을 때는 전용 수건을 사용한다.

② 회음부는 아래쪽에서 위쪽으로 닦는다.

③ 요양보호사는 손을 씻고 멸균 장갑을 낀다.

④ 물의 온도는 39~40도의 따뜻한 물을 사용한다.

⑤ 회의부에 염증이 있으면 항생제 연고를 발라 준다.

21. 여성 대상자 회음부 청결 돕기로 옳은 것은?

① 누워서 실시할 때 목욕 담요를 배꼽까지 덮는다.

② 비누는 사용하지 않는다.

③ 회음부를 닦을 때는 가능한 대상자 스스로 하도록 도와야 한다.

④ 누워서 닦일 경우 방수포를 어깨까지 깐다.

⑤ 스크린은 치지 않아도 된다.

22. 와상 대상자의 세수 돕기 방법으로 옳은 것은?

① 귀 안쪽 귀지를 귀이개로 제거한다.

② 코 안쪽 코털을 깎아 준다.

③ 입술 주변은 비누 묻힌 수건으로 닦으면 안 된다.

④ 코털이 코 밖으로 나와 있으면 깎아 준다.

⑤ 침대는 수평으로 하고 실시한다.

23. 왼쪽 눈에 눈곱이 있는 와상 대상자의 세수 돕기 방법으로 옳은 것은?

① 왼쪽 눈부터 바깥쪽에서 안쪽으로 닦는다.

② 왼쪽 눈부터 안쪽에서 바깥쪽으로 닦는다.

③ 하나의 수건의 면으로 양쪽을 닦는다.

④ 오른쪽 눈부터 바깥쪽에서 안쪽으로 닦는다.

⑤ 오른쪽 눈부터 안쪽에서 바깥쪽으로 닦는다.

24. 와상 대상자의 세수시키는 순서로 옳은 것은?

① 눈→ 입→ 코→ 뺨→ 귀→ 목

② 눈→ 코→ 입→ 뺨→ 귀→ 목

③ 눈→ 뺨→ 코→ 입→ 귀→ 목

④ 눈→ 코→ 뺨→ 입→ 목→ 귀

⑤ 눈→ 코→ 뺨→ 입→ 귀→ 목

---

21. 교재 -308p
① 골반 쪽에서 무릎까지 덮는다. ② 물수건에 비눗물을 묻혀 닦아 준다. ④ 둔부 밑에 깐다. ⑤ 커튼이나 스크린을 쳐서 프라이버시가 유지되도록 한다.

22. 교재 -309p
① 귀 입구의 귀지를 닦아낸다. ② 코 밖으로 나온 코털은 깎아 준다. ③ 입술과 주변을 비누를 묻혀 닦는다. ⑤ 침대 머리를 높이거나 앉힌다.

23. 교재 -309p
눈곱이 없는 쪽 눈부터 먼저 닦고, 눈의 안쪽에서 바깥쪽으로 닦는다.

24. 교재 -310p

답 21.③ 22.④ 23.⑤ 24.⑤

25. 교재 -311p
① 침대 머리를 높이거나 앉혀서 실시한다. ③ 45도 정도의 각도를 유지한다. ④ 짧게 나누어 일정한 속도로 면도한다.
⑤ 감전 위험성이 있는지를 먼저 살펴본다.

26. 교재 -311p, 312p
① 폼 클렌징으로 거품을 낸 뒤 면도한다. ② 직접 접촉하지 않도록 주의한다. ④ 귀밑에서 턱 쪽으로, 코 밑에서 입 주위 순서로 진행한다. ⑤ 따뜻한 물수건으로 닦아 낸다.

27. 교재 -312p
① 실내온도는 22~24도를 유지한다. ③ 창문과 욕실 문을 닫는다. ④ 식전/식후는 피한다. ⑤ 20~30분 이내로 한다.

28. 교재 -313p
② 만일의 사태에 대비해서 욕실 문은 잠그지 않는다. ③ 건성용 비누를 사용한다. ④ 체온이 떨어지지 않도록 자주 따뜻한 물을 뿌려 준다. ⑤ 기립성 저혈압 위험이 있어, 입욕하지 말아야 한다.

답 25.② 26.③ 27.② 28.①

25. 노인의 면도를 돕는 방법으로 옳은 것은?

① 침대는 수평으로 유지하고 실시한다.

② 면도 전 따뜻한 물수건으로 덮어 건조함을 완화시킨다.

③ 면도날은 피부와 60도 정도의 각도를 유지한다.

④ 면도날은 길게 한 번에 쭉 밀어 준다.

⑤ 전기 면도기는 감전의 위험이 있으므로 사용하지 말아야 한다.

26. 노인의 면도를 도울 때 옳은 것은?

① 폼 클렌징은 사용하지 않는다.

② 면도 시에 상처가 생겨 피가 날 경우, 맨손으로 지혈해 준다.

③ 피부가 주름져 있다면, 아래 방향으로 잡아당겨 면도한다.

④ 면도는 턱 쪽에서 귀밑으로 진행한다.

⑤ 찬 물수건으로 거품을 제거한다.

27. 대상자의 목욕을 도울 때 옳은 방법은?

① 실내온도는 16~18도를 유지한다.

② 물의 온도는 39~40도를 유지한다.

③ 창문을 열어 놓는다.

④ 식사 직전/직후에 목욕을 실시한다.

⑤ 목욕 시간은 1시간 정도가 적당하다.

28. 대상자의 목욕을 도울 때 옳은 방법은?

① 고혈압 대상자는 혈압약 복용 한 시간 후에 실시한다.

② 욕실 문은 잠그고 한다.

③ 지성용 비누를 사용한다.

④ 목욕 중에는 찬물과 따뜻한 물을 번갈아 뿌려 준다.

⑤ 저혈압 대상자는 입욕하는 것이 좋다.

29. 통 목욕 시 욕조에 들어가기 전에 물로 씻는 순서로 옳은 것은?

① 발→ 다리→ 몸통→ 팔→ 회음부

② 발→ 다리→ 회음부→ 몸통→ 팔

③ 발→ 다리→ 팔→ 몸통→ 회음부

④ 몸통→ 회음부→ 다리→ 발→ 팔

⑤ 몸통→ 회음부→ 팔→ 발→ 다리

29. 교재 -314p

30. 대상자의 통 목욕 돕기 방법으로 옳은 것은?

① 욕조에 들어갈 때, 손잡이는 불편한 손으로 잡도록 한다.

② 욕조에 있는 시간은 20~30분 정도로 한다.

③ 욕조 밖에만 미끄럼 방지 매트를 깐다.

④ 비누칠은 말초에서 중심으로 한다.

⑤ 욕조 의자 높이는 욕조 턱보다 높아야 한다.

30. 교재 -314p
① 건강한 손으로 잡게 한다. ② 5분 정도로 한다. ③ 욕조 안에 미끄럼 방지 매트를 깐다.
⑤ 욕조 턱 높이와 욕조 의자 높이를 맞춘다.

31. 대상자를 통 목욕시킬 때 준비 물품으로 옳은 것은?

① 귀막이 솜, 방수포

② 지성용 비누, 면봉

③ 스크린, 샴푸

④ 목욕 담요, 샴푸, 로션이나 오일

⑤ 목욕 담요, 방수포

31. 교재 -313p

32. 통 목욕 시 편마비 대상자가 욕조에 먼저 들어가는 다리(가)와 먼저 나가는 다리(나)로 옳은 것은?

32. 교재 -314p

	(가)	(나)
①	불편한 다리	불편한 다리
②	불편한 다리	건강한 다리
③	건강한 다리	불편한 다리
④	건강한 다리	건강한 다리
⑤	양다리 같이	양다리 같이

답 29.③ 30.④ 31.④ 32.④

33. 교재 -315~316p
① 가장 먼저 세수를 시킨다.
③ 눈→ 코→ 뺨→ 입 주위 → 이마→ 귀→ 목의 순서로 닦는다.
⑤ 무릎을 세워서 닦는다.

34. 교재 -315~316p
① 손끝에서 겨드랑이 쪽으로 닦는다.
② 원을 그리듯이 닦는다.
④ 발끝에서 허벅지 쪽으로 닦는다.
⑤ 옆으로 눕게 해서 목 뒤에서 둔부까지 닦는다.

35. 교재 -316p

36. 교재 -317p
④ 상/하의가 분리되어 입고 벗기기 쉬우며 가볍고 신축성이 좋은 옷을 선택한다.

답 33.② 34.③ 35.② 36.④

●●
33. 와상 대상자 침상 목욕 돕기 방법으로 옳은 것은?

① 가장 먼저 팔을 닦는다.
② 가장 먼저 얼굴을 닦는다.
③ 얼굴은 눈→ 이마→ 코/뺨→ 입 주위→ 귀→ 목 순서로 닦는다.
④ 침대 위에 방수포를 어깨 밑까지 간다.
⑤ 양쪽 하지는 무릎을 똑바로 펴서 닦는다.

●●
34. 와상 대상자 침상 목욕 돕기 방법으로 옳은 것은?

① 양쪽 상지는 겨드랑이 쪽에서 손끝으로 닦는다.
② 유방은 좌우로 닦는다.
③ 복부는 시계 방향으로 닦는다.
④ 양쪽 하지는 허벅지 쪽에서 발끝으로 닦는다.
⑤ 등과 둔부는 등에서 둔부까지 닦는다.

●●●
35. 와상 대상자의 침상 목욕을 도울 때 복부를 배꼽 중심으로 시계 방향으로 닦아 주는 이유로 옳은 것은?

① 청결하게 하기 위해서
② 장운동을 활발하게 하기 위해서
③ 복부 지방을 줄이기 위해서
④ 실금을 예방하기 위해서
⑤ 실변을 예방하기 위해서

●
36. 요양 대상자의 의복 선택 시 고려해야 할 것으로 옳은 것은?

① 장식이 많은 옷 선택
② 색깔이 화려하고 무거운 옷 선택
③ 몸에 꽉 끼는 옷으로 선택
④ 상/하의가 분리된 옷 선택
⑤ 앞 여밈이나 단추가 없는 합성섬유 옷 선택

37. 편마비 대상자의 옷 갈아입히는 방법으로 옳은 것은?

① 옷 입힐 때 요양보호사는 대상자의 건강한 쪽에 선다.

② 옷 입힐 때는 건강한 쪽부터 입힌다.

③ 옷 벗길 때는 불편한 쪽부터 벗긴다.

④ 옷 벗길 때는 건강한 쪽부터 벗긴다.

⑤ 실내온도는 18~20도를 유지한다.

38. 누워 있는 왼쪽 편마비 대상자의 단추 있는 옷 갈아입히는 방법으로 옳은 것은?

	벗길 때	입힐 때
①	왼쪽→ 오른쪽	왼쪽→ 오른 쪽
②	왼쪽→ 오른쪽	오른쪽→ 왼쪽
③	오른쪽→ 왼쪽	오른쪽→ 왼쪽
④	오른쪽→ 왼쪽	왼쪽→ 오른쪽
⑤	대상자의 의견을 물어서 시행한다.	

39. 누워 있는 왼쪽 편마비 대상자의 단추 없는 옷 입히는 순서로 옳은 것은?

① 왼쪽 팔→ 머리→ 오른쪽 팔 ② 왼쪽 팔→ 오른쪽 팔→ 머리

③ 머리→ 왼쪽 팔→ 오른쪽 팔 ④ 머리→ 오른쪽 팔→ 왼쪽 팔

⑤ 오른쪽 팔→ 머리→ 왼쪽 팔

40. 누워 있는 오른쪽 편마비 대상자의 단추 있는 옷 갈아입히는 방법으로 옳은 것은?

	벗길 때	입힐 때
①	오른쪽 팔→ 왼쪽 팔	왼쪽 팔→ 오른쪽 팔
②	왼쪽 팔→ 오른쪽 팔	오른쪽 팔→ 왼쪽 팔
③	왼쪽 팔→ 오른쪽 팔	왼쪽 팔→ 오른쪽 팔
④	오른쪽 팔→ 왼쪽 팔	오른쪽 팔→ 왼쪽 팔
⑤	상의를 가슴 앞쪽에 올려놓고 입는다.	

---

37. 교재 –317p
① 옷 입힐 때 요양보호사는 대상자 마비된 쪽에 선다. ② 옷을 입을 때는 불편한 쪽부터 입힌다. ③ 옷을 벗을 때는 건강한 쪽부터 벗긴다. ⑤ 실내온도는 22~24도를 유지한다.

38. 교재 –317p, 319p
벗길 때는 건강한 쪽→ 마비된 쪽, 입힐 때는 마비된 쪽→ 건강한 쪽 순서로 진행한다.

39. 교재 –321p
입힐 때는 마비된 쪽 머리→건강한 쪽 순서로 진행한다.

40. 교재 –318~319p
입힐 때는 마비된 쪽→ 건강한 쪽, 벗길 때는 건강한 쪽→ 마비된 쪽 순서로 진행한다.

답 37.④ 38.④ 39.① 40.②

41.입힐 때는 마비된 쪽→
머리→ 건강한 쪽 순서로 진
행한다.

● ● ●
41. 누워 있는 오른쪽 편마비 대상자의 단추 없는 옷 입히는 순서로 옳은 것
은?

① 오른쪽 팔→ 왼쪽 팔→ 머리

② 오른쪽 팔→ 머리→ 왼쪽 팔

③ 왼쪽 팔→ 오른쪽 팔→ 머리

④ 왼쪽 팔→ 머리→ 오른쪽 팔

⑤ 머리→ 오른쪽 팔→ 왼쪽 팔

42. 교재 -322p
벗길 때는 건강한 쪽 머리→
마비된 쪽 순서로 진행한다.

● ● ●
42. 누워 있는 왼쪽 편마비 대상자의 단추 없는 옷 벗기는 순서로 옳은 것은?

① 왼쪽 팔→ 오른쪽 팔→ 머리

② 왼쪽 팔→ 머리→ 오른쪽 팔

③ 오른쪽 팔→ 머리→ 왼쪽 팔

④ 오른쪽 팔→ 왼쪽 팔→ 머리

⑤ 머리→ 오른쪽 팔→ 왼쪽 팔

43. 교재 -322p

●
43. 누워 있는 오른쪽 편마비 대상자의 단추 없는 옷 벗기는 순서로 옳은 것
은?

① 오른쪽 팔→ 왼쪽 팔→ 머리

② 오른쪽 팔→ 머리→ 왼쪽 팔

③ 머리→ 왼쪽 팔→ 오른쪽 팔

④ 왼쪽 팔→ 머리→ 오른쪽 팔

⑤ 왼쪽 팔→ 오른쪽 팔→ 머리

44. 교재 -323p
엉덩이→건강한 쪽→마비
된 쪽 순서로 진행한다.

●
44. 와상 대상자의 옷을 갈아 입힐 때 하의 벗기는 순서로 옳은 것은?

① 건강한 쪽 다리→ 마비된 쪽 다리→ 엉덩이

② 건강한 쪽 다리→ 엉덩이→ 마비된 쪽 다리

③ 엉덩이→ 건강한 쪽 다리→ 마비된 쪽 다리

④ 마비된 쪽 다리→ 건강한 쪽 다리→ 엉덩이

⑤ 엉덩이→ 마비된 쪽 다리→ 건강한 쪽 다리

답 41.② 42.③ 43.④ 44.③

45. 와상 대상자의 옷을 갈아입힐 때 하의 입히는 순서로 옳은 것은?

① 건강한 쪽 다리→ 마비된 쪽 다리→ 엉덩이

② 마비된 쪽 다리→ 건강한 쪽 다리→ 엉덩이

③ 엉덩이→ 건강한 쪽 다리→ 마비된 쪽 다리

④ 건강한 쪽 다리→ 엉덩이→ 마비된 쪽 다리

⑤ 마비된 쪽 다리→ 엉덩이→ 건강한 쪽 다리

46. 탄력 스타킹을 사용할 수 없는 대상자로 옳은 것은?

① 다리에 부종이 있는 대상자

② 오랜 기간 누워 있는 대상자

③ 동맥 순환장애 대상자

④ 수술 후 부종을 예방하기 위한 대상자

⑤ 정맥류가 우려되는 대상자

47. 장기간 누워 있는 대상자에게 탄력 스타킹 신기는 방법으로 옳은 것은?

① 신기기 전 누운 상태에서 넙다리에 쿠션을 받쳐 다리를 올려놓는다.

② 잠 자는 시간에는 벗겨서 편안한 수면을 돕는다.

③ 신기기 전에 탄력 스타킹을 쭉 펴 놓는다.

④ 중간중간 주름이 잡히게 신긴다.

⑤ 착용 다리 둘레가 이전 측정한 것과 차이가 많이 날 경우 관리책임자에게 보고한다.

48. 와상 대상자에게 탄력 스타킹을 신길 때 돕기 방법으로 옳은 것은?

① 동맥류 예방을 위해 신긴다.

② 상체를 높게 하고 다리에 쿠션을 받친다.

③ 혈액순환이 잘 되도록 끝까지 올리지 않는다.

④ 접촉성 피부염이 있는 대상자에게 신긴다.

⑤ 탄력스타킹을 신겼을 때 주름이 잡히지 않게 잘 펴 준다.

45. 교재 -324p

46. 교재 -324p
③ 화농성 염증, 동맥 순환 장애, 접촉성 피부염이 있는 사람에게 사용해서는 안 된다.

47. 교재 -324p
① 누운 상태에서 무릎 아래 쿠션을 받쳐 다리를 올려놓는다.
② 수면 시에도 착용한다.
③ 말아서 준비한다.
④ 중간에 주름이 많이 잡히면 혈액순환이 안 된다.

48. 교재 -324p
① 정맥류 예방을 위해 신긴다.
② 누운 상태에서 다리를 올려 놓는다.
③ 끝까지 올려서 잘 신겨서 혈액순환에 방해가 되지 않도록 한다.

답 45.② 46.③ 47.⑤ 48.⑤

49. 교재 –325p
① 실내온도는 낮 20~23도를 유지한다.
② 일정하게 유지한다(혈압 상승 예방).
④ 습도가 낮으면 가습기로 조절한다.
⑤ 간접 환기를 시켜 찬바람이 피부에 직접 닿지 않게 한다.

50. 교재 –325p
① 커튼/브라인드를 이용해 밝기를 조절한다.
② 적절한 밝은 조명을 유지한다.
③ 개인 등을 사용한다.
⑤ 바닥/벽/마루/문/선반에 색깔을 구분한다.

51. 교재 –326p
① 창을 열어 환기시킨다.
② 호흡기가 약하므로, 먼지가 나지 않도록 제거한다.
④ 시트 중앙선이 침대 중앙에 오도록 시트를 편다.
⑤ 출입구 반대편 쪽으로 놓는다.

49. 침상 환경을 쾌적하게 유지하기 위한 방법으로 옳은 것은?

① 실내온도는 낮 24~26도가 적당하다.

② 방/복도/화장실 온도는 장소마다 다르게 한다.

③ 쾌적한 습도는 40~60%이다.

④ 습도가 낮으면 제습기로 조절한다.

⑤ 환기 시 직접 환기를 한다.

50. 쾌적한 침상 환경을 유지하기 위해서 옳은 것은?

① 강한 햇빛은 살균 효과가 있으므로 커튼으로 가리면 안 된다.

② 조명은 아주 밝게 유지한다.

③ 다른 사람의 숙면을 위해 밤에 개인 등을 사용하면 안 된다.

④ 문턱이 있으면 경사로를 설치한다.

⑤ 바닥/벽/마루 색깔을 같게 하여 통일감을 준다.

51. 대상자의 침대 시트를 교환하는 방법으로 옳은 것은?

① 침대 시트 교환 시 창문을 닫고 한다.

② 먼지를 먼지털이로 털어서 제거한다.

③ 필요한 경우 방수포를 깐다.

④ 시트 중앙선이 침대 한쪽에 오도록 놓는다.

⑤ 베개 커버는 입구가 출입구 쪽으로 놓는다.

[4.체위 변경과 이동](61문제)

●

1. 대상자 이동 시 가장 먼저 고려해야 하는 것은?

① 적절성　　② 안정성　　③ 신속성　　④ 정확성　　⑤ 운동 능력

2. 대상자 이동 시 기본 원칙으로 옳은 것은?

① 신체적 상황만 고려하고 심리적 측면은 무시한다.

② 대상자에게 동작 설명하고 이동시킨다.

③ 대상자 동의는 필요 없고 요양보호사가 판단해서 이동시킨다.

④ 빠른 속도로 이동시킨다.

⑤ 적절한 신체 사용법으로 안전하고 편안하게 실시한다.

●●●

3. 대상자 이동 시 올바른 신체 정렬 방법으로 옳은 것은?

① 허리 높이로 잡고 보조한다.

② 발을 붙이고 서서 두 발에 힘을 단단히 준다.

③ 등과 무릎을 굽힌다.

④ 대상자 몸과 멀리 떨어져서 보조한다.

⑤ 발을 적당히 벌려서 지지 면을 넓힌다.

●●●

4. 요양보호사가 대상자 이동 시 무릎을 굽히고 발을 적당히 벌려서 지지하는 이유로 옳은 것은?

① 힘이 덜 들게 하기 위해

② 좀 더 많이 지지하기 위해

③ 대상자를 가까이에서 잡아 주기 위해

④ 신체 손상 위험을 감소시키기 위해

⑤ 빨리 이동시키기 위해

해 · 설 · 보 · 기

1. 교재 -327p

2. 교재 -327p
① 심리적 측면도 고려하여야 한다.
② ③ 동작을 설명하고 동의를 구한다.
④ 속도를 적절하게 한다.

3. 교재 -327p
① 허리와 가슴 사이의 높이로 잡고 보조한다.
② 발을 적당히 벌리고, 한 발은 약간 앞에 놓아 지지면을 넓힌다.
③ 등을 곧게 펴게 하고 무릎을 굽힌다.
④ 몸 가까이에서 잡고 보조한다.

4. 교재 -327p

답 1.② 2.⑤ 3.⑤ 4.④

•••
5. 대상자 이동 시 요양보호사가 신체 손상을 감소시키기 위한 방법으로 옳은 것은?

① 몸의 작은 근육을 사용한다.
② 지지 면을 좁게 한다.
③ 무게 중심을 높게 한다.
④ 무릎을 구부려 무게 중심을 낮춘다.
⑤ 지지 면을 넓히고 무게 중심을 높인다.

•••
6. 침대 위에서 대상자 이동 후 안면 창백, 오심, 구토, 식은땀 등의 증상이 나타날 때 대처 방법으로 옳은 것은?

① 몸을 따뜻하게 이불을 덮어 준다.
② 찬 물수건을 이마에 올려놓는다.
③ 머리는 낮게 다리는 높게 해준다.
④ 물을 먹인다.
⑤ 원래 자세로 눕히고 관리 책임자 및 간호사에게 보고한다.

7. 대상자가 침대 머리 쪽 난간을 잡게 하고 요양보호사가 대퇴 아래와 침상 면을 지지하며 이동하는 체위 방법은?

① 침대 옆으로 이동 ② 침대 머리 쪽으로 이동
③ 옆으로 눕히기 ④ 침대 오른쪽으로 이동
⑤ 침대에 걸터 앉히기

•••
8. 대상자가 협조할 수 없는 경우 침대 아래쪽으로 미끄러져 내려가 있을 때 침대 위쪽으로 이동하는 방법으로 옳은 것은?

① 두 팔은 펴서 몸통에 붙인다.
② 무릎은 곧게 편다.
③ 두 사람이 침대 양편에 마주 서서 어깨와 둔부를 지지하여 침대 머리 쪽으로 옮긴다.
④ 요양보호사는 대퇴 아래와 침상면을 지지하여 침대 머리 쪽으로 옮긴다.
⑤ 시트를 잡아 당겨 위로 옮겨 준다.

9. 오른쪽 편마비 대상자가 침대 아래쪽으로 내려가 있을 때 침대 위쪽으로 이동 시키는 방법으로 옳은 것은?

① 요양보호사가 침대 머리 쪽으로 올라가서 양팔을 잡아 준다.

② 대상자가 양손으로 침대 머리 쪽 난간을 잡아끌게 한다.

③ 요양보호사가 침대 발치에서 두 발로 엉덩이를 밀어 준다.

④ 오른쪽 손으로 침대 머리 쪽 난간을 잡아끌게 한다.

⑤ 왼쪽 손으로 침대 머리 쪽 난간을 잡아끌게 한다.

10. 대상자가 협조할 수 없는 경우 침대 머리 쪽으로 이동 시키는 순서로 옳은 것은?

> 가. 베개를 머리 쪽으로 옮긴다.
>
> 나. 침대 매트를 수평으로 눕힌다.
>
> 다. 침대 커버와 옷이 구겨져 있으면 잘 펴 준다.
>
> 라. 침상 양편에 한 사람씩 마주 서서 어깨와 대퇴를 지지하여 두 사람이 동시에 침대 머리 쪽으로 옮긴다.

① 가-나-다-라   ② 가-다-나-라   ③ 나-가-다-라
④ 나-가-라-다   ⑤ 가-나-라-다

11. 대상자가 협조할 수 없는 경우에 침대 아래쪽으로 미끄러져 내려가 있을 때 침대 위쪽으로 이동 시켜 주는 방법으로 옳은 것은?

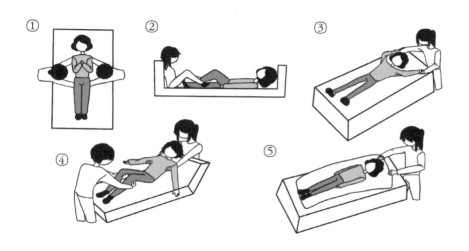

9. 교재 -328p
대상자가 협조를 할 수 있는 경우 침대 머리 쪽 난간을 잡게 한다.

10. 교재 -328p

11. 교재 -328p

정답 9.⑤ 10.④ 11.①

12. 교재 - 328p

13. 교재 - 328~329p

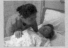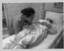

상체 → 하체 순으로 이동

14. 교재 - 329p
① 돌려 눕히려고 하는 쪽으로 머리를 돌린다.
③ 돌려 눕는 방향과 반대쪽 발을 다른쪽 발 위에 올려놓는다.
④ 어깨와 엉덩이에 손을 대고 옆으로 돌려 눕힌다.
⑤ 돌려 눕히려고 하는 쪽에 선다.

15. 교재 - 329p

답 12.② 13.③ 14.② 15.④

12. 대상자가 좌우 한쪽으로 쏠려 있을 때 침대 중앙으로 이동하는 체위는?

① 옆으로 눕히기   ② 침대 오른쪽 또는 왼쪽으로 이동
③ 앙와위   ④ 반 좌위
⑤ 일어나 앉기

●●●
13. 침대 위에 누워 있는 대상자가 침대 오른쪽으로 쏠려 있을 때 침대 중앙으로 이동 시키는 순서로 옳은 것은?

> 가. 대상자의 두 팔을 가슴 위에 포갠다.
> 나. 대상자를 이동하고자 하는 쪽에 선다.
> 다. 옷 밑 침대 시트 등 불편한 곳이 있는지 확인한다.
> 라. 상반신과 하반신은 나누어 이동시킨다.

① 가-나-다-라   ② 가-다-라-나   ③ 나-가-라-다
④ 나-가-다-라   ⑤ 나-라-가-다

14. 편마비 대상자를 옆으로 돌려 눕히려고 할 때 옳은 것은?

① 돌려 눕히려는 반대쪽으로 머리를 돌린다.
② 양손은 가슴에 포개고 무릎은 굽힌다.
③ 돌려 눕는 방향의 발을 반대쪽 발 위에 올려놓는다.
④ 등과 둔부에 손을 대고 돌려 눕힌다.
⑤ 요양보호사는 돌려 눕히려는 반대쪽에 선다.

●●
15. 침대에 누워 있는 대상자를 옆으로 돌려 눕히려고 한다. 어디를 잡고 돌려 눕혀야 하는가?

① 머리와 엉덩이   ② 어깨와 허리   ③ 등과 엉덩이
④ 어깨와 엉덩이   ⑤ 어깨와 다리

●●●
16. 편마비 대상자를 옆으로 돌려 눕히려고 한다. 순서로 옳은 것은?

> 가. 요양보호사는 돌려 눕히려는 쪽에 선다.
>
> 나. 돌려 눕히려고 하는 쪽으로 머리를 돌린다.
>
> 다. 눕히려는 쪽의 손은 위로 올리고 다른 쪽 손은 가슴 위에 올려놓는다.
>
> 라. 돌려 눕는 방향과 반대쪽 발을 다른 쪽 발 위에 올려놓는다.
>
> 마. 반대쪽 어깨와 엉덩이에 손을 대고 옆으로 돌려 눕힌다.
>
> 바. 엉덩이를 움직여 뒤로 이동시키고 어깨를 움직여 편안하게 하여 준다.

① 나-가-다-라-마-바   ② 다-가-나-라-마-바

③ 가-다-나-라-마-바   ④ 가-나-다-라-마-바

⑤ 가-나-라-다-마-바

17. 체위 변경 시 요양보호사는 대상자 어느 쪽에서 해야 하는가?

① 뒤쪽   ② 앞쪽   ③ 머리 쪽

④ 발치 쪽   ⑤ 어느 쪽이든 상관없다.

●●●
18. 침대 위에 누워 있는 대상자가 오른쪽으로 치우쳐 있을 때 침대 중앙으로 이동 시키는 방법으로 옳은 것은?

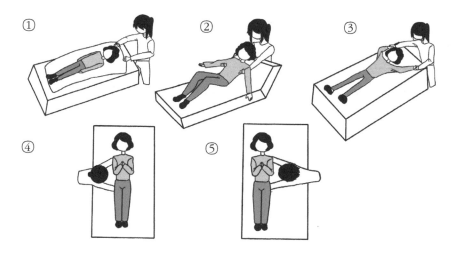

16. 교재 -329p
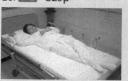
(옆으로 눕히기)

17. 교재 -330p
뒤쪽에서 체위 변경을 시도하게 되면 대상자는 낙상과 심리적 불안감을 가지게 된다.

18. 교재 -328~329p

답 16.④ 17.② 18.⑤

19. 사지마비 대상자를 침대에서 일어나 앉기 방법으로 옳은 것은?

① 요양보호사는 대상자 멀리 선다.

② 마비된 양손은 바르게 펴 준다.

③ 요양보호사는 한쪽 팔을 목 밑으로 깊숙하게 넣은 후, 손바닥으로 반대쪽 어깨 밑을 받쳐 준다.

④ 두 다리는 편 상태에서 일어나 앉힌다.

⑤ 대상자를 빠르게 상체를 일으켜 앉힌다.

●●

20. 편마비 대상자를 침대에서 일어나 앉히려고 할 때 옳은 방법은?

① 요양보호사는 대상자의 마비된 쪽에 선다.

② 마비 측이 아래로 향하게 돌려 눕힌다.

③ 마비 측이 위로 오게 돌려 눕힌다.

④ 대상자의 건강한 손으로 요양보호사 어깨를 잡도록 한다.

⑤ 요양보호사는 양손으로 대상자 어깨를 지지해 준다.

●

21. 침대에 걸터앉아 있는 편마비 대상자를 일으켜 세우려고 한다. 앞에서 보조하는 순서로 옳은 것은?

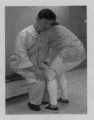

일으켜 세우기
앞에서 보조하는 경우

가. 발을 무릎보다 살짝 안쪽으로 옮겨 준다.

나. 요양보호사 양손은 대상자 허리를 잡아 지지한다.

다. 요양보호사 무릎으로 대상자 마비된 쪽 무릎 앞쪽에 대고 지지한다.

라. 완전하게 양 무릎을 펴고 선 자세에서 균형을 잡을 수 있을 때까지 잡아 준다.

① 가-다-나-라   ② 가-나-라-다   ③ 다-나-가-라

④ 다-가-나-라   ⑤ 나-다-가-라

22. 침대에 걸터앉아 있는 편마비 대상자를 일으켜 세우려고 한다. 옆에서 보조하는 경우 옳은 것은?

① 양발을 무릎보다 앞으로 내민다.

② 요양보호사 발을 마비된 발 바로 뒤에 놓는다.

③ 요양보호사 한 손으로 건강한 대퇴부를 지지한다.

④ 요양보호사 무릎으로 대상자 마비된 쪽 무릎 앞쪽에 대고 지지한다.

⑤ 대상자의 건강한 쪽에 선다.

23. 와상 대상자의 욕창을 예방하고, 관절의 변형과 부종, 혈전을 예방하는 방법은?

① 욕창 매트리스 사용   ② 주물러 주기

③ 체위 변경   ④ 뜨거운 물주머니 대주기

⑤ 탄력 스타킹 착용

24. 똑바로 누워 있는 대상자의 무릎과 발목 밑에 타월을 받쳐 주고 장시간 누워 있을 경우 올 수 있는 증상은?

① 척추 측만증 발생   ② 무릎 관절의 굽힘, 구축 발생

③ 넙다리뼈 골절 발생   ④ 고관절 골절 발생

⑤ 종아리 근육 강화

25. 침대 위에서 취해 주는 체위로 옳은 것은?

① 휴식하거나 잠을 잘 때 자세: 반 좌위

② 숨 쉬기 힘들 때 자세: 복위

③ 등에 상처가 있을 때 자세: 반 좌위

④ 관장할 때 자세: 앙와위

⑤ 경구, 경관영양 시 자세: 반 좌위

해·설·보·기

22. 교재 –333p
① 양발을 무릎보다 조금 뒤쪽에 놓는다. ③ 마비된 대퇴부를 지지한다. ⑤ 마비된 쪽에 선다

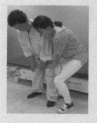

옆에서 보조하는 경우

23. 교재 –334p

24. 교재 –335p
고관절(엉덩관절)과 무릎관절의 굽힌 구축을 발생할 수 있으므로 장시간의 사용은 주의하여야 한다.

25. 교재 –335, 336p
① 앙와위 (바로 누운 자세)
② 반 좌위 (반 앉은 자세)
③ 복위 (엎드린 자세)
④ 측위 (옆으로 누운 자세)

답 22.② 23.③ 24.② 25.⑤

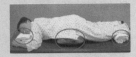

26. 교재 –336p
넙다리와 허리의 긴장을 완
화 시킬 수 있다.

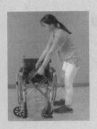

27. 교재 –337p

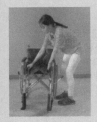

28. 교재 –338p

26. 등에 상처가 있는 대상자에게 엎드린 자세로 발목 밑에 타올을 받쳐 주는
이유는?

① 고관절 구축 예방

② 무릎관절의 구축 예방

③ 허리의 긴장 증가

④ 넙다리의 긴장 증가

⑤ 허리의 긴장 완화

27. 휠체어 접는 순서로 옳은 것은?

> 가. 잠금장치를 잠근다.
>
> 나. 시트 가운데를 잡고 들어 올린다.
>
> 다. 발 받침대를 올린다.
>
> 라. 팔걸이를 잡아 접는다.

① 가-나-다-라   ② 가-다-나-라   ③ 다-나-라-가

④ 가-라-다-나   ⑤ 다-가-나-라

28. 휠체어 펴는 순서로 옳은 것은?

> 가. 잠금장치를 잠근다.
>
> 나. 발 받침대를 내린다.
>
> 다. 시트 양쪽 가장자리를 눌러 완전하게 펴 준다.
>
> 라. 팔걸이를 잡아 바깥쪽으로 편다.

① 라-다-나-가   ② 라-다-가-나   ③ 가-나-다-라

④ 가-라-다-나   ⑤ 가-나-라-다

답 26.⑤ 27.② 28.④

29. 휠체어 이동 시 작동법으로 옳은 것은?

① 문턱 오를 때: 뒷바퀴 들고 오른다.

② 오르막길 올라갈 때: 똑바로 밀고 올라간다.

③ 내리막길 내려갈 때: 뒤로 돌려 지그재그로 내려간다.

④ 울퉁불퉁한 길: 바퀴 모두 바닥에 닿는 상태로 이동한다.

⑤ 내리막길 내려갈 때: 뒤로 돌려 앞바퀴 약간 들고 내려간다.

●●●
30. 휠체어 이동 시 뒤로 돌려 이동하는 경우(가), 지그재그로 이동하는 경우
(나) 로 옳은 것은?

	(가)	(나)
①	문턱 오를 때	문턱 내려갈 때
②	문턱 오를 때	문턱 오를 때
③	문턱 내려갈 때	오르막길 올라갈 때
④	문턱 내려갈 때	울퉁불퉁한 길 이동할 때
⑤	내리막길 내려갈 때	울퉁불퉁한 길 이동할 때

●●●
31. 휠체어로 울퉁불퉁한 길 이동 시 작동법으로 옳은 것은?

① 휠체어 바퀴가 모두 지면에 닿게 해서 이동한다.

② 휠체어 앞바퀴를 들어 올려 뒤로 젖힌 상태로 이동한다.

③ 지그재그로 이동한다.

④ 휠체어 뒷바퀴를 약간 들고 이동한다.

⑤ 천천히 뒷걸음으로 이동한다.

●●
32. 휠체어로 울퉁불퉁한 길 이동 시 앞바퀴를 들어 올려 뒤로 젖힌 상태로 이
동하는 이유로 옳은 것은?

① 편안하게 느끼도록 하기 위해서

② 진동을 많이 느끼게 하기 위해서

③ 진동을 많이 느끼지 않도록 하기 위해서

④ 안전하게 이동 시키기 위해서

⑤ 빠르게 이동 시키기 위해서

29. 교재-339p
① 뒤쪽으로 기울이고 앞바
퀴를 들어 문턱을 오른다.
② 지그재그로 밀고 올라간
다.
④ 앞바퀴를 약간 들어올려
뒤로 젖힌 상태에서 이동한
다.
⑤ 뒤로 돌려 뒷걸음으로 내
려간다

30. 교재-339p
뒤로돌려 이동하는 경우:
문턱 내려갈 때, 내리막길
내려갈 때

지그재그로 이동하는 경우 :
오르막길 올라갈 때, 내리막
길 내려갈 때

31. 교재-340p

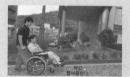

울퉁불퉁한 길 가는 방법

32. 교재-340p

답 29.③ 30.③ 31.② 32.③

33. 교재 –340p

●●●
33. 휠체어 이동 시 엘리베이터 탈 때와 내릴 때 방법으로 옳은 것은?

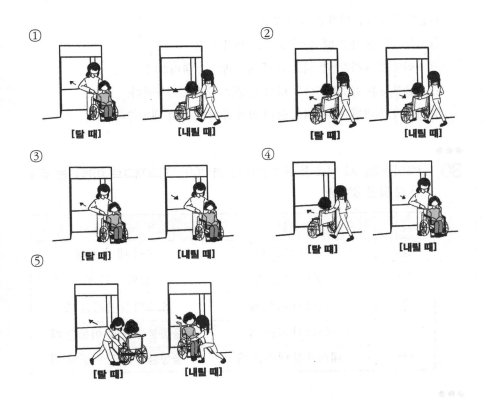

34. 교재 –340~341p

●●●
34. 오른쪽 편마비 대상자를 침대에서 휠체어로 옮겨 앉히고자 할 때 휠체어 놓은 위치(가)와 휠체어 각도(나)로 옳은 것은?

	(가)	(나)
①	오른쪽	30~45°
②	오른쪽	90°
③	왼쪽	30~45°
④	왼쪽	90°
⑤	왼쪽	120°

35. 왼쪽 편마비 대상자 침대에서 휠체어로 옮겨 앉히고자 할 때 옳은 방법은?

① 휠체어는 왼쪽에 30~40° 비스듬이 대준다.

② 휠체어 발 받침대는 내려놓는다.

③ 양발은 발끝이 바닥에 닿게 한다.

④ 오른쪽 손으로 휠체어 팔걸이를 잡도록 한다.

⑤ 요양보호사 무릎으로 대상자의 오른쪽 무릎을 지지한다.

●●●

36. 왼쪽 편마비 대상자를 침대에서 휠체어로 옮겨 앉힐 때 휠체어 위치와 각도로 옳은 것은?

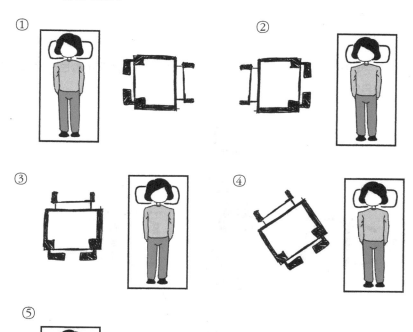

35. 교재 -340p
① 건강한 쪽에 30~40도 비스듬히 놓는다.
④ 건강한 쪽 손으로 휠체어 팔걸이를 잡도록 한다.
⑤ 마비된 쪽 무릎을 지지한다.

36. 교재 -340~341p

답 35.④ 36.④

37. 교재 -343p

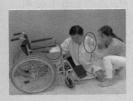

●●●
37. 대상자를 바닥에서 휠체어로 이동 시키려고 한다. 맞는 순서는?

> 가. 건강한 쪽 무릎을 세워 천천히 일어나도록 도와주어 휠체어에 앉힌다.
>
> 나. 휠체어를 대상자의 건강한 쪽에 가까이 놓고 잠금장치를 잠근다.
>
> 다. 대상자는 바닥에 무릎을 대고 건강한 손으로 휠체어를 잡게 한다.
>
> 라. 요양보호사는 대상자 뒤에서 허리와 어깨를 지지하여 엉덩이를 들게 한다.

① 나-가-다-라   ② 나-다-라-가   ③ 나-라-다-가
④ 다-나-라-가   ⑤ 다-라-나-가

38. 교재 -343p

●●
38. 왼쪽 편마비 대상자를 바닥에서 휠체어로 이동 시 휠체어 놓는 위치로 옳은 것은?

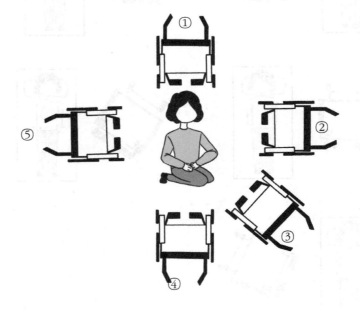

답 37.② 38.④

39. 대상자를 휠체어에서 바닥으로 옮기려고 할 때 맞는 순서는?

39. 교재 −344p

> 가. 휠체어 잠금장치를 잠근다.
>
> 나. 발 받침대를 올려 발은 바닥에 내려 놓는다.
>
> 다. 요양보호사는 마비측 옆에서 어깨와 몸통을 지지한다.
>
> 라. 건강한 손으로 바닥을 짚고 내려 앉는다.

① 나-가-다-라   ② 나-다-가-라   ③ 가-다-나-라

④ 가-나-다-라   ⑤ 가-라-나-다

40. 두 사람이 와상 대상자를 침대에서 침대로 이동 시 지지해 주는 곳으로 옳은 것은?

40. 교재 −345p

①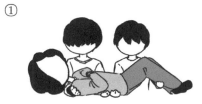

②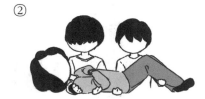

③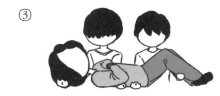

④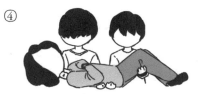

⑤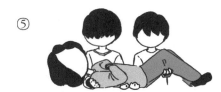

답 39.④ 40.⑤

41. 교재 –346p
건강한 쪽에 30~45도 비스
듬히 놓는다.

41. 오른쪽 편마비 대상자를 휠체어에서 이동 변기로 옮겨 앉힐 때 이동 변기
의위치로 옳은 것은?

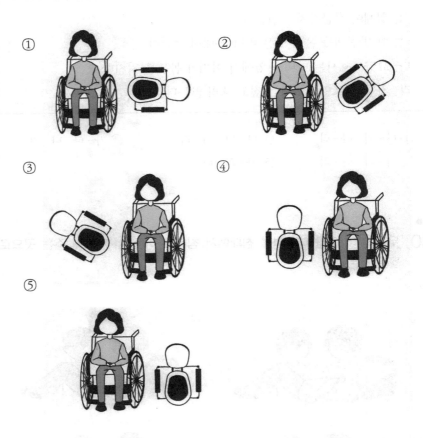

42. 교재 –346p

42. 휠체어에서 이동 변기로 이동 시킬 때 잠금장치를 잠갔다. 다음으로 해야
할 순서는?

① 요양보호사 무릎으로 대상자 무릎을 지지한다.

② 휠체어의 발 받침대를 접는다.

③ 대상자의 양쪽 발로 바닥을 지지하도록 한다.

④ 이동시켜 앉힌다.

⑤ 대상자 건강한 손으로 변기의 먼 쪽 손잡이를 잡도록 한다.

답 41.② 42.②

43. 왼쪽 편마비 대상자 이동 시 옳은 것은?

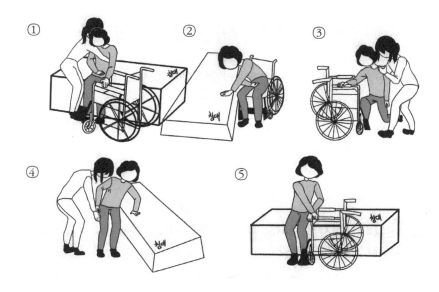

44. 교재 - 347p

44. 편마비 대상자를 휠체어에서 자동차로 옮겨 앉힐 때 순서로 옳은 것은?

① 건강한 쪽 엉덩이→ 건강한 다리
② 건강한 다리→ 건강한 엉덩이
③ 불편한 다리→ 건강한 다리
④ 불편한 쪽 엉덩이→ 불편한 다리
⑤ 건강한 쪽 엉덩이→ 불편한 다리

45. 교재 - 348p

45. 편마비 대상자를 자동차에서 휠체어로 돌려 앉힐 때 가장 먼저 차밖으로
나오는 부위로 옳은 것은?

① 상체   ② 둔부   ③ 머리   ④ 다리   ⑤ 양쪽 팔

46. 교재 -349p

●●●
46. 다음 내용은 어떤 보행 돕기 방법인가?

> • 의자나 손잡이를 한 손으로 잡고 약 3분간 서 있을 수 있도록 연습
>   시킨다.
> • 서 있는 동작이 가능하면 제자리 걸음을 연습시킨다.

① 보행기 사용 돕기   ② 1인 부축하기   ③ 휠체어 사용 돕기
④ 지팡이 사용 돕기   ⑤ 선 자세에서 균형 잡기

47. 교재 -349p

●
47. 편마비 대상자 보행시킬 때 보행 벨트 묶는 위치(가)와 요양보호사 서는
위치(나)로 옳은 것은?

	(가)	(나)
①	허리	건강한 쪽 뒤
②	허리	건강한 쪽 앞
③	허리	불편한 쪽 뒤
④	허리	불편한 쪽 앞
⑤	허리	불편한 쪽 옆

48. 교재 -350p
접이식 보행기라면, 펼친 후
잠김 버튼이 완전히 채워졌
는지 확인한다.

48. 접이식 보행기 사용 시 펼친 후 완전히 채워졌는지 확인해야 할 것(가)과
팔꿈치 구부리는 각도(나)와 보행기 높이(다)로 옳은 것은?

	(가)	(나)	(다)
①	잠김 버튼	60 °	허리
②	잠김 버튼	90 °	둔부
③	잠김 버튼	30 °	허리
④	잠김 버튼	30 °	둔부
⑤	손잡이	30 °	둔부

●●
49. 양쪽 다리가 불편한 대상자의 보행기 사용법으로 옳은 것은?

① 한쪽 다리→ 보행기→ 나머지 한쪽 발

② 보행기→ 양쪽 다리 함께

③ 양쪽 다리 함께→ 보행기

④ 한쪽 다리와 보행기 함께→ 나머지 한쪽 발

⑤ 보행기→ 한쪽 발→ 나머지 한쪽 발

49. 교재 -350p

●●
50. 왼쪽 다리가 불편한 대상자의 보행기 사용 방법으로 옳은 것은?

① 오른쪽 다리와 보행기 함께→ 왼쪽 다리

② 오른쪽 다리→ 보행기→ 왼쪽 다리

③ 왼쪽 다리→ 보행기→ 오른쪽 다리

④ 왼쪽 다리와 보행기 함께→ 오른쪽 다리

⑤ 보행기→ 왼쪽 다리→ 오른쪽 다리

50. 교재 -351p

●●
51. 지팡이 이용 보행 돕기 시 팔꿈치 구부러지는 각도(가)와 손잡이 높이(나)로 옳은 것은?

	(가)	(나)		(가)	(나)
①	약 60°	허리	②	약 45°	둔부
③	약 90°	허리	④	약 30°	둔부
⑤	약 30°	허리			

51. 교재 -351p

●●●
52. 오른쪽 편마비 대상자가 신발 신고 지팡이 보행 시 지팡이 잡는 손(가)과 지팡이 길이(나)로 옳은 것은?

	(가)	(나)		(가)	(나)
①	오른쪽 손	허리	②	오른쪽 손	손목
③	왼쪽 손	대퇴	④	왼쪽 손	손목
⑤	왼쪽 손	허리			

52. 교재 -351p
건강한 쪽 손으로 지팡이를 잡고 선다.

답 49.⑤ 50.④ 51.④ 52.④

53. 교재 -353p
지팡이→건강한 다리→마
비된 다리 순서로 이동한다.

54. 교재 -353p
지팡이는 건강한 쪽 손으로
잡고 선다. 지팡이→ 마비된
다리→ 건강한 다리 순서로
이동한다.

55. 교재 -351p
지팡이→마비된 다리→건
강한 다리 순서로 이동한다.

56. 교재 -353p

●●
53. 왼쪽 편마비 대상자가 지팡이 보행 시 계단 올라갈 때 순서로 옳은 것은?

① 오른쪽 다리→ 지팡이→ 왼쪽 다리

② 오른쪽 다리→ 왼쪽 다리→ 지팡이

③ 왼쪽 다리→ 지팡이→ 오른쪽 다리

④ 지팡이→ 오른쪽 다리→ 왼쪽 다리

⑤ 지팡이→ 왼쪽 다리→ 오른쪽 다리

●●●
54. 오른쪽 편마비 대상자가 지팡이 보행 시 계단 내려갈 때 지팡이 잡는 손
(가)과 보행 순서(나)로 옳은 것은?

	(가)	(나)
①	오른손	오른쪽 다리→ 지팡이→ 왼쪽 다리
②	오른손	오른쪽 다리→ 왼쪽 다리→ 지팡이
③	왼손	왼쪽 다리→ 지팡이→ 오른쪽 다리
④	왼손	지팡이→ 오른쪽 다리→ 왼쪽 다리
⑤	왼손	지팡이→ 왼쪽 다리→ 오른쪽 다리

●●●
55. 왼쪽 편마비 대상자가 평지 이동 시 보행 순서로 옳은 것은?

① 오른쪽 다리→ 지팡이→ 왼쪽 다리

② 왼쪽 다리→ 오른쪽 다리→ 지팡이

③ 왼쪽 다리→ 지팡이→ 오른쪽 다리

④ 지팡이→ 오른쪽 다리→ 왼쪽 다리

⑤ 지팡이→ 왼쪽 다리→ 오른쪽 다리

●
56. 왼쪽 편마비 대상자가 지팡이 보행 시 버스에서 내릴 때 보행 순서로 옳
은 것은?

① 오른쪽 다리→ 지팡이→ 왼쪽 다리

② 오른쪽 다리→ 왼쪽 다리→ 지팡이

③ 지팡이→ 오른쪽 다리→ 왼쪽 다리

④ 지팡이→ 왼쪽 다리→ 오른쪽 다리

⑤ 왼쪽 다리→ 지팡이→ 오른쪽 다리

답 53.④ 54.④ 55.⑤ 56.④

57. 왼쪽 편마비 대상자가 지팡이 보행 시 요양보호사 위치(가)와 지팡이 끝 놓는 위치(나)로 옳은 것은?

	(가)	(나)
①	왼쪽 옆쪽	왼쪽 발 앞 15cm, 옆 15cm 지점
②	왼쪽 옆쪽	오른쪽 발 앞 15cm, 옆 15cm 지점
③	오른쪽 옆쪽	왼쪽 발 앞 15cm, 옆 15cm 지점
④	오른쪽 옆쪽	오른쪽 발 앞 15cm, 옆 15cm 지점
⑤	오른쪽 옆쪽	오른쪽 발 앞 30cm, 옆 30cm 지점

●●●
58. 오른쪽 편마비 대상자가 지팡이 보행 시 지팡이 끝 위치로 옳은 것은?

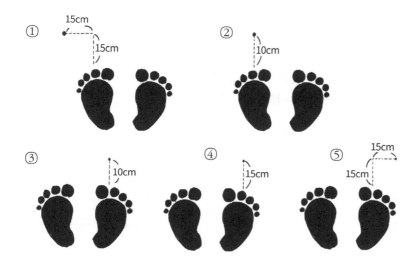

57. 교재 -351~352p
지팡이는 건강한 쪽 손으로 잡는다.
요양보호사는 지팡이를 쥐지 않은 옆쪽에서 잡아 준다.

58. 교재 -351p

답 57.② 58.①

59. 교재 -352p
요양보호사는 지팡이를 쥐지 않은 옆쪽을 지지해 주어야 한다.

59. 오른쪽 편마비 대상자가 지팡이 보행 시 요양보호사 위치로 옳은 것은?

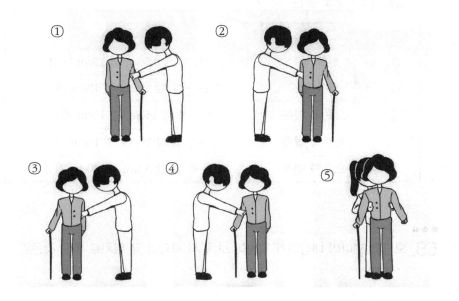

60. 교재 -354p

60. 침대에서 떨어져서 골절이 의심될 경우 사용하는 기구(가)와 기구에 눕혀 놓고 고정시키는 순서(나)로 옳은 것은?

	(가)	(나)
①	척추 고정판	손목과 엉덩이→ 위팔→ 무릎
②	척추 고정판	위팔→ 손목과 엉덩이→ 무릎
③	척추 고정판	무릎→ 손목과 엉덩이→ 위팔
④	들것	손목과 엉덩이→ 위팔→ 무릎
⑤	들것	무릎→ 손목과 엉덩이→ 위팔

답 59.② 60.③

61. 왼쪽 편마비 대상자 1인 부축하기 방법에서 ( )에 들어갈 순서로 옳은 것은?

요양보호사는 대상자의 (가)에 서서 대상자 (나) 팔을 요양보호사 (다)에 걸치고 (라)을 잡고 이송한다.

	(가)	(나)	(다)	(라)
①	왼쪽	왼쪽 팔	허리	손목
②	왼쪽	왼쪽 팔	어깨	손목
③	오른쪽	오른쪽 팔	허리	팔
④	오른쪽	오른쪽 팔	어깨	손목
⑤	오른쪽	오른쪽 팔	허리	손목

61. 교재 -351p

답 61.④

[5.감염 및 안전관리](29문제)

1. 교재 −355p

●●●
1. 호흡기계 감염 시 나타나는 증상으로 옳은 것은?

가. 배뇨통 나. 기침 다. 객담 라. 호흡 곤란 마. 인후통

① 가-나-다   ② 가-다-라   ③ 가-라-마
④ 가-나-다-마   ⑤ 나-다-라-마

2. 교재 −355p

2. 비뇨기계 감염 시 나타나는 증상으로 옳은 것은?

가. 인후통   나. 객담   다. 배뇨장애
라. 배뇨통   마. 소변 색의 변화

① 가-나   ② 가-나-다   ③ 다-라-마
④ 가-나-마   ⑤ 나-다-라

3. 교재 −356p

●
3. 감염 예방에 가장 기본적이고 효과적인 방법은?

① 건강검진   ② 금연   ③ 예방접종   ④ 손 씻기   ⑤ 금주

4. 교재 −356p
① 배설물을 만질 때에는 일회용 장갑을 착용한다. ②⑤ 장갑을 끼고 따로 배출하고 따로 세탁한다. ④ 장갑을 착용했더라도 처리 후 손을 씻는다.

●●●
4. 감염 예방을 위해서 대상자 분비물을 위생적으로 처리하는 방법으로 옳은 것은?

① 배설물을 만질 때에는 반드시 멸균 장갑을 착용한다.
② 오염된 세탁물은 일반 세탁물과 함께 세탁한다.
③ 혈액이나 체액이 묻은 경우 찬물로 닦고 더운물로 헹군다.
④ 배설물 처리 후에는 장갑을 착용하였으므로 손을 씻지 않는다.
⑤ 배설물이 묻은 의류는 맨손으로 따로 배출한다.

5. 요양보호사가 감염 예방을 위한 위생관리로 옳은 것은?

① 청결을 위해 일주일에 두 번 샤워를 한다.

② 로션을 바르면 대상자를 잡아줄 때 미끄러우므로 바르지 않는다.

③ 분비물이 묻은 장갑은 쓰레기통에 버린다.

④ 손은 배설물을 만진 후에만 씻는다.

⑤ 필요 시 마스크, 가운, 장갑 등의 보호 장구를 착용한다.

6. 코와 입의 가래나 분비물을 제거해 주는 것을 무엇이라고 하는가?

① 하임리히법   ② 비위관 삽입   ③ 체위 변경

④ 흡인   ⑤ 지혈

7. 재가에서 흡인 물품관리로 옳은 것은?

① 가래가 담긴 흡인병은 가득 차면 분비물을 버리고 깨끗이 닦는다.

② 한 번 사용한 카테터는 종이 위에 올려놓는다.

③ 카테터는 흐르는 물에 비벼 씻고, 15~20분 이상 끓여서 소독한다.

④ 소독한 컵은 행주로 깨끗이 닦는다.

⑤ 사용한 물품은 바로 씻고 소독해서 보관했다 사용한다.

8. 재가에서 기도 분비물이 축적된 대상자의 흡인에 대한 내용으로 옳은 것은?

① 카테터는 15분 이상 끓인 후 쟁반에 널어서 그늘에서 말린다.

② 가래가 담긴 흡인병은 일주일에 1회 이상 닦는다.

③ 소독할 컵과 카테터는 10분 정도 끓인다.

④ 흡인이 필요할 시 요양보호사가 흡인을 직접 해준다.

⑤ 카테터를 씻을 때는 전용 냄비에 물을 받아 씻는다.

---

5. 교재 −357p
① 매일 샤워를 하고 필요하면 더 자주 실시한다. ② 피부가 갈라지면 세균이 쉽게 침범하므로 로션을 사용한다. ③ 정해진 곳에 버린다. ④ 손을 자주 씻어서 감염을 예방한다.

6. 교재 −357p
흡인: 기도의 분비물을 배출하지 못하거나 연하를 못 해서 생기는 코와 입의 가래나 분비물을 제거하는 것

7. 교재 −357p
① 흡인병은 1일 1회 이상 깨끗이 닦는다. ② 한번 사용한 카테터는 물에 담가 놓는다. ④ 소독한 컵은 자연건조시킨다. ⑤ 사용한 물품은 사용하기 직전에 소독한다.

8. 교재 −357p
③ 15~20분 이상 끓여서 소독한다. ④ 흡인은 원칙적으로 의료인이 실시한다. ⑤ 흐르는 물에 카테터를 비벼 씻는다.

답 5.⑤ 6.④ 7.③ 8.①

9. 교재 −358p

9. 노인의 낙상 위험 요인으로 옳은 것은?

① 시야 확대   ② 청력 증가

③ 몸이 앞으로 기울어짐   ④ 근육 증가

⑤ 반사작용 빨라짐

10. 교재 −358p
①, ②, ③, ⑤ 환경적 위험 요인 ④ 신경 및 인지적 변화에 의해 반사작용이 느려지고 기억력과 주의 집중이 나빠진다.

10. 노인의 낙상 사고의 신체 심리적 위험 요인으로 옳은 것은?

① 물기 있는 마룻바닥   ② 난간 없는 계단

③ 내려놓은 침대 난간   ④ 반사작용이 느려짐

⑤ 부적절한 가구 배치

11. 교재 −359p
①, ②, ④, ⑤ 신체 심리적 위험 요인

11. 노인의 낙상 사고의 환경적 위험 요인으로 옳은 것은?

① 시력 감퇴   ② 청력 감퇴

③ 장소 별 큰 조도 차이   ④ 균형 감각 감퇴

⑤ 기억력 저하

12. 교재 −359p
⑤ 빈뇨로 자주 화장실에 다니다가 넘어질 수 있다.

12. 낙상 위험 요인으로 옳은 것은?

① 침대 난간을 올려놓는다.

② 바닥의 물기는 바로 닦는다.

③ 직사광선을 막기 위해 블라인드를 사용한다.

④ 계단에 난간을 설치한다.

⑤ 빈뇨로 자주 화장실을 간다.

13. 교재 −361p
① 계단에는 미끄럼 방지 장치를 해야 한다.
③ 주위의 물건을 최소화하고 정리한다.
④ 적절한 조명을 설치한다.
⑤ 침대 높이는 낮춘다.

13. 낙상 예방을 위한 환경 조성 방법으로 옳은 것은?

① 계단에 고정되지 않은 매트를 깔아 놓는다.

② 문턱이 있는 경우 경사로를 설치한다.

③ 물건은 사용하기 쉽게 바닥에 늘어놓는다.

④ 실내는 매우 밝은 조명을 설치한다.

⑤ 침대 높이를 높인다.

답 9.③ 10.④ 11.③ 12.⑤ 13.②

14. 화재 예방을 위한 행동으로 옳은 것은?

① 튀김을 하던 중에 대상자 옷을 갈아입혀 드렸다.

② 하나의 콘센트에 한 개의 전기기구 플러그를 꽂아 사용한다.

③ 난로 곁에 세탁물을 널어놓는다.

④ 성냥이나 라이터는 누구나 찾기 쉽게 노인과 어린이 손이 닿는 곳에 둔다.

⑤ 소화기 놓는 장소를 수시로 바꾼다.

15. 조리하던 중에 자리를 비워 화재가 발생했던 적이 있어 화재에 대한 두려움이 있는 대상자에게 대처 방법으로 옳은 것은?

① 음식을 조리하지 못하게 한다.

② 주방 가까이 가지 못하게 한다.

③ 화재가 발생했던 일을 자주 상기시킨다.

④ 음식을 만들 때마다 주의 깊게 관찰한다.

⑤ 음식을 조리하는 중에는 가급적 주방을 떠나지 않도록 한다.

16. 지진 발생 시 행동 요령으로 옳은 것은?

① 전기만 차단한다.

② 큰 구조물은 무너지므로 작은 구조물 아래로 피난한다.

③ 지진 발생 시 엘리베이터를 타고 신속히 밖으로 대피한다.

④ 높은 곳에서 떨어질 수 있는 물건을 치운다.

⑤ 깨지기 쉬운 유리그릇은 한 군데로 모아 보관한다.

17. 전기 사고 예방을 위한 행동으로 옳은 것은?

① 전선이 벗겨져 있을 때 일회용 반창고로 붙여 사용한다.

② 전기기구 사용 시 찌릿한 느낌이나 냄새가 나면 즉시 사용 중단한다.

③ 하나의 콘센트에 여러 개의 전기 코드를 꽂아 사용한다.

④ 습기가 있는 곳에서 전기기구를 콘센트에 계속 꽂아 놓고 사용한다.

⑤ 전기기구는 수선 시 전기를 연결해 놓고 한다.

14. 교재 –363p
① 기름 종류를 사용하여 음식을 할 때는 주방을 떠나지 않는다.
③ 난로 곁에는 세탁물을 널어놓지 말아야 한다.
④ 손이 닿지 않는 곳에 보관한다.

15. 교재 –362p

16. 교재 –363p
① 가스, 전기, 수도를 차단한다.
② 크고 견고한 구조물 아래나 옆으로 대피한다.
⑤ 깨지기 쉬운 것은 잠글 수 있는 곳에 보관한다.

17. 교재 –364~365p
① 전선이 벗겨져 있을 시 사용하지 않는다.
④ 콘센트에 보호용 커버를 씌워 사용한다.
⑤ 세척 시나 수선 시 절대 연결해서는 안 된다.

답 14.② 15.⑤ 16.④ 17.②

18. 교재 −366p

●●
18. 노인장기요양보험 급여 복지 용구 중에 구입품목으로 옳은 것은?

① 수동 휠체어   ② 성인용 보행기   ③ 전동 침대
④ 목욕 리프트   ⑤ 경사로

19. 교재 −366p

●●
19. 노인장기요양보험 급여 복지 용구 중에 대여 품목으로 옳은 것은?

① 목욕 의자   ② 안전 손잡이   ③ 간이 변기
④ 지팡이   ⑤ 수동 침대

20. 교재 −366p

●
20. 노인장기요양보험 급여 복지 용구 중에 대여 품목으로 옳지 않은 것은?

① 이동 변기   ② 욕창 예방 매트리스   ③ 수동 휠체어
④ 이동 욕조   ⑤ 배회 감지기

21. 교재 −367p
① 움직이지 않을 때는 잠금 장치를 항상 잠가둔다.
③ 적정 공기압은 0.5cm 정도 들어가는 상태이다.
⑤ 접은 상태에서 보관한다.

●●
21. 수동 휠체어를 사용하는 방법으로 옳은 것은?

① 휠체어를 사용하지 않을 때는 잠금장치를 풀어 놓는다.
② 타이어 공기압은 잠금장치와 밀접한 관계가 있다.
③ 타이어의 적정 공기압은 엄지손가락으로 힘껏 눌렀을 때 1.5cm 들어가는 상태이다.
④ 타이어는 공기압을 가장 많게 유지해야 잘 굴러간다.
⑤ 보관할 때는 펴서 세워 놓는다.

22. 교재 −369p
① 열에 닿으면 매트리스가 터질 수 있다.
② 공기를 빼고 물로 씻는다.
③ 24시간 계속 사용하는 기구이다.
⑤ 하루에 한 번은 정상 동작을 확인한다.

●
22. 욕창 예방 매트리스를 사용하는 방법으로 옳은 것은?

① 욕창 예방 매트리스 위에 전기요를 깔아 사용한다.
② 욕창 예방 매트리스 소독 시 공기 넣은 상태로 물로 씻는다.
③ 욕창 예방 매트리스는 격일제로 사용한다.
④ 손을 대상자 등과 엉덩이 밑에 넣어 대상자를 부양하는지 확인한다.
⑤ 일주일에 한 번은 정상 동작을 확인한다.

답 18.② 19.⑤ 20.① 21.② 22.④

23. 수동 침대 사용하는 방법으로 옳은 것은?

① 침대 이동 시 잠금장치는 잠겨 있어야 한다.

② 침대 이동 시 침대 난간을 잡고 움직인다.

③ 크랭크 손잡이는 사용하지 않을 경우 접어 둔다.

④ 등판 · 다리판 작동 손잡이를 빨리 돌린다.

⑤ 침대 난간은 안전을 위해 항상 내려 놓는다.

23. 교재 −370~372p
① 잠겨 있는 상태에서 강제로 이동해서는 안 된다.
④ 어지러움을 호소할 수 있으므로 천천히 돌린다.
⑤ 낙상 예방을 위해 대상자가 침상에 있을 때는 항상 올려놓아야 한다.

24. 수동 침대 사용하는 방법으로 옳은 것은?

① 침대 바퀴의 잠금장치는 항상 풀어 놓는다.

② 침대를 이동 시 침대 양쪽 난간을 내리고 이동한다.

③ 잠금장치를 고정시킨 상태로 이동해야 한다.

④ 대상자가 침대 위에 있을 때는 항상 침대 난간을 올려놓는다.

⑤ 사용하지 않을 때는 침대 높이를 가장 높은 위치로 한다.

24. 교재 −371~372p
① 항상 고정되어 있어야 한다. ⑤ 가장 낮은 위치에 오도록 한다.

25. 보행 보조차(실버카)의 안전한 사용을 위해 점검해야 하는 부위는?

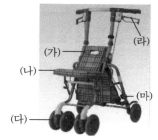

① 가
② 나
③ 다
④ 라
⑤ 마

25. 교재 −375p
④ 잠금장치 손잡이가 있다.

26. 이동 변기 사용하는 방법으로 옳은 것은?

① 사용 전 4개의 다리가 지면에 고정되어 있는지 확인은 필요 없다.

② 변기 한쪽 손잡이만 잡고 일어서지 말고 덮개에 기대지 않는다.

③ 좌변기 시트에 올라서서 사용한다.

④ 팔걸이와 등받이가 없는 것이 좋다.

⑤ 가볍기 때문에 덮개에 기댄다.

26. 교재 −376~377p
④ 오랫동안 앉아 있을 수 있도록 팔걸이와 등받이가 있어야 한다.
⑤ 가볍기 때문에 미끄러지거나 넘어질 수 있으므로 주의해야 한다.

답 23.③ 24.④ 25.④ 26.②

27. 목욕 의자 사용하는 방법으로 옳은 것은?

① 쉽게 앉을 수 있도록 앉는 면은 높게 한다.

② 등받이가 높고 팔걸이가 있어야 한다.

③ 바퀴가 부착된 목욕 의자의 잠금장치는 필요 없다.

④ 엉덩이 닿는 부위는 미끄러운 재질로 되어 있어야 한다.

⑤ 다리 밑부분은 미끄러운 재질로 되어 있어야 한다.

●●
28. 이동 욕조 사용하는 방법으로 옳은 것은?

① 이동 욕조 표면은 미끄러워야 피부 손상이 없다.

② 욕조를 잡고 일어나거나 앉는다.

③ 한 번에 두 사람씩 사용해도 된다.

④ 응급상황 발생 시 즉시 공기를 뺀다.

⑤ 평평하고 이물질이 없는 장소에서 사용한다.

●
29. 치매 증상이 있거나 배회 또는 길 잃기 등 문제 행동을 보이는 대상자들
의 실종을 미연에 방지하는 장치로 옳은 것은?

① 배회 감지기　　② 욕창 예방 매트리스　　③ 성인용 보행기

④ 지팡이　　⑤ 휴대용 마이크

가사 및 일상생활 지원

1 일상생활 지원의 원칙

대상자 스스로 일상생활을 할 수 있도록 돕는 데 있다. 잔존 능력을 최대한 활용할 수 있도록 일상생활을 지원해야 한다.

1) 기본 원칙

① 대상자의 욕구를 충분히 파악하여 서비스를 제공한다.

② 생활 방식과 가치관을 존중한다.

③ 안전을 우선 배려하도록 한다.

④ 스스로 할 수 있는 것은 스스로 하도록 격려하고 유도하며, 스스로 할 수 없는 것은 요양 보호사가 제공한다.

⑤ 요양보호사의 판단으로 결정하지 않으며 반드시 대상자에게 충분히 설명하고 동의를 얻 도록 한다. 인지 능력이 없는 경우는 보호자에게 설명하고 동의를 얻도록 한다.

⑥ 물품은 대상자의 동의를 얻어 사용하고, 함부로 옮기거나 버리지 않는다.

⑦ 서비스 제공 내용을 기록한다.

⑧ 일회용품 사용을 가급적 자제한다.

2) 일상생활 지원의 중요성

(1) 신체 활동 지원

'식사 도움', '배설 도움', '목욕 도움', '몸단장하기' 등 신체에 대한 직접적인 서비스 활동

(2) 일상생활 지원

신체 활동을 지원하는 데 필요한 조건이나 수단을 마련하기 위한 간접적인 서비스 활동

2. 식사 준비와 영양관리

1) 식사 준비

(1) 기본 원칙

① 식단은 대상자와 함께 정한다.

② 특이 사항을 항상 기록한다. 모두 기록해 두는 것이 좋다.

③ 혼자 사는 대상자의 경우 한 번에 섭취할 수 있는 양만큼씩 나누어 준비해 둔다.

④ 식재료나 관련 물품의 구매 내역은 대상자와 충분히 상의한 후 결정하도록 한다.

(2) 식재료 구매(장보기)

활동이 가능한 대상자는 식재료 구매 시 함께 동행하는 것도 좋다.

① 현재 있는 식재료의 종류와 양을 확인하여 구매 목록을 조정한다.

② 구매 목록에 대해 상의한다.

③ 필요량만 구매한다.

④ 유통기한을 확인한다.

⑤ 영양 표시를 확인한다.

⑥ 보관 방법 및 보관 상태를 확인한다.

(3) 조리 방법

① 볶기: 채소는 살짝 데쳐서 볶으면 기름도 적게 들고 색깔도 선명하게 유지할 수 있다.

② 삶기: 채소는 삶으면 부드러워져 먹기 쉽다. 육류는 오래 삶으면 부드러워지나 생선은 반대로 너무 오래 삶으면 질기고 딱딱해진다.

④ 무침: 노인의 식욕을 돋우기 위해 식초나 소스로 무침을 하면 미각에 변화를 주어 입맛을 찾는 데 도움이 된다.

⑤ 찜: 처음에는 센 불에 가열하다가 약한 불로 오래 가열하면 담백하고 부드러운 맛을 느낄 수 있다.

⑥ 굽기: 적당히 굽는다.

2) 질환별 영양관리

(1) 당뇨병

① 식사 원칙

① 일정한 시간에 규칙적으로 먹는다.
② 알맞게 먹는 습관을 갖는다.

② 식사 돕기 방법

① 설탕, 꿀, 단 음료수 등 단순당이 많이 들어 있는 식품을 피한다.
② 식이섬유소를 충분히 섭취하기 위해 채소, 해조류를 충분히 섭취하며 흰밥보다는 잡곡밥을 섭취한다.
③ 체중 조절과 심혈관계 합병증 예방을 위해 지방과 콜레스테롤을 과다하게 섭취하지 않는다. 따라서 육류는 기름기가 적은 붉은 살코기로 섭취한다.
④ 염분이 적은 식품을 선택한다.
⑤ 술은 피하는 것이 좋다.
⑥ 신선한 자연식품을 섭취한다

③ 식품군별 올바른 섭취 방법

식품군	유의 사항
곡류	설탕, 꿀 등의 단순당의 섭취를 줄이고 식이섬유소의 함량이 높은 복합당의 형태로 섭취한다.
고기 · 생선 달걀 · 콩류	• 육류는 살코기만 섭취한다. • 육류보다는 생선류를 자주 섭취한다.
과일류	• 생과일의 형태로 섭취한다. • 과일을 적절히 섭취하는 것은 무방하다. • 과일 통조림은 되도록 섭취하지 않는다.
우유 · 유제품류	저지방 또는 무지방 우유를 섭취한다.

(2) 고혈압

1 식사 원칙

① 정상 체중을 유지한다.

② 싱겁게 먹는다.

③ 과일과 채소를 충분히 먹는다.

④ 지방 섭취량이 높아지지 않도록 하며, 특히 동물성 지방은 가능하면 적게 먹는다.

⑤ 술은 가급적 피한다.

⑥ 카페인 섭취를 제한한다.

2 식사 돕기 방법

소금 섭취를 줄이려면

① 국, 찌개 등의 국물 섭취를 줄인다.

③ 음식을 먹기 직전에 간을 한다.

⑥ 가공식품을 구매할 때에는 나트륨 함량을 확인한다.

지방 섭취를 줄이려면

① 살코기 중심으로 먹는다.

② 가공된 육류(햄, 베이컨, 소시지 등)는 피한다.

③ 튀김, 부침보다는 찜, 구이(기름 없이 굽기) 조리법을 선택한다.

단백질을 적절히 섭취하려면

① 육류보다는 신선한 생선이나 두부 등을 자주 이용한다.

② 등푸른생선에는 오메가-3 지방산이 풍부하므로 1주일에 2~3회 섭취한다.

유제품을 이용할 때에는

① 우유는 가능하면 무지방이나 저지방 우유를 섭취한다.

② 요구르트도 무지방이나 저지방 우유로 만든 것을 선택한다.

③ 치즈는 저염, 저지방 제품을 선택한다.

식이섬유소 섭취를 늘리려면

① 현미, 잡곡을 이용하여 밥을 짓는다.

② 2~3가지 채소 반찬을 먹는다.

③ 생채소를 준비해 두었다가 공복감이 있을 때 먹는다.

(3) 암

1 식사 원칙

① 아침, 점심, 저녁을 규칙적으로 섭취한다.

② 단백질 반찬을 충분히 먹는다.

③ 채소 반찬은 매끼 2가지 이상 충분히 먹는다.

④ 과일은 하루 1~2회, 1가지 이상 먹는다.

⑤ 우유는 하루 1컵 이상 마신다.

⑥ 간식으로 빵이나 크래커, 떡 등을 조금씩 먹는다. 죽의 경우에는 하루 4~5번 이상 자주
먹는다.

⑦ 너무 맵고 짜지 않게 한다.

2 식사 돕기 방법

식욕 부진

① 소량씩 자주 섭취한다.

② 식사량이 적은 경우 과자, 과일, 빵 등 간식으로 열량을 보충한다.

③ 고형물을 먹기 힘든 경우 주스, 수프, 우유, 두유 등의 음료를 마시도록 한다.

입안 통증

① 입안을 자극하는 음식을 피한다. (예: 오렌지, 자몽, 귤, 생채소, 마른 빵 등 거친 음식, 맵
거나 짠 음식)

② 입안이 쓰린 경우 빨대를 이용한다.

③ 음식을 차게하거나 상온으로 먹는다.

구강건조증

① 뜨거운 음식이나 음료 등은 피하고 실온 정도의 음식을 먹도록 한다.

② 얼음, 아이스크림, 주스 등을 먹는다.

③ 담배나 술은 입안을 더욱 건조하게 할 수 있으니 피한다.

① 소량씩 자주 식사하고 수분을 충분히 섭취한다.

② 상온의 음식을 이용한다.

③ 갑자기 설사할 경우 12~24시간 동안은 맑은 유동식을 먹도록 한다.

④ 강한 양념이나 카페인 음료, 탄산음료, 기름진 음식, 자극성 있는 음식 및 술은 피한다.

① 자극이 강한 음식은 피한다.

② 차가운 음료를 마신다.

③ 뜨거운 음식을 피한다(뜨거운 음식은 메스꺼움의 원인이 될 수 있다).

④ 냄새가 강한 음식은 피한다.

⑤ 매우 달거나 기름진 음식, 기름에 튀긴 음식은 피한다.

(4) 만성 신부전

나트륨, 칼륨, 인 및 단백질의 섭취를 제한한다.

1 식사 원칙

① 나트륨 섭취를 제한한다.

② 충분한 칼로리 사탕, 꿀, 설탕, 젤리, 푸딩, 캐러멜, 양갱, 엿, 물엿, 잼 등의 당분이나 과일 통조림 등을 섭취한다. 들기름, 참기름, 옥수수기름, 올리브기름 등의 식물성 기름, 무염 버터 등 지방도 적절히 이용한다.

③ 단백질 섭취량을 제한한다.

④ 수분을 너무 많이 섭취하지 않도록 한다.

⑤ 칼륨 섭취를 제한한다. 잡곡, 콩, 견과류, 과일(특히 바나나, 오렌지, 참외 등), 감자류, 늙은 호박, 단호박, 각종 즙이나 엑기스, 한약에 칼륨이 많다.

⑥ 인이 많은 우유, 치즈, 요구르트, 아이스크림과 같은 유제품, 땅콩, 땅콩버터, 초콜릿, 코코아, 콜라, 맥주, 미꾸라지, 멸치, 달걀노른자 등을 제한한다.

(5) 변비

1 식사 원칙

① 규칙적인 식사를 한다.

② 충분한 식사량을 유지한다.

③ 물을 충분히 마신다.

④ 섬유소가 많은 잡곡류, 생과일, 생채소를 충분히 섭취한다.

⑤ 커피, 콜라, 홍차, 녹차 등을 제한한다.

3 . 식품 식기 등의 위생관리

1) 식품의 위생관리

(1) 기본 원칙

① 유통기한을 확인한다.

② 유통기한이 지난 식품이나 부패 · 변질된 음식은 폐기한다.

③ 보관된 냉동식품을 해동시켰을 경우는 다시 냉동시키지 않으며, 뚜껑 또는 포장을 개봉한 식품이 남았을 경우는 다른 용기에 담아 냉장 또는 냉동 보관하고 가급적 빠른 시간 내에 사용한다.

④ 조리된 음식이 남았을 경우는 냉장 보관하되 가급적 빨리 섭취하도록 한다.

⑤ 철저히 손을 씻는다.

(2) 식품별 보관 원칙

1 식품별 보관 방법

채소

① 잎채소는 세워서 보관한다.

② 흙이 묻은 채로 보관하려면 물을 뿌린 신문지에 싸둔다.

③ 껍질을 벗긴 감자는 식초 물에 담가 냉장실에 보관한다.

데친 채소

적당히 썰어서 데친 뒤 지퍼백에 한 번씩 먹을 만큼 담아 납작한 모양으로 냉동한다.

육류

① 하루 정도 보관할 경우 저온실에 넣는다.

② 육류는 잘게 썰면 표면적이 커져 덩어리째 보관한다.

③ 표면에 식용유를 살짝 발라 랩으로 싼 뒤 라벨지에 구매 날짜를 적어 보관한다.

달걀

① 둥근 부분이 위로, 뾰족한 부분이 아래로 향하게 놓는다.
② 달걀을 물로 씻으면 표면의 보호막이 제거되어 오염물질이 기공을 통해 내부로 흡수되어 변질되기 쉬우므로 비비면서 씻지 않는다.

과일

① 열대과일은 실온 보관한다.
② 수박은 지퍼백에 넣거나 랩을 씌워 보관한다.
③ 포도는 오래 두고 먹으려면 씻지 않은 상태에서 신문지에 싸서 채소실에 보관한다.

② **냉장 보관**

① 냉장실 온도는 5℃ 이하를 유지하는 것이 좋다.
② 냉장실 문을 적게 연다.
③ 냉장실에 음식을 보관할 때는 간격을 띄워 놓는다.
④ 조리한 음식과 날음식은 별도로 구분한다.

③ **냉동 보관**

① -15℃ 이하로 유지하는 것이 좋다.
② 냉동실에 냉기의 순환을 방해하지 않도록 공간을 두어야 한다.
③ 꺼낼 때는 사용할 만큼만 꺼내 사용하도록 한다.
④ 식품은 수분을 차단할 수 있는 용기에 넣거나 포장해야 하며, 냉동식품은 원래의 포장 상태로 저장하는 것이 좋다

(2) 안전한 식품 섭취를 위한 5가지 원칙

① **손을 올바른 방법으로 깨끗이 씻는다.**

■ 손 씻는 방법

비누를 이용하여 따뜻한 흐르는 물에서 20초 이상 손등, 손바닥, 손가락, 손톱 사이 등을 깨끗이 씻는다.

1. 손바닥으로 비누 거품을 낸다.→ 2. 손바닥, 손등을 문지른다.→ 3. 깍지 끼고 비빈다.
4. 엄지손가락을 돌린다.→ 5. 손톱으로 문지른다.→ 6. 흐르는 물에 헹군다.

2 안전한 물과 식품을 선택한다.

① 깨끗하고 안전한 물을 사용한다.

② 물은 끓여서 사용한다.

③ 식품을 구매할 때 신선하고 질 좋은 것을 선택한다.

④ 반드시 유통기한을 확인하고 구매한다.

3 식품을 안전하게 조리한다.

① 완전하게 익힌다.

② 중심까지 잘 익히도록 주의한다.

③ 다시 데워 먹는 경우에도 중심까지 온도가 전달되도록 충분하게 재가열한다.

④ 음식은 먹을 만큼만 그릇에 덜어서 먹는다.

⑤ 나물 등을 무칠 때에는 1회용 장갑을 끼고 조리한다. 특히 손에 상처가 있을 때에는 맨 손으로 음식을 조리하지 않는다.

⑥ 채소와 과일, 특히 생으로 먹는 채소 · 과일은 흐르는 물에 깨끗이 씻는다.

4 식품을 안전하게 보관한다.

① 조리한 음식은 실온에서 2시간 이상 음식을 방치하지 않는다.

② 조리한 음식은 뜨거운 상태로 유지한다(60℃ 이상).

③ 남은 음식 즉시 냉장고에 밀봉하여 보관한다(5℃ 이하).

④ 날짜를 표기하고 가능한 한 빨리 먹는다.

⑤ 조리된 음식, 육류 · 생선, 채소 · 과일은 서로 다른 칸에 보관한다.

⑥ 냉동식품은 실온에서 해동하면 세균 증식이 되기 때문에 냉장실에서 천천히 해동하거나 전자레인지를 이용한다.

⑦ 한 번 해동한 식품은 다시 냉동하지 않는다.

> - 냉장식품 보관 기간
>   - 조리한 식품(반찬, 국)→ 3~5일 이내
>   - 육류→ 2~3일
>   - 생선→ 1~2일
> - 냉동식품 보관 기간
>   - 만두, 떡, 육류, 생선→ 6개월 이내

⑤ **조리 도구는 항상 청결하게 유지한다.**

① 채소·과일→ 육류→ 생선류→ 닭고기 등의 순서로 사용하되, 재료가 바뀔 때마다 세제와 찬물로 깨끗이 씻어서 사용한다.

② 조리한 식품과 날 식품이 서로 닿지 않도록 한다.

2) 식기 및 주방의 위생관리

(1) 위생관리 방법

1 싱크대 배수구

① 조리 후 찌꺼기 거름망을 비우고, 주방용 세정제를 이용해서 솔로 닦는다.

② 소다와 식초를 배수구에 부어 놓는다.

2 찬장 또는 싱크대

① 자주 건조시키는 것이 좋다.

② 냄새나 곰팡이가 발생한 경우에는 희석한 알코올로 닦아 준다.

③ 자주 환기시켜 준다.

3 냉장실

① 채소 박스나 선반 등은 꺼내어 주방용 세정제로 닦는다.

② 도어 패킹은 헌 칫솔에 세제를 묻혀 꼼꼼히 닦는다.

③ 소독용 알코올이나 맥주를 헝겊에 묻혀 닦는다.

④ 냉장실은 자주 청소한다.

⑤ 숯이나 탄 빵 조각, 커피, 녹차 티백은 좋은 탈취제 역할을 한다.

④ **수세미와 행주**

① 수세미는 스펀지형보다 그물형으로 된 것이 위생적이다.

② 행주는 젖은 행주와 마른 행주를 구분해서 용도에 맞게 사용하고, 사용하지 않을 때는 바짝 말려 둔다.

⑤ **그릇 및 식기류**

① 행주로 닦지 말고 물기가 건조되도록 어긋나게 엎어 놓는다.

② 유리그릇은 뜨거운 상태에서 찬물에 담그면 깨질 위험이 있으므로 주의한다.

⑥ **고무장갑**

① 조리용과 비 조리용을 구분하여 사용한다.

② 사용 후에는 안팎을 뒤집어 세제로 깨끗이 씻고 건조시킨다.

⑦ **플라스틱 용기 관리**

① 밀폐 용기에서 냄새가 날 경우, 사용한 녹차 티백을 2~3개 넣고 뜨거운 물을 부어 하루 정도 둔다.

② 기름기가 많은 음식물을 넣었던 용기는 녹차 티백이나 쌀뜨물에 담가둔다.

⑧ **설거지**

① 기름기가 적거나 음식물이 덜 묻은 그릇부터 설거지한다.

② 기름기가 많은 그릇은 종이타월로 기름기를 제거한 후 설거지를 한다.

③ 유리컵→ 수저류→ 기름기가 적은 밥그릇, 국그릇→ 반찬그릇→ 기름 두른 프라이팬 등의 순서로 설거지한다.

4. 의복 및 침상 청결 관리

1) 의복 관리

(1) 기본 원칙

① 속옷은 매일 갈아입는 것이 좋다.

② 더러워진 의류는 옷감의 종류 및 세탁 방법에 따라 애벌빨래한다.

③ 얼룩이나 더러움이 심한 것은 즉시 세탁한다.

④ 새로 구매한 의류는 한 번 세탁한 후 입고, 감염이 의심되는 대상자의 의류는 다른 사람

의 의류와 구분하여 세탁한다.

⑤ 의류를 버릴 때에는 대상자에게 반드시 동의를 구한다.

⑥ 평소에 늘 입는 옷은 서랍의 앞쪽에 정리해 둔다.

⑦ 모직물에는 방충제를 넣는다.

(2) 의복의 선택 및 관리

① 가볍고 느슨하며 보온성이 좋아야 한다.

② 입고 벗는 것이 쉬워야 한다.

③ 체형에 맞는 디자인이어야 한다.

④ 과도한 장식은 피한다.

⑤ 외출 시 부분적이라도 밝은색이 들어간 옷이 좋다.

⑥ 신발은 굽이 낮고, 폭이 좁지 않으며, 뒤가 막혀 있는 것으로 미끄럼 방지가 붙어 있어야 한다.

⑦ 양말도 미끄럼 방지 처리가 되어 있어야 한다.

⑧ 속옷은 다음 조건을 만족해야 한다.

- 피부를 자극하지 않는 재질일 것
- 갈아입히기 쉽고 용이할 것
- 흡습성이 좋은 소재일 것

2) 침상 청결 관리

(1) 기본 원칙

① 반드시 대상자의 동의를 얻어 정리 정돈한다.

② 전기 코드 등 발에 걸리는 물건은 잘 치워 둔다.

(2) 침구의 선택 및 정리

1 이불

① 따뜻하고, 가볍고, 부드러우며 보습성이 있는 것이 적합하다.

② 이불 커버는 감촉이 좋은 면제품이 좋다.

③ 이불을 건조시키면 면이 팽창하여 보온성이 증가한다.

④ 건조는 오전 10시~오후 2시가 좋고, 양모와 오리털 등의 이불은 그늘에서 말린다.

2 요(매트리스)

① 단단하고, 탄력성과 지지력이 뛰어나며 습기를 배출할 수 있다.

② 너무 푹신하면 자세가 나빠지고 피로해지기 쉽다.

3 린넨류(시트, 베개 커버 등)

① 풀을 먹여 사용하면 욕창의 위험이 있으므로 주의를 요한다.

② 주름이 생기지 않고 한 장으로 요(매트리스)를 덮을 수 있는 크기가 적합하다.

③ 튼튼하고 흡습성이 좋은 면으로 옅은 색이 좋다.

④ 시트는 길이, 폭 모두 요(매트리스) 밑에 접어 넣을 수 있는 크기를 사용한다.

⑤ 풀을 먹이거나 재봉선이 있는 것은 욕창의 원인이 되므로 피한다.

⑥ 와상 대상자는 3~5일에 한 번은 건조하고 청결한 시트로 바꾼다.

⑦ 더러워진 시트는 수시로 교환한다.

4 베개

① 습기와 열을 흡수하지 않는다.

② 메밀껍질이나 식물의 종자로 만들어진 베개가 좋다.

③ 베개는 2~3개 정도를 준비해 두면, 체위 변경 시 신체를 지지하는 데 도움이 된다.

④ 베개 높이는 척추와 머리가 수평이 되는 것이 좋다. 폭은 어깨 폭에 20~30cm를 더하고, 딱딱한 정도는 기호에 따라 다르다.

⑤ 감염 대상자의 경우는 모포와 베개에 커버를 씌워 커버만 매일 교환한다.

5. 세탁하기

1) 기본 원칙

① 대상자의 습관과 결정을 존중한다.

③ 수선 후 세탁한다.

④ 실금이나 하혈 등 건강 상태를 확인하고 이상 시 보고한다.

⑤ 오염이 심할 때에는 불리거나 부분 세탁을 병용하는 것이 좋다.

⑥ 세탁물은 옷감의 종류와 색상, 세탁 방법에 따라 분류하여 세탁한다.

⑦ 세제를 선택하고 적당량만 사용하도록 한다.

2) 세탁 방법

① 부분 세탁

① 와이셔츠의 목, 손목 오염이 심한 경우에는 부분 세탁을 한 뒤 본 세탁을 한다.

② 커피, 과일즙 얼룩: 표백제가 들어 있는 세제를 사용하면 효과적이다.

③ 땀 얼룩: 중조

④ 립스틱 얼룩: 액체 세제나 울 전용 세제를 소량의 물에 섞어 얼룩진 부분을 살살 문질러 제거한 다음 찬물로 헹군다.

⑤ 파운데이션 얼룩: 벤젠이나 휘발유 등을 거즈에 적셔 파운데이션이 묻은 부분을 가볍게 두드린다. 그리고 얼룩이 남지 않도록 물로 세탁한다.

⑥ 튀김기름 얼룩: 얼룩이 묻은 부위에 주방용 세제 몇 방울을 떨어뜨리고 얼룩 부위를 손가락으로 잡고 비벼서 제거한다.

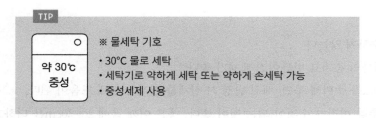

TIP

약 30℃
중성

※ 물세탁 기호
• 30℃ 물로 세탁
• 세탁기로 약하게 세탁 또는 약하게 손세탁 가능
• 중성세제 사용

② 삶기

① 삶기 전에 먼저 세탁을 한다.

② 삶을 때는 뚜껑을 덮고 세탁물이 직접 공기층에 노출되지 않도록 한다.

③ 탈수하기

지나친 탈수는 주름이나 의류 손상의 원인이 된다.

④ 헹구기

① 헹구기 전에 세탁물의 비눗기를 먼저 탈수시키는 것이 중요하다. 섬유 유연제로 헹구면 감촉이 부드럽게 된다.

② 냄새가 심한 세탁물은 헹굼이 다 끝난 후 붕산수에 담가 두었다가 헹구지 않고 탈수하여 건조하면 냄새가 없어진다.

5 건조하기

① 탈수가 끝나면 곧바로 말리는 것이 중요하다.

② 흰색 면직물: 햇볕에서 건조하는 것이 살균 효과가 있다.

③ 합성섬유 의류, 색상·무늬가 있는 의류: 그늘에서 건조한다. 햇볕에서 말리면 색이 변할 수 있다.

④ 니트류(스웨터 등): 통기성이 좋은 곳에서 채반 등에 펴서 말린다.

⑤ 청바지류: 뒤집어서 말린다. 이때 지퍼는 열어 둔다.

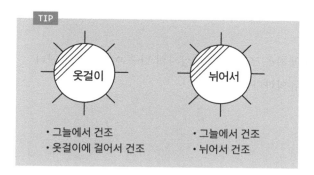

TIP

옷걸이
• 그늘에서 건조
• 옷걸이에 걸어서 건조

뉘어서
• 그늘에서 건조
• 뉘어서 건조

3) 세탁 후 관리

(1) 다림질

① 다리미가 앞으로 나갈 때는 뒤에 힘을 주고 뒤로 보낼 때는 앞에 힘을 준다.

② 완전히 건조시킨다.

③ 풀 먹인 천이나 스프레이식 풀을 사용할 때는 천을 깔고 다린다.

(2) 보관하기

① 2시간 이상 직사광선에 쏘인다.

② 오랜 보관이나 장마로 인해 의류나 침구가 눅눅해졌으면 건조하고 맑게 갠 날 바람이 잘 통하는 그늘에서 바람을 쏘인다.

⑤ 방습제는 실리카겔이나 염화칼슘을 주로 사용한다. 실리카겔은 흡습하면 분홍색으로 바뀌고 다시 건조시키면 청색으로 변한다.

⑥ 모섬유나 견섬유와 같이 흡습성이 큰 천연섬유는 방충제를 넣어 둔다.

⑦ 방충제에는 장뇌, 나프탈렌, 파라디클로로벤젠 등이 있는데, 종류가 다른 방충제를 함께 넣으면 화학 변화를 일으켜 옷감이 변색, 변질되므로 한 가지씩만 사용하도록 한다.

⑧ 공기보다 무거우므로 보관 용기의 위쪽 구석에 넣어 둔다. 방충제를 넣을 때는 포장된

상태에서 꺼낸 다음 천이나 신문지에 싸서 넣는다.

6. 외출 동행 및 일상 업무 대행

1) 외출 동행

(1) 기본 원칙

① 욕구를 확인하여 지원 계획을 세운다.
② 사전 정보를 충분히 파악한다.
③ 건강 상태를 충분히 고려하여 계획을 조정하고, 대상자의 만족 여부를 점검한다.
④ 개인 물품이 분실되지 않도록 유의한다.

2) 외출 동행 방법

(1) 동행 전

① 외출 목적을 파악하고 외출을 준비하도록 지원한다.
② 외출 시 필요한 준비물이나 개인 소지품을 점검한다.
③ 대상자의 건강 상태, 복약 상태를 보호자에게 확인한다.

(2) 동행 중

① 필요로 하는 편의시설을 신속하게 제공한다.
② 도보 시 보폭을 작게, 계단을 오를 때는 두 다리를 한 곳에 모아 쉬면서 이동한다.
③ 차량 이용 시 대상자의 몸을 요양보호사와 밀착시켜 안전하게 탑승한다.

(3) 동행 후

① 외출에서 돌아오면 환기를 하고, 얼굴과 손발을 씻을 수 있도록 하며, 평상복으로 갈아입고 휴식을 취할 수 있도록 한다.
② 외출 시 착용한 소지품 및 의복 등을 제자리에 보관하고, 외출 동행이 의도한 대로 만족하였는지를 확인한다.

2) 일상 업무 대행

(1) 대행 전

① 업무 대행 목적을 확인한다.

② 업무 대행이 가능한지 먼저 확인하고 정보나 자료, 경비를 점검한다.

③ 충분한 정보를 제공하고, 필요한 사항들에 대한 협조를 구한다.

(2) 대행 중

① 수시로 확인시킨다.

② 대상자의 요구가 있을 경우에는 대상자와 업무 담당자를 연계한다.

③ 업무 대행 중 요양보호사는 자신의 사적인 업무를 병행하지 않도록 주의한다.

(3) 대행 후

처리 결과를 알기 쉽게 전달하고, 만족스러운지를 확인한다. 불만족하여 재요청 시는 충분히 상의하여 진행한다.

7. 쾌적한 주거 환경 관리

1) 안전한 주거 환경 조성

(1) 현관

① 현관에 문턱이 있으면 경사로를 설치한다.

② 조명기구는 현관 밖과 발밑을 비출 수 있도록 밝게 한다.

③ 현관 바닥은 미끄럽지 않은 소재를 사용한다.

④ 현관문의 손잡이는 열고 닫기가 용이한 막대형으로 설치한다.

⑤ 안전하게 신발을 신고 벗을 수 있도록 의자를 놓아 둔다.

(2) 거실

① 출입구의 문턱을 없앤다.

② 거실 바닥은 평편하게 하며, 가능한 한 물건을 놓아 두지 않도록 한다.

③ 비상시를 대비하여 연락을 취할 수 있는 긴급 경보장치와 화재경보기 등을 설치한다.

(3) 대상자의 방

① 남향 또는 남동향이 좋다.

② 화장실이나 욕실이 가깝게 위치하고, 출입구의 문턱을 없앤다.

③ 필요로 하는 물품, 요양보호에 필요한 물품은 항상 손이 닿을 수 있는 위치에 둔다.

⑥ 창가에 물건을 두어 햇빛을 차단하지 않게 한다.

⑦ 인터폰, 전화, 비상벨 등으로 호출이 용이하도록 한다.

(4) 부엌과 식당

① 문턱을 없애고, 미끄럽지 않은 바닥 소재를 사용한다.

② 싱크대 및 가스레인지는 대상자의 손이 닿는 높이로 조정한다.

③ 화상 및 화재에 주의한다.

④ 식탁보는 빨기 쉽고, 더러움이 눈에 띄는 밝은색으로 한다.

(5) 화장실, 욕실

① 출입문의 문턱을 없애고 깨지지 않는 것으로 한다.

② 손잡이를 설치한다.

③ 움직이기 편한 양변기를 설치한다.

④ 미끄러지지 않는 바닥 소재를 사용하거나 미끄럼 방지용 깔판을 깐다.

⑤ 높이가 낮은 욕조를 설치하여 탕에 드나들기 편하게 하고, 탕 내부의 바닥에 미끄럼 방지용 깔판을 깔아 놓는다.

⑥ 사용하지 않는 낮 시간 동안에 환기를 시킨다.

⑦ 바닥에 물기를 닦아 다음에 이용할 때 넘어지지 않도록 한다.

2) 쾌적한 주거 환경 조성

(2) 쾌적한 실내 환경 조성

1 환기

환기 시에는 바람이 대상자에게 닿지 않도록 간접 환기 방법을 사용한다.

2 실내온도

① 실내온도는 낮에는 20~23℃, 밤에는 18℃가 쾌적한 온도다.

② 국소 난방보다는 전체 난방이 바람직하다.

③ **습도**

① 습도는 40~60%가 적합하다.

② 장마철 습도가 높으면 제습기로 습기를 제거하고, 겨울에는 가습기를 사용한다.

④ **소음**

보청기는 모든 소리를 증폭시키기 때문에 주위의 소음 때문에 고통을 겪는다.

⑤ **채광**

① 자연 채광은 밝고 습도가 낮으며 자외선에 의한 살균 효과가 있다.

② 직사광선이 눈에 닿으면 각막에 장애를 초래하는 경우도 있으므로 커튼, 발, 블라인드 등을 사용한다.

⑥ **조명**

① 계단에는 천장에 조명을 설치하고 무릎 아래쪽 위치에 별도의 보조등을 단다.

② 배설물 확인이 쉬운 직접 조명을 사용한다.

3) 청결한 주거 환경 조성

(1) 기본 원칙

① 청소 및 주변 정돈 시는 반드시 상의하고, 정돈 방법에 대해서도 동의를 구한다.

② 물건을 옮길 때에는 대상자에게 충분히 설명하여 동의를 얻고, 변경된 위치를 대상자에게 반복, 설명해 준다.

③ 물건을 함부로 처분하거나 옮기지 않는다.

④ 전기코드 등 발끝에 걸리는 물건을 잘 치워 둔다.

⑤ 화재가 나지 않도록 가스레인지 주변에는 인화성 물질을 놓지 않는다.

(2) 청소하기

① **침실 및 병실**

① 실내 청소를 할 때 진공청소기나 젖은 걸레로 먼지를 제거해야 한다.

② 침상 시트나 침구는 아침에 정리하고, 낮에는 활동을 할 수 있는 환경을 만든다.

2 화장실

① 낮 시간은 충분히 환기를 시킨다.

② 바닥은 물때나 미생물이 발생하기 쉽고, 미끄러우므로 일주일에 한 번 정도는 락스와 솔을 이용하여 닦아 준다.

③ 양변기에 물때가 끼었을 때는 솔에 식초를 묻혀 변기 안쪽을 닦는다.

④ 화장실 배수구는 뚜껑을 솔로 씻고 물때를 씻어낸 뒤 락스를 희석한 물을 부어 준다.

3 쓰레기 관리

① 쓰레기는 분리 수거 후 정리한다.

② 쓰레기통은 비울 때마다 물로 씻어 잘 건조시키고, 냄새가 나는 경우에는 알코올로 닦아낸다.

③ 음식물 쓰레기는 매일 치운다.

(3) 물품 및 주변 정돈

① 물건을 옮길 때는 반드시 대상자의 동의를 얻는다.

② 귀중품은 대상자의 책임하에 정리 정돈한다.

적중문제 2. 가사 및 일상생활 지원 (60문제)

1. 대상자의 가사 및 일상생활 지원의 기본 원칙으로 옳은 것을 고르시오.

① 물품은 대상자의 동의를 얻어 사용하고, 함부로 옮기거나 버리지 않는다.

② 요양보호사의 판단으로 결정하고 대상자에게 통보한다.

③ 요양보호사의 생활 방식과 가치관을 존중한다.

④ 잔존 기능을 파악하여 스스로 할 수 있는 것은 요양보호사가 제공한다.

⑤ 환경 오염을 최소화하기 위해 일회용품을 많이 사용한다.

2. 식사 준비의 기본 원칙으로 올바른 것을 고르시오.

① 식단은 요양보호사가 알아서 정한다.

② 대상자의 식사와 관련한 특이 사항을 항상 기록한다.

③ 혼자 사는 대상자의 경우 한 번에 많이 먹을 수 있는 양을 준비해 둔다.

④ 구매 내역은 요양보호사의 의견이 절대적으로 중요하다.

⑤ 영수증과 잔돈은 서로 믿어야 하므로 요양보호사가 알아서 관리한다.

3. 대상자의 식재료 구매의 방법으로 맞는 것을 고르시오.

① 식단을 작성하지 말고 바로 바로 장을 본다.

② 대량 묶음의 할인을 많이 해주는 상품을 구매한다.

③ 현재 있는 식재료의 종류와 양을 확인하여 구매 목록을 조정한다.

④ 항상 넉넉하게 많이 구매한다.

⑤ 식재료 구매 시 영양 표시는 무시해도 된다.

4. 재가 대상자의 식재료를 구매할 때 고려사항으로 옳은 것은?

① 오랜 기간 사용할 분량을 한꺼번에 구매한다.

② 구매한 식재료는 모두 냉장실에 보관한다.

③ 신속한 요리를 위해 가공식품을 자주 구매한다.

④ 구매 전에 냉장고에 있는 식품을 확인한다.

⑤ 요양보호사가 선호하는 식재료 위주로 구매한다.

---

1. 교재 -386p
대상자에게 충분히 설명하고 동의를 구한다. 대상자의 생활양식과 가치관을 존중한다. 스스로 할 수 있는 것은 스스로 하게 한다. 일회용품은 가급적 자제한다.

2. 교재 -389p
식단은 대상자와 함께 정한다. 한 번에 섭취할 양 만큼씩 나누어 준비한다. 구매 내역은 대상자와 상의하고 결정한다. 영수증과 잔돈은 대상자에게 드린다.

3. 교재 -386p
식단을 작성한다. 구매 목록을 만들어 계획적인 소비를 한다. 필요량만 구매한다. 대상자 질병을 고려한 영양 표시를 확인한다.

4. 교재 -389p

답 1.① 2.② 3.③ 4.④

5. 교재 -391p
채소는 살짝 데쳐서 볶아야 기름도 적게 들고 선명하다. 근육이 많은 부위의 육류는 오래 삶으면 부드러워지나 지방이 많은 육류는 오래 삶으면 오히려 뻣뻣해진다. 노인은 지방을 소화시키는 효소가 적어 기름이 많은 음식은 좋지 않다. 찜은 재료를 부드럽게 하여 노인이나 환자식에 자주 사용된다.

6. 교재 -403p
가공된 육류는 가급적 피한다. 육류보다는 생선이나 두부 단백질을 이용한다. 소금 섭취를 줄이기 위해 김치 섭취를 줄인다. 동물성 지방은 가급적 적게 먹고 지방은 제거하고 살코기 중심으로 먹는다.

7. 교재 -403p
자몽은 입안을 자극한다. 뜨거운 음식은 피한다. 매운 음식도 피한다. 마른 빵도 피해야 한다.

8. 교재 -404p

5. 노인 대상자에게 맞는 조리 방법을 고르시오.

① 채소는 살짝 데쳐서 볶을 필요가 없다.

② 모든 부위의 육류는 오래 삶으면 질겨진다.

③ 노인에게 튀김 요리는 소화 흡수에 도움이 된다.

④ 무침 요리는 노인의 입맛을 찾는데 도움이 된다.

⑤ 찜 요리는 노인이나 환자에게 소화하기 어려운 조리법이다.

6. 고혈압이 있는 대상자의 식단으로 적합한 것을 고르시오.

① 백미밥, 훈제 요리, 김장김치

② 잡곡밥, 곱창전골, 오징어 젓갈

③ 보리밥, 저염물 김치, 병어찜, 달걀흰자 채소찜

④ 햄버거, 감자튀김, 콜라, 소시지

⑤ 떡국, 갈비찜, 잡채, 베이컨

7. 입안이 헐어서 통증을 호소하는 암 환자에게 좋은 음식은?

① 자몽주스   ② 차거나 상온의 음식

③ 뜨거운 커피   ④ 얼큰한 짬뽕

⑤ 마른 빵

8. 항암 치료 대상자가 식욕이 없을 때, 식사 돕기 방법으로 맞는 것을 고르시오.

① 강한 양념을 첨가한다.

② 고형물이 적합하다.

③ 식사 분위기와 장소를 바꿔 본다.

④ 과자, 빵은 별 도움이 안 된다.

⑤ 정해진 식사 시간에만 먹는다.

답 5.④ 6.③ 7.② 8.③

9. 당뇨 대상자에게 권해도 좋은 음식을 고르시오.

① 커피믹스   ② 꿀   ③ 새우튀김

④ 방울토마토   ⑤ 삼겹살

10. 암 환자가 구강건조증이 생겼을 때 권할 수 있는 음식을 고르시오.

① 뜨거운 국물   ② 담배   ③ 마늘 장아찌

④ 매운 음식   ⑤ 주스

11. 만성 신부전 대상자가 피해야 할 음식으로 옳은 것은?

① 사탕   ② 우유   ③ 푸딩

④ 들기름   ⑤ 무염버터

12. 항암 치료 후 구토 및 속이 메스꺼운 대상자에게 알맞은 음식을 고르시오.

① 단맛이 강한 음식   ② 뜨거운 찌개

③ 차가운 음료   ④ 냄새가 강한 청국장

⑤ 매운 족발

13. 변비에 도움이 되는 음식을 고르시오.

① 콜라   ② 녹차   ③ 커피

④ 홍차   ⑤ 옥수수

14. 질병과 식사 돕기 방법으로 알맞게 연결된 것을 고르시오.

① 고혈압 – 염분을 제한한다.

② 동백경화증 – 지방 섭취를 높인다.

③ 만성 신부전 – 뼈를 튼튼하게 치즈를 많이 먹는다.

④ 암 – 식욕을 위해 맵거나 짠 음식을 먹는다.

⑤ 당뇨 – 식이섬유질은 관계가 없다.

---

9. 교재 -388p
당뇨 환자는 커피믹스, 꿀과 같은 단순당은 피한다. 유지류의 섭취를 줄인다. 육류의 지방은 제거하고 섭취한다.

10.. 교재 -405p

11. 교재 -406p
체중 감소를 방지하기 위하여 신장에 부담을 주지 않는 사탕, 꿀, 젤리, 푸딩 등을 섭취한다. 또한, 들기름, 참기름, 무염 버터와 같은 지방도 적절히 이용한다. 다만 인이 많은 우유, 치즈, 미꾸라지, 멸치는 신부전 환자에게 뼈를 약하게 하므로 제한해야 한다.

12. 교재 -405p

13. 교재 -408p
카페인이 많은 콜라, 녹차, 커피, 홍차는 제한해야 한다. 섬유질이 풍부한 옥수수는 자주 섭취한다.

14. 교재 -401p

답 9.④ 10.⑤ 11.② 12.③
13.⑤ 14.①

15. 교재 -421p
풀을 먹이거나 재봉선이 있
는 것은 욕창의 위험이 생긴
다. 양모와 오리털은 그늘에
서 말린다. 요는 단단하고 지
지력이 뛰어난 것이 적합하
다.

15. 대상자에게 적합한 침구 선택 방법으로 맞는 것을 고르시오.

① 이불은 가볍고 보습성이 있는 것이 적합하다.

② 시트는 풀을 먹이고 재봉선이 있는 것이 좋다.

③ 양모 이불은 햇볕에 말린다.

④ 요는 푹신하고, 지지력이 뛰어난 것이 적합하다.

⑤ 시트는 주름이 생기지 않고 매트리스보다 조금 작은 것이 좋다.

16. 교재 -432p
비상시를 대비하여 긴급 경
보장치를 설치한다. 대상자
의 방은 욕실과 가까워야 용
변 처리가 쉽다. 화장실은 사
용하지 않는 낮 시간에 충분
히 환기시킨다. 식탁의 높이
는 휠체어보다 높고 넓어서
충분히 들어갈 수 있어야 한
다.

16. 대상자의 안전한 주거 환경·조성으로 올바른 것을 고르시오.

① 거실에는 긴급 경보장치를 설치하지 않아도 된다.

② 대상자의 방은 욕실과 멀어야 한다.

③ 현관문의 손잡이는 막대형이 좋다.

④ 화장실은 사용하지 않는 밤에 환기시킨다.

⑤ 식탁의 높이는 휠체어보다 낮아야 한다.

17. 교재 -406p

17. 만성 신부전 대상자에게 체중 감소를 방지하고 신장에 부담이 되지 않는 음식을 고르시오.

① 달걀노른자 ② 바나나 ③ 늙은 호박

④ 설탕 ⑤ 콩

18. 교재 -415p
조리에 사용한 기구는 2차
오염을 방지하기 위해 빨리
세척한다. 육류는 생식을 자
제하고 가열해서 먹는다. 생
육과 조리된 음식을 구분하
여 보관한다. 조리된 음식은
실온에서 방치하지 말고 냉
장 또는 냉동 보관한다.

18. 다음 중 식중독 예방 방법으로 옳은 것을 고르시오.

① 조리에 사용된 기구는 천천히 설거지한다.

② 육류는 생식이 좋다.

③ 생육과 조리된 음식은 함께 보관한다.

④ 조리된 음식은 실온에서 방치한다.

⑤ 손을 잘 씻는다.

답 15.① 16.③ 17.④ 18.⑤

19. 의복을 보관하는 방법으로 적절한 것을 고르시오.

① 방습제로 장뇌, 파라디클로로벤젠을 사용한다.

② 종류가 다른 방충제를 함께 넣으면 변색된다.

③ 방충제는 공기보다 가벼우므로 위쪽 구석에 넣어 둔다.

④ 폴리에스테르 섬유는 해충의 피해를 잘 받는다.

⑤ 맑은 날, 비가 막 그친 후에 의류를 바람에 쏘여 준다.

20. 의복의 오염물을 제거하는 방법으로 옳은 것을 고르시오.

① 땀 얼룩은 천천히 처리해도 무방하다.

② 립스틱은 식초로 제거한다.

③ 과일즙은 표백제를 사용하면 효과적이다.

④ 커피는 벤젠으로 제거한다.

⑤ 파운데이션 얼룩은 고형비누로 제거하면 잘 지워진다.

21. 청결한 주거 환경 조성을 위한 올바른 방법을 고르시오.

① 침구는 가능하면 아침에 정리한다.

② 양변기 물때는 식용유로 닦는다.

③ 쓰레기통이 냄새가 날 때는 실리카겔로 닦아 낸다.

④ 유리창 청소기의 고무로 먼지를 제거하는 것은 도움이 안 된다.

⑤ 대상자 물건의 위치는 자주 바꿔줘야 좋다.

22. 식기 및 주방의 위생관리로 올바른 것을 고르시오.

① 탄 빵 조각은 탈취제로는 적합하지 않다.

② 수세미는 그물형보다 스펀지형이 위생적이다.

③ 고무장갑은 하나면 충분하다.

④ 플라스틱 밀폐 용기에서 냄새가 날 때, 쌀뜨물은 효과적이지 않다.

⑤ 설거지는 유리컵→ 수저류→ 밥그릇→ 프라이팬 순서로 한다.

---

19. 교재 -425p
방습제는 실리카겔, 염화칼슘을 사용한다. 방충제는 공기보다 무거우므로 보관 용기의 위쪽 구석에 넣어 둔다. 모섬유나 견섬유같은 천연섬유가 해충의 피해를 받기 쉽다. 맑은 날이라도 비가 막 그친 후에는 지면에서 습기가 올라오므로 바람을 씌는 데 적합하지 않다.

20. 교재 -424p
땀 얼룩은 재빨리 처리하지 않으면 더러움이 오래 남는다. 립스틱은 액체 세제나 울 전용 세제를 사용한다. 커피와 과일즙은 표백제가 들어 있는 세제를 사용한다. 파운데이션은 벤젠이나 휘발유를 사용한다.

21. 교재 -437~438p
양변기 물때는 식초로 닦는다. 쓰레기통은 냄새가 나는 경우 알코올로 닦아 낸다. 유리창 청소기의 고무로 밀어 낸 후 걸레로 닦아 내도록 한다. 대상자의 물건을 함부로 처분하거나 옮기지 않는다.

22. 교재 -416~418p
숯이나 탄 빵 조각은 좋은 탈취제 역할을 한다. 수세미는 그물형이 통풍이 잘되므로 더 위생적이다. 고무장갑은 조리용과 비조리용으로 구분하여 사용한다. 밀폐 용기 냄새는 녹차 티백이나 쌀뜨물이 효과적이다.

답 19.② 20.③ 21.① 22.⑤

23. 교재 –424p
세제의 제한을 받지 않는다. 세탁기가 사용 가능하므로 당연히 손세탁도 가능하다. 40℃ 이므로 삶아서는 안 된다. 약하게 세탁하라는 표시이지 온도의 개념은 아니다.

24. 교재 –429~430p
예상치 못한 일이 발생 시 대상자와 상의한다. 동행 후에는 만족도 조사를 실시한다. 대행 중 절대로 요양보호사 개인의 일은 하지 않는다. 대상자의 요구가 있을 때는 업무 담당자를 연계해 줘야 신뢰가 생긴다.

25. 교재 –433p

---

23. 그림과 같은 세탁 표시에 대한 설명으로 맞는 것을 고르시오.

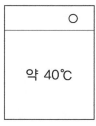

약 40℃

① 40℃의 물로 세탁
② 세제는 중성 세제를 이용한다.
③ 약하게 손세탁만 해야 한다.
④ 삶을 수 있다.
⑤ 약 40℃ 온도로 강하게 세탁기를 사용한다.

24. 외출 동행 및 일상 업무 대행의 방법으로 옳은 것을 고르시오.

① 예기치 못한 상황이 발생하였을 때, 요양보호사 혼자서 해결한다.
② 외출 동행이 의도한 대로 만족하였는지 확인할 필요는 없다.
③ 대상자의 업무 대행이 원활하게 이루어지고 있음을 수시로 확인시킨다.
④ 업무 대행 중 비슷한 업무는 요양보호사의 사적인 업무를 병행한다.
⑤ 대상자 어르신과 업무 담당자를 연계할 필요는 없다.

25. 안전한 주거 환경 조성으로 올바른 것을 고르시오.

① 안전하게 신발을 신고 벗을 수 있게 현관에 의자를 놓아둔다.
② 조용히 쉴 수 있도록 항상 어둡게 한다.
③ 화장실에 소독약을 뿌려 둔다.
④ 안전한 주거 환경을 만들기 위해 대상자의 동의를 구할 필요가 없다.
⑤ 방과 거실을 구별하기 위해 문턱을 만든다.

답 23.① 24.③ 25.①

26. 대상자 침구의 선택 및 정리에 대한 설명으로 맞는 것을 고르시오.

① 이불은 두껍고 무거운 것으로 한다.

② 베개는 1개만 있어도 체위 변경에 도움이 된다.

③ 침대 시트는 침대 매트리스보다 조금 작은 것이 적합하다.

④ 베개는 습기와 열을 흡수하는 것이 좋다.

⑤ 양모 이불은 그늘에 말린다.

27. 대상자를 위한 조리 방법으로 맞는 것을 고르시오.

① 볶기 – 기름을 많이 넣는다.

② 삶기 – 채소는 삶으면 부드러워진다.

③ 무침 – 식초나 소스는 무침에 사용하지 않는다.

④ 찜 – 센 불로 오래 가열한다.

⑤ 굽기 – 고기를 오래 굽는다.

28. 대상자의 의류 세탁 방법으로 옳은 것을 고르시오.

① 면직물 행주는 삶을 수 없다.

② 헹굼은 1회가 적당하다.

③ 합성섬유는 햇빛에서 건조한다.

④ 풀 먹인 천은 천을 덮지 않고 다림질한다.

⑤ 니트류는 채반에 펴서 말린다.

29. 설거지 순서로 맞는 것을 고르시오.

① 유리컵→ 수저류→ 밥그릇→ 국그릇

② 수저류→ 유리컵→ 밥그릇→ 프라이팬

③ 밥그릇→ 유리컵→ 국그릇→ 반찬 그릇

④ 반찬 그릇→ 밥그릇→ 수저류→ 유리컵

⑤ 프라이팬→ 국그릇→ 유리컵→ 수저류

---

26. 교재 –421~422p
면직물은 열에 강하므로 삶을 수 있다. 헹굼은 보통 2~3회가 적당하다. 합성섬유는 열에 약하므로 그늘에 말린다. 풀 먹인 옷감은 다리미에 풀이 붙어 타게 되므로 얇은 천을 깔고 다려야 한다.

27. 교재 –391p
기름기가 적거나 음식이 덜 묻은 유리컵으로 시작해서 기름기가 가장 많은 프라이팬을 마지막으로 설거지한다.

28. 교재 –423~428p

29. 교재 –418p

답 26.⑤ 27.② 28.⑤ 29.①

30. 교재 -426p

30. 그림의 건조 표시에 대한 설명으로 가장 바른 것을 고르시오.

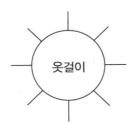

① 채반에 뉘어서 햇빛에 건조

② 햇빛에 건조

③ 옷걸이에 걸어서 햇빛에 건조

④ 뉘어서 그늘에 건조

⑤ 옷걸이에 걸어서 그늘에 건조

31. 교재 -426p

31. 그림의 건조 표시에 대한 설명으로 가장 바른 것을 고르시오.

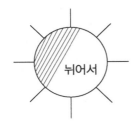

① 햇볕에 뉘어서 건조

② 햇볕에 옷걸이에 건조

③ 채반에 뉘어서 건조

④ 그늘에 뉘어서 건조

⑤ 그늘에 옷걸이에 건조

32. 교재 -435~437p
해설: 바람이 닿지 않도록 간접 환기 방법을 쓴다. 장마철에는 제습기를 사용한다. 전체 난방이 국소 난방보다 효율적이고 어르신 건강에 좋다. 배설물의 상태를 확인하여 건강 상태를 보아야 하므로 직접 조명을 사용한다.

32. 대상자 가정의 쾌적한 실내 환경을 위한 방법으로 옳은 것은?

① 바람이 대상자의 닿지 않도록 직접 환기 방법을 사용한다.

② 커튼, 발, 블라인드를 사용한다.

③ 장마철에는 가습기를 사용한다.

④ 국소 난방이 전체 난방보다 바람직하다.

⑤ 배설물을 치울 때는 간접 조명이 좋다.

33. 교재 -437~439p

33. 대상자 가정의 청결한 주거 환경 조성을 위한 방법으로 옳은 것은?

① 화장실 바닥은 락스를 사용해서는 안 된다.

② 화장실은 밤 시간에 환기시킨다.

③ 실내 청소는 진공청소기보다 빗자루가 좋다.

④ 대상자의 물건을 함부로 처분하거나 옮기지 않는다.

⑤ 귀중품은 요양보호사가 알아서 정리한다.

답 30.③ 31.④ 32.② 33.④

34. 대상자의 안전한 주거 환경 조성을 위한 방법으로 옳은 것은?

① 현관 문턱에는 경사로가 필요 없다.

② 커튼은 얇은 것과 두꺼운 것을 병용한다.

③ 창가에 인테리어 소품을 많이 둔다.

④ 대상자의 방에는 인터폰이 필요 없다.

⑤ 거실에서는 휠체어를 사용해서는 안 된다.

35. 식품의 위생관리로 맞는 것을 고르시오.

① 유통기한이 지난 식품은 요양보호사가 알아서 폐기한다.

② 생선은 내장을 제거하지 않고 얼리는 것이 좋다.

③ 시금치는 세워서 보관한다.

④ 육류는 잘게 썰어서 보관할수록 좋다.

⑤ 달걀은 뾰족한 부분이 위로 향하도록 놓는다.

36. 식기 및 주방의 위생관리로 맞는 것을 고르시오.

① 싱크대의 냄새는 올리브유로 닦아 준다.

② 씻은 식기는 행주로 닦는다.

③ 고무장갑은 조리용과 비조리용을 하나로 사용한다.

④ 유리그릇은 뜨거운 상태에서 찬물로 헹군다.

⑤ 소다와 식초를 배수구에 부어 놓으면 악취가 사라진다.

37. 대상자의 침상 청결 관리 방법으로 옳은 것을 고르시오.

① 대상자가 넘어지지 않도록 전기코드 등은 잘 치운다.

② 시트는 재봉선이 있는 것이 좋다.

③ 이불은 건조시키면 보온성이 감소한다.

④ 시트의 소재는 진한 색이 좋다.

⑤ 메밀껍질이나 식물의 종자는 베개로는 좋지 않다.

34. 교재 -432~435p

35. 교재 -409~410p

36. 교재 -416~417p
싱크대 배수구의 냄새는 소다와 식초를 혼합하여 부어주면 악취가 사라진다. 씻은 그릇은 어긋나게 엎어 놓아 자연건조 시켜야 더 위생적이다. 유리 그릇은 뜨거운 상태에서 찬물에 담그면 강화유리가 아닌 이상 깨지기 쉽다.

37. 교재 -420~422p
시트에 재봉선은 욕창 발생 위험 요인이므로 피한다. 이불은 햇볕에 건조시키면 보온성이 증가한다. 시트의 색은 오염이 잘 보여야 바로 세척할 수 있고 어르신의 건강상태를 즉시 확인할 수 있으므로 흰색이나 연한 색이 좋다. 메밀껍질이나 식물의 종자로 만든 베개는 건강에 좋다.

34.② 35.③ 36.⑤ 37.①

38. 교재 –423~426p

38. 대상자의 의류 세탁 방법으로 맞는 것을 고르시오.

① 제품 전체에 오염이 심한 경우는 바로 본 세탁한다.
② 커피 얼룩은 벤젠으로 제거한다.
③ 면직물은 삶을 필요가 없다.
④ 삶을 때는 뚜껑을 덮고 삶는다.
⑤ 청바지는 지퍼를 잠그고 말린다.

39. 교재 –426p
제품별로 적절한 건조 방법을 사용해야 의복의 수명과 기능성을 유지할 수 있다. 나일론과 같은 합성섬유는 열에 약하므로 그늘에서 말려야 한다. 무늬가 있다는 것은 색깔이 있다는 것이므로 아무리 면직물이라 해도 바랠 수 있으므로 그늘에서 말린다. 스웨터와 같은 니트류는 채반에 뉘어서 말려야 옷이 늘어나지 않는다.

39. 대상자의 의류를 건조하는 방법으로 옳은 것을 고르시오.

① 건조 방법과 의복의 수명은 관계없다.
② 나일론 섬유는 햇볕에 말린다.
③ 청바지의 주머니는 뒤집어서 말린다.
④ 무늬가 있는 면직물은 햇볕에서 건조한다.
⑤ 스웨터는 옷걸이에 걸어서 말린다.

40. 교재 –435~437p

40. 대상자의 쾌적한 실내 환경 조성을 위한 방법으로 옳은 것은?

① 계단에는 천장에 조명이 필요치 않다.
② 대상자의 방은 자주 환기시켜 준다.
③ 환기 시에는 바람이 대상자에게 직접 닿게 한다.
④ 보청기를 사용하는 어르신은 주위 소음에 영향을 받지 않는다.
⑤ 습도는 대상자의 건강에 별 영향이 없으므로 신경 쓸 필요 없다.

41. 교재 –416~418p

41. 대상자 가정의 식기 및 주방 위생관리로 맞는 것을 고르시오.

① 밀폐 용기의 냄새에 녹차 티백은 효과 없다.
② 기름기가 많은 그릇부터 설거지한다.
③ 그물형보다 스펀지형 수세미가 위생적이다.
④ 행주는 젖은 것과 마른 것을 구분할 필요 없다.
⑤ 고무장갑 사용 후에는 안팎을 뒤집어 세제로 깨끗이 씻는다.

답 38.④ 39.③ 40.② 41.⑤

●●●
42. 대상자 침구의 선택 및 정리로 맞는 것을 고르시오.

① 이불은 두껍고 무거운 것은 피한다.

② 매트리스는 많이 푹신할수록 좋다.

③ 린넨류는 풀을 먹여 사용한다.

④ 이불은 자주 햇볕에 말리면 안 된다.

⑤ 시트는 주름이 잘 생기는 것이 좋다.

42. 교재 –421~422p

43. 식품의 보관 방법으로 맞는 것을 고르시오.

① 조개류는 바로 쓰지 않을 경우 신문지에 싸서 냉장 보관한다.

② 보관된 냉동식품을 해동시켰을 경우는 다시 냉동시키지 않는다.

③ 달걀의 오염물질은 물로 깨끗이 씻는다.

④ 껍질 벗긴 감자는 식초 물에 넣으면 누렇게 변한다.

⑤ 바나나는 냉장실에 보관한다.

43. 교재 –409~411p
해설: 조개류를 오래 보관하려면 신문지에 싸서 냉동 보관해야 한다. 달걀의 오염물질을 씻으면 표면의 보호막이 제거되어 내부로 흡수되어 달걀이 상하므로 절대 비벼 씻지 않는다. 식초 물에 담가 냉장 보관하면 감자의 갈변을 막을 수 있다. 바나나, 메론, 파인애플, 오렌지 등은 열대 과일이므로 실온 보관할수록 좋다.

●●
44. 대상자의 의복을 세탁 후 관리하는 방법으로 옳은 것을 고르시오.

① 스프레이식 풀을 사용할 때는 천을 깔지 않는다.

② 양복장에 방충제를 넣으면 습기를 예방한다.

③ 다리미가 앞으로 나갈 때는 뒤에 힘을 주고, 뒤로 보낼 때는 앞에 힘을 준다.

④ 방충제는 공기보다 가볍다.

⑤ 의류가 눅눅해지면 바람이 없는 곳에 널어 둔다.

44. 교재 –427~428p

●
45. 외출 동행 및 일상 업무 대행 방법으로 맞는 것을 고르시오.

① 도보 시 보폭을 크게 한다.

② 대상자의 업무 대행 중 요양보호사는 자신의 사적인 업무를 병행한다.

③ 외출 동행은 요양보호사가 혼자서 장보기와 은행 업무를 수행하는 것이다.

④ 차량 이용 시 대상자의 몸을 요양보호사와 밀착시킨다.

⑤ 대상자 어르신과 업무 담당자는 가급적 연계하지 않아야 한다.

45. 교재 –429~431p
도보 시 보폭은 작아야 대상자가 넘어지지 않는다. 외출 동행은 장보기, 관공서, 은행, 병원 등의 업무를 대상자와 요양보호사가 함께 수행하는 것을 말한다.

답 42.① 43.② 44.③ 45.④

46. 교재 -435~437p

46. 대상자의 쾌적한 주거 환경 조성과 관련한 설명으로 옳은 것은?

① 쾌적한 실내 환경을 조성하여 신체의 조화를 유지한다.

② 환기는 직접 환기 방법을 사용한다.

③ 겨울철에는 환기를 위해 창문을 오래 열어 놓는다.

④ 습도는 보통의 경우 20~30%가 적합하다.

⑤ 노인 주택에서 싱크대, 신발장의 문에는 조명이 필요 없다.

47. 교재 -437~439p

47. 대상자의 청결한 주거 환경 조성에 대한 설명으로 맞는 것은?

① 양변기의 물때는 식용유로 녹인다.

② 물건의 변경된 위치는 대상자에게 설명하지 않는다.

③ 음식물 쓰레기는 일주일에 한 번씩 비운다.

④ 쓰레기 분리수거는 요양보호사 거주지 지방자치단체의 원칙에 따른다.

⑤ 불필요한 물품을 정리할 때도 대상자의 의사를 분명하게 파악한다.

48. 교재 -428p

48. 의류 보관 시 방충제 사용과 관련한 설명으로 맞는 것을 고르시오

① 방충제는 포장된 상태에서 사용하는 것이다.

② 방충제는 공기보다 가볍기 때문에 보관 용기의 위쪽 구석에 넣어 둔다.

③ 종류가 다른 방충제를 함께 넣으면 화학 변화를 일으킨다.

④ 방충제는 실리카겔이나 염화칼슘으로 만든다.

⑤ 모섬유와 견섬유는 해충의 피해를 받지 않는다.

49. 교재 -415p

49. 식중독 예방 방법으로 맞는 것을 고르시오.

① 고기, 생선류는 적당히 가열한다.

② 손 씻기 등 개인위생 관리를 철저히 한다.

③ 조리에 사용된 기구는 2차 오염과는 관계없다.

④ 도마, 칼 등의 조리기구는 구분하여 사용하지 않는다.

⑤ 전체 식중독의 70%는 자연독 식중독이다.

답 46.① 47.⑤ 48.③ 49.②

50. 세탁하기에 대한 설명으로 맞는 것을 고르시오.

① 세탁 시간은 섬유의 종류와는 상관없다.

② 세제의 종류는 세탁물과 관계없이 사용한다.

③ 세탁물에 실금이나 하혈이 있을 때는 가족에게만 보고한다.

④ 오염이 심할 때는 불리거나 부분 세탁을 병용한다.

⑤ 수선이 필요한 경우는 세탁 후 수선한다.

50. 교재 –423p

51. 변비와 관련한 설명으로 맞는 것을 고르시오.

① 깻잎은 섬유질이 풍부하여 변비에 도움이 된다.

② 물은 갈증이 심한 경우에만 마신다.

③ 해조류는 섬유질이 풍부하지 않다.

④ 음식 섭취량은 적을수록 좋다.

⑤ 녹차는 카페인이 풍부하여 변비에 도움이 된다.

51. 교재 –408p

52. 만성 신부전에 대한 설명으로 맞는 것을 고르시오.

① 나트륨을 많이 섭취할수록 치료에 도움이 된다.

② 단백질을 많이 복용하여 충분한 칼로리를 공급해 준다.

③ 수분을 많이 섭취한다.

④ 칼륨과 인은 만성 신부전에 도움이 된다.

⑤ 3개월 이상 신장이 손상되어 있거나, 신장 기능의 감소가 지속적으로 나타나는 것이다.

52. 교재 –406p
신장 기능이 저하되면 몸속의 노폐물이 제대로 배설되지 못하므로 나트륨, 단백질, 수분, 칼륨, 인과 같은 영양소를 제한해야 한다.

53. 암 환자가 구토와 메스꺼움이 있을 때 적절한 방법은?

① 음식을 자주 먹는다.

② 차가운 음료를 마신다.

③ 자극이 강한 음식을 먹는다.

④ 뜨거운 음식을 먹는다.

⑤ 식후 바로 눕는다.

53. 교재 –405p

답 50.④ 51.① 52.⑤ 53.②

54. 교재 –402p

54. 고혈압 환자에게 권해도 좋은 음식을 고르시오.

① 찌개   ② 가공식품   ③ 등푸른생선
④ 고지방 우유   ⑤ 흰밥

55. 교재 –398p

55. 당뇨 환자에게 좋지 않은 식품을 고르시오.

① 채소   ② 저지방 우유   ③ 잡곡밥
④ 꿀   ⑤ 붉은 살코기

56. 교재 –391~392p

56. 어르신을 위한 식생활 지침으로 알맞은 것을 고르시오.

① 찌개의 국물을 많이 먹는다.
② 두 끼 식사를 꼭 한다.
③ 물은 목이 마를 때만 마신다.
④ 외식을 자주 한다.
⑤ 술은 하루 1잔을 넘기지 않는다.

57. 교재 –391p

57. 노인이나 환자식에 자주 사용되는 조리 방법을 고르시오.

① 찜   ② 무침   ③ 굽기
④ 볶기   ⑤ 튀기기

58. 교재 –399p

58. 당뇨 대상자의 식품군별 섭취 방법으로 올바른 것을 고르시오.

① 곡류-간식에서는 곡류군을 단독으로 섭취한다.
② 고기류-육류는 지방과 살코기가 적절한 부위를 선택한다.
③ 채소류-다른 채소보다 김치의 섭취를 늘린다.
④ 우유류-시중에 판매되는 요구르트, 바나나 우유를 많이 섭취한다.
⑤ 유지류-튀김과 같이 지방을 많이 사용하는 조리법을 피한다.

답 54.③ 55.④ 56.⑤ 57.① 58.⑤

59. 고혈압 대상자를 위한 식사 돕기 방법으로 옳은 것을 고르시오.

① 양념, 향신료를 이용하는 것보다 소금으로 간을 맞춘다.

② 베이컨, 햄, 소시지를 활용한 요리를 많이 한다.

③ 등푸른생선보다는 흰살생선이 도움이 된다.

④ 저지방 우유가 도움이 된다.

⑤ 공복감이 있을 때 오이, 샐러리 등의 생채소는 먹지 않는다.

60. 대상자의 화장실, 욕실을 안전하게 조성하는 방법으로 맞는 것을 고르시오.

① 출입문의 문턱은 높을수록 안전하다.

② 욕실의 중문은 유리문이 좋다.

③ 안전 손잡이는 마비가 있는 쪽에 설치한다.

④ 마비가 있는 경우 두루마리 휴지가 사용하기 편하다.

⑤ 높이가 낮은 욕조를 설치한다.

59. 교재 -402p

60. 교재 -434p
출입문의 문턱은 없애야 휠체어를 이용할 수 있다. 욕실의 유리문이나 샤워 커튼은 치매가 있거나 휠체어 사용하는 분에게는 매우 위험하므로 가능하면 없애야 한다. 안전 손잡이는 마비가 없는 쪽에 설치해야 사용 가능하다. 마비가 있는 환자가 두루마리 휴지를 쓰다가 낙상할 수 있으므로 잘라놓은 휴지를 쓰는 것이 적합하다.

답 59.④ 60.⑤

기·본·요·양·보·호·각·론

의사소통 및 여가 지원

1. 효율적 의사소통

1) 의사소통의 개념 및 목적

(1) 의사소통의 목적

① 요양보호에 필요한 정보 수집
② 대상자 및 가족과의 신뢰 관계 형성
③ 대상자에 대한 깊은 이해
④ 대상자에게 효과적인 서비스 제공
⑤ 요양보호사 자신의 생각과 감정의 효과적인 표현
⑥ 타 전문직과의 원활한 업무 협조

2) 의사소통의 유형

(1) 언어적 의사소통

언어는 사람의 생각이나 감정을 효과적으로 전달할 수 있기 때문에 가장 간편하고 만족스런 의사소통의 방법

(2) 비언어적 의사소통

① 비언어적 의사소통에는 용모, 자세, 침묵, 말투, 표정, 손짓, 눈짓, 몸짓, 목소리 크기, 씰룩거림, 으쓱거림, 웃음소리 크기, 눈물
② 언어적 의사소통보다 더 중요하게 활용된다.
③ 비언어적 의사소통에 감정적, 정서적 부분이 크게 작용한다.
④ 메라비언의 법칙: 대화를 하는데 영향을 미치는 요소 중 가장 중요한 것은 시각적 요소(얼굴 표정)이고, 청각적 요소(목소리), 말의 내용(언어) 순이다.

■ 비언어적인 의사소통 기법

	바람직한 태도	바람직하지 않은 태도
표정	• 따뜻하고 배려하는 표정 • 다양하며 생기 있고 적절한 표정 • 자연스럽고 여유 있는 입 모양 • 간간히 적절하게 짓는 미소	• 눈썹 치켜뜨기 • 하품 • 입술을 깨물거나 꼭 다문 입 • 부적절하고 희미한 미소 • 지나친 머리 끄덕임
자세	• 팔과 손을 자연스럽게 놓고 상황에 따라 적절한 자세 • 대상자를 향해 약간 기울인 자세 • 관심을 보이며 편안한 자세	• 팔짱 끼기 • 대상자로부터 비껴 않는 자세 • 계속해서 움직이는 태도 • 몸을 앞으로 구부리는 태도 • 입에 손이나 손가락을 대는 것 • 손가락으로 지적하는 행위
눈맞춤	• 직접적인 눈맞춤 • 대상자와 같은 눈높이 • 적절한 시선의 움직임	• 눈을 마주하기를 피하는 것 • 대상자보다 높거나 낮은 눈높이 • 시선을 한 곳에 고정하는 것
어조	• 크지 않는 목소리 • 발음이 분명한 소리 • 온화한 목소리 • 대상자의 느낌과 정서에 반응하는 어조 • 적절한 말 속도	• 우물대거나 너무 작은 목소리 • 주저하는 어조, 잦은 문법 실수 • 너무 긴 침묵 • 들뜬듯한 목소리 • 너무 높은 목소리 • 너무 빠르거나 느린 목소리 • 신경질적인 웃음 • 잦은 헛기침 • 큰소리로 말하기
신체적 거리	의자 사이는 1~2.5m	• 지나치게 가깝거나 먼 거리 • 책상 등을 사이에 두고 말하기
옷차림과 외양	단정하고 점잖은 옷차림	

3) 효과적인 의사소통 방법

(1) 라포 형성

라포란 '마음의 유대'라는 뜻으로 서로의 마음이 연결된 상태, 즉 서로의 마음이 통하는 상태를 말한다. 라포가 형성되면 인간관계에서 호감과 상호 신뢰가 생기고 비로소 유대감이 깊은 인간관계를 형성하게 된다.

(2) 듣기(경청하기)

듣기는 의사소통의 가장 기본이 되는 것이다. 실제 많은 심리학자들이 효과적인 의사소통 기법으로 경청을 강조하는 것에서도 알 수 있다.

① 효과적으로 들으려면

① 시선을 적절하게 잘 맞춘다.

② 상대방에게 잘 듣고 있음을 몸짓으로 알린다.

③ 상대방의 말을 비판하며 듣지 않는다.

④ 상대방의 메시지를 객관적으로 파악하려고 노력한다.

⑤ 이해하기 어려울 때는 질문하여 명확하게 전달받는다.

⑥ 편안한 자세를 취한다.

⑦ 상대방의 이야기에 일관성이 있는지 파악한다.

⑧ 상대방 메시지의 언어적, 비언어적 표현이 일치하는지 파악한다.

⑨ 들은 후 잘 이해하였는지에 대하여 간략하게 정리한다.

② 효과적인 듣기를 방해하는 경우

① 대충 짐작한다.

② 끊임없이 비교한다.

③ 미리 대답을 준비한다.

④ 듣고 싶지 않은 말을 걸러낸다.

⑤ 충분히 듣지 않은 상태에서 조언한다.

⑥ 상대방의 말을 반박하고 논쟁하기 위해서 듣는다.

⑦ 상대방의 말을 나 자신의 경험에 맞춘다.

⑧ 마음에 들지 않을 경우 슬쩍 넘어가며 대화의 본질을 회피한다.

③ 공감적 반응 보이기

'공감적 반응 보이기'는 상대방의 말에 충분히 귀를 기울이고 그 말을 자신의 말로 요약해서 다시 반복해 주는 것이다.

이것은 단지 상대의 말을 요약해서 다시 옮기는 것뿐이지만 문제의 상황에서 대화를 지속시키고 문제를 지닌 당사자가 스스로 해결책을 찾아나가도록 하는 데 아주 효과적이다.

어떤 반응을 보이는가는 어떻게 듣고 있는가를 알려 줍니다.
공감적 반응을 골라 보세요.

【문제 1】 대상자: "요양보호사님은 나를 어린애 취급하는 것 같은데, 나를 성인
으로 대해 주세요. 양치질하라, 속옷 갈아입어라, 머리 빗어
라 명령하고, 하지 않으면 신경질 내잖아요."

① 요양보호사: "그런 식으로 말하지 마세요. 할머니는 어린아이처럼 스
스로 못 챙기고 계시잖아요."

② 요양보호사: "할머니가 말씀하시는 게 옳을지도 몰라요. 사실 저도 할
머니를 성인으로 인정하고 그런 일들은 신경 쓰고 싶지
않거든요."

③ 요양보호사: "제가 할머니의 개인위생에 대해 일일이 간섭하는 듯해
서 성가시고 화나셨군요."

【문제 2】 대상자: "지난번 요양보호사가 더 잘했는데……."

① 요양보호사: "그렇게 그 요양보호사가 잘했으면 그분 모셔다 드릴까
요. 전 그 요양보호사와는 달라요."

② 요양보호사: "지난번 요양보호사님이 일을 참 잘하셨나봐요. 마음에
안 드시는 게 있으시면 말씀해 주세요."

③ 요양보호사: "할머니께서 그렇게 말씀하시니 기분이 안 좋네요. 그런
말씀은 되도록 하지 않으셨으면 좋겠어요."

【문제 3】 대상자: "아이고, 여기저기 너무 아파. 갈수록 더 아픈 것 같아."

① 요양보호사: "연세가 있으신데 아픈 것은 당연하지요. 그동안 잘 참으
셨잖아요."

② 요양보호사: "건강하게 사시고 싶은데 아프시니까 많이 힘드시죠."

③ 요양보호사: "아프시면 병원에 가서 검사받고 치료해야 돼요. 얼른 저
와 병원 가세요."

[정답] 1. ③ 2. ② 3. ②

(3) 말하기

① 효과적으로 말을 하려면

① 자신의 감정에 정직해진다.

② 상대방의 말을 수용하고 자신의 생각을 정리한다.

③ 분명하게 의사 전달을 한다.

④ 비판적인 단어를 사용하지 않는다.

⑤ 특정 상대를 지칭하거나 비판하지 않는다.

⑥ 부정적인 비교를 하지 않는다.

⑦ 지나간 나쁜 내용을 회고하거나 상기시키지 않는다.

⑧ 상대방을 위협하는 말을 하지 않는다.

⑨ 상대방을 감정적으로 공격하지 않는다.

⑩ 편안하고 이완된 자세를 취한다.

② 효과적인 말하기를 방해하는 경우

① 모든 일에 전문가임을 강하게 주장한다.

② 나에게는 잘못이 없고 항상 옳다고 설명한다.

③ 나는 부족하고 자신감이 없는 태도를 보인다.

④ 나는 약한 피해자이므로 보호받아야 한다고 생각한다.

⑤ 나는 완벽한 사람이므로 칭찬만 듣고 비난을 받지 않아야 한다고 생각한다.

■ **나-전달법(I - Message 전달법)의 내용**

- 나의 생각이나 감정을 전달할 때는 나를 주어로 말한다.
- 상대방의 행동과 상황을 그대로 비난 없이 구체적으로 말한다.
- 상대방의 행동이 나에게 미치는 영향을 구체적으로 말한다.
- 그 상황에 대해 내가 느끼는 바를 진솔하게 말한다.
- 원하는 바를 구체적으로 말한다.
- 전달한 말을 건넨 후 상대방의 말을 잘 듣는다.

[나-전달법의 예1]

함께 홍보물을 배포하기 위해 만나기로 한 동료가 약속 시간에 늦을 때

1. 행동, 상황을 있는 그대로 비난 없이→ "약속 시간이 지켜지지 않으면
2. 그 행동이 나에게 미친 영향→ 함께 일하는 데 지장이 있고
3. 그 상황에서 내가 느끼는 바를 진솔하게→ 기다리는 동안 걱정하고 조바심이 났어요.
4. 원하는 바를 구체적으로→ 약속 시간을 잘 지켜주기 바랍니다."

[나-전달법의 예2]

중요한 전화를 기다리고 있는데 ○○씨가 통화를 길게 한다.

1. 행동: "당신의 통화가 길어지면
2. 영향: 나에게 걸려올 중요한 전화를 받지 못하게 될까 봐
3. 느낌: 조바심도 나고 걱정이 돼요.
4. 바람: 통화를 짧게 해줬으면 좋겠어요."

 연습문제

다음의 상황에서 나전달법을 활용하여 표현해 보십시오.

1. 몸이 아주 피곤한 상태에서 퇴근하고 집에 와 보니 고등학교에 다니는 자녀가
   식탁 위에 먹은 접시를 그대로 두었을 때

   ① 행동: "식탁 위에 접시가 그대로 있으니
   ② 영향: 퇴근하자마자 치우느라 할 일이 많아져서
   ③ 느낌: 무척 피곤하구나.
   ④ 바람: 먹은 그릇은 씽크대에 담궈두었으면 해"

2. 대화를 나누는데 나의 말에 반응이 없는 동료에게

   ① 행동: "내가 말할 때 당신이 다른 곳을 보고 있으면
   ② 영향: 당신이 내 이야기를 어디까지 들었는지 알 수도 없고
   ③ 느낌: 답답해요.
   ④ 바람: 당신과 더 친밀하게 이야기를 나누고 싶어요."

(4) 침묵

긍정적이고 수용적인 침묵은 가치 있는 치료적 도구로써 대상자로 하여금 말할 수 있는 용기를 주며, 치료자와 대상자 모두에게 생각을 정리할 시간을 준다.

(5) 수용

수용이란 상대방의 표현을 비평 없이 있는 그대로 받아들이는 것으로 단순한 동의나 칭찬과는 다르다. 수용을 통해 대상자는 긴장이 감소되고 자신감이 증진된다.

4) 말벗하기

▶ 대상자와의 효과적인 말벗하기를 위한 방법

① 대상자 특성(신체적, 심리적, 사회적)에 대해 충분히 이해한다.
② 대상자의 개인적 특성이나 질병 유무와 병적인 특성, 생활력 등에 대한 이해와 존중하는 마음의 태도가 중요하다.
③ 대상자의 특성, 주변 환경 그리고 대상자의 삶을 '옳고 그름', '좋고 싫음'으로 판단하지 않고, '차이와 다양성'으로 이해하는 폭넓은 마음 자세가 요구된다.
④ 대상자와 과도한 의존 관계를 형성하지 않도록 주의해야 한다.
⑤ 대상자를 아이처럼 취급하거나 친밀하다는 이유로 반말이나 명령조의 언어를 사용하지 않도록 주의해야 한다.
⑥ 말벗하기는 대상자에 대한 관심을 표현하는 것인데, 대상자에 대한 관심이란 대상자의 기분이나 감정에 대해 주의를 기울이고 공감하는 것이다.

예시 1 이 OO 할머니는 식사도 잘 하지 않고 TV도 보는 둥 마는 둥 하며 시무룩하다. 요양보호사는 재빠르게 안색을 살피고, 평소 호소하던 불편감에 대한 관찰을 하지만 특별한 차이가 있는 것 같지 않았다.

요양보호사: "어르신! 오늘은 날씨가 아주 좋아요."
　　　　　　(날씨를 주제로 편안하게 이야기를 시작한다.)
대상자: "그런가 보네……."
　　　　　　(적당한 반응이 보이면 얼른 공감을 보이고 내용에 대해 관심을 표현한다.)
요양보호사: "네, 날씨가 따뜻하고 바람도 없어요." (감정 공감)
　　　　　　"바람도 없고 햇살도 좋은데 밖에 나가서 걸어 보실래요" (증상 완화 보조)

예시 2 　김 OO 할아버지는 열이 나는데도 외출을 하겠다고 고집하신다.

대상자: "손자 생일 선물을 사 주기로 약속했어요. 나를 ○○마트에 데려가 주세요."

요양보호사: "손자가 아주 좋아하겠어요." (감정 공감)

(아무렇지도 않은 듯 안색을 살핀다.)

"열이 좀 있으시네요." (존중과 관심)

대상자: "○○마트에 선물 사러 내가 꼭 가야 하는데……."

요양보호사: "열이 있으시니까 담당 선생님에게 연락하고, ○○마트에는 제가 대신 다
녀오는 것은 어떨까요? (내용에 대한 해결 방안은 혼자서 해결하지 말고
의료진이나 가족과 상의한다)

예시 3 　박 OO 할머니는 돌아가신 배우자 때문에 잠을 잘 못 주무셨다고 아침부터 투덜투
덜하신다.

대상자: "영감님이 돌아가신 후엔 도둑이 들까 겁도 나고…… 잠을 잘 못 자……."

요양보호사: "많이 무서우셨어요? 잠을 못 주무셔서 피곤하시겠어요."

(손을 잡아 주며 느낌을 표현한다.)

대상자: "영감님 기일도 다가오고 요 며칠 잠을 설치고 있어."

요양보호사: "할아버지 생각이 많이 나시나 봐요."

(내용에 대해 관심을 표현하면서 대상자가 더 편안히 이야기하도록 한다.)

대상자: "영감이 돌아가시기 전까지 늘 문단속을 하고 잠자리를 살펴주었거든……."

요양보호사: "할아버지가 자상하신 분이셨네요." (감정 공감)

"할아버지를 한번 뵙고 싶어요. 사진 가지고 계시면 보여 주세요." (적극
적 청취) (사진을 보며 할아버지를 그리워하시는 이야기를 들어드린다.)

요양보호사: "잠을 못 주무셔서 몸이 무거우시지요? 제가 따뜻한 물로 발을 씻겨 드릴
게요." (증상 완화 보조)

"식사하고 산책하면 밤에 주무시는 데 도움이 될 것 같아요. (정보의 제공)

2. 상황별 의사소통 방법

1) 의사소통 장애가 없는 경우

(1) 대상자와의 의사소통

① 외모를 청결하고, 단정히 한다.
② 너무 작거나 크게 말하지 않는다.
③ 본인을 소개할 때 이름과 연락처, 소속 단체와 역할을 알린다.
④ 대상자는 이름으로 호칭하는 것이 원칙이나 대상자의 허락하에 어르신 등으로 부른다.

(2) 가족과의 의사소통

① 가족과 대상자를 함께 보조한다는 마음가짐이 필요하다.
② 대상자의 정보를 수시로 주고받는다.
③ 가족에게 대상자의 부정적인 행동이나 느낌을 말할 때는 직설적으로 하지 않는다.
④ 의료진으로부터 정보를 입수했을 때는 즉시 가족에게 전달한다.

(3) 관련 전문직 및 시설장과의 의사소통

① 타 전문직 및 시설장의 업무를 이해하고 존중하는 태도를 갖는다.
② 대상자의 상황에 따라 관련 전문직, 시설장과 의사소통을 원활히 한다.
③ 대상자의 이상 상태는 시설장 혹은 관리 책임자에게 즉시 정확하게 보고한다.

2) 의사소통 장애가 있는 경우

(1) 노인성 난청

① 대상자의 눈을 보며 정면에서 이야기한다.
② 어깨를 두드리거나 눈짓으로 신호를 주면서 이야기를 시작한다.
③ 입 모양으로 이야기를 알 수 있도록 입을 크게 벌리며 정확하게 말한다.
④ 몸짓, 표정 등으로 이야기 전달을 돕는다.
⑤ 말의 의미를 이해할 때까지 되풀이하고 이해했는지 확인한다.
⑥ 천천히 차분하게 말을 알아듣도록 한다.
⑦ 보청기를 착용할 때는 입력은 크게, 출력은 낮게 조절한다.
⑧ 보청기를 사용할 때는 건전지와 전원 스위치가 작동하는지 확인한다.

⑨ 밝은 방에서 입 모양을 볼 수 있도록 시선을 맞추며 말한다.

⑩ 의사소통을 위한 정보 제공에 더 많은 시간을 할애한다.

⑪ 청각 상실에 대한 체험을 통하여 대상자를 더 많이 이해할 수 있도록 준비한다.

⑫ 대상자의 의사소통 유형을 미리 숙지한다.

(2) 시각장애

① 대상자의 정면에서 이야기한다.

② 여기, 이쪽 등의 지시대명사를 사용하지 않고 사물의 위치를 정확히 시계 방향으로 설명한다.

③ 대상자를 중심으로 오른쪽, 왼쪽을 설명하여 원칙을 정하여 두는 것이 좋다.

④ 대상자를 만나면 먼저 말을 건네고 악수를 청하고 헤어질 때도 먼저 말을 건넨다.

⑤ 자신의 건강 문제에 스스로 책임감을 가질 수 있도록 교육과 훈련을 반복하는 것이 바람직하다.

⑥ 대상자가 이해할 수 있는 언어를 사용하고 천천히 정확하게 말한다.

⑦ 이미지가 잘 떠오르지 않는 형태나 의류 등은 촉각으로 이해시킨다.

⑧ 대상자와 보행 시에는 요양보호사가 반 보 앞으로 나와 대상자의 팔을 끄는 듯한 자세가 좋다.

⑨ 대상자가 읽고 싶어 하는 것을 읽어 주고 고유명사 등은 자세히 설명한다.

⑩ 대필하게 되는 경우에는 정확하게 받아쓰고 잘 알아듣지 못할 때는 다시 한번 확인한다.

(3) 언어장애

① 대상자와 이야기할 때는 얼굴과 눈을 응시하며 천천히 말한다.

② 대화에 주의를 기울여야 하며 소음이 있는 곳을 피한다.

③ 면담을 할 때는 앉아서 하고, 질문에 대한 답변이 끝나기 전에 다음 질문을 하지 않는다.

④ 대상자의 말이 확실히 끝날 때까지 기다리면서 고개를 끄덕여 듣고 있음을 알린다.

⑤ 알아듣고 이해가 된 경우에는 "예, 아니오"라고 짧게 대답한다.

⑥ 눈을 깜빡이거나 손짓, 손에 힘을 주거나 고개를 끄덕이는 등으로 표현하게 한다.

⑦ 실물, 그림판, 문자판 등을 이용한다.

⑧ 잘 표현하였을 때는 칭찬과 더불어 비언어적 긍정적 공감을 표현해 준다.

(4) 판단력, 이해력 장애

① 어려운 표현을 사용하지 않고 짧은 문장으로 천천히 이야기한다.

② 몸짓, 손짓을 이용해 천천히 상대의 속도에 맞추어 이야기한다.

③ 실물, 그림판, 문자판 등을 이용하여 이해를 돕는다.

④ 불쾌감을 주는 언어나 아이처럼 취급하여 반말을 하지 않도록 한다.

(5) 주의력 장애

① 대상자와 눈을 맞춘다.

② 명확하고 간단하게 단계적으로 제시한다.

③ 구체적이고 익숙한 사물에 대하여 대화한다.

④ 목표를 인식하고 단순한 활동을 먼저 제시한다.

⑤ 주의력에 영향을 주는 환경적 자극을 최대한 줄인다.

⑥ 대상자의 특성에 대하여 주위 사람들을 이해시킨다.

⑦ 메시지를 천천히, 조용히 반복한다.

(6) 지남력 장애

① 대상자의 이름과 존칭을 함께 사용한다.

② 낮 동안에 기본적인 정보를 자주 반복한다.

③ 대상자를 대하는데 일관성을 갖도록 최대한 노력한다.

④ 시간, 장소, 사람, 날짜, 달력, 시계 등을 자주 인식시킨다.

⑤ 모든 물품에 이름표를 붙이고 주의사항을 문서화시킨다.

3. 여가 활동 돕기

1) 여가 활동의 유형

- 자기계발 활동: 책 읽기, 독서 교실, 그림 그리기, 서예 교실, 시 낭송, 악기 연주, 백일장, 판소리 교실, 창작 활동
- 가족 중심 활동: 가족 소풍, 가족과의 대화, 외식 나들이
- 종교 참여 활동: 교회, 사찰, 성당 가기
- 사교 오락 활동: 영화, 연극, 음악회, 전시회, 노래교실
- 운동 활동: 체조, 걷기
- 소일 활동: 텃밭 채소 가꾸기, 식물 가꾸기, 신문 보기, 텔레비전 시청, 산책, 종이접기, 퍼즐 놀이

적중문제 3.의사소통 및 여가 지원 (69문제)

●●●
1. 보기가 설명하는 의사소통 장애의 유형으로 맞는 것을 고르시오

> • 짧은 문장으로 천천히 이야기한다.
> • 몸짓, 손짓을 이용해 상대의 속도에 맞춘다.
> • 실물, 그림판, 문자판을 활용한다.

① 판단력 장애   ② 지남력 장애   ③ 주의력 장애
④ 시각장애   ⑤ 노인성 난청

●●●
2. 대상자가 점심 식사를 거부하고 누워만 있는 상황에서 요양보호사의 나-전달법으로 옳은 것은?

> 요양보호사: "어르신, 오늘 점심 식사는 맛있게 드셨어요?"
> 대상자: "먹기 싫어서 안 먹었어."
> 요양보호사: "오늘 점심은 어르신이 좋아하시는 된장찌개였는데요?"
> 대상자: "다 필요 없어"
> 요양보호사: "_____"

① "어르신, 그러지 마시고 식사하세요."
② "어디 편찮으신가요?"
③ "왜 다 필요 없어요?"
④ "미역국 끓여 드릴까요?"
⑤ "점심 식사를 하지 않으셨다니 걱정이 됩니다."

1. 교재 –457p
이해력과 판단력에 장애가 있으면 어려운 표현은 사용하지 않는다. 몸짓, 손짓은 이해력에 도움이 된다. 차라리 실물, 그림, 문자판과 같은 구체적인 사물을 가지고 이해시키는 건 도움이 된다.

2. 교재 –448p
나-전달법은 '행동-영향-느낌-바람'과 같이 4단계로 구성되어 있으나, 보통은 단계를 물어보지 않고 나-전달법을 고르라고 출제된다. 그러면 그 상황에 대해 자신이 느끼는 바를 솔직하게 말하는 3단계 '느낌'을 가장 적절하게 표현한 것을 고르면 정답이다. 고로 이 상황에서 요양보호사 자신의 솔직한 느낌을 표현한 것은 '~해서 걱정이 됩니다.'이다.

답 1.① 2.⑤

3. 교재 −446p
'공감적 반응 보이기'는 상대방의 말을 충분히 공감한 후에 그것을 자신의 말로 요약해서 다시 상대방에게 전달하는 것이다. 그러므로 이 상황에서 대상자의 감정을 함께 느껴 보고 그것을 대상자 입장에서 가장 적절하게 전달한 것은 '건강하게 오래 살고 싶으신데 아프시니까 많이 힘드시죠'가 가장 적절한 표현이다.

4. 교재 −458p
거동이 불편하여 혼자서 일상생활을 못 하는 분들이 등급 대상자이므로 이분들에게 여가 시간에 특별한 기술 없이 편하게 할 수 있는 소일활동을 찾으면 된다. 책 읽기, 독서 교실−자기계발 활동, 가족 소풍−가족 중심 활동, 성당 가기−종교 중심 활동이 더 정확한 답이다.

5. 교재 −450p
해설: 대상자에게 말할 수 있는 용기를 준다. 침묵은 받아들이는 사람에 따라 효과가 다르므로 신중하게 사용해야 한다. 상대방의 표현을 받아들이는 것은 '수용'이다.

6. 교재 −454p
이미지는 눈으로 볼 수 있으므로 난청 대상자는 보게 하면 된다. 보청기 입력은 크게 출력은 작게 맞춰야 잘 들린다. 무조건 큰 목소리보다는 차분하게 천천히 말을 알아듣도록 하는 것이 중요하고, 일상적인 말은 입을 크고 정확하게 벌리는 것이 오히려 잘 이해한다.

답 3.④ 4.④ 5.① 6.②

3. 다음 대상자의 말에 요양보호사가 공감적 반응을 잘 보인 것으로 옳은 것은?

> 대상자: "아이고, 여기저기 너무 아파. 갈수록 더 아픈 것 같아."
> 요양보호사: "_____"

① 연세가 있으신데 아픈 것은 당연하지요. 그동안 잘 참으셨잖아요.
② 어디가 아프세요?
③ 아프시면 병원에 가서 검사받고 치료해야 돼요. 얼른 저와 병원 가세요.
④ 건강하게 사시고 싶은데 아프시니까 많이 힘드시죠.
⑤ 할아버지 생각이 많이 나시나 봐요.

4. 대상자에게 소일 활동으로 추천할 수 있는 여가 활동을 고르시오.

① 책 읽기   ② 독서 교실   ③ 가족 소풍
④ 산책   ⑤ 성당 가기

5. 의사소통 시 침묵의 긍정적인 효과를 찾으시오.

① 치료자와 대상자에게 생각을 정리할 시간을 준다.
② 치료자에게 말할 수 있는 용기를 준다.
③ 침묵은 어떠한 상황에서도 도움이 된다.
④ 침묵은 무조건 사용할수록 좋다.
⑤ 침묵은 상대방의 표현을 받아들이는 것이다.

6. 노인성 난청인 대상자와 소통하는 방법으로 옳은 것을 고르시오.

① 이미지가 떠오르지 않는 형태는 말로 설명한다.
② 눈짓으로 신호를 주면서 이야기를 시작한다.
③ 보청기를 사용할 때 입력은 작게, 출력은 크게 조절한다.
④ 아주 큰 목소리로 이야기한다.
⑤ 입을 작게 벌리고 조용히 말한다.

7. 시각장애가 있는 대상자와 의사소통하는 방법으로 옳은 것은?

① 여기, 이쪽 등 지시대명사를 사용한다.

② 요양보호사 중심으로 오른쪽, 왼쪽을 설명한다.

③ 사물의 위치를 반시계 방향으로 설명한다.

④ 이미지가 잘 떠오르지 않는 새로운 물건은 촉각으로 이해시킨다.

⑤ 대상자와 보행 시 요양보호사가 먼저 앞서 걸어간다.

8. 다음 설명하는 의사소통 장애의 유형을 고르시오.

> 어떠한 일이 발생했을 때, 그 일의 성격을 제대로 이해하지 못한다. 상대방과 대화를 해도 상대방이 말하는 의미를 올바로 이해하지 못한다.

① 언어장애   ② 지남력 장애   ③ 주의력 장애

④ 판단력 장애   ⑤ 시각장애

9. 다음과 같이 소통해야 하는 장애 유형은 무엇인가?

> • 환경적 자극을 최대한 줄인다.
> • 구체적이고 익숙한 사물에 대하여 대화한다.

① 이해력 장애   ② 지남력 장애   ③ 주의력 장애

④ 노인성 난청   ⑤ 판단력 장애

7. 교재 -455p
앞을 못 보므로 지시대명사는 의미가 없고 사물의 위치를 시계 방향으로 설명해야 한다. 대상자를 중심으로 왼쪽, 오른쪽 원칙을 정하는 것이 맞다. 보행 시 반걸음만 앞서서 대상자의 팔을 끄는 듯한 자세가 안전하다.

8. 교재 -456p

9. 교재 -457p
집중력이 부족한 대상자에게는 주의력을 높이기 위해 환경적 자극을 최대한 줄이고, 대상자가 집중할 수 있도록 그분이 관심을 보이는 구체적이고 익숙한 것부터 이야기를 시작해야 관심을 높일 수 있다.

답 7.④ 8.④ 9.③

10. 교재 −456p
악기 연주는 '자기계발 활동'
이 가장 정확한 답이다.

10. 다음 대화에서 요양보호사가 제안한 여가활동 유형으로 맞는 것을 고르시오.

> • 어르신: 내가 왕년에 꽹과리를 잘 쳐서 사물놀이에서 얼마나 잘 나갔는지 알아? 그런데 이제 건강이 나빠져 아무 것도 못하고……
>
> • 요양보호사: 젊은 날처럼 하실 수는 없지만 꽹과리는 앉아서 하실 수도 있으니, 다시 한번 취미생활로 꽹과리를 배워 보시는 건 어떠세요?

① 운동 활동　　　　② 자기계발 활동　　　　③ 종교 참여 활동
④ 가족 중심 활동　　⑤ 소일 활동

11. 교재 −454p

11. 노인성 난청으로 대화하기 힘든 대상자와 올바르게 소통한 것은?

① 대상자의 귀를 보며 측면에서 이야기한다.
② 입 모양으로 이야기를 알 수 있도록 입을 크게 벌리고 정확하게 말한다.
③ 보청기를 사용할 때 입력은 작게, 출력은 크게 조절한다.
④ 대상자의 의사소통 유형을 미리 숙지할 필요는 없다.
⑤ 무조건 큰소리로 이야기한다.

12. 교재 −455p

12. 시각장애 대상자와 이야기하는 방법으로 맞는 것을 고르시오.

① 사물의 위치를 시계 방향으로 설명한다.
② 요양보호사 중심으로 오른쪽, 왼쪽을 설명한다.
③ 여기, 이쪽 등 지시대명사를 사용한다.
④ 이미지가 잘 떠오르지 않는 새로운 물건은 말로써 이해시킨다.
⑤ 대상자가 먼저 악수할 때까지 기다린다.

13. 다음은 어떤 의사소통 장애에 대한 설명인지 고르시오.

13. 교재 –456p

> 흔히 어린이에게 발생하는 장애로 알고 있지만 성인에게도 나타난다. 대부분은 장애인 줄 모르고 대인관계나 사회생활에 어려움을 겪다가 충동조절 장애나 조울증으로 잘못 진단되는 경우가 많다.

① 언어장애   ② 판단력 장애   ③ 주의력 장애
④ 지남력 장애   ⑤ 시각장애

14. 다음은 어떤 의사소통 장애 대상자와 소통하는 방법인가?

14. 교재 –457p

> • 명확하고 간단하게 단계적으로 제시한다.
> • 환경적 자극을 최대한 줄인다.
> • 메시지를 천천히, 조용히 반복한다.

① 시각장애   ② 지남력 장애   ③ 주의력 장애
④ 판단력 장애   ⑤ 노인성 난청

●●●
15. 다음 대화에서 밑줄 친 곳에 공감적 반응으로 옳은 대답을 고르시오.

15. 교재 –446p
이 상황에서 어르신의 감정을 가장 잘 반영한 표현을 고르면 맞다.

> • 대상자: "지난 요양보호사 더 잘했는데……."
> • 요양보호사: "_____"

① "저는 그 요양보호사와 달라요. 초면에 너무 실례되는 말씀을 하시네요."
② "그렇게 그 요양보호사가 잘했으면 그 요양보호사 센터에 말해서 다시 모셔다 드릴까요?"
③ "지난번 요양보호사님이 일을 참 잘하셨나 봐요. 마음에 안 드시는 게 있으시면 말씀해 주세요."
④ "그렇게 말씀하시니 저도 기분이 매우 나쁘네요."
⑤ "제가 그렇게 마음에 안 드시면 다른 요양보호사를 소개해 드릴게요."

16. 교재 -445p
미리 대답을 준비하며 듣게
되면 이야기에 집중할 수 없
다. 말을 걸러내어 들으면 평
가받는 것 같아 기분이 좋지
않다. 너무 빨리 조언하면 상
대방의 이야기를 제대로 이
해하지 못하는 실수를 범할
수 있다. 이해하기 어려운 부
분은 열린 질문을 통해 제대
로 이해하도록 노력해야 한
다.

17. 교재 -450~451p
다른 사람의 삶은 객관적으
로 이해해야 편견이 없다. 어
르신에게 반말을 하는 것은
예의가 없는 행위가 될 수 있
다. 다른 사람의 삶을 다양성
으로 존중하며 있는 그대로
받아들여야 신뢰 관계를 형
성할 수 있다. 대상자와 친한
것은 좋지만 애정에도 한계
가 있다는 것을 분명하게 해
서 병적이고 지나친 의존 관
계는 피해야 한다. 스스로 자
립적으로 살 수 있도록 돕
는 것이 이 서비스의 목적이
다.

18. 교재 -455p

19. 교재 -455~456p
말로 표현하지 못하는 것은
실물, 그림, 문자판으로 소통
해도 된다. 질문에 대한 답변
이 끝나기 전에 다음 질문을
하면 제대로 표현하기 더 어
려워져 자신감을 잃는다. 어
눌한 발음으로 말을 하기 때
문에 조용한 곳에서 이야기
해야 한다. 칭찬과 더불어 비
언어적인 공감의 표시가 언
어적 표현에 자신감을 심어
준다.

16. 대상자의 말을 효과적으로 잘 듣기 위한 방법으로 옳은 것을 고르시오.

① 상대방의 언어적, 비언어적 표현이 일치하는지 확인한다.

② 미리 대답을 준비하며 듣는다.

③ 듣고 싶지 않은 말은 걸러내며 들어야 한다.

④ 충분히 듣지 않은 상태에서 빨리 조언해 준다.

⑤ 이해하기 어려운 부분은 미루어 짐작하며 대충 듣는다.

17. 좋은 관계를 형성하기 위한 효과적인 말벗하기 방법으로 옳은 것을 고르시오.

① 대상자의 신체적, 심리적, 사회적인 특성을 충분히 이해한다.

② 대상자의 삶을 주관적으로 판단한다.

③ 어르신과 친해지기 위해서 반말을 많이 사용한다.

④ 대상자의 삶을 '좋고, 싫음'으로 판단하며 이야기한다.

⑤ 대상자와 과도한 의존 관계를 형성할수록 좋다.

18. 시각장애 대상자와의 의사소통 방법으로 옳은 것은?

① 대필하는 것은 요양보호사의 업무가 아니다.

② 보이지 않으므로 인사는 생략한다.

③ 몸짓, 표정 등으로 이야기를 전달한다.

④ 대상자의 측면에서 이야기 한다.

⑤ 대상자를 중심으로 왼쪽, 오른쪽을 설명하여 원칙을 정하여 두는 것이 좋다.

19. 언어장애가 있는 대상자와 의사소통하는 방법으로 옳은 것은?

① 실물, 그림, 문자판 등은 사용하지 않는다.

② 빨리 끝내기 위해 답변이 끝나기 전에 다음 질문을 한다.

③ 소음이 있는 곳에서 이야기한다.

④ 칭찬은 인색할수록 언어 치료에 도움이 된다.

⑤ 알아듣고 이해가 된 경우에는 "예, 아니오."라고 짧게 대답한다.

답 16.① 17.① 18.⑤ 19.⑤

●●
20. 판단력, 이해력 장애가 있는 대상자와 의사소통하는 방법으로 옳은 것을 고르시오.

① 가능하면 긴 문장으로 이야기한다.

② 실물, 그림판, 문자판은 이용하지 않는다.

③ 아이처럼 취급하고 반말을 해야 빨리 알아듣는다.

④ 빠르게 이야기해야 이해도 빠르다.

⑤ 손짓, 몸짓을 이용해 천천히 상대의 속도에 맞추어야 한다.

●●
21. 다음 중 바람직한 비언어적 의사소통 기법으로 옳은 것은?

① 눈썹을 치켜뜨기

② 따뜻하고 배려하는 표정으로 이야기하기

③ 너무 긴 침묵

④ 시선을 한 곳에 고정하기

⑤ 책상 등을 사이에 두고 말하기

●●●
22. 다음 빈 칸에 요양보호사의 공감적 반응으로 옳은 것을 고르시오.

> 대상자: "손자 생일 선물을 사 주기로 약속했어요.
>
>   나를 마트에 데려가 주세요."
>
> 요양보호사: "_____"

① "열이 높으신데 나가지 마세요."

② "하고 싶으신 것은 하시면서 사셔야죠."

③ "손자가 아주 좋아하겠어요."

④ "의사선생님께 제가 혼납니다."

⑤ "자꾸 고집을 피시니까 자녀들이 어르신을 싫어하는 거예요."

20. 교재 -457p

21. 교재 -443p
눈썹을 치켜뜨면 화난 것처럼 보인다. 상황에 맞는 적당한 침묵이 좋다. 지나친 침묵은 자칫 공포감을 조성할 수 있다. 시선을 한곳에 고정하는 것은 상대방에게 불쾌감을 준다. 책상을 사이에 두고 얘기하면 서열이 매겨지고 경직될 수 있으므로 책상 없이 편하게 소파에 앉아서 이야기 하는 것이 더 효과적이다.

22. 교재 -445p

답 20.⑤ 21.② 22.③

23. 교재 –448p
이 상황에서 요양보호사의 솔직한 감정(입장)을 가장 잘 표현한 것이 정답이 된다. 그것이 부정적인 감정이라 할지라도 서로를 진심으로 이해하려면 솔직한 감정 표현이 오히려 관계를 건강하게 유지하는 데 도움이 된다. 말을 전할 때 비판하지 않고 예의를 지키면 된다.

24. 교재 –454p

25. 교재 –457p
언어장애가 있는 분의 이야기를 이해했을 경우에는 다시 설명하지 않도록 즉시 가능한 짧게 얘기해줘야 추가 설명하려고 고생하지 않는다. 어눌한 발음으로 부정확하게 소통해서 오해를 사는 것보다 눈짓, 손짓 등의 비언어적인 방법이나 실물, 문자, 그림판 등으로 정확하게 소통하는 것이 더 효과적이다.

●●●
23. 고객과의 중요한 계약 전화를 기다리고 있는데, 사무실에서 동료 요양보호사가 개인적인 통화를 길게 합니다. 요양보호사의 '나–전달법'으로 옳은 것은?

① "전화 매너가 전혀 없으시군요."
② "중요한 전화를 받지 못할까 봐 조바심 나고 걱정돼요."
③ "전화기 꺼 버리겠습니다."
④ "저를 무시하시는 건가요?"
⑤ "제 생각은 안 하시나요?"

●●●
24. 노인성 난청 대상자와 의사소통 시 주의할 사항으로 옳은 것을 고르시오.

① 입을 작게 벌리고 말한다.
② 대상자의 의사소통 유형을 미리 숙지할 필요가 없다.
③ 어두운 방에서 이야기한다.
④ 몸짓, 표정 등으로 이야기 전달을 돕는다.
⑤ 잘 들을 수 있게 시각 상실에 대한 체험을 한다.

●●
25. 다음은 어떤 장애의 대상자와 의사소통 방법인지 맞는 것으로 고르시오.

> • 알아듣고 이해가 된 경우에는 "예, 아니오"라고 짧게 대답한다.
> • 눈을 깜빡이거나 손짓, 손에 힘을 주거나 등으로 표현하게 한다.
> • 실물, 문자판, 그림판을 이용하여 소통한다.

① 청각장애   ② 지남력 장애   ③ 언어장애
④ 이해력 장애   ⑤ 주의력 장애

답 23.② 24.④ 25.③

26. 지남력 장애가 있는 대상자와 의사소통하는 방법으로 옳은 것을 고르시오.

① 대상자를 요양보호사 기분대로 대하면 좋다.

② 대상자에게 시간, 장소에 대해 인식시킬 필요는 없다.

③ 모든 물품에 이름표를 붙인다.

④ 낮 동안에는 낮잠을 주무시게 한다.

⑤ 주체성 강화 훈련을 위해 본인이 아이라고 생각하면 아이처럼 대한다.

27. 다음에서 설명하는 여가 활동 유형은 무엇인가?

> 대상자: "나도 예전에는 난 화분을 참 잘 관리했는데, 나이를 먹으니 모든 게 귀찮아지네……."
>
> 요양보호사: "그러셨어요? 그러면 다시 한번 난을 키워 보세요. 지루한 시간이 금방 지나갈 거예요."

① 소일 활동   ② 자기계발 활동   ③ 운동 활동

④ 가족 중심 활동   ⑤ 사교 오락 활동

28. 노인성 난청을 가진 대상자와의 의사소통 방법으로 옳은 것은?

① 오직 언어로만 소통한다.

② 대상자의 눈을 보며 정면에서 이야기한다.

③ 실물, 그림판, 문자판 등을 이용한다.

④ 말의 의미는 한 번만 얘기해도 잘 알아듣게 한다.

⑤ 입 모양으로 이야기를 전달해서는 안 된다.

29. 상대방의 표현을 비평 없이 있는 그대로 받아들이는 것은 무엇인가?

① 공감적 반응하기   ② 말벗하기   ③ 수용하기

④ 나-전달법   ⑤ 라포 형성

---

26. 교재 -457p

시간, 장소, 환경 등을 정확하게 파악하지 못하는 장애이므로 항상 일관성 있게 대해야 한다. 치매에 걸려도 어린 시절에 배운 글을 읽는 기능은 살아 있으므로 이름표, 주의사항을 문서화해서 반복적으로 설명하면 기본적인 기능들은 오래 가져갈 수 있다. 낮과 밤을 구분 못하므로 밤에 자지 않고 다른 사람들을 불편하게 한다. 가능한 낮에 낮잠을 주무시게 하지 말고 프로그램에 참여하게 해야 한다. 주체성 강화를 위해 본인 나이에 맞게 대해 주어야 다른 사람들과 지내는 것이 덜 불편할 것이다.

27. 교재 -458p

28. 교재 -454p

대상자의 눈을 보며, 눈짓으로 이야기를 시작하겠다는 신호를 주고, 요양보호사의 입 모양을 보며 말을 이해시키기 위해서, 요양보호사는 입을 크고 정확하게 벌리며 말해야 한다.

29. 교재 -450p

답 26.③ 27.① 28.② 29.③

30. 교재 –456p
언어장애를 가진 분과 소통할 때는 시끄러운 곳에서는 그분들의 부정확한 발음을 정확하게 들을 수가 없다. 언어치료를 하면서 들어야 하므로 답답할 수 있고, 어르신도 말하는 데 힘이 들므로 앉아서 어르신 발음하는 입 모양을 보면서 잘 경청해야 인내심을 갖고 들을 수 있다. 잘 표현했을 때는 언어로 칭찬해 주고, 비언어적인 메시지로 확실하게 공감해 주면 같이 따라 하면서 자신감을 회복하게 된다. 대화에 적극적으로 참여시킬 수 있다.

31. 교재 –457p
주의력이 짧은 대상자에게는 그분이 이해하고 관심이 많은 것들, 구체적인 것으로 이야기를 풀어나가야 그나마 관심을 보이신다. 목표를 정해 주면 그 시간만큼이라도 집중을 하신다. 빠르게 하면 더 산만해진다. 천천히, 조용히 목소리 톤을 낮추는 것이 오히려 집중력을 높일 수 있다. 대상자가 아는 이야기도 오래 못 들으시는 데 어려운 것부터 제시하면 쉽게 흥미를 잃고 자신감도 잃는다.

32. 교재 –452p
돌아가신 배우자 때문에 잠을 못 주무신 분의 증상(피로)을 풀어줄 수 있는 가장 좋은 기술은 '따뜻한 물로 발마사지를 해드리는 것'이다.

정 30.④ 31.④ 32.⑤

30. 다음은 어떤 장애를 가진 대상자와 의사소통하는 방법인가?

> • 대화에 주의를 기울여야 하므로 조용한 곳에서 이야기한다.
> • 면담을 할 때는 앉아서 하고, 어르신이 이야기하는 중간에 끼어들지 않는다.
> • 잘 표현했을 때는 비언어적인 긍정적 공감을 표현해 준다.

① 이해력 장애 　② 지남력 장애 　③ 주의력 장애
④ 언어장애 　⑤ 노인성 난청

31. 주의력 장애를 가진 대상자와 의사소통하는 방법으로 옳은 것은?

① 추상적으로 말한다.
② 목표를 정해 주지 않는다.
③ 빠르게 반복하여 집중력을 높인다.
④ 구체적이고 익숙한 사물에 대하여 대화한다.
⑤ 어려운 단계를 먼저 제시한다.

32. 다음 대화에서 '증상 완화 보조'를 위한 요양보호사의 올바른 대답으로 맞는 것을 고르시오.

> 할머니: 영감이 죽은 이후로 잠을 잘못 자…… 기일도 다가오고 그래서인지 며칠 잠을 설쳤더니 너무 피곤하네…….
> 요양보호사: "＿＿＿＿＿＿＿＿"

① "잠을 못 주무셔서 많이 피곤하신가 봐요?"
② "주무실 때 수면제 드시는 데도 잠이 안 오면 어떡하죠?"
③ "저녁 식사 드시고 텔레비전 보지 마시고 가벼운 산책을 하면 불면증에 도움이 된대요."
④ "원래 나이를 드시면 불면증이 심해지는 거예요? 잘 아시잖아요."
⑤ "잠을 못 주무셔서 몸이 많이 무거우시죠? 제가 따뜻한 물로 발을 씻겨 드릴게요."

33. '메라비언의 법칙'에 의하면 대화를 하는데 가장 중요한 것은 무엇입니까?

① 목소리　　　　　② 표정　　　　　③ 언어

④ 어조　　　　　　⑤ 신체적 거리

●●
34. 시각 장애를 가진 대상자와 의사소통하는 방법으로 옳은 것을 고르시오.

① 대상자를 만나면 먼저 말을 건네고 악수를 청한다.

② 소음이 있는 곳에서 재밌게 이야기한다.

③ 몸짓, 표정 등으로 이야기 전달하면 많은 도움이 된다.

④ 요양보호사를 중심으로 왼쪽, 오른쪽을 설명하여 원칙을 정하여 두는 것이 좋다.

⑤ 대상자가 읽고 싶어 하는 것을 읽어 주는 것은 요양보호사의 업무가 아니다.

●●●
35. 다음 보기의 여가 활동은 무엇인지 옳은 것을 고르시오.

> 대상자: "옆집 할머니는 옥상에 고추를 재배하던데, 많이 부럽네, 나도 할 수 있을까?"
>
> 요양보호사: 제가 도와드릴게요. 어르신도 충분히 하실 수 있으십니다. 무리되지 않게 조금씩 채소를 재배해 보시죠?

① 자기계발 활동　　② 종교 참여 활동　　③ 소일 활동

④ 사교 오락 활동　　⑤ 가족 중심 활동

●●●
36. 다음 밑줄 친 곳은 효과적인 의사소통 방법 중 어떤 기술인가?

> 대상자: "아이고, 여기저기 너무 아파. 갈수록 더 아픈 것 같아."
>
> 요양보호사 : "건강하게 살고 싶은데 아프시니까 많이 힘드시죠."

① 라포 형성　　　　② 나-전달법　　　③ 적극적 경청

④ 공감적 반응 보이기　⑤ 침묵

해 · 설 · 보 · 기

33. 교재 -442p
메라비언 박사에 의하면 대화를 하는데 가장 중요한 것은 시각적 요소(얼굴표정, 자세)이고, 그 다음이 청각적 요소(목소리), 가장 영향력 없는 것이 말의 내용(언어)이라고 했다.

34. 교재 -455p

35. 교재 -458p

36. 교재 -445p

답 33.② 34.① 35.③ 36.④

37. 교재 -453p

37. 다음 대화의 밑줄 친 곳은 의사소통의 기술 중 무엇에 해당하는가?

> 할머니: "오늘 병원을 다녀왔더니, 많이 걸어서인지 발이 너무 아프네……"
>
> 요양보호사 : "많이 피곤하고 몸이 무거우시지요? 제가 따뜻한 물로 발을 씻겨 드릴까요?"

① 감정 공감　　　　② 침묵　　　　③ 증상 완화 보조
④ 수용　　　　⑤ 정보의 제공

38. 교재 -442p
해설: 사람의 생각을 가장 간편하게 전달할 수 있는 것은 '언어'이다. 하지만 가장 중요한 것은 언어를 효과적으로 전달하고자 하는 말하는 사람의 '표정'이다. 가장 '간편'한 것과 가장 '중요'한 것을 혼동하면 안 된다.

38. 사람의 생각이나 감정을 효과적으로 전달할 수 있기 때문에 가장 간편한 의사소통의 방법은 무엇인가?

① 목소리 크기　　② 말투　　③ 언어　　④ 용모　　⑤ 눈짓

39. 교재 -443p

39. 비언어적 의사소통 기법으로 바람직한 것을 고르시오.

① 온화한 목소리　　　　　② 하품
③ 팔장 끼기　　　　　④ 눈을 마주하기를 피하는 것
⑤ 주저하는 어조

40. 교재 -446p
공감적 반응은 말하는 대상자의 마음을 공감하고 그것을 요양보호사가 이해한 대로 돌려주는 것이다. 이 상황에서 대상자의 마음을 가장 적절하게 이해하고 제대로 반응한 것을 고르면 된다.

40. 다음 대화에서 요양보호사의 '공감적 반응'으로 알맞은 것을 고르시오.

> 대상자: 나를 어린애 취급하는 것 같은데, 나를 성인으로 대해 주세요. 양치질하라, 속옷 갈아입어라, 하지 않으면 신경질 내잖아요.
>
> 요양보호사: "＿＿＿＿＿＿＿"

① "어르신은 아이처럼 스스로 못 챙기고 계시잖아요."
② "저도 어르신을 성인으로 인정하고 그런 일들은 신경 쓰고 싶지 않아요."
③ "제가 어르신의 개인위생에 대해 일일이 간섭하는 듯해서 성가시고 화나셨군요."
④ "제가 양치질 도와 드릴까요?"
⑤ "제가 속옷 갈아입혀 드릴게요."

답 37.③ 38.③ 39.① 40.③

• • •

41. 어르신이 아침 식사를 하지 않고 누워 계시는 상황이다. 요양보호사의 '나-전달법'으로 옳은 것은?

① "식사를 하셔야 건강해지죠."

② "음식이 안 맞으신가요?"

③ "다른 반찬 해 드릴게요!"

④ "어르신이 좋아하는 된장국이에요."

⑤ "어르신께서 아침 식사를 하지 않으시니, 제가 걱정이 되네요."

• •

42. 휠체어를 타는 3등급 어르신에게 적합한 여가활동으로 맞는 것을 고르시오.

① 약수터 가기　　② 텃밭 채소 가꾸기　　③ 등산

④ 퍼즐 놀이　　⑤ 손자녀 돌보기

• •

43. '효과적인 듣기'로 올바른 것을 고르시오.

① 미리 대답을 준비한다.

② 들은 후 잘 이해했는지에 대하여 간략하게 정리한다.

③ 대충 짐작하며 듣는다.

④ 충분히 듣지 않지 않은 상태에서 조언한다.

⑤ 듣고 싶지 않은 말을 걸러낸다.

44. 다음은 어떤 대상자와 이야기하는 방법인가?

• 지시대명사를 사용하지 않는다.

• 대상자를 만나면 먼저 말을 건네고, 악수를 청한다.

• 자신의 건강 문제를 스스로 책임질 수 있도록 교육과 훈련을 반복한다.

---

① 노인성 난청　　② 지남력 장애　　③ 시각장애

④ 언어장애　　⑤ 이해력 장애

해 · 설 · 보 · 기

41. 교재 -448p
나-전달법은 문제 상황에서 자신의 솔직한 감정을 전달하는 것이다. 요양보호사의 진솔한 느낌을 찾으면 되는 것이다.

42. 교재 -458p

43. 교재 -445p

44. 교재 -455p
앞을 못 보는 분이므로 여기, 이쪽과 같은 지시대명사는 알아듣기 힘들다. 시계 방향으로 이야기하는 것이 좋다. 앞을 못 보는 분들은 손의 감촉으로 사물을 인지하고 세상과 소통하므로 요양보호사는 악수를 함으로써 눈을 맞추고 인사하듯 손을 잡아 대상자의 근접 거리에 요양보호사가 와 있음을 알려서 더듬더듬 불안한 행동을 하지 않게 한다. 스스로 할 수 있는 것은 반복적인 훈련을 통해 하게 함으로써 일상생활의 자립도를 높인다.

답 41.⑤ 42.④ 43.② 44.③

45. 교재 —457p
주의력에 문제가 있다는 것은 집중력이 짧고 산만하다는 것이다. 그러므로 자극적인 환경을 깔끔하고 질서 있게 정돈해 주면 원하는 것에만 집중할 수 있다. 관심 없는 것은 쳐다보지도 않는 특징이 있기 때문에 매일 보는 요양보호사는 쳐다보지 않을 수 있다. 사람과 얘기할 때는 눈과 눈을 자주 맞추도록 훈련시켜야 사회성을 발달시킬 수 있다. 이와 같은 대상자의 특성을 비밀로 하면 오히려 대상자가 다른 사람들에게 무시당하고 오해를 사서 사회생활 하는데 도움이 되지 않는다. 자주 보는 중요한 치료자들에게 대상자의 상태를 알려주어, 어르신 치료에 도움을 받고 서로 이해할 수 있도록 하는 것이 어르신이 주변사람들에게 이해받고 공감받을 수 있어 훈련과 치료에 도움이 된다.

46. 교재 —458p

47. 교재 —443p

48. 교재 —445p

답 45.① 46.④ 47.③ 48.⑤

●●●
45. 주의력 장애가 있는 대상자와 소통하는 방법으로 옳은 것은?

① 메시지를 천천히, 조용히 반복한다.

② 환경적 자극을 더욱 강화한다.

③ 대상자의 눈을 의도적으로 피한다.

④ 복잡한 단계부터 이야기한다.

⑤ 대상자의 특성을 비밀로 한다.

●●●
46. 다음에서 설명하는 여가활동 유형은 무엇인가?

> 대상자: "내가 왕년에는 장구를 잘 쳤는데……."
> 요양보호사: "그러셨어요? 그러면 다시 장구를 배워 보시는 게 어때요?"

① 소일 활동　　　② 사교 오락 활동　　　③ 운동 활동
④ 자기계발 활동　　　⑤ 가족 중심 활동

●●
47. 비언어적 의사소통 기법으로 올바른 것을 고르시오.

① 입술을 깨물거나 눈썹을 치켜뜬다.

② 대상자의 눈을 피한다.

③ 대상자의 느낌과 정서에 반응하는 어조

④ 팔짱을 끼고 듣기

⑤ 대상자 옆에 바짝 붙어서 친밀감을 형성하도록 한다.

●●
48. 효과적인 듣기를 방해하는 경우로 올바른 것을 고르시오.

① 편안한 자세를 취한다.

② 이해하기 어려울 때는 질문을 한다.

③ 상대방의 말을 비판하며 듣지 않는다.

④ 상대방의 메시지를 객관적으로 파악하려고 노력한다.

⑤ 상대방의 말을 나 자신의 경험에 맞춘다.

49. 이 ○○할머니는 식사도 잘 안 하시고, TV도 보는 둥 마는 둥 말씀도 잘 안 하신다. 이때 빈 칸에 들어 갈 요양보호사의 '증상 완화 보조' 기술로 맞는 것을 고르시오.

> 요양보호사: "어르신! 오늘 날씨가 아주 좋아요."
> 대상자: "그런가 보네……."
> 요양보호사: "네, 날씨가 따뜻하고 바람도 없어요."
> 요양보호사: "_____"

① "바람도 없고 햇살도 좋은 데 밖에 나가서 걸어보실래요?"
② "어르신, 오늘은 기분이 좋지 않으신가 봐요?"
③ "말씀하기 싫으신가요?"
④ "어디 아프신가요? 왜 말이 없으세요?"
⑤ "뭐 먹고 싶으신 건가요?"

50. 옷을 갈아입지 않으려고 고집을 피는 대상자에게 요양보호사가 '나−전달법'으로 맞게 대답한 것을 고르시오.

① "제 말을 이렇게 안 들으실 거예요?"
② "옷 안 입으시면 식사 안 줍니다."
③ "제 말 안 들으시면 자녀들에게 혼납니다."
④ "저랑 화투 치실래요?"
⑤ "어른신이 옷을 갈아입지 않으려 하시니 제가 걱정이 됩니다."

51. 대상자에게 서예를 권하고자 한다. 서예는 어떤 여가 활동 유형인지 고르시오.

① 자기계발 활동   ② 운동 활동   ③ 사교 오락 활동
④ 종교 참여 활동   ⑤ 소일 활동

49. 교재 −451p
지금 대상자는 기분이 언짢아서 요양보호사의 반응에 시큰둥하신다. 공감을 해드리고 우울한 증상을 완화시키기 위해서는 산책과 같은 외부활동이 도움이 된다. 이것이 증상을 완화시키기 위한 보조적인 기술이다.

50. 교재 −448p

51. 교재 −458p

📝 49.① 50.⑤ 51.①

52. 교재 −447p

●●
52. 효과적인 말하기를 방해하는 경우를 고르시오.

① 자신의 감정에 정직해진다.

② 나는 부족하고 자신감이 없는 태도를 보인다.

③ 비판적인 단어를 사용하지 않는다.

④ 부정적인 비교를 하지 않는다.

⑤ 편안하고 이완된 자세를 취한다.

53. 교재 −445p

●●
53. 효과적인 듣기를 하려면 어떻게 해야 하나? 맞는 것을 고르시오.

① 대충 짐작한다.

② 미리 대답을 준비한다.

③ 듣고 싶지 않은 말을 걸러낸다.

④ 상대방에게 잘 듣고 있음을 몸짓으로 알린다.

⑤ 상대방의 말을 나 자신의 경험에 맞춘다.

54. 교재 −458p

●●●
54. 남편과 사별 후 사회활동을 전혀 하지 않는 어르신에게 추천할 수 있는 사교 오락형 여가 활동을 고르시오.

① 친구들과 영화 보기　② 가족 소풍　　　　③ 체조

④ 신문 보기　　　　　⑤ 책 읽기

55. 교재 −458p
공감적 반응 보이기는 대상자 어르신이 한 말의 의미를 이해하고, 공감한 내용을 요양보호사의 말로 요약해서 다시 반복해 주는 것이다. 그러한 요양보호사의 반응에 대상자는 위로 받고 심리적인 지원을 받는 것이다. 이것이 요양보호사의 업무 중 정서 지원 서비스에 해당한다.

●●●
55. 다음 대화에서 요양보호사의 '공감적 반응'으로 맞는 표현으로 고르시오.

> 대상자: "영감님 기일도 다가오고, 내가 요즘 잠을 설치고 있어."
> 요양보호사: "할아버지 생각이 많이 나시나 봐요?"
> 대상자: "영감이 돌아가시기 전까지 늘 문단속을 하고 이부자리를 살펴주었거든……."
> 요양보호사: "＿＿＿＿＿＿＿＿＿"

① "발 마사지해 드릴게요."

② "살아계실 때 잘하셨어야죠."

③ "돌아가신 분은 빨리 잊어 줘야 좋은 데 간대요."

④ "할머니 좋아하는 간식 챙겨드릴까요?"

⑤ "할아버지가 문단속에, 이부자리까지…… 정말 자상하신 분이셨네요."

답 52.② 53.④ 54.① 55.⑤

56. 긍정적이고 수용적인 (   )은 가치 있는 치료 도구로써 대상자로 하여금 말할 수 있는 용기를 주며, 치료자와 대상자 모두에게 생각을 정리할 시간을 준다. 괄호 안에 맞는 말을 고르시오.

① 공감
② 침묵
③ 수용
④ 정보 제공
⑤ 능동적 경청

56. 교재 -450p

57. 대상자와의 효과적인 말벗하기를 방해하는 것을 고르시오.

① 과도한 의존 관계를 형성하지 않는다.
② 대상자의 기분이나 감정에 대해 주의를 기울인다.
③ 대상자의 삶을 '옳고 그름'으로 판단한다.
④ 대상자의 삶을 '차이와 다양성'으로 폭넓게 이해한다.
⑤ 대상자를 친밀하다는 이유로 반말하지 않는다.

57. 교재 -450p

58. 의사소통 장애가 없는 상황에서 올바르게 소통하는 방법을 고르시오.

① 외모를 청결하고 단정히 한다.
② 대상자를 어르신이라고 부르면 안 된다.
③ 본인의 연락처는 알려 줄 필요가 없다.
④ 타 전문직과 소통할 필요는 없다.
⑤ 대상자의 부정적인 행동은 직설적으로 말한다.

58. 교재 -453p
어르신이라는 말뜻은 마음 그릇이 큰 분들을 지칭하는 어원이 있으므로 아주 좋은 의미이다. 고로 대상자가 허락한다면 그렇게 불러드려도 좋은 것이다. 요양보호사의 연락처를 알려 주어야지 주요한 정보를 주고받는 것이다. 마치 학교에서 교사와 보호자가 응급상황 시 서로 연락을 주고받듯이 요양보호사는 대상자의 상황과 몸 상태를 가족, 의료인, 센터 관리 책임자 등과 적극적으로 소통하는 정보 전달자 역할을 잘 수행해야 한다. 이때 대상자의 부정적인 행동을 잘못 전하면 가족들이 상처받게 되므로 조심스럽고 신중하게 전하는 지혜가 필요하다.

59. 거동이 불편한 3~4등급 장기요양 대상자들에게 자기계발 활동으로 적합한 여가 활동을 고르시오.

① 산책하기
② 텃밭 가꾸기
③ 그림 그리기
④ 약수터 가기
⑤ 손자녀 돌보기

59. 교재 -458p

답 56.② 57.③ 58.① 59.③

60. 교재 -457p
치매가 오면 지남력 장애가 오게 되는데, 지남력 장애란 자신이 누군지 모르고 시간, 장소, 사람, 날짜에 대한 인지장애가 오므로 이것들을 계속 인지시키기 위해서 말로만 훈련하기 보다는 이름표, 문서로 주의사항을 기록해서 벽에 붙여 놓고 지속적이고 반복적으로 인지 자극 훈련을 병행하는 것이 효과적이다.

61. 교재 -443p

62. 교재 -458p

63. 교재 -442p
언어는 사람의 생각을 그 어떤 것보다 간편하게 전달할 수는 있다. 다만 대화(소통)를 하는데 가장 중요한 것은 언어가 아니라 언어를 전달하는 사람의 표정(시각적인 것)이다. 표정에 따라 오해를 하기도 하고 진심을 전달받기도 한다. 말의 강도, 억양과 같은 비언어적인 요소에 의해서 오해하기도 한다는 것이다. 비언어적인 것에는 당연히 눈물도 포함된다. 비언어적인 메시지에 우리들의 진심이 담겨 있는 것이다. 백 마디 말보다 한 번의 비언어적인 메시지에 우리의 진심이 담겨있다는 것을 알고 시각적인 것, 청각적인 것과 같은 비언어적인 메시지에 신경을 써보자.

답 60.⑤ 61.④ 62.① 63.②

●●●
60. 다음과 같이 의사소통해야 하는 대상자의 장애는?

> • 대상자의 이름과 존칭을 함께 사용한다.
> • 시간, 장소, 사람, 날짜 등을 자주 인식시킨다.
> • 주의사항을 문서화시킨다.

① 시각장애   ② 언어장애   ③ 판단력 장애
④ 주의력 장애   ⑤ 지남력 장애

61. 비언어적인 의사소통 기법 중에서 바람직하지 않은 태도를 고르시오.

① 적절한 말 속도   ② 의자 사이는 1~2.5m
③ 대상자를 향해 약간 기울인 자세   ④ 큰소리로 말하기
⑤ 단정한 옷차림

●●
62. 고등학교 동창생들과 매월 전시회를 함께 다니면서 친목을 도모하는 어른신의 여가 활동 유형은 무엇인가?

① 사교 오락 활동   ② 소일 활동
③ 운동 활동   ④ 가족 중심 활동
⑤ 자기계발 활동

63. 의사소통의 유형에 대한 설명으로 옳은 것을 고르시오.

① 언어는 사람의 생각을 가장 간편하게 전달할 수 없다.
② 메라비언 법칙에 의하면 대화를 하는 데 있어서 가장 중요한 것은 시각적 요소이다.
③ 언어적 의사소통은 말의 강도, 억양에 따라서 오해를 초래하지 않는다.
④ 비언어적 의사소통에 눈물은 포함되지 않는다.
⑤ 비언어적 의사소통은 감정적 부분이 크게 작용하지 않는다.

64. 비언어적 의사소통의 기법이 서로 바르게 연결된 것을 고르시오.

① 바람직한 태도–간간히 적절하게 짓는 미소
② 바람직한 태도–몸을 앞으로 구부리는 태도
③ 바람직하지 않는 태도–크지 않은 목소리
④ 바람직하지 않는 태도–직접적인 눈맞춤
⑤ 바람직한 태도–책상을 사이에 두고 말하기

64. 교재 –443p

65. '마음의 유대'라는 뜻으로 서로의 마음이 연결된 상태를 무엇이라 하는가?

① 공감   ② 수용   ③ 침묵   ④ 라포   ⑤ 경청

65. 교재 –444p

●●
66. 몸이 아주 피곤한 상태에서 퇴근해 집에 와 보니, 고등학교에 다니는 자녀가 식탁 위에 교복과 양말을 벗어 놓은 채 텔레비전만 보고 있다. 이 상황에서 '나–전달법(I-message)'의 3단계로 맞는 것은?

① "너의 피곤함을 내가 이해한다."
② "양말은 세탁기에 넣어 주렴."
③ "퇴근하자마자 할 일이 많구나."
④ "식탁 위에 교복이 널려 있구나."
⑤ "엄마도 무척 피곤하구나."

66. 교재 –449p
나–전달법의 3단계는 요양보호사의 솔직한 느낌을 진솔하게 말하는 것이다.

67. '경청'과 '말하기'에 대해 바르게 설명한 것을 고르시오.

① 말하기는 의사소통의 가장 기본이 된다.
② 말하기란 상대방을 조정하고 통제하는 것이다.
③ 경청은 상대방의 말을 그냥 듣는 것이다.
④ 효과적인 소통의 기법으로 말하기를 강조한다.
⑤ 효과적인 말하기는 서로 합의점을 찾아나가는 것이다.

67. 교재 –447p
의사소통의 기본은 듣기(경청)다. 말하기란 서로의 욕구를 이해하고 서로가 원하는 바를 합의하는 것이지, 내가 원하는 대로 상대방을 통제하는 것이 아니다. 효과적인 경청은 말의 내용과 함께 그 말 속에 담긴 상대방의 마음(정서)도 이해하려고 적극적으로 들으려고 노력하는 것이다. 그러므로 효과적인 소통의 기술로 많은 심리학자는 경청을 강조한다.

답 64.① 65.④ 66.⑤ 67.⑤

68. 교재 -448p
나-전달법의 핵심은 3단계, 느낌 단계이다. 특별한 얘기가 없으면 무조건 요양보호사의 솔직한 느낌을 말한 것을 고르면 맞다.

69. 교재 -448p
나를 주어로 말한다. 상대방의 행동을 비판 없이 구체적으로 말해 줘야 자신의 잘못을 알게 된다. 원하는 바, 나의 욕구를 상대방에게 정중하지만 직접적으로 분명하게 알아듣기 쉽게 요구한다. '행동-영향-느낌-바람' 네 단계로 말하는 게 순서상 맞다.

●●

68. 보호자가 방문 요양 서비스 시간을 사전에 조율하지 않고, 이미 출근하고 있는데 매번 서비스 직전에 시간을 변경한다. 이때 요양보호사의 '나-전달법'으로 옳은 것은?

① "왜 자꾸 변경하세요."
② "안 돼요. 서비스 시간은 절대 못 바꿉니다."
③ "매너가 없으시군요."
④ "매번 서비스 직전에 시간을 변경하시니, 제가 많이 당황스럽습니다."
⑤ 전화를 받지 않는다.

●●

69. '나-전달법'에 대한 설명으로 맞는 것은?

① 나의 생각을 전달할 때는 나를 목적어로 말한다.
② 상대방의 행동을 간단하게 말한다.
③ 상대방의 행동이 나에게 미치는 영향을 구체적으로 말한다.
④ 원하는 바를 돌려서 우회적으로 말한다.
⑤ 행동-느낌-바람-영향으로 구성된다.

답 68.④ 69.③

1. 장기요양 서비스 이용 절차 및 지원

1) 장기요양 기관의 서비스 절차

서비스 신청 접수 및 방문 상담→ 서비스 제공 계획 수립→ 서비스 이용 계약 체결→ 서비스 제공 실시→ 모니터링 실시&서비스 종료 또는 계속

(1) 서비스 신청 접수 및 방문 상담

① 장기요양인정서

대상자 성명, 생년월일, 장기요양 인정번호, 장기요양 등급, 유효기간, 장기요양 급여의 종류와 내용, 이용 가능한 급여의 종류와 내용이 기록되어 있다.

- 국민기초생활 수급권자는 본인 부담금이 면제, 의료급여 수급권자는 본인 부담금이 50% 경감
- 장기요양급여 월 한도액을 초과하는 비용 및 비급여는 본인이 부담
- 장기요양보험료를 6회 이상 납부하지 않으면 장기요양급여를 받을 수 없음
- 등급판정 결과에 이의가 있는 경우 통보받은 날로부터 90일 이내에 공단에 이의 신청 가능.
- 장기요양인정의 갱신 신청은 유효기간이 끝나기 90일 전부터 30일 전까지 공단에 신청

② 표준장기이용계획서

대상자의 등급에 따라 이용 가능한 한도액과 본인 부담률, 급여 종류와 횟수, 이에 따른 비용이 기재

(2) 서비스 제공 계획 수립

대상자의 기능 상태와 욕구 평가를 실시한다.

(3) 서비스 이용 계약 체결

대상자와 가족에게 서비스 제공 계획의 내용을 충분히 설명한다.

(4) 서비스 제공

대상자의 주요 기능 상태와 욕구 등을 인식하고 서비스 내용과 시간, 방법 등을 파악하여 서비스를 제공한다.

(5) 모니터링 실시

대상자 및 가족에게 만족스러운 서비스가 제공되고 있는지 또는 새로운 변화가 발생했는지 등에 대해 모니터링한다.

(6) 서비스 종료 혹은 계속

대상자가 사망하거나, 대상자 스스로 종료를 원할 때, 혹은 타 기관으로 이관되었을 때는 서비스가 종료된다.

2. 지역 보건복지사업과의 연계

1) 지역 보건복지사업의 내용

시군구	노인돌봄종합서비스	대상은 만 65세 이상 장기요양 등급 외 A형, B형으로 노인 가구소득이 전국 가구 평균소득의 150% 이하
	노인돌봄기본서비스	대상은 등급 외 A형, B형으로 독거 노인 우선 선정
	노인복지관, 사회복지관	등급 외 A형, B형, C형으로 목욕 서비스 지원
	보건소	장기요양 등급외자, 치매 조기검진, 건강 증진 프로그램 참여
국민건강 보험공단	만성질환자사례관리사업	등급 외 A형, B형, C형 중에서 고혈압, 당뇨, 관절 등 만성 질환 있는 노인을 대상
	노인건강사업	등급 외 B형, C형을 대상으로 노인 체조, 게이트볼, 스트레칭 등을 실시

3. 사례 회의 및 간담회

1) 사례 회의: 대상자의 욕구에 맞는 서비스를 제공하기 위한 회의

■ 사례 회의 목적

- 대상자에게 지속적으로 서비스를 제공할 수 있다.
- 대상자에게 질 높은 서비스를 제공할 수 있다.
- 서비스 내용을 조정할 수 있다
- 대상자와 관계된 직종들의 역할 분담을 명확하게 할 수 있다.

2) 간담회

요양보호사들이 서로 정보와 경험을 공유하고, 요양보호사들의 애로사항을 듣기 위해 개최되는 회의

적중문제 4.장기요양 서비스 지원(10문제)

1. 등급외자의 노인을 노인돌봄서비스, 복지관이나 보건소 등에 연계하는 곳은?

① 건강보험공단 ② 보건소 ③ 노인요양시설
④ 재가복지센터 ⑤ 시군구

2. 대상자의 등급에 따라 이용 가능한 한도액과 본인 부담률이 기록되어 있는 것은?

① 장기요양인정서 ② 정보 활용 동의서
③ 급여제공평가 결과서 ④ 표준 장기이용계획서
⑤ 급여 제공 계획

3. 표준 장기요양계획서에 기재되지 않는 것은?

① 이용 가능한 한도액 ② 장기요양 인정번호
③ 급여 종류와 내용 ④ 장기요양 급여비용
⑤ 본인 부담률

4. 국민건강보험공단이 장기요양 등급외자에게 제공하는 서비스는?

① 만성질환자사례관리사업 ② 방문건강관리
③ 치매 조기검진 ④ 건강증진 프로그램 참여
⑤ 노인돌봄기본서비스

5. 보건소가 장기요양 등급외자에게 제공하는 서비스는?

① 노인돌봄종합서비스 ② 노인복지관
③ 노인건강사업 ④ 장기요양 등급외자
⑤ 만성질환자사례관리사업

● ● ●

6. 사례 회의의 올바른 설명은?

① 요양보호사의 애로사항을 듣기 위한 회의

② 요양보호사들이 서로 정보를 공유하기 위한 회의

③ 대상자에 맞는 서비스를 제공하기 위한 회의

④ 새로운 정보 및 중요 정보를 전달하는 회의

⑤ 업무 준수 사항을 전달하는 회의

7. 장기요양등급을 받지 못한 저소득층의 사람을 대상으로 시군구에서 목욕을 제공하는 곳은?

① 노인복지관   ② 보건소

③ 국민건강보험공단   ④ 재가복지센터

⑤ 노인돌봄종합서비스

●

8. 장기요양등급 외 취약 계층의 가구를 방문하여 방문 건강관리를 하는 곳은?

① 재가복지센터   ② 보건소

③ 요양공동생활가정   ④ 노인복지관

⑤ 노인돌봄종합서비스

●

9. 대상자가 금연 프로그램 참여를 희망하는 경우 연계해 줄 기관으로 옳은 곳은?

① 노인복지관   ② 국민건강관리공단

③ 보건소   ④ 구청

⑤ 방문요양센터

6. 교재 –468p
사례회의는 1. 대상자의 상황과 제공되는 서비스 질에 대해 점검하는 회의
2. 대상자의 욕구에 맞는 서비스를 제공하기 위한 회의

7. 교재 –466p
노인복지관이나 사회복지관에서는 등급외 A형, B형, C형인 사람에게 목욕 서비스, 기능회복지원, 건강증진지원을 하고 있다.

8. 교재 –467p
보건소에서 장기요양 등급 외자에게 제공하는 서비스는 방문 건강관리, 치매 조기검진, 건강증진 프로그램 참여가 있다.

9. 교재 –467p
보건소가 장기요양 등급외자에게 제공하는 서비스는 방문건강관리, 치매 조기검진, 건강증진 프로그램 참여가 있다.

10. 교재 –교재 460p

답 6.③ 7.① 8.② 9.③

10. 교재 – 교재 460p

●●
10. 장기요양인정자가 서비스를 받기 위한 서비스 이용 신청 절차로 옳은 것은?

> 가. 서비스 신청 접수 및 방문 상담
> 나. 서비스 제공 계획 수립
> 다. 서비스 이용 계약 체결
> 라. 서비스 제공 실시
> 마. 모니터링 실시 및 종료

① 다-가-나-라-마   ② 가-다-나-라-마
③ 가-나-다-라-마   ④ 나-다-가-라-마
⑤ 나-가-다-라-마

답 10.③

요양보호 기록 및 업무보고

1. 요양보호 기록

1) 요양보호 기록 목적

(1) 요양보호사의 활동을 입증할 수 있다.

(2) 질 높은 서비스를 제공하는 데 도움이 된다.

(3) 서비스의 연속성을 유지할 수 있다.

(4) 전문가와의 업무 협조 및 의사소통을 원활히 할 수 있다

(5) 지도, 관리받는데 도움이 된다.

(6) 대상자 및 가족과의 정보를 공유한다.

(7) 요양보호 서비스의 표준화에 기여한다.

(8) 요양보호사의 책임성을 제고한다.

2) 요양보호 기록 방법

(1) 요양보호 기록의 종류

① 장기요양급여 제공 기록지: 대상자에게 제공한 서비스의 내용과 시간, 특이 사항을 기입

② 업무(근무)일지: 대상자의 상태 변화, 제공된 서비스의 내용 및 결과 등을 기입

③ 상태 기록지: 배설, 목욕, 식사 섭취, 수분 섭취, 체위 변경, 외출 등의 상태 및 제공 내역을 기록

④ 사고 보고서: 사고의 내용, 경과, 결과를 기록

⑤ 인수인계서: 수급자 명, 급여 제공 내용, 유의사항이 포함된 직원 간의 업무 인수인계서

(2) 요양보호 기록 원칙

① 사실을 있는 그대로 기록한다.

② 육하원칙을 바탕으로 기록한다.

③ 서비스의 과정과 결과를 정확하게 기록한다.

④ 기록을 미루지 않고 그때그때 신속하게 작성한다.

⑤ 공식화된 용어를 사용한다.

⑥ 간단명료하게 기록한다.

⑦ 기록자를 명확하게 한다.

⑧ 애매한 표현은 피하고 구체적으로 기록한다.

(3) 요양보호 기록 시 주의사항

　1　개인정보 보호

　　① 제3자에게 노출되어서는 안 된다.

　　② 서비스에 관련딘 사람만 열람하고 외보로 반출하지 않는다.

　　③ 회의 자료는 회의 종료 후 반드시 회수한다.

　　④ 기록은 반드시 잠근장치가 되어 있는 장소에 보관하여야 한다.

　2　비밀 유지

　　① 외부에 유출되지 않도록 조심

　　② 대상자 기록을 아무나 열람하지 못하도록 보관

　3　사생활 존중

　　① 정보 수집 시 반드 대상자의 동의를 얻어야 한다.

　　② 대상자나 가족이 승인하지 않은 정보는 기록해서는 안 된다.

　　③ 요양보호 서비스와 직접 관련이 없는 정보는 마음대로 기록해서는 안 된다.

3) 각종 기록지 양식

(1) 방문요양서비스 제공 기록지

① 세부 서비스별 제공 시간을 '분' 단위로 기재한다.

② 정서지원서비스만을 단독으로 실시한 경우에는 수가를 산정하지 아니한다.

(2) 방문목욕서비스 제공 기록지

① 장기요양요원 2명의 성명, 수급자 또는 보호자의 성명을 적고 서명 또는 날인한다.

(3) 주야간보호서비스 제공 기록지

세부 서비스별 제공 여부를 ㅇ 또는 V로 표기한다.

(4) 시설급여 및 단기보호서비스 제공 기록지

서비스 제공과 관련하여 발생된 특이사항(수급자의 신체 상태 및 요구사항, 입·퇴소시간, 외박관련 사항 등)을 기재한다.

2. 업무보고

1) 업무보고의 중요성

(1) 보다 나은 서비스를 제공할 수 있다.
(2) 타 전문직과의 협조 및 의사소통을 원활하게 할 수 있다.
(3) 사고 대응을 신속하게 할 수 있으며, 피해를 최소한으로 할 수 있다.

2) 업무보고 방법

(1) 업무보고 원칙

① 객관적인 사실을 보고한다.
② 육하원칙에 따라 보고한다.
③ 신속하게 보고한다.
④ 보고 내용이 중복되지 않도록 한다.

(2) 업무보고 시기

① 대상자의 상태가 평상시와 다를 때
② 서비스의 추가 및 변경이 필요할 때
③ 새로운 정보를 입수했을 때
④ 업무상 새로운 방법을 찾았을 때
⑤ 업무를 잘못 수행했을 때

⑥ 사고가 발생했을 때

(3) 업무보고 형식

① 구두 보고: 급할 때, 사안이 가벼울 때, 일상 업무의 사전 보고, 서면 보고의 사전 보고, 장기를 요하는 업무의 중간 경과 보고

② 서면 보고: 정확성을 필요로 할 때, 자료를 보존할 필요가 있을 때, 서면 보고를 지시받았을 때, 정기 보고(일일 보고, 주간 보고, 월간 보고)

③ 전산망 보고: 능숙하게 사용할 수 있으면 시간을 절약할 수 있고 편리한 장점이 있다. 전산망을 능숙하게 사용하기 위해서는 시간과 노력이 필요하다.

적중문제 5.요양보호 기록 및 업무보고(20문제)

●●
1. 업무보고 원칙에 옳은 것은?

① 중복되지 않도록한다.

② 주관적인 사실을 보고한다.

③ 될수록 신중히 생각해서 천천히 보고한다.

④ 책임을 피하는 쪽으로 보고한다.

⑤ 서비스의 추가 및 변경이 필요할 때는 생략한다

●●
2. 장기요양 급여 제공 기록지에 기재되지 않는 것은?

① 서비스 제공 일자　　　② 장기요양 유효기간

③ 서비스 시작과 종료 시간　　④ 서비스 제공 일자

⑤ 장기요양 인정번호

●●
3. 요양보호 업무기록의 목적으로 옳은 것은?

① 요양보호사의 활동을 입증할 수 있다.

② 전문가의 도움을 받지 않으려

③ 책임에서 벗어나려

④ 관리자의 지시이므로

⑤ 서비스의 연속성을 유지하지 않도록

●●
4. 업무 기록을 함으로써 얻을 수 있는 것은?

① 대상자의 동의를 받지 않아도 되는 절차의 간소화

② 지도, 관리를 받지 않아도 됨

③ 서비스의 질 향상

④ 책임을 피할 수 있다.

⑤ 대상자의 가족과 정보를 공유하지 않아도 됨

---

1. 교재 -485p
업무보고 원칙 1. 객관적인 사실을 보고한다. 2. 육하원칙에 따라 보고한다. 3. 신속하게 보고한다. 4. 보고 내용이 중복되지 않도록 한다.

2. 교재 -477p

3, 4. 교재 -471p
요양보호 기록 목적: 1. 요양보호사의 활동을 입증할 수 있다. 2. 질 높은 서비스를 제공하는데 도움이 된다. 3. 서비스의 연속성을 유지할 수 있다. 4. 전문가와 업무 협조 및 의사소통을 할 수 있다. 5. 지도 관리를 받는 데 도움이 된다. 6. 대상자 및 가족과의 정보를 공유한다. 7. 요양보호 서비스의 표준화에 기여한다. 8. 요양보호사의 책임을 제고한다.

답 1.① 2.② 3.① 4.③

5. 교재 -485p
업무보고 원칙 1. 객관적인 사실을 보고한다. 2. 육하원칙에 따라 보고한다. 3. 신속하게 보고한다. 4. 보고 내용이 중복되지 않도록 한다.

6. 교재 -473p
요양보호 기록의 원칙: 1. 사실을 있는 그대로 기록한다. 2. 육하원칙을 바탕으로 기록한다. 3. 서비스의 과정과 결과를 정확하게 기록한다. 4. 기록을 미루지 않고 그때그때 신속하게 작성한다. 5. 공식화된 용어를 사용한다. 6. 간단명료하게 기록한다. 7. 기록자를 명확하게 한다.

7. 교재 -478p

8. 교재 -475p
요양보호 기록 시 주의사항: 1. 개인정보 보호. 2. 비밀유지 3. 사생활 존중

5. 요양 보고 방법으로 옳은 것은?

① 중요 사항만 보고
② 직원회의 때만 보고
③ 신속하게 보고
④ 반드시 전산망 보고
⑤ 정확성을 필요로 할 때는 구두 보고

6. 업무기록 일지 작성 시 맞는 것은?

① 서비스의 결과를 정확하게 기록한다.
② 상세하게 기록한다.
③ 주관적으로 기록한다.
④ 모든 보고는 전산망으로 보고하고 보관하여야 한다.
⑤ 공식화된 용어를 사용한다.

7. 요양보호 서비스의 기본 원칙으로 옳은 것은?

① 대상자 외출 시 동행   ② 대상자 가족 옷 세탁
③ 명절날 음식 만들기   ④ 대상자 가족 업무 대행
⑤ 가족의 손자 돌보기

8. 요양업무 기록과 보고의 원칙으로 옳은 것은?

① 대상자의 기록은 누구나 볼 수 있게 하여야 한다.
② 외부에 유출되지 않도록 하여야 한다.
③ 요양보호 서비스와 관련이 없는 것도 기록하여야 한다.
④ 업무의 획일성을 위해 기록하고 보관한다.
⑤ 대상자나 가족이 승인하지 않아도 기록한다.

답 5.③ 6.⑤ 7.① 8.②

9. 업무보고를 할 때 옳은 방법은?

① 개인적인 의견을 피하지 않아야 한다.

② 보고는 주말에 모아 보고한다.

③ 우회적으로 표현한다.

④ 육하원칙에 따라 보고한다.

⑤ 보고 내용은 중복될수록 좋다.

10. 업무일지 기록할 때 옳은 것은?

① 서비스 제공 과정만 기록한다.

② 전문용어를 사용하여 아무나 쉽게 알지 못하도록 기록한다.

③ 서비스 내용은 간단명료하게 기록한다.

④ 주관적인 생각과 의견을 기록한다.

⑤ 우회적으로 기록한다.

11. 요양보호사의 업무보고 방법으로 옳은 것은?

① 서류로만 보고한다.

② 대상자와 상의한 내용을 중심으로 보고한다.

③ 중요하다고 생각되는 내용만 보고한다.

④ 업무를 끝내고 시간이 날 때 후 보고한다.

⑤ 공식화된 용어로 보고한다.

12. 요양보호사의 업무를 기록해야 하는 이유로 옳은 것은?

① 요양보호사가 책임을 피하기 위해서

② 서비스의 효과에 대한 증거를 인멸하기 위해서

③ 서비스의 연속성과 지속성을 유지하기 위해서

④ 요양보호사가 독자적인 서비스를 제공하기 위해서

⑤ 요양보호사의 일거수일투족을 감시하기 위해서

9. 교재 -485p
업무보고 원칙 1. 객관적인 사실을 보고한다. 2. 육하원칙에 따라 보고한다. 3. 신속하게 보고한다. 4. 보고 내용이 중복되지 않도록 한다.

10. 교재 -473p
요양보호 기록의 원칙: 1. 사실을 있는 그대로 기록한다. 2. 육하원칙을 바탕으로 기록한다. 3. 서비스의 과정과 결과를 정확하게 기록한다. 4. 기록을 미루지 않고 그때그때 신속하게 작성한다. 5. 공식화된 용어를 사용한다. 6. 간단명료하게 기록한다. 7. 기록자를 명확하게 한다.

11. 교재 -486p
1. 업무보고 시기: 대상자의 상태가 평상시와 다를 때. 2. 서비스의 추가 및 변경이 필요할 때. 3. 새로운 정보를 입수했을 때. 4. 업무상 새로운 방법을 찾았을 때. 5. 업무를 잘못 수행했을 때. 6. 사고가 발생했을 때.

12. 교재 -471p
요양보호기록 목적: 1. 요양보호사의 활동을 입증할 수 있다. 2. 질 높은 서비스를 제공하는데 도움이 된다. 3. 서비스의 연속성을 유지할 수 있다. 4. 전문가와 업무 협조 및 의사소통을 할 수 있다. 5. 지도 관리를 받는 데 도움이 된다. 6. 대상자 및 가족과의 정보를 공유한다. 7. 요양보호 서비스의 표준화에 기여한다. 8. 요양보호사의 책임을 제고한다.

답 9.④ 10.③ 11.⑤ 12.③

13. 교재 -473p
요양보호 기록의 원칙: 1. 사실을 있는 그대로 기록한다. 2. 육하원칙을 바탕으로 기록한다. 3. 서비스의 과정과 결과를 정확하게 기록한다. 4. 기록을 미루지 않고 그때 그때 신속하게 작성한다. 5. 공식화된 용어를 사용한다. 6. 간단명료하게 기록한다. 7. 기록자를 명확하게 한다.

14. 교재 -477p

15. 교재 -485p
업무보고 원칙 1. 객관적인 사실을 보고한다. 2. 육하원칙에 따라 보고한다. 3. 신속하게 보고한다. 4. 보고 내용이 중복되지 않도록 한다.

16. 교재 -471p
요양보호 기록 목적: 1. 요양보호사의 활동을 입증할 수 있다. 2. 질 높은 서비스를 제공하는데 도움이 된다. 3. 서비스의 연속성을 유지할 수 있다. 4. 전문가와 업무 협조 및 의사소통을 할 수 있다. 5. 지도 관리를 받는 데 도움이 된다. 6. 대상자 및 가족과의 정보를 공유한다. 7. 요양보호 서비스의 표준화에 기여한다. 8. 요양보호사의 책임을 제고한다.

17. 교재 -477p
방문요양 서비스 제공기록지에는 장기요양 기관번호, 기관명, 장기요양등급, 수급자 성명, 수급자의 생년월일, 장기요양 인정번호, 세부 서비스의 제공 사간, 장기요양요원 및 수급자나 보호자 서명 등이 기재되어 있다.

답 13.④ 14.④ 15.① 16.⑤ 17.⑤

●●
13. 요양보호 기록 원칙으로 옳은 것은?

① 요양보호사의 주관적 판단으로 기록한다.
② 서비스의 결과를 정확하게 기록한다.
③ 대상자의 사생활도 기록한다.
④ 사실을 있는 그대로 기록한다.
⑤ 구체적인 표현 보다는 애매한 표현으로 기록한다.

●●
14. 방문요양급여 제공 기록지에 기재되어 있지 않는 것은?

① 장기요양 인정번호
② 서비스 시작한 시간, 끝난 시간
③ 장기요양등급
④ 장기요양 유효기간
⑤ 서비스 제공 일자

●●
15. 요양보호사의 업무보고 방법으로 옳은 것은?

① 육하원칙에 따라 보고한다.
② 주관적 판단을 바탕으로 보고한다.
③ 중요한 내용은 몇 번씩 중복해서 보고한다.
④ 대상자의 안위와 관련 없는 사항은 보고하지 않는다.
⑤ 보고는 빨리 해야 하므로 맞춤법에 신경 쓰지 않는다.

●●
16. 요양보호사가 기록을 하는 목적으로 옳은 것은?

① 유사시 책임 회피   ② 대상자의 비밀 엄수
③ 업무의 정형성을 높임   ④ 조직의 명령 체계 유지
⑤ 전문가 간의 협조 체제 활성화

●●
17. 방문요양서비스 제공 기록지의 기록 항목에 해당하는 것은?

① 혈압 측정   ② 배설 간호   ③ 물리치료
④ 차량 이용 여부   ⑤ 장기요양 인정번호

18. 요양보호사의 관찰 기록 방법으로 가장 적합한 것은?

① 어르신이 7월 10일 3시에 방에서 300cc의 소변을 보셨다.

② 최근 들어 어르신이 신 음식을 잘 먹는다.

③ 요즘 식사량이 줄어서 체중이 많이 줄었다.

④ 치매가 점점 더 심해지시는 것 같다.

⑤ 점심에는 비경구 영양을 했다.

19. 기록의 목적으로 옳은 것은?

① 서비스의 효과를 높이기 위해서

② 상사의 지시에 따르기 위해

③ 대상자의 건강 문제를 진단하기 위해서

④ 대가를 지불받기 위해서

⑤ 요양보호 서비스의 표준화에 기여하기 위해

20. 장기요양급여 제공기록지 작성에 있어서 올바른 작성 방법은?

① 시설급여 서비스의 경우 특이 사항은 기재하지 않는다.

② 방문요양 서비스의 경우 세부 서비스별 제공 시간을 '시간' 단위로 기재한다.

③ 방문 목욕 서비스의 경우 장기요양 요원 1명의 성명을 기재한다.

④ 주·야간 보호 서비스의 경우 세부 서비스별 제공 시간을 '분' 단위로 기재한다.

⑤ 방문요양 서비스의 경우 서비스 제공 시작과 종료 시간을 기록한다.

18. 교재 -473p
요양보호 기록의 원칙: 1. 사실을 있는 그대로 기록한다. 2. 육하원칙을 바탕으로 기록한다. 3. 서비스의 과정과 결과를 정확하게 기록한다. 4. 기록을 미루지 않고 그때그때 신속하게 작성한다. 5. 공식화된 용어를 사용한다. 6. 간단명료하게 기록한다. 7. 기록자를 명확하게 한다.

19. 교재 -471p
요양보호 기록 목적: 1. 요양보호사의 활동을 입증할 수 있다. 2. 질 높은 서비스를 제공하는데 도움이 된다. 3. 서비스의 연속성을 유지할 수 있다. 4. 전문가와 업무 협조 및 의사소통을 할 수 있다. 5. 지도 관리를 받는 데 도움이 된다. 6. 대상자 및 가족과의 정보를 공유한다. 7. 요양보호 서비스의 표준화에 기여한다. 8. 요양보호사의 책임을 제고한다.

20. 교재 -477p
방문요양 서비스 제공 기록지에는 장기요양 기관번호, 기관명, 장기요양등급, 수급자 성명, 수급자의 생년월일, 장기요양 인정번호, 세부 서비스의 제공 시간, 장기요양 요원 및 수급자나 보호자 서명 등이 기재되어 있다.

답 18.① 19.⑤ 20.⑤

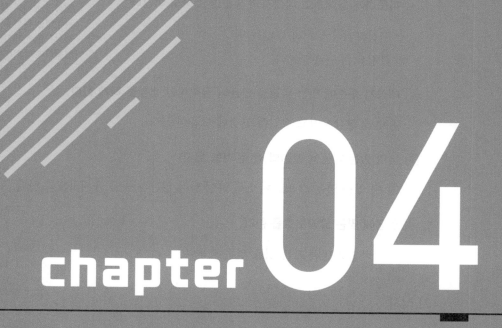

chapter 04

특수 요양보호 각론

치매 요양보호 기술

1. 치매 대상자의 일상생활 지원

1) 기본 원칙

1 **따뜻하게 응대하고 대상자의 생활을 소중히 여긴다.**

- 부정하거나 무시하지 않는다.
- 환경을 바꾸지 않는다.

> **TIP**
>
> ※ 일상 생활 지원의 목적
> - 대상자 상태의 정확한 파악
> - 남아있는 정신 기능 활동 이용
> - 정상적인 신체기능으로 최대한 복귀
> - 대상자에게 의미는 환경 조성

2 **대상자 수준에 맞는 일정을 만들어 규칙적인 생활을 하게 한다.**

혼란을 경감시키고 정신적 안정에 도움이 된다.

3 **남아 있는 기능을 살린다. (잔존기능 유지)**

할 수 있는 일은 스스로 하도록 하여 남아 있는 기능을 유지하도록 한다.

4 **상황에 맞는 요양보호를 한다.**

점차적으로 변해 가는 것을 염두에 둔다.

2) 식사

버린 음식을 다시 주워 먹는 등의 행동을 할 수 있다.(이식)
영양실조, 비만(과식)이 될 수 있다.

> **TIP**
>
> ※ 치매대상자가 식사를 하지 않으려고 하는 경우 확인할 사항
> - 입안의 상처, 잘 맞지않은 틀니
> - 약물의 부작용
> - 수저사용법을 잊었는가
> - 시력저하
> - 음식에 대한 혼란과 인식 불가능

기본 원칙

① 잘 고정되지 않은 의치는 느슨한 경우에는 끼지 않게 한다. (질식의 위험이 있다)
② 그릇은 접시보다는 사발을 사용한다.
③ 투명한 유리제품보다는 색깔이 있는 플라스틱 제품을 사용한다.
④ 소금이나 간장과 같은 양념은 식탁 위에 두지 않는다.

⑤ 씹는 행위를 잊어버린 치매 대상자인 경우 딱딱한 사탕이나 땅콩, 팝콘 등은 삼가고 잘 저민 고기, 반숙된 달걀, 과일 통조림 등을 갈아서 제공한다.

⑥ 묽은 음식에 사레가 자주 걸리면 좀더 걸쭉한 액체 음식을 제공한다.

⑦ 졸려하거나 초조해하는 경우 식사를 제공하지 않는다.

돕기 방법

1 식사 전

① 뜨거운 것에 대한 판단력이 부족하므로 음식의 온도를 식사 전에 미리 확인 후 제공한다.

② 지저분하게 행동할 때를 대비하여, 비닐로 된 식탁보나 식탁용 매트를 깔아 준다.

③ 턱받이보다는 앞치마를 입힌다.

④ 잘라서 부드럽게 조리하여 쉽게 먹을 수 있도록 한다.

2 식사 중

① 물을 흘릴 경우 빨대와 플라스틱 덮개가 부착된 컵을 사용한다.

② 손잡이가 크거나 손잡이에 고무를 붙인 약간 무거운 숟가락을 주어서 숟가락을 쥐고 있다는 사실을 잊어버리지 않게 해준다.

③ 한 가지 음식을 먹고 난 후 다른 음식을 내어 놓는다.

④ 한 번에 조금씩 먹이고 음식을 삼킬 때까지 충분히 기다린다.

3 식사 후

① 체중이 감소하면 의료진에게 알리고 그 원인을 파악한다.

② 체중 감소 이유를 발견하지 못한 경우 평소 좋아하는 음식이나 고열량의 액체 음식을 제공한다.

■ 치매 대상자의 식사 시 고려할 점

[예] 같은 장소, 같은 시간, 같은 식사 도구

식탁에 앉으면 바로 식사하도록 준비, 뼈는 미리 제거

안정된 분위기(조용한 음악, TV 끄기)

3) 배설

기본 원칙

① 대상자의 방을 화장실에서 가까운 곳에 배정한다.

② 화장실 위치를 알기 쉽게 표시한다.

③ 벨트나 단추 대신 조이지 않는 고무줄 바지를 입도록 한다.

④ 낮에는 가능한 기저귀를 사용하지 않는 것이 좋다.

⑤ 야간에 화장실 이용이 위험할 때 이동식 변기를 사용하고 바퀴가 달려 있는 경우라면 사용 시에 반드시 잠금이 되어 있어야 한다.

⑥ 실금한 경우에도 '괜찮다'라고 말한다.

⑦ 배설기록지를 기록하여 배설 습관을 파악한다.

> - 대상자가 화장실에 가고 싶을 때 보이는 비언어적 신호
>   - 바지의 뒷부분을 움켜잡고 있다.
>   - 옷을 올린다.
>   - 구석진 곳을 찾는다.
>   - 대중 앞에서 옷을 벗으려고 한다.
>   - 서성이면서 안절부절 못한다.

돕기 방법

1 공통 적용

① 적절한 시기(식사 전, 외출 전)에 화장실 이용을 유도하고 강요하지 않는다

② 배뇨곤란이 있는 경우 야간에 수분 섭취를 제한한다.

③ 항상 부드러운 말로 손동작을 보이면서 뒤처리 방법을 설명하며 치매 대상자 자신이 행동에 옮기도록 한다.

④ 하루 식사량과 수분 섭취량은 적당량을 유지한다

2 실금한 경우

① 민감하게 반응하지 않고, 비난하거나 화를 내지 않는다.

② 가능한 한 빨리 더러워진 옷을 갈아입힌다.

③ 소변을 볼 때 방광을 확실히 비우도록 배뇨 후, 몸을 앞으로 구부리도록 도와주거나 치골상부를 눌러 준다.

④ 요실금이 있으면 초기에는 2시간마다 배뇨하도록 하고 점차 시간을 늘려 가며 낮에는 2

시간, 밤에는 4시간 간격으로 배뇨하도록 한다.

⑤ 변실금이나 설사인 경우 의료인에게 보고하여 원인 파악하고 저섬유질 식이, 수분 섭취

③ 변비인 경우

① 섬유질이 많은 음식을 섭취한다.

② 일정한 시간 간격으로 변기에 앉혀 배변한다.

③ 배를 가볍게 마사지한다. (시계 방향)

TIP
※ 변비의 원인
- 운동 부족
- 섬유질 섭취 부족
- 수분 섭취 부족
- 알루미늄이나 칼슘이 포함된 제산제
  또는 진통 소염제 섭취

■ 변비에 좋은 식품

• 섬유질-사과, 빨간 무, 옥수수, 콩, 자두, 딸기, 곡류, 빵, 감자 껍질
• 발효 식품-식초에 담근 양배추, 이스트 넣은 빵, 토마토, 요구르트, 푸른잎 채소

4) 위생

주변에 대한 무관심, 기억장애로 개인위생에 소홀히 한다.

(1) 목욕

기본 원칙

① 목욕을 강요하지 말고 목욕 과정을 단순화시킨다.

② 요양보호사가 미리 목욕 물의 온도를 확인한다.

③ 욕조 바닥과 욕실 바닥에는 매트를 깔아 준다.

④ 욕실 내에 혼자 머무르게 하지 않는다.

⑤ 욕조에 들어갈때에는 옆에서 부축한다

돕기 방법

① 해야 할 일을 한번에 한 가지씩 제시한다.

② 물에 대한 거부 반응을 보이는 경우 작은 그릇에 물을 떠서 장난을 하게 할 수 있다.

③ 운동실조증이 있는 대상자는 샤워보다는 욕조에서 목욕하는 것이 안전하다. (욕조 시설,
   샤워실에 지지대, 목욕 의자)

④ 발목 정도의 물을 미리받은 후 욕조에 들어간 후 물을 조금씩 채운다.

(2) 구강 위생

기본 원칙

① 부드러운 칫솔을 사용

② 치약은 어린이용을 사용

③ 의치는 하루에 6~7시간 정도 제거하여 잇몸에 무리를 주지 않도록 한다.

돕기 방법

① 구강 위생 도구를 세면대 위에 순서대로 가지런히 놓는다.

② 거울을 보고 칫솔질을 하게 하거나, 옆에서 한 동작씩 보여 준다.

③ 양치질을 거부할 경우 물치약이나 2% 생리식염수를 거즈를 감은 설압자 또는 일회용 스펀지 브러시에 묻혀 닦아 치석을 제거한다.

④ 의치는 변형이 되지않도록 의치전용 그릇에 물을 넣고 담가둔다.

⑤ 치아가 없는 치매 대상자 식후에 차를 마시도록 한다.

(3) 옷 입기

기본 원칙

① 계절에 맞는 옷을 제공한다.

② 몸에 꼭 끼지 않고, 빨래하기 쉬운 옷을 제공한다.

③ 색깔이 요란하지 않고 장식이 없는 옷을 선택한다.

④ 시간이 걸려도 혼자 입도록 격려한다.

⑤ 옆에서 지켜보고, 앉아서 입도록 한다.

돕기 방법

① 속옷부터 차례로 옷을 정리한다.

② 옷 입는 것을 거부하면 다투지 말고 기다린 뒤 다시 시도하거나 목욕 시간을 이용하여 갈아입힌다.

③ 단추 대신 부착용 접착 천으로 된 옷을 이용한다.

④ 앞뒤를 뒤바꿔 입어도 무방한 티셔츠를 입게 한다.

⑤ 자신의 옷이 아니라고 하는 경우, 옷 라벨에 이름을 써 둔다.

5) 운동

① 현재의 운동 기능을 평가한다.

② 모든 운동은 머리 쪽에서 시작하여 다리 쪽으로 진행해야 한다.

③ 운동량은 점차 늘린다.

돕기 방법

① 산책이 가장 간편하고 효과적인 운동이다.

② 매일 같은 시간대에 같은 길을 걷는다.

③ 균형을 잡을 수 있는 치매 대상자는 선 상태에서 운동을 하게 한다.

④ 스스로 운동을 하도록 유도한다.

6) 안전

기본 원칙

① 감각 및 기능적인 손상을 고려하여 환경을 바꾼다.

② 시계, 달력, 신문 등과 같은 단순한 단서를 이용한다.

③ 언어에 대한 이해가 떨어진다면 그림을 사용한다.

④ 어두워지기 전에 혹은 어두워지자마자 희미한 불을 켜 둔다.

⑤ 환경을 단순화한다.

돕기 방법

1 방과 주변

① 2층보다는 1층이 좋다.

② 난간, 출입구 및 난로 주변에는 밝은 색의 야광 테이프를 붙이는 것이 좋다.

③ 위험한 물건은 치매 대상자가 발견할 수 없는 장소에 보관한다.

④ 계단의 윗부분에는 간이문을 달아 그곳까지 왔다가도 되돌아갈 수 있도록 한다.

⑤ 유리문이라는 것을 알 수 있도록 문 눈높이에 맞춰 그림 등을 붙여 놓는다.

⑥ 안에서 출입문을 잠그지 못하도록 자물쇠를 제거하거나 손잡이를 교체한다.

⑦ 시간을 잘 인식하도록 낮에는 방을 밝게, 밤에는 전등을 밝지 않게 한다.

② 화장실

① 화장실 가까운 곳으로 방을 위치한다.
② 화장실 전등은 밤에도 켜 둔다.
③ 눈높이에 맞추어 '화장실' 표시한다.
④ 화장실 문은 밖에서도 열 수 있는 것으로 바꾼다.

③ 욕실

① 바닥은 문턱과 차이를 없애고 미끄러지지 않도록 한다.
② 난간이나 손잡이를 설치한다.
③ 미끄럼 방지를 위한 매트 설치(욕조와 샤워 장소)
④ 온수 수도꼭지는 빨간색으로 표시한다.
⑤ 세제는 눈에 띄지 않는 곳에 보관한다.
⑥ 거울이나 비치는 물건은 놀라지 않도록 덮개를 씌운다.

④ 부엌

① 깨지지 쉽거나 위험한 물건은 보관장에 넣고 자물쇠로 채워 둔다
② 가스선은 밖에서 잠가 두도록 설치한다.
③ 냉장고에 부착하는 과일이나 채소 모양의 자석은 사용하지 않는다.
④ 음식물쓰레기는 부엌 안에 두지 않는다.

④ 차 안

① 안전띠를 반드시 착용
② 달리는 중 안에서 문을 열지 못하도록 잠금장치를 한다.

2. 치매 대상자의 문제 행동 대처

1) 반복적 질문이나 행동

치매 후기 단계에서 비논리적 이야기나 같은 단어나 행동을 여러번 반복하게 된다

기본 원칙

① 대상자의 주의를 환기시키고 해가 되지 않으면 억지로 고치려 하지 않아도 된다.
② 똑같은 질문에 대답을 하는 것보다 다독거리며 안심할 수 있도록 도와준다.

관심을 다른 곳으로 돌리는 방법은 다음과 같다.
① 크게 손뼉을 쳐서 관심을 바꾸는 소음을 내기
② 좋아하는 음식을 제공
③ 좋아하는 노래를 함께 부르기
④ 과거 경험과 관련된 이야기 나누기
⑤ 단순하게 할 수 있는 일거리를 제공(콩 고르기, 나물 다듬기, 빨래 개기)

2) 음식 섭취 관련 문제 행동

기본 원칙

① 식사 시간과 식사량을 점검
② 체중을 측정하여 평상시와 비교
③ 화를 내거나 대립하지 않는다.
   [예] 식사를 했음에도 밥을 달라고 하는 경우,
   "지금 준비하고 있으니까 조금만 기다리세요."
④ 장기적인 식사 거부는 의료인에게 보고한다.

> TIP
>
> ※ 음식 섭취관련 문제 행동
> 1. 과식: 지나치게 많이 먹는 증상
> 2. 이식: 음식이 아닌것을 먹는 증상
> 3. 거식: 음식을 거부하는 증상

돕기 방법

① 그릇의 크기를 조정하여 식사량을 조정
② 치매 대상자가 좋아하는 대체식품을 이용
③ 음식을 잘게 썰어 목이 막히지 않도록 한다.
④ 위험한 물건을 빼앗기지 않으려고 하는 경우 좋아하는 다른 간식과 교환한다.
⑤ 먹고 난 식기를 그대로 두거나 매 식사 후 달력에 표시한다.

3) 수면장애

시간에 대한 감각이 없어 낮과 밤이 바뀐 생활을 할 수 있다.

기본 원칙

① 수면 상태를 관찰한다.
② 대상자에게 맞는 일정의 규칙적인 생활을 하도록 배려한다.

4 특수 요양보호각론

돕기 방법

① 낮에 산책과 같은 야외 활동을 통해 운동하도록 돕는다.

② 낮에 꾸벅꾸벅 조는 경우 말을 걸어 자극을 준다.

③ 소음을 최대한 없애고 적정 실내온도(침실 20~22℃)를 유지한다.

④ 오후와 저녁에는 커피나 술과 같은 음료를 주지 않는다.

⑤ 잠에서 깨어나 외출하려고 하면 같이 함께 걷는다.

> ■ 야간 섬망
> • 늦은 밤에 성격이 180도 달라져서 흥분하거나 환각 증상을 보이는 것
> • 가벼운 야간 섬망인 경우, 방을 밝게 하고 따뜻하게 해주면 진정이 됨
> • 심각한 수준이면 진료를 받도록 한다.

4) 배회

아무런 계획도 목적지도 없이 돌아다니는 행위

> **TIP**
> ※ 배회의 원인
> - 기억력 상실로 인한 혼란
> - 시간과 방향 감각의 저하로 인한 혼란
> - 화장실 못 찾는 경우
> - 정서적 불안, 배고픔

기본 원칙

① 초조한 표정으로 집안을 이리저리 돌아다니는 경우, 곧 밖으로 나가려고 하는 것임을 염두해 둔다.

② 규칙적으로 시간과 장소를 알려 주어 현실감을 유지

③ 안전한 환경을 조성하며 소음이 없도록 유지

④ 관련 기관에 미리 협조를 구한다.

돕기 방법

① 안전한 주변 환경을 조성한다.

② 신체적 욕구를 우선적으로 해결해 준다.

③ 집안에서 배회하는 경우 배회 코스를 만들어 준다.(안방-건너방-거실)

④ 현관이나 출입문에 벨을 달아 놓아 출입을 관찰하고 배회를 예방한다.

⑤ TV나 라디오를 크게 틀어 놓지 않으며 집안을 어둡게 하지 않는다.

⑥ 낮 시간에 단순한 일거리를 주어 배회 증상을 줄이도록 한다.

⑦ 집 청소, 산책, 목욕 등 건설적인 일거리를 주며, 쇼핑센터나 시장에 간다.

⑧ 고향이나 가족에 대한 대화를 나누어 배회의 관심을 다른 곳으로 돌린다.

⑨ 주변을 친숙한 것으로 채워주고 가족들과 함께 하는 시간을 갖는다.

5) 의심, 망상, 환각

망상은 사실에 근거를 두지 않는 어떤 것에 대한 잘못된 고정된 피해망상, 도둑망상

기본 원칙

① 대상자의 감정을 이해, 수용하며 보고 들은 것에 대해 아니
라고 부정하거나 다투지 않는다.

② 치매 대상자 앞에서 다른 사람들에게 귓속말을 하지 않도록
주의한다.

③ 잃어버렸다거나 훔쳐 갔다고 주장하는 물건을 찾은 경우, 비난하거나 훈계하지 않는다.

④ 물건을 발견했을 때, 아무 일도 아닌 것처럼 행동한다.

⑤ 규칙적으로 시간과 장소를 알려 주어 현실감을 유지한다.

⑥ 도와주는 모든 행위에 대해 간단히 설명해 준다.

⑦ 도움을 주려고 한다는 확신을 갖게 한다.

돕기 방법

① 잃어버린 물건에 대한 의심을 부정하거나 설득하지 말고 함께 찾아보도록 한다.

② 동일한 물건인 경우, 미리 같은 물건을 준비해 두었다가 잃어버렸다고 주장할 때 내어
놓아 안심시킨다.

③ 물건을 두는 장소를 미리 파악해 놓는다

④ 도둑망상으로 방을 지키려고 고집하면 위험하지 않는 한 방에 있도록 허용

⑤ 좋아하는 노래를 함께 부르거나, 좋아하는 음악을 틀어 놓는다.

⑥ 망상이 심한경우 의료인에게 보고한다.

6) 파괴적 행동

울고, 분통 터뜨리고, 욕설, 안절부절, 때리고 물고 침뱉고 꼬집는 등의 신체적 폭력 행동을 한다.

> ■ 치매 대상자의 파괴적 행동의 특징
> • 자주 일어나지 않는다.
> • 오래 지속되지 않는다.
> • 초기에 분노로 시작하며 에너지가 소모되면 지쳐서 중지한다.
> • 질병 초기에 나타나서 수개월 내에 사라진다.

기본 원칙

① 혼돈하지 않도록 한 번에 한 가지씩 제시하거나 단순한 말로 설명한다.
② 이해하지 못한 말은 같은 말로 반복한다.
③ 대상자에게 수준에 맞는 의사 결정권을 주고 천천히 관심 변화를 유도한다.
④ 행동이 진정된 후 이상 행동에 대해 질문하거나 상기시키지 않는다.
⑤ 활동에 참여하고 있는 중이면, 활동을 중지시키거나 가능한 다른 자극을 주지 않는다.
⑥ 모든 신체언어는 위협적으로 느끼지 않도록 하고 불필요한 신체적 구속은 피한다.
⑦ 파괴적 행동 반응 유발 사건을 사전에 예방한다.
⑧ 고집이나 심술이 아니고 치매에 의한 일종의 반응 양식임을 이해하여야 한다.

돕기 방법

① 이상 행동 반응을 보이면 자극을 주지 말고 조용한 장소에서 쉬도록 한다.
② 당황하고 흥분되어 있음을 이해한다는 표현을 한다.
③ 온화한 표현을 유지하고 갑자기 움직여 놀라게 하지 않는다.
④ 요양보호사는 천천히 안정된 태도로 움직인다.
⑤ 요양보호 기술을 적용할 때마다 도와주는 행동을 말로 표현한다.
⑥ 신체적 구속은 되도록 하지 않되 구속이 필요한 경우에는 신체 일부만 하고 공격적 행동이 사라질때까지 접촉을 줄인다.

7) 석양 증후군

해질녘이 되면 더욱 혼란해지고 불안정하게 의심 및 우울 증상을 보이는 것을 의미한다. 규칙적인 생활에 변화가 생긴 후 더욱 자주 발생한다.

TIP

※석양 증후군의 특성
저녁 8~9시만 되면 갑자기 옷을 벗고 바닥을 뒹굴고 침대 위로 뛰어오르는 행동

기본 원칙

① 해질녘 치매 대상자와 함께 있도록 한다.
② 좋아하는 소일거리를 주거나 즐거운 시간을 갖도록 하고 낮 시간 동안 움직이거나 활동하게 한다.
③ 신체적인 제한을 하지 않는다.

돕기 방법

① 인형, 애완동물, 낯익은 소리를 듣거나 좋아했던 일을 함으로써 위안을 받도록 한다.
② 산책은 맑은 공기를 마시므로 정신을 맑게 하고 들뜬 마음을 안정시킨다.
③ TV를 켜 놓거나 밝은 조명이 도움이 된다.

8) 부적절한 성적 행동

기본 원칙

① 치매 대상자는 보통 성 자체에는 관심이 없으나 약물 때문에 유발될 수 있음을 이해한다.
② 부적절한 성적 행동 관련 요인을 관찰한다.
③ 행동 교정이 도움이 되며 노출증 감소를 위해 벌과 보상을 적절히 사용한다.

돕기 방법

① 의복으로 인한 불편감이나 대소변을 보고 싶은 욕구가 있는지 확인하고, 문제가 있으면 해결한다.
② 옷을 벗거나 성기를 노출한 경우, 당황하는 태도를 보이지 않고 옷을 입혀 준다.
③ 성적으로 부적절한 행동할 때, 즉각 멈추지 않으면 좋아하는 것을 가져간다고 경고한다.
④ 성적으로 관심을 보이면 공공장소에 가는 것을 삼가고, 방문객을 제한하여 사고를 예방한다.
⑤ 심한 경우 의료인과 상의 한다.

3. 치매 대상자와의 의사소통

스킨십, 문자, 그림 등을 활용하여 의사소통할 수 있다

1) 의사소통의 기본 원칙

(1) 언어적인 의사소통

① 대상자의 신체적 상태를 파악한다.
의사표현을 적절하게 할 수가 없기 때문에 구체적인 질문을 해야 한다
[예] "어디 불편한 곳이 있으세요?"보다는 신체부위를 짚어가며 "여기가 아프세요?"와
같은 구체적인 질문을 하여야 한다.

② 존중하는 태도와 관심을 갖는다.
비협조적일 때 "부탁합니다" 등의 따뜻한 말로 존중하는 태도
를 유지한다.
[예] "잘했어요", "맞아요" 격려의 말

TIP

※ 치매 대상자가 의
사 표현을 하도록 돕
는 방법
• 산만하게 하는 요인
  을 최대한 줄인다
-라디오나 TV를 끈다.
여러 사람이 있으면
조용한 장소로 가서
대화한다.

③ 대상자의 속도에 맞춘다.
천천히 대해 주고 목소리는 낮은 음조로 천천히, 그때마다 대상
자의 반응을 살핀다.

④ 어린아이 대하듯 하지 않는다.
반드시 존칭어를 사용하고 명령하는 투로 말하지 않으며, 긍정형 문장을 사용한다.

⑤ 의미를 충분히 설명하고 반복하여 설명한다.
"왜"라는 질문보다는 설명을 하고 "네", "아니오"로 답할 수 있도록 질문을 한다. 대명
사보다 명사를 사용한다.

⑥ 대상자를 인격적으로 대한다.
대상자와 함께 있으면서 마치 없는 것처럼 이야기하지 않으며 요양보호사를 믿지 않는
다 하여도 요양보호사는 존중하는 태도를 유지한다.

⑦ 간단한 단어 및 이해할 수 있는 표현을 사용한다.

간단하고 명료한 단어를 사용하고, 쉬운 단어와 짧은 문장을 사용한다.

TIP
※ 치매 대상자와의 효과적인 대화의 예
요양보호사 자신을 밝힌 후, 치매 대상자 이름을 부르면서 대화를 시작
○○님, 저는 요양보호사인 ○○○입니다.

⑧ 한 번에 한 가지씩 일을 하도록 설명한다.

"양치하세요", "식사하세요", "외출해요"라고 한 번에 한 가지씩 하도록 차례로 유도한다.

⑨ 가까운 곳에서 얼굴을 마주 보고 말한다.

가까운 곳(1m 이내)에서 얼굴을 마주 보고 말하는 것이 좋다. 뒤에서 부르거나, 걷고 있을 때 말을 걸게 되면 신체의 균형을 잃어 넘어질 우려가 있다.

⑩ 항상 현실을 알려 주도록 한다.

접근할 때는 이름을 부르고 일상생활을 할 때도 "8시예요, 아침 식사하세요.", "10시예요, 주무세요." 항상 현재 상황을 알려 주도록 한다.

⑪ 일상적인 어휘를 사용한다.

유행어나 외래어의 사용을 하지 말고, 일상적인 어휘를 사용한다.

고향 사투리로 말을 걸어 보는 것도 좋은 방법이다.

⑫ 과거를 회상하도록 한다.

자신을 되찾을 수 있고 불안한 감정을 가라앉힐 수 있다.

(2) 비언어적인 의사소통

① 손짓, 발짓 또는 소리를 사용한다.
② 언어적인 방법과 적절한 비언어적인 방법을 같이 사용한다.
③ 신체적인 접촉을 사용한다.
④ 치매 대상자의 비언어적인 표현 방법을 관찰한다.
⑤ 글을 써서 의사소통을 한다.

주어를 반드시 포함하고, 요점을 명확하고 간결하게 써야 한다.

⑥ 대상자의 행동을 복잡하게 해석하지 않는다.

2) 치매 단계별 의사소통 문제

(1) 초기

① 자주 확인하고, 설명을 요청한다.
② 사용하는 어휘의 수가 점차적으로 제한된다.
③ 물건이나 사람의 이름을 부르는 것이 어렵다.
④ 과거, 현재, 미래 시제의 올바른 사용이 어렵다.

(2) 중기

① 불특정 다수를 지칭하는 용어(이것, 그들, 그것)의 사용이 증가한다.
② '명칭 실어증'을 보인다.
③ 대화 중에 말이 끊기는 횟수가 증가한다.

(3) 말기

① 의사소통을 유지하는 데 어려움이 있다.
② 말이 없어진다(무언증).
③ 대화 시 시선을 맞추는 데 어려움이 있다.
④ 올바른 이름을 사용하는 것이 더욱 어려워진다.
⑤ 앵무새처럼 상대방의 말을 그대로 따라 한다.
⑥ 발음이 부정확하다.

3) 치매 단계별 의사소통 방법

(1) 초기

① 간단하고 직접적인 언어를 사용한다.
② 간략화된 단어는 사용하지 않는다.
③ 대상자가 응답 할 시간을 충분히 준다.
④ 전달하고자 하는 요점을 설명하고 구체적으로 표현한다.
⑤ 대상자가 요청하기 전에 구체적 방법과 정보를 제공한다.

(2) 중기

① 대상자가 볼 때 이야기한다.

② 대상자에게 친숙한 물건을 활용한다.

③ 대상자가 반응할 때까지 기다려 주고 반응하지 않을 경우 한 번 더 반복하여 질문한다.

④ 모든 것에 이름표를 붙인다.

⑤ 반복해서 설명한다.

(2) 말기

① 마주볼 때 이야기한다.

② 대상자의 이름을 부르면서 이야기를 시작한다.

③ 대상자가 모든 것을 듣고 있다고 가정한다.

④ 방 안에 아무도 없는 것처럼 이야기하지 않는다

⑤ 대상자가 응답하지 않더라도 계속해서 이야기한다.

⑥ 신체적 접촉을 적절하게 활용한다.

⑦ 좋아했던 음악을 함께 듣고 큰 소리로 책을 읽는다.

⑧ 끝난 뒤 항상 작별 인사를 한다.

사례 1 **식사를 계속 달라고 하는 경우**

상황 금방 식사를 하였는데 먹지 않았다고 몇 번이고 재촉을 한다.

대처 "점심을 준비하고 있으니까 잠시 기다려주세요."라고 말하는것이 효과적이다. 납득
을 못하면 조금 시간을 두고 상관하거나 다른 돌봄자가 교대하여 이야기한다.

사례 2 **사고 위험**

상황 반대편의 이웃 사람이 "할머니 안녕하세요?"라고 큰 소리로 인사를 하자 할머니가
갑자기 길을 건너려고 해서 사고를 당할 뻔하였다.

대처 치매 대상자와 대화해야 할 경우 적어도 1m 이내 가까이 다가서서 낮고 차분한 목
소리로 대상자의 눈을 보면서 말을 걸도록 한다.

사례 3	치매 대상자가 조심해야 하는 경우
상황	치매가 진행되면서 국물 맛을 내는 것을 잊어버렸다. 어느 날 딸이 "엄마! 된장국이 맛이 없으니까 이제 음식하지 마세요."라고 하였다. 자존심이 상하게 되었고 우울 상태에 빠진 것이다.
대처	비난하지 말고, 부정하지 않고, 정정하려 들지 않고, 이론적으로 설명하지 않고, 설득하지 않고, 강제적으로 지도하지 않는 것이다.

사례 4	혼자서 집을 나가 미아가 된 경우
상황	할아버지에게 옷을 입히면서 "10시가 되면 병원에 갈 것이니까 양말을 벗으면 안 돼요."라고 말했다. 박 할아버지는 병원에 간다고 집을 나가서 미아가 되고 말았다.
대처	정보를 전달할 때는 단순한 내용으로 분리해서 하나씩 전달하고 현재의 일만 간결하게 전한다.

4. 인지 자극 훈련

모든 대상자에게 상태에 맞는 인지 자극 훈련이 필요하다.

(1) 목적

① 인지기능에 문제가 없는 대상자

대상 - 치매는 없으나 침상에서 누워서만 생활 하거나 혼자서 움직이기 힘든 대상자

목적 - 인지기능 약화 예방, 유지 향상

② 경중 인지장애 대상자

대상 - 경도의 인지장애, 경증 치매 대상자

목적: - 일상생활 능력 손상 호전, 유지

　　　- 인지기능 장애와 동반되는 문제 행동을 줄여 준다.

③ 중증 인지기능 장애 대상자

대상 - 혼자서 움직이기 힘들며 인지장애가 심하다고 평가되는 대상자

목적 - 일상생활 능력 장애를 개선하여 보다 타인의 도움을 줄이는 데 목적이 있다

(2) 준비 사항

인지 훈련을 위한 재료(그림, 사진, 동영상, 소리, 일기장, 인쇄물 등)
인지기능에 대한 기본적인 인식이 있는 숙련된 보호자 및 요양보호사

적중문제 1. 치매 요양보호 기술 (80문제)

1. 교재 -490p
치매 증상은 기억장애, 언어장애, 판단 및 인지능력 장애, 일상생활 수행 장애, 행동장애, 정신장애를 포함한다.

1. 치매에 대한 설명 중 옳은 것은?

① 생각, 기억, 판단력과 같은 기능이 서서히 쇠퇴하여 일상생활이 어렵게 되는 것이다.
② 과거에 능숙하게 했던 활동은 계속 유지된다.
③ 상황 분석이나 평가하는 것은 문제가 없다.
④ 늘 하던 활동에는 대처 능력이 유지된다.
⑤ 진행되더라도 밥 먹는 것이나 배변 등의 단순 동작은 수행할 수 있다.

2. 교재 -490p

2. 치매 대상자에게 인지기능 저하로 나타나는 증상은??

① 도둑망상　　② 수면장애　　③ 정신장애
④ 기억력 장애　　⑤ 행동장애

3. 교재 -491P
① 친근한 환경은 안정감을 준다. ② 정면에서 야단치거나 부정하거나 무시하지 않는다. ③ 밤잠을 위해 낮에는 주로 활동을 유도한다. ⑤ 개인의 상태에 맞는 요양보호를 제공한다.

3. 치매 노인의 일상생활 지원 방법으로 옳은 것은?

① 늘 다양하고 새로운 환경을 접하게 해준다.
② 잘못한 것에 대해 그 자리에서 바로 경고나 주의를 준다.
③ 낮잠을 충분히 자게 한다.
④ 대상자에게 맞는 규칙적 생활을 하도록 한다.
⑤ 모든 대상자에게 일관된 요양보호를 제공한다.

4. 교재 -490p
② 단기 기억장애가 우선한다. ③, ④ 치매와 비교되는 섬망의 증상이다. (243p) ⑤ 모든 것을 못하는 것은 아니라고 안내한다.

4. 치매 대상자의 특징을 설명한 것 중 옳은 것은?

① 밥을 먹거나 배변 등 단순 동작도 수행하지 못 한다.
② 단기보다는 장기 기억장애가 우선 시작된다.
③ 의식 변화가 있다.
④ 신체 생리적 변화가 있다.
⑤ 과거에 능숙하게 했던 활동을 모두 수행하지 못 한다.

답 1.① 2.④ 3.④ 4.①

5. 치매 대상자에게 일상생활 사고가 잘 발생하는 이유는?

① 상황 분석 평가하는 능력이 유지된다.

② 새로운 지식 습득 능력이 유지된다.

③ 갑작스런 변화에 본능적으로 대처한다.

④ 할 수 없게 된 일도 예전에 해왔던 대로 하려고 고집한다.

⑤ 과거에 하던 활동을 잘한다.

● ● ●

6. 치매 대상자를 위한 일상생활 지원 목적은?

① 대상자를 감시하기 위함이다.

② 대상자에게 의미 있는 환경은 없다.

③ 정상적인 신체 기능으로의 최대한 복귀하기 위함이다.

④ 가족의 생활을 소중히 지키려 함이다.

⑤ 남아 있는 정신 기능을 치료하기 위함이다.

● ● ●

7. 치매 대상자를 위한 일상생활 지원 기본 원칙은?

① 엄하게 응대하고 대상자의 생활을 소중히 여긴다.

② 치매가 있으면 모든 것을 못 하는 것임을 알려 준다.

③ 습관적으로 해오던 것도 모두 못 함을 알려 준다.

④ 규칙적인 생활은 대상자에게 스트레스를 준다.

⑤ 대상자에게 익숙한 환경은 바꾸지 않는다.

8. 치매 대상자를 위한 요양보호 원칙으로 옳은 것은?

① 대상자보다 가족의 생활을 소중히 여긴다.

② 정면에서 잘못한 것에 대해 주의를 준다.

③ 잔존 기능 유지 및 강화를 위한 요양보호를 한다.

④ 대상자의 상태는 더 이상 나빠지지 않음을 염두에 둔다.

⑤ 규칙적 생활을 위해 분 단위로 빼곡한 일정을 만든다.

해 · 설 · 보 · 기

5. 교재 -490p

6. 교재 -490p
• 대상자 상태의 정확한 파악
• 남아 있는 정신 기능 활동 이용
• 정상적인 신체 기능으로 최대한 복귀
• 대상자에게 의미 있는 환경 조성

7. 교재 -491p
1. 따뜻하게 응대한다.
2. 모든 것을 못 하는 것은 아니라고 안내한다.
3. 습관적으로 해오던 일은 할 수도 있다.
4. 규칙적인 생활은 정신적 안정에 도움을 준다.

8. 교재 -491p
① 대상자의 생활을 소중히 여긴다. ② 정면에서 야단치지 않는다. ④ 점차 변해 가는 것을 염두에 둔다. ⑤ 대상자에게 맞는 여유로운 일정을 만든다.

답 5.④ 6.③ 7.⑤ 8.③

9. 교재 –491p

9. 치매 대상자를 위한 요양보호 원칙으로 옳은 것은?

① 주로 집안에서 생활하므로 사고의 위험은 배제해도 된다.

② 위험이 될 만한 물건은 한쪽으로 치워 놓는다.

③ 대상자의 치매 정도나 특징에 대해 알아 둘 필요는 없다.

④ 대상자의 개별적 상황에 맞는 요양보호를 한다.

⑤ 할 수 있는 일이라도 안전을 위해 전적으로 도와준다.

10. 치매 대상자의 식사 돕기 방법 중 옳은 것은?

10. 교재 –492p
① 부드럽게 조리하여 쉽게 먹을 수 있도록 한다. ② 요양보호사가 음식의 온도를 식사 전에 미리 확인한다. ③ 그릇은 접시보다는 사발을 사용한다. ⑤ 최대한 반영하고 강요하지 않는다.

① 모든 음식을 한꺼번에 섞어 갈아서 제공한다.

② 음식의 온도는 대상자가 스스로 확인하게 한다.

③ 사발보다는 접시를 이용한다.

④ 씹는 행위를 잊은 대상자는 간식으로 딱딱한 땅콩이나 알사탕 등은 피한다.

⑤ 규칙적 생활습관이 중요하므로 정해진 시간에 식사를 반드시 해야 한다.

11. 치매 대상자 식사를 돕는 원칙으로 올바른 것은?

11. 교재 –492p
① 느슨한 경우에는 끼지 않게 한다. ② 색깔이 있는 플라스틱 제품을 사용하는 것이 좋다. ③ 소금이나 간장과 같은 양념은 식탁 위에 두지 않는다. ④ 딱딱한 사탕이나 땅콩, 팝콘 등은 질식의 위험이 있다

① 의치가 느슨한 경우라도 식사 시에는 끼도록 한다.

② 플라스틱 그릇보다는 깨끗한 유리그릇을 사용한다.

③ 소금이나 후추 같은 양념은 식탁 위에 놓는다.

④ 씹는 행위를 잊은 대상자에게 사탕이나 찰떡, 콩 등을 준다.

⑤ 졸려 하거나 초조해 하는 경우 식사를 제공하지 않는다.

12. 씹는 행위를 잃어버린 치매 대상자에게 주어도 되는 것은?

12. 교재 –492p
잘 저민 고기, 반숙된 달걀, 과일 통조림 등을 갈아서 제공한다.

① 사탕   ② 땅콩   ③ 찰떡

④ 잘 다진고기   ⑤ 으깬 바나나

답 9.④ 10.④ 11.⑤ 12.⑤

•••
13. 치매 대상자가 급격히 체중이 감소되었다. 올바른 요양보호사의 대처는?

① 일단 의료진이나 시설장에게 보고한다.

② 입맛에 맞는 계절 음식을 제공한다.

③ 고열량 액체 음식을 제공한다.

④ 비위관으로 유동식을 제공해 줄 것을 건의한다.

⑤ 조금씩 다양한 음식을 한 상 차려 준다.

•
14. 치매 대상자에게 인지기능 저하로 나타나는 증상은?

① 도둑망상, 실행 능력 저하   ② 환청, 석양 증후군

③ 단기 기억장애, 도둑망상   ④ 기억력 장애, 시 공간 파악 능력 저하

⑤ 환청, 환시

15. 치매 대상자를 위한 식사 지원 중 올바른 것은?

① 어떤 음식이 나왔는지 대상자에게 알려 주어 입맛을 돋운다.

② 즐겁게 식사하도록 TV를 켜 준다.

③ 즐겁게 대화하면서 질문을 많이 한다.

④ 식탁에 앉은 후 즉석요리를 해 준다.

⑤ 흘리는 대상자는 떠먹여 준다.

•
16. 다음의 행동을 하는 치매 대상자가 관찰되었을 때 올바른 요양보호사의 대처는?

┌───┐
│ • 바지의 뒷부분을 움켜잡고 있다.   • 구석진 곳을 찾는다.   │
│ • 대중 앞에서 옷을 벗으려고 한다.   • 서성이면서 안절부절 못한다. │
└───┘

① 화장실로 안내한다.   ② 잃어버린 물건을 찾아보자고 한다.

③ 배회 코스를 만들어 준다.   ④ 목욕탕으로 안내한다.

⑤ 성희롱 하려는 의도이므로 모른 척한다.

해·설·보·기

13. 교재 -494p
의료진에게 알리고 우선 그 원인을 파악한다.

14. 교재 -490p

15. 교재 -493p
② 안정된 식사 분위기 조성을 위해 TV는 끈다. ③ 식사 중에는 질문하지 않는다. ④ 식탁에 앉으면, 바로 식사하도록 미리 준비한다. ⑤ 최대한 스스로 음식을 먹을 수 있도록 격려한다.

16. 교재 -494P
대상자가 화장실에 가고 싶을 때 보이는 비언어적 신호이다.

답 13.① 14.④ 15.① 16.①

● ● ●
17. 치매 대상자 바지가 소변으로 젖었다. 요양보호사의 올바른 대처는?

① 수분 섭취를 제한한다.

② 실수한 것에 대해서 지적을 하고 갈아입힌다.

③ 기저귀가 필요함을 이해시킨다.

④ '괜찮다'라고 말하고 갈아입혀 주고 안정시킨다.

⑤ 대상자가 먼저 이야기할 때까지 그대로 둔다.

●
18. 변실금이 있는 치매 대상자의 배설을 돕는 방법으로 옳은 것은?

① 낮 시간에 섭취량이 많으므로 기저귀를 채운다.

② 수시로 변기에 앉혀 배변을 유도한다.

③ 상 · 하의가 붙은 옷을 입힌다.

④ 민감하게 반응하지 않고 비난하거나 화를 내지 않는다.

⑤ 수분과 식사 섭취량을 줄인다.

● ●
19. 배설 문제가 있는 치매 대상자를 돕는 방법으로 옳은 것은?

① 대소변을 잘 가렸을 때는 당연한 것이므로 언급을 하지 않는다.

② 실금을 한 경우에는 즉시 처리를 해 주고 주의하라고 일러준다.

③ 화장실까지 이동이 불편한 대상자는 기저귀를 채운다.

④ 뒤처리 도움 후에는 아무 일도 없었던 것처럼 행동한다.

⑤ 배설 습관을 미리 파악하지 않는다.

20. 올바른 생활습관을 하고 있는 변비 치매 대상자는?

① 주로 실내 활동, 저섬유질 식이

② 잦은 하제 복용, 수분 충분 섭취

③ 진통 소염제 장기 복용, 고섬유질 식이

④ 하루 2000cc 수분 섭취, 고섬유질 식이

⑤ 지사제 복용, 저섬유질 식이

---

17. 교재 -495P

18. 교재 -496P
① 낮에는 가능한 기저귀를 사용하지 않는다. ② 식사 전, 외출 전에 화장실 이용을 유도하며 강요하지 않는다. ③ 쉽게 벗을 수 있도록 고무줄 바지가 좋다. ⑤ 하루 식사량과 수분 섭취량은 적당량을 유지한다.

19. 교재 -495P
① 대소변을 잘 가렸을 때는 칭찬해 준다. ② 실금한 경우에도 '괜찮다'라고 말한다. ③ 화장실까지 이동이 불편한 대상자는 이동 변기를 이용한다. ⑤ 배설 기록지를 기록하여 배설 습관을 미리 파악한다.

20. 교재 -496P

답 17.④ 18.④ 19.④ 20.④

21. 변비로 고생하는 치매 대상자를 위한 올바른 요양보호사의 대처는?

① 심하면 관장을 해 준다.

② 손으로 치골 상부를 눌러 준다.

③ 손바닥으로 배꼽 주위를 시계 반대 방향으로 마사지해 준다.

④ 일정한 시간 간격으로 변기에 앉도록 강요한다.

⑤ 규칙적인 생활 활동에 걷기 운동을 포함시킨다.

●●●
22. 치매 대상자를 위한 다양한 배뇨 관리 중 옳은 것은?

① 실금한 경우 기저귀 채우기 전에 배뇨 훈련을 시도해 본다.

② 방광을 확실히 비우도록 변기에 오래 앉아 있도록 한다.

③ 복부를 시계 방향으로 마사지해 준다.

④ 소변이 잘 나오도록 찬물을 요도 부근에 흘려보내 준다.

⑤ 실금한 경우 대상자가 말하기 전에 기저귀를 채워 준다.

23. 치매 대상자에게 목욕을 제공하는 원칙으로 옳은 것은?

① 거부할 경우 목욕이 필요함을 자세히 설명해 준다.

② 개인위생에 직결되므로 목욕을 강요한다.

③ 일정한 시간과 방법으로 목욕을 하여 거부감을 줄인다.

④ 목욕물의 온도는 대상자 스스로 맞추도록 한다.

⑤ 돕기를 거부하면 목욕은 혼자 하도록 한다.

●●
24. 치매 대상자에게 제공하는 목욕 도움 원칙 중 옳은 것은?

① 식사 직전이나 직후에 한다.

② 욕조 바닥과 욕실 바닥에는 미끄럼 방지 매트를 깔아준다.

③ 목욕 전에 목욕에 필요한 물품을 미리 준비할 필요는 없다.

④ 대상자가 원하면 욕실에 혼자 둔다.

⑤ 욕조에 들어갈 때에는 혼자 들어가도록 한다.

21. 교재 -496p
① 관장은 의료 행위이므로 하지 않는다. ② 배뇨관리를 위한 방법이다. ③ 시계방향으로 마사지해 준다. ④ 변기에 앉도록 유도한다.

22. 교재 -496P
민감하게 반응하지 않고, 비난하거나 화를 내지 않는다.

23. 교재 -497P

24. 교재 -497p
① 식사 직전이나 직후에는 피한다. ③, ④ 혼자 두지 않기 위하여, 모든 물품을 준비한 후 목욕을 시작한다. ⑤ 욕조에 들갈 때는 반드시 옆에서 부축한다.

답 21.⑤ 22.① 23.③ 24.②

25. 교재 -497P

26. 교재 -497P
② 정해진 시간에 정해진 방법에 따라 하는 것은 목욕에 대한 거부감을 줄인다. ③ 요양보호사가 먼저 목욕물 온도를 확인한다. ④ 욕실에 혼자 머무르게 하지 않는다. ⑤ 치매 대상자의 목욕은 많은 에너지를 필요로 하므로 안전을 위해 혼자서 시키지 않는다.

27. 교재 -498P
② 발목 정도 높이의 물을 미리 받고, 욕조에 들어간 후, 조금씩 채운다. ③ 미끄럽지 않도록 미끄럼 방지 매트를 깔아 준다. ④ 샤워보다는 욕조에서 앉아서 목욕하는 것이 안전하다. ⑤ 샤워실 내에 지지대를 설치하거나 목욕 의자를 사용한다.

● ● ●
25. 목욕을 앞둔 치매 대상자와의 대화 내용이다, 어긋난 원칙은?

> 목욕을 도와 드리겠습니다, 이리로 오세요. 여기 수건이 있습니다.
> 단추를 풀으시고 일어나셔서 하의를 벗으세요.
> 그리고 탕으로 들어가세요

① 치매대상자에게는 한번에 한가지씩 제시하여야 한다.
② 단추를 혼자 풀으라고 했다.
③ 식사 직후에 목욕을 하는 것이 좋다.
④ 목욕은 스스로 결정해서 해야 한다.
⑤ 해야 할 일을 순서대로 잘 이해시켰다.

26. 치매 대상자에게 목욕 도움 제공 시 요양보호사의 올바른 대처는?

① 거부하는 경우, 먼저 작은 그릇에 물을 떠서 장난을 하게 할 수 있다.
② 정해진 시간에 목욕을 하도록 강요한다.
③ 치매 대상자가 목욕물 온도를 확인하게 한다.
④ 부끄러워할 경우 혼자 목욕하도록 배려한다.
⑤ 대상자가 목욕을 거부하더라도 요양보호사 혼자 목욕을 시킨다.

● ● ●
27. 욕조에서 목욕을 하고자 하는 치매 대상자를 위한 도움 중 옳은 것은?

① 욕조 안에 들어갈 때에는 반드시 옆에서 부축한다.
② 욕조 안에 물을 허리 정도 높이까지 받아 놓고 들어간다.
③ 욕조 바닥에는 미끄럼 방지 매트를 깔지 않는다.
④ 운동실조증이 있는 대상자는 욕조에서 서서 하는 샤워를 권한다.
⑤ 욕조 시설이 없는 경우에는 서서 하는 샤워를 권한다.

답 25.① 26.① 27.①

28. 치매 대상자를 위한 목욕 후 주의사항으로 옳은 것은?

① 목욕 후에는 마실 것을 주지 않는다.

② 물기를 잘 닦아 주고 건조 후 옷을 입힌다.

③ 물기는 피부를 문지르면서 닦는다.

④ 피부가 마르기 전에 알코올 성분이 포함된 피부 보습제를 발라 준다.

⑤ 머리카락은 자연 바람에 말린다.

28. 교재 -498P

29. 누워서 지내는 치매 대상자를 위한 구강 위생관리로 옳은 것은?

① 기도로 물이 넘어갈 수 있으므로 똑바로 누워서 입안 헹구기를 한다.

② 편마비인 경우 마비된 쪽을 밑으로 한 비스듬한 자세로 구강 헹구기를 한다.

③ 머리 쪽을 낮춘 자세로 입안 닦아 주기를 한다.

④ 대상자의 볼에 물받이 그릇을 밀착시켜 물을 받아 내게 한다.

⑤ 부리가 긴 주전자로 입 위쪽으로 50~60cc의 따뜻한 물을 넣어 준다.

29. 교재 -498p
①, ②, ③ 반좌위나 건강한 쪽을 밑으로 하는 체위가 안전하다. ⑤ 입 아래쪽으로 물을 넣어 준다.

30. 치아가 있는 치매 대상자의 구강 위생관리를 위해 사용 가능한 도구는?

① 딱딱한 칫솔, 물치약

② 딱딱한 칫솔, 2% 생리식염수

③ 부드러운 칫솔, 잇몸 치료용 치약

④ 거즈를 감은 설압자, 성인용 치약

⑤ 부드러운 칫솔, 어린이용 치약

30. 교재 -498p

31. 치매 대상자를 위한 의치관리 중 옳은 것은?

① 의치는 이틀에 한 번 닦아 준다.

② 의치 소독은 뜨거운 물에 살짝 넣었다가 뺀다.

③ 의치는 치약으로 닦는다.

④ 의치는 뚜껑 있는 전용 그릇 안에 물을 부어 잠기도록 하여 보관한다.

⑤ 의치에 묻은 때는 찬물로 닦아낸다.

31. 교재 -499p

답 28.② 29.④ 30.⑤ 31.④

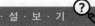
32. 교재 -499p
① 의치는 변형이 되지 않도록 전용 그릇에 물을 넣고 담가 둔다. ② 가장 협조를 잘할 수 있는 시간을 택해 닦아 준다. ③ 윗니와 아랫니를 함께 보관한다. ⑤ 밤에 잘 때에는 빼서 잇몸을 쉬게 한다.

33. 교재 -499p

34. 교재 -499p
① 몸에 꼭 끼지 않고, 빨래하기 쉬운 옷을 제공한다. ②색깔이 요란하지 않고 장식이 없는 옷③, ④ 안전을 위해 옆에서 지켜보고, 앉아서 입도록 한다.

35. 교재 -499p
단추를 제대로 채우지 못하는 경우에는 단추 대신 부착용 접착 천으로 된 옷을 이용한다.

32. 의치 보관에 대한 내용 중 옳은 것은?

① 의치 보관 용기는 투명 유리그릇이 좋다.

② 의치는 대상자 상태에 상관없이 식후에 닦아준다.

③ 의치는 상하를 구분하기 위해 윗니와 아랫니를 따로따로 보관한다.

④ 의치 소독을 의치 세정제로 한다.

⑤ 의치는 닦을 때 외에는 늘 끼고 지낸다

33. 치아가 없는 치매 대상자를 위한 식후 구강관리로 옳은 것은?

① 식후에 차를 마시게 한다.

② 치아가 없으므로 구강관리는 안 해도 된다.

③ 뜨거운 물로 입안을 헹궈 준다

④ 거즈를 감은 설압자에 물치약을 묻혀 잇몸을 닦아 낸다

⑤ 껌을 씹게 한다.

34. 치매 대상자의 옷 입기에 대한 올바른 원칙은?

① 빨래하기 쉬운 나일론 옷을 제공한다.

② 색은 요란하지 않고 장식이 있는 옷을 제공한다.

③ 옷 입을 때는 서서 입도록 한다.

④ 방에서 혼자 입도록 피해 준다

⑤ 시간이 걸려도 혼자 입도록 격려한다.

35. 치매 대상자를 위한 옷 입기 도움 시 잘못된 것은?

① 입는 순서를 모르는 경우 속옷부터 차례로 옷을 정리해 준다.

② 갈아입는 것을 거부하는 경우 억지로 하지는 않는다.

③ 라벨에 이름을 써 두어 본인의 옷임을 알게 한다.

④ 앞뒤를 구분하지 못하는 경우 뒤바꿔 입어도 되는 티셔츠를 제공한다.

⑤ 고무줄보다는 단추나 지퍼가 있는 옷을 제공한다.

답 32.④ 33.① 34.⑤ 35.⑤

36. 치매 대상자에게 적당한 옷은?

① 색깔이 화려 한 옷

② 지퍼가 있는 옷

③ 상의와 하의가 붙은 옷

④ 앞과 뒤가 확실히 구분되는 옷

⑤ 옷 라벨에 본인 이름을 적은 옷

●●●
37. 치매 대상자의 옷 입기 도움으로 올바른 것은?

① 옷 갈아입기를 거부하면 그대로 둔다.

② 고무줄보다는 단추나 지퍼가 흘러내리지 않아서 좋다.

③ 앞뒤를 구분하지 못하는 경우 설명해 주어 이해시킨다.

④ 계절에 맞는 옷을 제공한다.

⑤ 앉아서 입기보다는 서서 입도록 한다.

38. 치매 대상자에게 운동이 필요한 이유는?

> a, 운동을 통해 체력을 유지할 수 있다.
>
> b, 밤에 숙면을 취할 수 있다.
>
> c, 위장 활동이 활발해진다.
>
> d, 안정적이며 운동기능이 오래 보존된다.

① a-c-d ② a-b-c ③ a-d ④ a-b-c-d ⑤ b-c-d

●●
39. 치매 대상자의 운동 기본 원칙 중 옳은 것은?

① 대상자와 요양보호사의 능력에 맞는 운동을 시행한다.

② 운동 도중에 신체적 문제가 발생하면 쉬었다가 다시 시작한다.

③ 모든 운동은 다리 쪽에서 시작하여 머리 쪽으로 진행한다.

④ 고혈압이나 심장병이 있으면 의사에게 사전 검진을 받아야 한다.

⑤ 운동량은 한꺼번에 늘린다.

36. 교재 -499p
혼란을 예방하기 위해 색깔이 요란하지 않고 장식이 없는 옷을 선택한다.

37. 교재 -499p
치매 대상자의 의복 착용 관련 특징
• 치매가 진행되면 시간, 장소,상황에 적절한 옷을 선택하기가 어려워진다.
• 더러워진 속옷을 갈아입지 않으려고 한다.

38. 교재 -500p
규칙적인 운동을 하는 치매 대상자는 운동을 하지 않는 치매 대상자보다 안정적이며,
운동 기능이 더 오래 보존된다.

39. 교재 -500p

답 36.⑤ 37.④ 38.④ 39.④

40. 교재 -500p
① 대상자가 즐길 수 있는 종류의 운동을 선택한다. ②, ③ 매일 같은 시간대에 같은 길을 걸으면서 일정한 순서대로 풍경들을 말해 주면 혼란을 막고 초조감을 줄일 수 있다. ⑤ 앉아서 하는 것보다 선 상태에서 운동을 하는 것이 효과적이다.

41. 교재 -501p
① 2층보다는 1층이 안전하다. ② 잘 관찰할 수 있는 곳에 위치하도록 하는 것이 좋다. ③ 두뇌 감각 및 기능적인 손상을 고려하여 안전하게 환경을 바꾼다. ⑤ 안전을 위해 희미한 불을 켜둔다.

42. 교재 -502p

43. 교재 -502p
감각 및 기능적인 손상을 고려하여 치매 대상자의 환경을 바꾼다.

40. 치매 대상자에게 도움이 되는 운동 방법은?

① 요양보호사도 함께 즐길수 있는 운동을 선택한다.
② 걷기 운동 시에 다양한 산책로를 제공한다.
③ 매일 같은 시간대에 같은 길은 대상자를 지루하게 한다.
④ 일정한 산책 코스는 혼란을 막고 초조감을 줄여 줄 수 있다.
⑤ 균형을 잡을 수 있는 대상자는 앉아서 하는 운동을 권장한다.

●●●
41. 치매 대상자의 안전을 위한 원칙으로 옳은 것은?

① 치매 대상자의 방은 전망이 좋은 2층에 배치한다.
② 조용하고 한적한 위치의 방이 좋다.
③ 대상자의 환경을 절대로 바꾸지 않는다
④ 지나친 자극을 받지 않도록 환경을 단순화한다.
⑤ 어두워지기 전에 환하게 불을 켜 둔다

42. 치매 대상자의 일상생활에 도움을 주기 위한 대처로 옳은 것은?

① 지남력 장애가 있으므로 시계, 달력, 신문 등은 이용하지 않는다.
② 안에서 출입문을 잠그지 못하도록 자물쇠를 제거하거나 손잡이를 막대형으로 교체한다.
③ 복도에서 위험이 될 만한 물건들은 한쪽으로 치워 놓는다.
④ 침대에 오르내리기 편하게 침대를 방 한가운데에 배치한다.
⑤ 계단의 윗부분은 옥상으로 갈 수 있게 열어 놓는다.

●●
43. 치매 대상자에게 안전한 환경을 제공하기 위한 방법으로 옳은 것은?

① 난방 기구를 켜 놓았을 때에는 대상자를 혼자 두지 않는다.
② 손잡이는 막대형보다는 둥근 손잡이가 좋다.
③ 욕실 바닥은 거실과 문턱을 두고 항상 물기가 있도록 유지한다.
④ 문의 유리나 거실의 커다란 유리창은 늘 투명하게 아무것도 붙이지 않는다.
⑤ 약, 살충제, 성냥 등은 대상자가 쉽게 찾을 수 있는 곳에 보관한다.

답 40.④ 41.④ 42.② 43.①

44. 치매 대상자가 반복적인 질문과 행동을 할 때 요양보호사의 적절한 대처 방법은?

① 질문을 할 때마다 대답해 준다.

② 반복 행동을 못하도록 설득한다.

③ 못 들은 척하고 피한다.

④ 어려운 과제를 주고 집중하여 해결하게 한다.

⑤ 주의를 다른 곳으로 돌리게 한다.

45. 치매 대상자의 반복적 문제 행동 대처로 옳은 것은?

① 스스로 그칠 때까지 그대로 둔다.

② 반복되는 문제 행동은 억지로라도 고쳐야 한다.

③ 반응하지 않고 무시한다.

④ 문제 행동은 해가 되지 않아도 고쳐야 한다.

⑤ 무엇인가 할 수 있다는 심리적 안정과 자신감을 갖도록 도와 준다.

46. 반복 질문이나 반복 행동을 하는 치매 대상자에 대한 대처 방법은?

> a. 좋아하는 노래 부르기
>
> b. 과거의 경험 또는 고향과 관련된 이야기 나누기
>
> c. 복잡한 일거리 제공
>
> d. 크게 손뼉을 쳐서 관심을 바꾸는 소음을 내기
>
> e. 대상자가 좋아하는 음식 제공

① a-b-c-d-e   ② a-b-c-d   ③ b-c-d-e

④ a-b-d-e   ⑤ a-d-e

44. 교재 -504p

치매 후기 단계에서 치매 대상자들은 비논리적으로 이야기하거나 같은 단어나 행동을 연속적으로 여러 번 반복하게 된다.

45. 교재 -504p
① 똑같은 질문에 대답을 하는 것보다 치매 대상자를 다독거리며 안심시켜 준다.
②, ③, ④ 억지로 고치려고 하지 않는다.

46. 교재 -504p
단순하게 할 수 있는 일거리를 제공(콩 고르기, 나물 다듬기, 빨래 개기)

답 44.⑤ 45.⑤ 46.④

47. 교재 -504p
반복적 행동의 예
• 장롱 안의 물건을 꺼내어 헝클어 놓는 것을 반복함
• 짐을 싸다가 다시 풀어 놓는 행동을 반복함

47. 치매 대상자가 온종일 옷장에서 옷을 꺼내고 넣고를 반복할 때 올바른 대처방법은?

① 그 방에서 억지로 나오도록 한다.

② 나중에 반복 행동의 이유를 물어본다.

③ 어디 가시냐고 묻는다.

④ 해가 되지 않으므로 오랜 시간 혼자 둔다.

⑤ 단순 일거리를 제공하여 관심을 돌리도록 유도한다.

●●
48. 치매 대상자가 점심 식사를 했는데 계속 밥을 달라고 할 때 올바른 대처는?

① "방금 식사 하셨으니 좀 기다리세요."

② "그렇게 계속 드시면 살쪄요."

③ "지금 준비 하고 있으니, 기다리셔요. 그동안 노래 부르기를 할까요?"

④ "식사 시간이 지나서 안 되겠는데요."

⑤ "저녁 때 드릴께요."

48. 교재 -505p
"지금 준비하고 있으니까 조금만 기다리세요."라고 친절하게 얘기한다.

49. 교재 -505p
금방 식사한 것이 보이도록 식기를 그대로 두거나 매 식사 후 달력에 표시하도록 한다.

49. 과식으로 비만인 치매 대상자가 밥을 조금 준다고 계속 불평하는 경우 올바른 대처는?

① 작은 그릇에 수북이 밥을 담는다.

② 간식을 수시로 준다.

③ 식사한 그릇이 눈에 안 띄게 치운다.

④ 식사 횟수를 늘린다.

⑤ 고열량 간식을 준다.

50. 교재 -507p

●●
50. 밤에 수면장애를 호소하는 치매 대상자를 도울 수 있는 방법은?

① 낮에 피곤하면 잠깐씩 주무시게 한다.

② 낮에 바깥 활동을 한다.

③ 저녁에 커피를 마신다.

④ 저녁에 어려운 과제를 주고 집중하여 해결하게 한다.

⑤ 낮에 꾸벅꾸벅 조는 경우 그대로 쉬도록 해준다.

답 47.⑤ 48.③ 49.① 50.②

51. 야간 섬망이 있는 치매 대상자에 대한 설명 중 옳은 것은?

① 방을 어둡게 하고 따뜻하게 해 주면 진정된다.

② 대상자의 정신, 신체적 에너지 소모는 없다

③ 주변 사람에게 위협이 되지는 않는다.

④ 주로 늦은 밤에 나타나는 성격 변화와 이상 행동이다.

⑤ 전문가의 치료는 필요치 않다.

52. 배회를 바르게 설명한 것은?

① 치매의 인지장애 증상에 속한다.

② 계획과 목적지를 따라 돌아다니는 행위이다.

③ 활기차게 활동을 하는 대상자에게서 나타난다.

④ 배회를 방지하기 위해 억제대를 한다.

⑤ 규칙적으로 시간과 장소를 알려 주어 현실감을 갖게 도와 준다.

●●●
53. 배회 증상이 있는 재가 대상자를 위한 올바른 대처는?

① 방에 가둔다.

② 집안에 배회 코스를 만들어 준다.

③ 집안의 조명을 흐리게 한다.

④ 라디오나 TV를 크게 틀어 놓는다.

⑤ 계속 잠을 자게 한다.

●●●
54. 치매 대상자가 현관 앞에서 계속 배회할 때 올바른 대처는?

① 왜 그러시는지 자세히 물어본다.

② 정신적 욕구를 파악하여 해결해 준다.

③ 출입문에 벨을 달아 대상자의 출입을 관찰한다.

④ 상관하지 않고 요양보호사 할 일을 한다.

⑤ 가족과의 만남을 제한한다.

51. 교재 -507p
① 가벼운 경우 방을 밝게 하고 따뜻하게 해 주면 진정된다. ② 대상자의 정신, 신체적 에너지 소모가 심하다. ③ 주변 사람에게까지 위험할 수 있다. ⑤ 전문가의 진료가 필요하다.

52. 교재 -507p

53. 교재 -508P

54. 교재 -508P

답 51.④ 52.⑤ 53.② 54.③

55. 교재 −508P

55. 시설에 처음 입소한 치매 대상자가 불안해 하며 계속 배회할 때 올바른 대처는?

① 창문이나 출입구를 열어 놓는다.

② 침상에 가족사진을 걸어 두고 가족 이야기를 나눈다.

③ 위험하므로 방 안에만 있게 한다.

④ 스스로 쓰러질 때까지 그대로 둔다.

⑤ 주위에 위험한 물건을 한쪽으로 치워 놓는다.

56. 교재 −508P
① 낮에 에너지 소모를 하도록 하여 야간 배회 증상을 줄이도록 한다. ③ 집안을 어둡게 하지 않는다. ④ 고향이나 가족에 대한 대화를 나누어 정서적인 불안에 의한 배회의 관심을 돌린다. ⑤ 출입이 가능한 모든 곳에 주의하여 문을 잠근다.

56. 배회로 인한 안전사고를 예방하기 위한 방법은?

① 낮에 활동을 자제하여 에너지 소모가 없게 한다.

② 초조로 인한 배회를 줄이기 위해 신체적 욕구를 우선적으로 해결해 준다.

③ 집안을 어둡게 한다.

④ 가족이나 고향에 대한 대화는 하지 않는다.

⑤ 창문이나 현관문은 열어 둔다.

57. 교재 −509P

57. 치매 대상자가 돈이 없어졌다고 요양보호사에게 화를 낼 때 올바른 대처는?

① "돈이 없어져서 속상하시겠어요. 같이 찾아볼까요?"

② 진짜 없어졌냐고 되묻는다.

③ 어디 잘 두신 거 같으니 잘 찾아 보시라고 한다.

④ 얼른 찾아다 드린다.

⑤ 다음부터는 보관 잘하라고 타이른다.

58. 교재 −510p

58. 치매 대상자가 음식에 독이 들었다며 식사를 거부할 때 올바른 대처는?

① "설마 독이 들었겠어요."

② "그렇게 의심하시면 안 되지요."

③ "성의껏 만든 것이니 드셔 보셔요."

④ "저하고 같이 드셔요, 제가 먼저 먹어 볼게요."

⑤ "그럼 드시지 마셔요."

답 55.② 56.② 57.① 58.④

59. 시설에서 생활하고 있는 대상자가 동료 대상자에게 월세가 밀렸는데 내지 않았다고 계속 말한다. 올바른 요양보호사의 대처는?

① 동료 대상자에게 귀엣말로 참으시라고 말한다.

② 방세가 얼마냐고 물어본다.

③ 여기는 함께 생활하는 요양시설임을 알려 준다.

④ 자꾸 그러면 방을 바꾼다고 말한다.

⑤ 진실이 아니므로 대꾸하지 않는다.

60. 도둑망상으로 치매 대상자가 방을 지켜야 한다고 고집할 때 올바른 대처는?

① 함께 지키자고 방안에 같이 머무른다.

② 도둑은 못 들어 온다며 억지로 나오게 한다.

③ 못 들어오게 문을 잠그자고 한다.

④ 위험하지 않은 한 방에 머무르도록 한다.

⑤ 대신 지켜 드릴 테니 나가시라고 한다.

61. 치매 대상자가 자신의 물건이 없어졌다며 옆자리 동료를 의심할 때 올바른 대처 방법은?

① 그럴 리가 없으니 잘 찾아보라고 한다.

② 병원에 가보자고 한다.

③ 나중에 찾아 주겠다고 안심시킨다

④ 함께 찾아보자고 한다.

⑤ 가져 가는 거 못 봤다고 말한다.

---

59. 교재 -509p
규칙적으로 시간과 장소를 알려 주어 현실감을 유지하도록 한다.

60. 교재 -510p

61. 교재 -509p
치매 대상자의 감정을 이해하고, 수용하고, 비난하거나 훈계하지 않는다.

답 59.③ 60.④ 61.④

62. 교재 -510p
파괴적 행동이란 무의미한 사건으로 보이는 것에 대해 자신뿐만 아니라 주위 사람들에게 정서적으로 난폭한 반응을 보이는 것이다.

• • •

62. 다음 네모 안의 특징적 증상이 있는 치매 대상자의 문제 행동은 무엇인가?

> • 자주 일어나지 않는다.
> • 오래 지속되지 않는다.
> • 초기에 분노로 시작하며 에너지가 소모되면 지쳐서 중지한다.
> • 질병 초기에 나타나서 수개월 내에 사라진다.

① 도둑망상   ② 우울   ③ 파괴적 행동   ④ 배회   ⑤ 섬망

63. 교재 -511p
①, ④ 왜 그런 행동을 했는지 질문하거나 이상 행동에 대해 상기시키지 않는다. ③ 모든 신체 언어는 위협적으로 느끼지 않도록 한다. ⑤ 활동을 중지시키거나 가능한 한 다른 자극을 주지 않는다.

63. 프로그램에 참여 중이던 대상자가 갑자기 물건을 집어 던지고, 욕설을 하는 등 이상 증세를 보일 때 기본 원칙은?

① 왜 그러는지 물어보고 멈추도록 설득한다.

② 프로그램을 중지하고 다른 자극을 주지 말며 조용한 장소에서 쉬도록 한다.

③ 고압적 자세와 힘으로 제지한다.

④ 안정이 되면 왜 그랬는지 물어본다

⑤ 다른 프로그램에 참여하시라고 한다.

•

64. 파괴적 행동을 하는 치매 대상자에 대한 올바른 돕기 방법은?

64. 교재 -511p
① 온화한 표현을 유지하고, 불안해하지 않는다. ② 빠르게 움직이지 말고, 천천히 안정된 태도로 움직인다. ③ 온화한 표현을 유지하고, 불안해하지 않는다. ⑤ 필요 시 신체의 일부를 구속하더라도 공격적인 행동이 사라질 때까지 접촉을 줄인다.

① 단호하게 이러시면 안 된다고 말한다.

② 빠른 움직임으로 대상자를 제압한다.

③ 걱정스런 표정으로 바라본다.

④ 대상자가 흥분되어 있음을 이해한다는 표현을 한다.

⑤ 필요 시 신체적 구속을 하되 함께 있어 준다.

• •

65. 치매 대상자에게서 나타나는 파괴적 행동의 특징은?

65. 교재 -510p

① 자주 반복적으로 나타난다.

② 에너지가 소모되어도 장시간 지속된다.

③ 수개월 이상 지속된다.

④ 모든 치매 대상자에게서 나타나는 정신 행동 증상이다.

⑤ 질병 초기에 나타나서 수개월 내에 사라진다.

답 62.③ 63.② 64.④ 65.⑤

66. 석양 증후군 대상자를 위한 요양보호 기본 원칙은?

① 낮잠을 자게 하여 해 질 녘에 피곤하지 않게 한다.

② 해 질 녘에는 조용히 혼자의 시간을 갖도록 해준다.

③ 집중을 요하는 어려운 작업을 하게 한다.

④ 위험하므로 신체적인 제한을 한다.

⑤ 해 질 녘에 애완 동물과 함께 즐거운 시간을 갖게 한다.

67. 해 질 무렵 갑자기 이상 행동을 보이는 치매 대상자를 돕는 방법은?

① 해 질 녘에 대상자가 좋아했던 일을 하도록 돕는다.

② 조용히 혼자 있게 배려한다.

③ 따뜻한 커피나 녹차를 제공한다.

④ 어두워지기 시작하면 TV나 불을 환하게 켜둔다.

⑤ 해 질 녘에는 산책을 하지 않는다.

68. 치매 대상자가 하의를 벗고 다가와 요양보호사를 껴안으려고 했다. 올바른 요양보호사의 대처는?

① 소리 지르며 하지 말라고 한다.

② 단호하게 그만두라고 한다.

③ 방문 요양을 하지 않겠다고 한다.

④ 못 본 척 피한다.

⑤ 가족과 시설장에게 보고하고 서비스를 중단시킨다.

69. 치매 대상자가 옷을 벗거나 성기를 노출한 경우 올바른 돕기 방법은?

① 부드럽게 타이른다.

② 우선 정신적인 스트레스가 있나 알아보고 해결해 준다.

③ 대부분 성에 관심이 있는 것이므로 의사와 상담한다.

④ 의복으로 인한 신체적 불편감이나 배설 욕구가 있나 살펴보고 도와준다.

⑤ 방에 가두고 문을 잠근다.

해·설·보·기

66. 교재 -512p

67. 교재 -512P
② 함께 있어 준다, ③ 따뜻한 우유를 제공한다. ④ 어두워지기 전에 TV나 불을 환하게 켜둔다. ⑤ 맑은 공기는 정신을 맑게 하고 들뜬 마음을 가라앉힌다.

68. 교재 -513P
보통 성 자체에는 관심이 없으나 부적절한 행동을 할 때, 즉각 멈추지 않으면 치매 대상자가 좋아하는 것을 가져간다고 경고하는 것도 도움이 될 수 있다.

69. 교재 -513p

답 66.⑤ 67.① 68.② 69.④

70. 교재 -514p
요양보호사가 물건을 발견하고 건네 주는 것은 도둑으로 오인할 수 있으므로 대상자가 발견하도록 돕는다.

70. 다음의 사례를 보고 올바른 요양보호사의 대처를 고르시오.

> 한씨 할머니가 "내 물건이 없다. 도둑맞았다."라고 하며 같은 방의 김씨 할머니를 "도둑이다!"라고 소리를 질렀다. 김씨 할머니는 한씨 할머니보다 치매가 더 중증이고 걷는 것도 불가능하다.

① 물건이 거기에 없다는 사실을 믿지 않는다.
② 요양보호사가 물건을 찾아 가져다 준다.
③ 함께 찾아보고 되도록 대상자가 그 물건을 발견하도록 유도한다.
④ 바깥 활동을 유도한다.
⑤ 간식을 드릴 테니 밖으로 나오시라고 한다.

71. 교재 -514p
기억력이 감소하여 음식 먹은 사실을 기억하지 못하는 것이니 대상자를 따뜻하게 대하고 숨기거나 흘리거나 할 때는 식사가 끝날 때까지 돕는다.

71. 다음의 사례를 보고 올바른 요양보호사의 대처를 고르시오.

> 80세 강씨 할아버지는 방금 드시고 배가 부른데도 계속해서 드시려 하고 "우리 딸이 나를 가두고 밥도 안 주고 너무 구박한다."라고 하신다.

① 칼로리가 적은 간식을 작은 접시에 담아 규칙적인 시간에 스스로 먹도록 도와 준다.
② 방금 드셨다고 말해 준다.
③ 먹은 그릇은 즉시 치운다.
④ 식사 후 달력에 체크해 보는 것은 의미가 없다.
⑤ 배고픈 것은 사실이므로 달라는 대로 준다.

72. 교재 -515p
적절한 의사소통은 치매 대상자들의 일상생활 유지 및 문제행동 조절에 필수적인 요소이다.

72. 치매 대상자와의 의사소통에 대한 설명 중 옳은 것은?

① 의사 전달은 할 수 있으므로 대화로 의사소통이 가능하다.
② 감정 기능이 무너져 상대방의 느낌을 전혀 모른다.
③ 요양보호사 중심으로 대화를 이끌어 간다.
④ 대상자가 원하는 것을 중심으로 의사소통을 하도록 한다.
⑤ 충분히 설명하고 이해시킨다.

답 70.③ 71.① 72.④

73. 대상자와의 의사소통에 있어 기본 원칙을 잘 지킨 경우는?

① (손가락으로 짚으며)"여기가 아프세요?"

② "그런 행동은 하지 마세요."

③ "물건이 여기 있는데 왜 그러세요."

④ "저기로 가서 기다리세요."

⑤ "식사 후 양치하시고 옷을 벗으신 후에 욕실 안으로 들어오세요."

74. 치매 대상자와의 의사소통 방법으로 옳은 것은?

① "밤에 주무시기 전에 이 약 드세요."

② "후식으로 무엇을 드릴까요?"

③ "약 드실 때 우유와 함께 드시면 안 돼요."

④ "김○○씨 오늘 대변 봤어?"

⑤ "약 드실 시간입니다 물과 함께 약 드세요."

75. 다음의 대화 중 적당한 요양보호사의 의사소통 방법은?

> 치매 대상자: 손주가 나랑 여행을 가자고 하는데 어떻게 할까?
>
> 요양보호사:

① "어디 가시고 싶으세요?"

② "언제 가실 건가요?"

③ "외국으로 가시나요?"

④ "가시고 싶으세요? 안 가시고 싶으세요?"

⑤ "참 좋으시겠네요, 여행 좋아 하세요?"

73. 교재 -515, 516p
② 부정형 문장보다는 긍정형 문장을 사용한다. ③ 부정하거나 설득하려 하지 않는다. ④ 대명사보다는 명사를 사용한다. ⑤ 한 번에 한 가지씩만 설명한다.

74. 교재 -516p
① "주무실 시간입니다. 약 드세요"라고 말한다. ② "네", "아니오"로 답할 수 있도록 질문을 한다. ③ 긍정형 문장을 사용한다. ④ 반드시 존칭어를 사용한다.

75. 교재 -516p
선택할 수 있는 내용을 구체적으로 제시한다.

답 73.① 74.⑤ 75.④

76. 교재 -515p

● ●
76. 다음 중 치매 대상자와의 효과적인 대화 내용을 고르시오.

> 요양보호사: 주말은 잘 보내셨나요?
>
> 치매 대상자: 기운이 없고, 여기저기 안 아픈 데가 없어.
>
> 요양보호사:

① "왜 또 아프시나요?"

② "오늘은 누워서 푹 쉬셔요"

③ "어제 뭐 드셨는데요?"

④ "아픈 곳이 많아 속 상하시겠어요, 여기가 아프세요?"

⑤ "오늘 점심 먹고 병원 다녀올까요?"

77. 교재 -515p
신체 부위를 짚어가며 "여기가 아프세요?"와 같은 구체적인 질문을 하여야 한다.

77. 움직일 때마다 배를 쥐고 얼굴을 찡그리는 대상자를 대하는 올바른 대처는?

① "왜 그러시죠? 머리가 아프신가요?"

② "언제부터 그러셨나요?"

③ "장염 같으니 병원에 가야겠어요"

④ "배가 어떻게 아프신가요?"

⑤ (손을 짚으며) "여기가 아프세요? 여기가 아프세요?"

78. 교재 -516p
① 대부분은 말과 행동이 잘 일치하지 않는다. ③ 대상자가 반응할 때까지 기다린다. ④ 화가 난 것으로 여길 수도 있다. ⑤ 표정, 신체의 움직임, 눈빛 등의 반응을 살핀다.

● ● ●
78. 치매 대상자와 대화할 때 기본 원칙은?

① 대상자는 대화 내용과 행동이 일치함을 염두에 둔다.

② 대상자의 속도에 맞추어야 한다.

③ 대상자가 반응을 하지 않더라도 대화를 이어간다.

④ 목소리는 크게 높은 소리로 해야 한다.

⑤ 대답을 하지 않으면 대상자의 반응을 살피지 않는다.

답 76.④ 77.⑤ 78.②

79. 치매 대상자와의 의사소통 중 대상자의 표현을 비평 없이 있는 그대로 받아 들이는 것은?

① 동의   ② 칭찬   ③ 수용   ④ 침묵   ⑤ 대화

80. 초기 치매 대상자의 특징을 설명한 것은?

① 자주 확인하고 재설명을 요청한다.
② 정확한 시제를 사용한다.
③ 장기 기억장애가 있다.
④ 의사소통이 어렵다.
⑤ 명칭 실어증이 있다.

81. 치매 중기에서 나타나는 특징을 설명한 것은?

① 불특정 다수를 지칭하는 용어(이것, 저것, 거시기) 사용이 증가한다.
② 대화 중 말이 끊기는 경우는 없다.
③ 사용 가능한 어휘의 수는 줄지 않는다.
④ 무언증이 있다.
⑤ 대화 시에 시선을 맞추지 않는다.

82. 치매 말기 단계에서 발생되는 의사소통 문제는?

① 대화 시에 시선은 잘 맞춘다.
② 반응은 있지만 말수가 줄어든다.
③ 자발적인 언어 표현이 유지되지만 말수는 줄어든다.
④ 앵무새처럼 말을 그대로 따라 한다.
⑤ 자세히 설명하면 이해한다.

79. 교재 -509p
치매 대상자의 감정을 이해하고 수용한다.

80. 교재 -520p
일관성 및 연결성이 손상되어 자주 확인하고, 설명을 요청한다.

81. 교재 -520p
• 불특정 다수를 지칭하는 용어(이것, 그들, 그것)의 사용이 증가한다.
• 올바른 이름을 지칭하지 못하는 '명칭 실어증'을 보인다.
• 부적절한 명사 선택과 부정확한 시제를 사용한다.

82. 교재 -520p
자발적인 언어 표현이 감소되어 말수가 크게 줄어들며, 심하면 스스로는 말을 안 하고, 앵무새처럼 상대방의 말을 그대로 따라 한다.

답 79.③ 80.① 81.① 82.④

83. 교재 -520p

84. 교재 -522p
① 적절하게 활용한다. ③ 응답하지 않더라도 계속해서 이야기한다. ④ 항상 작별 인사를 한다. ⑤ 요양보호사 자신의 이름을 말한다.

85. 교재 -525p
① 신체질환으로 인지기능이 약화되는 것을 예방한다. (525p)
③ 문제 행동을 줄여 주고, 차분하게 안정시켜 요양보호에 도움을 준다. (537p)
④ 관심도에 따라 프로그램에 관심을 계속 유지하도록 진행한다. (526p)
⑤ 잘못하면 도와서 함께 완성하는 것을 목표로 한다. (533p)

• • •

83. 다음 중 말기 치매 대상자와의 대화 내용을 고르시오

① "여기가 어디죠? " → "우리 집이지"

② "연세가 얼마나 되셨어요?" → "난 몰라"

③ "의자에 앉으세요" → "의자에 앉으세요"

④ "식사는 하셨나요?" → "배고파 "

⑤ "자녀가 둘 이세요?" → "응"

84. 말기 치매 대상자와의 의사소통 방법으로 옳은 것은?

① 신체 접촉은 하지 않는다.

② 대상자의 이름을 부르며 이야기를 시작한다.

③ 대상자가 응답하지 않으면 이야기를 중단한다.

④ 대화가 끝나면 조용히 대상자를 떠난다.

⑤ 요양보호사 자신의 이름을 밝히지 않는다.

•

85. 대상자를 위한 인지 자극 훈련에 대한 내용 중 옳은 것은?

① 치매가 없는 신체장애 대상자는 필요치 않다.

② 인지기능 약화 예방과 유지 향상을 위함이다.

③ 중증 치매 대상자에게는 효과가 없다.

④ 내용은 대상자의 취향과 상관없어도 된다.

⑤ 적절하게 답을 하지 못하는 경우에는 반복 질문한다.

답 83.③ 84.② 85.②

특·수·요·양·보·호·각·론

임종 및 호스피스 요양보호

1. 죽음 및 임종 단계

1) 죽음의 기준

(1) 죽음

호흡 정지, 심장박동 정지, 동공 확대와 대광반사 소실

(2) 뇌사

완전히 손상된 뇌 기능이 다시 정상으로 회복될 수 없을 정도록 손상됨을 의미함

(3) 식물인간

① 사회적 죽음 상태
② 의료 행위를 계속하여도 3개월 이내에 개선되지 않으면 식물인간 상태

(4) 안락사

① 소극적인 안락사는 치료를 의도적으로 생략하는 것
② 적극적인 안락사는 더 이상 다른 방법을 기대할 수 없는 경우에 의도적으로 더 빨리 죽음을 초래하는 처치

2) 임종 단계별 징후

(1) 임종 1주 전 징후

① 호흡 곤란이 발생, 불안을 동반한 잦은 호흡, 가래 끓는 소리
② 혈액순환의 저하로 손·발부터 시작해서 팔·다리로 점차 차갑게 싸늘해지면서 피부의 색깔도 하얗거나 파랗게 변하게 된다.

③ 음식이나 물을 잘 먹지 않으려고 한다.

④ 근육 경련이나 발작

⑤ 소변량이 감소하고 실금 또는 실변 증상이 나타난다.

⑥ 뇌에 산소 공급이 부족하고 같은 동작을 반복하며 혼돈을 일으키기도 한다.

(2) 임종이 임박하였을 때의 징후

① 가래가 끓다가 숨을 깊고 천천히 쉬게 된다.

② 손발이 차가워지고 피부색이 파랗게 변한다.

③ 맥박이 약해지고 혈압이 떨어진다.

④ 실금, 실변하게 되며 항문이 열린다.

⑤ 혼수상태에 빠진다.

(3) 임종 직후 징후

① 체온이 점차 떨어지는 사후 한랭이 나타난다.

② 사망 2~4시간 후에 신체가 딱딱하게 굳어지면서 경직되는 사후 강직이 나타난다.

③ 피부색이 변하게 되는 사후 시반이 나타난다.

3) 임종 적응 단계

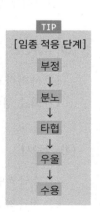

TIP

[임종 적응 단계]

부정
↓
분노
↓
타협
↓
우울
↓
수용

(1) 부정

"아니야, 나는 믿을 수 없어."

충격적으로 반응하며 이를 사실로 받아들이려 하지 않는다.

(2) 분노

분노는 자신 또는 사랑하는 사람, 혹은 의료진이나 하느님에게까지 간접적
으로 표현 "나는 아니야, 왜 하필이면 나야?" 혹은 "왜 지금이야!" 등 어디에서나 누구에게
나 불만스러운 면만을 찾으려고 한다. 주위로부터 관심을 끌려고 한다.

(3) 타협

부정하고 부인해도 피할 수 없는 상황에 처해 있음을 알고, 제3의 길을 선택한다.

우리 아이가 시집갈 때까지만 살게 해 주세요. 삶이 얼마간이라도 연장되기를 바란다.

(4) 우울

자신의 근심과 슬픔을 더 이상 말로 표현하지 않는다.

말보다는 접촉이 훨씬 더 필요하다.

(5) 수용

죽는다는 사실을 체념하고 받아들이는 수용 단계이다.

머나먼 여정을 떠나기 전에 갖는 마지막 정리의 시간이 된다.

"나는 지쳤어."라고 표현할 수 있다.

2. 호스피스

1) 호스피스의 목적

① 죽음을 앞둔 말기 환자와 그 가족을 사랑으로 돌보는 행위다.

② 신체적, 정서적, 사회적, 영적으로 도우며, 사별한 가족의 고통과 슬픔을 경감시키기 위한 총체적인 돌봄 활동을 일컫는다.

③ 대상자와 가족 모두가 마무리를 더 잘할 수 있도록 돕는 것을 목적으로 한다.

2) 호스피스 대상자 선정 기준

① 의사로부터 6개월 정도 살 수 있다는 진단을 받은 자

② 의사가 동의했거나 의뢰한 대상자

③ 통증과 증상 완화를 위한 비치료적인 간호를 받기로 결정한 자

④ 가족이나 친지가 없어 호스피스가 필요하다고 선정된 자

⑤ 의식이 분명하고 의사소통이 가능한 자

⑥ 더 이상 의학적인 치료 효과를 기대하기 어려운 자

3) 호스피스 돌봄자의 역할 및 자세

(1) 호스피스 돌봄자의 활동

① 신체적으로 편안할 수 있도록 서비스를 제공한다.

② 옆에 있어 주고, 이야기를 들어 주고, 친구가 되어 주고, 기념일을 축하해 주는 등 관심과

애정을 표현한다.

③ 외래 방문이나 상점에 가는 일을 도운다.

④ 대상자와 가족의 종교의식에 함께 참여할 수 있다.

(2) 호스피스 돌봄자의 자세

① 대상자가 느끼는 것을 함께 느끼며 동정해서는 안 된다.

② 대상자가 문제를 인정하도록 돕는다. 자신이 직면한 상황과 진실을 받아들일 수 있도록 부적절한 확신을 주어서는 안 된다.

③ 활동 중 알게 된 비밀을 지킨다.

④ 대상자와 함께 있어 준다.

- 마지막 순간까지 함께 하는 것
- 죽음을 앞둔 대상자가 가장 필요로 하는 것

⑤ 대상자 스스로 자율성을 가지고 결정을 내릴 수 있도록 돕는다.

⑥ 대상자가 적극적으로 살며 스스로 성장할 수 있도록 격려한다.

⑦ 질병에 대한 진실을 알 수 있도록 돕는다. 마지막 남은 시간들을 소중히 보낼 수 있도록 돕는다.

⑧ 살아온 인생을 정리하고 삶을 회고하는 일을 돕는다.

⑨ 유머 감각을 키우고 즐겁게 웃을 수 있도록 돕는다.

3. 임종 대상자 및 가족의 요양보호

1) 신체·정신적 변화에 대한 요양보호

(1) 호흡 양상의 변화

증상

정상적인 호흡에 가끔씩 무호흡 상태가 동반되는 호흡을 하게 된다. 이를 체인스톡 호흡이라 한다.

돕기 방법

숨 쉬는 것을 돕기 위해 상체와 머리를 높여 주고 가습기를 켜 둔다.

(2) 체온의 변화

손·발부터 시작해서 팔·다리가 점차 싸늘해지면서 피부의 색깔도 하얗게 혹은 파랗게 변하게 된다.

담요를 덮어서 따뜻하게 해주는 것은 좋으나 보온을 위해서 전기기구는 사용하지 않는다.

(3) 수면 양상의 변화

잠자는 시간이 길어진다.

대상자가 없는 것 같이 말하지 않고 반응하지 않는다 하더라도 정상인에게 말하는 것과 같이 이야기한다.

(4) 정신 기능의 변화(혼돈)

내가 누구냐고 묻기보다는 내가 누구라고 이름을 밝혀 주는 것이 좋다.

(5) 배설 기능의 변화

침상에는 홑이불 밑에 방수포를 씌우고 대상자에게는 기저귀를 채워 준다.

(6) 배액 기능의 변화

가래 끓는 소리가 들린다. 정상적인 분비물을 기침으로 내보내는 능력이 저하된다.

돕기 방법

고개를 옆으로 부드럽게 돌려주어 배액이 잘되도록 해주고, 젖은 거즈로 입안을 닦아 준다.
분비물 배출을 위해 옆에 가습기를 켜 둔다.

(7) 정신 기능의 변화(불안정)

증상

불안정하기 때문에 같은 동작을 반복한다.

돕기 방법

동작을 하지 못하게 억제하는 것은 좋지 않다.
이마를 가볍게 문질러 주거나 책을 읽어 주며 음악을 들려 준다.

(8) 소화 기능의 변화

돕기 방법

억지로 먹이려고 하지 말아야 한다.
구강 건조를 완화하기 위하여 작은 스프레이에 생수를 담아 조금씩 입안에 뿌려 준다.

(9) 신장 기능의 변화

돕기 방법

소변줄 삽입 여부를 결정한다.

2) 심리 변화에 대한 요양보호

(1) 불안 및 두려움

돕기 방법

곁을 떠나지 않을 것임을 이야기하고, 손을 잡아 주는 등의 접촉을 통해 안정감을 준다.

(2) 정서적 고립

대상자가 만나고 싶어하는 사람을 만날 수 있도록 한다.

> ■ 요양보호사가 임종 대상자 요양보호 시 고려할 점
> • 계속 함께 있을 것임을 알림으로써 편한 마음을 가지도록 돕는다.
> • 대상자에게 관심을 가진다.
> • 대상자가 만나고 싶은 사람을 만날 수 있도록 돕는다.
> • 대상자가 임종하기를 원했던 장소나 희망하는 종교의식을 알아본다.

3) 임종 시기별 요양보호

(1) 임종이 가까운 대상자의 요양보호

① 침상 머리를 높이고 머리를 옆으로 돌려 침 등의 분비물 배출을 용이하게 한다.
② 용변을 보는 즉시 따뜻한 물로 닦아 주고, 기저귀를 갈아 주어 편안한 가운데 죽음을 맞을 수 있도록 한다.
③ 청각은 마지막까지 남아 있으므로 보고 듣는 것이 가능하다고 생각하면서 대상자에게 요양보호를 제공한다.

(2) 임종 후 요양보호

① 사후 강직이 시작되기 전에 바른 자세를 취하여 준다.
② 튜브나 장치가 부착되어 있는 경우 의료인에게 제거해 줄 것을 의뢰한다.
③ 대상자를 바로 눕히고, 베개를 이용하여 어깨와 머리를 올려 혈액 정체로 인한 얼굴색의 변화를 방지하고 입이 벌어지는 것을 예방한다.
④ 눈을 감기고, 눈이 감기지 않을 경우 솜을 적셔 양쪽 눈 위에 올려놓는다.
⑤ 의치를 그대로 둘지, 빼내어 보관할지 대상자의 가족에게 확인한다.
⑥ 엉덩이 밑에 패드를 대어 주고 깨끗한 시트를 어깨까지 덮는다.
⑦ 조명을 차분하게 조절하고 소유물을 모아 두고 목록을 만든다.

4) 가족에 대한 요양보호

(1) 임종 대상자의 가족 요양보호

① 요양보호사가 지녀야 할 자세

① 겸손한 자세를 취한다.

② 개방적인 자세를 취한다.

③ 인격적인 관계를 형성한다.

④ 임종 대상자 및 가족 중심으로 생각한다.

⑤ 가족의 반응을 주의 깊게 살핀다.

⑥ 자신의 감정을 조절하고 자신의 감정이 타인에게 전해지지 않게 한다.

② 임종 대상자 가족에 대한 요양보호

① 돕는 자로서 도움을 제공한다.

② 가족들과 관계를 형성하면서 함께 있는다.

③ 가족과 함께 있는 것만으로도 가족에게는 도움이 된다.

④ 장례식이나 장지에 가는 일에는 참석하지 않는다.

⑤ 안아 주거나 손을 잡는 등 적절한 신체 접촉을 통하여 가족들에게 혼자가 아니라는 느낌을 준다.

⑥ "참 잘했네요.", "좋습니다."라고 하면서 지지한다.

⑦ 격려하되 "곧 괜찮아질 거예요.", "아무 염려하지 마세요." 피상적인 표현은 하지 않는다.

⑧ "힘드시지요?", "수고 많으셨어요." 위로해 준다.

⑨ 가족이 자신의 감정을 숨기지 않고 슬픔을 표현하도록 돕는다.

⑩ 가족의 태도와 행동을 판단하지 말고 중립적 자세를 유지한다.

적중문제 2. 임종 및 호스피스 요양보호 (20문제)

●●●

1. 심각한 뇌 이상이나 질환으로부터 회복은 되었으나 뇌의 광범위한 조직 손상으로 호흡, 순환 등의 생체 징후가 있어도 자발적인 반응이나 의사소통이 불가능하다면 어떤 상태인가?

① 뇌사　　② 의학적 죽음　③ 식물인간　　④ 임종　　　⑤ 존엄사

2. 대상자의 의학적 죽음과 관련되어 해당 없는 것은?

① 호흡의 정지　　　　　　② 심장박동의 정지

③ 동공 확대와 대광반사 작동　④ 혈압 측정 안 됨

⑤ 동공 확대와 대광반사의 소실

●●

3. 더 이상 다른 방법으로 기대할 수 없는 경우에 의도적으로 더 빨리 죽음을 초래하는 처치로 볼 수 있는 것은?

① 소극적 안락사　　　　　② 적극적 안락사

③ 고통과 통증이 없는 죽음　④ 존엄사

⑤ 의학적 죽음

●●

4. 임종 1주일 전 징후로 볼 수 없는 것은?

① 숨소리가 크거나 불안을 동반한 잦은 호흡을 한다.

② 가래 끓은 소리가 날 수 있다.

③ 같은 동작을 반복한다.

④ 근육 경련이나 발작이 있다.

⑤ 소변량이 많아지고 잠자는 시간이 줄어든다.

●●●

5. 임종이 임박하였을 때 징후로 옳은 것은?

① 맥박이 빠르고 강해진다.　　② 혈압이 오른다.

③ 체온이 올라간다.　　　　　　④ 항문이 열리고 실변이 있다.

⑤ 의식이 명료해진다.

---

1. 교재 –546~547p
식물인간은 뇌 정지 상태로 3개월 이상 지속되며 음식 삼킴은 가능해도 경구 음식 섭취가 불가능하다. 또 손을 움직이거나 입은 실룩거리지만 의사소통은 불가능하다.

2. 교재 –546p
대광반사: 한쪽 눈에 빛을 비추었을 때, 양쪽 눈의 동공이 축소되는 현상, 뇌 기능이 있다는 증거가 된다.

3. 교재 –547p
①, ③, ④ 존엄사란 소극적 안락사로 인간이 살아 있다는 것 만으로는 의미가 없어 인격체로서 자기 나름의 삶의 방법을 선택한다는 의미이다.

4. 교재 –548p
소변량이 줄고 잠자는 시간이 많아진다.

5. 교재 –549p
①, ② 맥박이 약해지고 혈압이 떨어진다. ③ 손발이 차거워지고 파랗게 변한다. ⑤ 의식이 점차 흐려지고 혼수 상태에 빠진다.

답 1.③ 2.③ 3.② 4.⑤ 5.④

6. 교재 -550~551p
퀴블러 로스의 임종 적응은 부정, 분노, 타협, 우울, 수용의 5단계로 구성된다. 그러나 모든 사람이 순차적으로 거치는 것은 아니다.

● ● ●

6. 다음 보기 중 퀴블러 로스 임종 단계를 순서적으로 나열한 것은?

가. 우울	나. 수용	다. 타협	라.부정	마. 분노

① 가-나-다-라-마   ② 나-가-마-라-다   ③ 다-라-마-가-나
④ 라-마-다-가-나   ⑤ 마-가-나-다-라

7. 교재 -551p

● ● ●

7. 대상자가 죽음을 염두해 두고 자신의 근심이나 슬픔을 표현하지 않고 조용히 있거나 울기만 한다. 따라서 같이 느끼고 슬퍼함으로 도울 수 있는 임종 적응 단계는 어디에 속하는가?

① 분노   ② 부정   ③ 우울   ④ 수용   ⑤ 타협

8. 교재 -550~551p
① 분노 ② 부정 ③ 우울
④ 수용 ⑤ 타협 단계

●

8. 퀴블러 로스의 임종 적응 단계에 대한 설명으로 옳은 것은?

① 부정: "왜 하필이면 나야." 어디에서나 누구에게나 불만스러운 면만 찾으려한다.
② 분노: 충격적으로 반응하며 사실로 받아들이려 하지 않는다.
③ 타협: 대상자는 자신의 근심과 슬픔을 더 이상 표현하지 않고 조용히 있거나 울기만 한다.
④ 수용: "나는 지쳤어." 죽는다는 사실을 체념하고 받아들인다.
⑤ 우울: 죽음을 피할 수 없는 상황으로 알고 제3의 길을 선택한다. 삶이 얼마간 연장하길 바란다.

9. 교재 -552p
호스피스는 여생을 인위적으로 연장하거나 축소시키지 않고 충만한 삶으로 여생을 돕고 평안히 죽음을 맞이하도록 돕는데 있다.

●

9. 다음 중에서 호스피스의 목적이 아닌 것은?

① 대상자의 여생과 그 가족을 사랑으로 돌보는 것
② 인간의 존엄성과 삶의 질을 유지하며 죽음을 맞이하도록 돕는 것
③ 대상자가 살 수 있을 만큼 잘살다가 편안히 생을 마감하는 것
④ 상처나 질병의 악화 방지를 위해 하는 것
⑤ 대상자와 가족이 죽음을 잘 준비하도록 돕는 것

답 6.④ 7.③ 8.④ 9.④

10. 다음 중 호스피스 돌봄자가 대상자 옆에 있어 주고, 친구가 되어 주고, 기념일을 축하해 주는 등 관심과 애정으로 돌본다면 어떤 유형의 돌봄이 되겠는가?

① 신체적 돌봄   ② 정신적 돌봄   ③ 사회적 돌봄
④ 일상생활 돌봄   ⑤ 영적 돌봄

11. 호스피스 돌봄자의 자세로 옳은 것은?

① 살 수 있다는 확신을 준다.
② 대상자 대신 결정을 내려 준다.
③ 대상자의 죽음을 동정한다.
④ 지나온 삶을 되돌아보지 않게 한다.
⑤ 대상자가 유머 감각을 키우고 즐겁게 웃을 수 있도록 돕는다.

12. 임종 대상자가 가래 끓은 소리가 날 때 요양보호로 옳은 것은?

① 어깨를 흔들어 준다.
② 머리를 높여 준다.
③ 담뇨를 덮어 준다.
④ 고개를 옆으로 돌려 준다.
⑤ 대상자의 손을 잡아 준다.

13. 임종 대상자의 신체의 변화와 돌봄으로 옳은 것은?

① 피부가 파래지면 전기 보온 기구를 이용한다.
② 불안정한 행동을 반복하면 조명을 밝게 하거나 손을 붙잡아 멈추게 한다.
③ 대소변을 조절하지 못하고 실금, 실변할 때 기저귀를 채운다.
④ 혼돈을 일으키면 내가 누구냐고 물어본다.
⑤ 수면 시간이 길어지면 흔들어 깨운다.

해·설·보·기

10. 교재 -556p
③ 사회적 돌봄은 지친 가족을 쉴 수 있도록 외래 방문이나 상점가는 사회적 활동을 도와주는 것이다.

11. 교재 -556~558p
① 질병의 진실을 인식함으로 직면하여 남은 시간을 소중히 보내도록 한다. 부적절한 확신을 주어서는 안 된다. ② 대상자가 자율성을 가지고 결정을 내리도록 돕는다. ③ 대상자가 느끼는 것을 함께 느끼며 동정해서는 안 된다. ④ 살아온 인생을 정리하고 삶을 회고하는 일을 돕는다.

12. 교재 -561p
수분 섭취가 줄어들고 기침을 가래를 내보내지 못해 나타나므로 고개를 옆으로 부드럽게 돌려 주어 배액이 되게 하고 젖은 거즈로 입안을 닦아 준다. 가습기를 켜 둔다.

13. 교재 -559~561p
① 담뇨를 덮어 준다. ② 대상자 이마를 가볍게 문질러 주거나 책을 읽어 주며 진정시킬 수 있는 음악을 들려준다. ④ 내가 누구냐고 묻기보다 내가 누구라고 이름을 밝혀 주는 게 좋다.

답 10.② 11.⑤ 12.④ 13.③

14. 교재 –559~562p
억지로 먹이려 하지 말아야
한다.

15. 교재 –561p
⑤ 이마를 가볍게 문질러 준
다.

16. 교재 –564p

17. 교재 –565p
① 의치를 그대로 둘지, 빼
내어 의치 용기에 보관할지
가족에게 확인한다. 튜브와
장치는 간호사 등 의료인에
게 제거해 줄 것을 의뢰한다.
② 사후 강직은 사망 2~4시
간 후이므로 사후 강직 전에
바른 자세를 취해 준다. ④
베개를 이용하여 어깨와 머
리를 올려준다. ⑤ 조명을
차분하게 조절하고 대상자
의 사생활을 보호해 준다.

답 14.① 15.③ 16.② 17.③

---

14. 임종 대상자가 음식이나 수분을 먹으려 하지 않고 입안이 건조할 때 요양보호로 볼 수 없는 것은?

① 수저로 조금씩 물이나 음료수를 떠 넣어 먹인다.

② 스프레이에 생수를 담아 조금 입안에 뿌려 준다.

③ 글리세린에 적신 솜으로 입술을 닦는다.

④ 연하게 가습기를 틀어 준다.

⑤ 젖은 거즈로 입안을 닦아 준다.

15. 임종 대상자가 불안정한 행동을 반복할 때의 요양보호로 옳은 것은?

① 조명을 밝게 한다.

② 손을 흔들어 멈추게 한다.

③ 차분한 음악을 들려 준다.

④ 자주 말을 걸어 준다.

⑤ 뺨을 부드럽게 문질러 준다.

16. 임종 대상자는 혼수상태에서도 (   )이 마지막까지 남아 있으므로 평상 시 같이 대상자에게 요양보호를 제공한다. (   )에 알맞은 것은?

① 시각   ② 청각   ③ 촉각   ④ 미각   ⑤ 후각

17. 임종 후 요양보호로 옳은 것은?

① 의치는 빼서 보관하고 튜브나 장치는 신속히 제거한다.

② 사망 2~4시간 후에 바른 자세로 해 준다.

③ 소유물은 모아 두고 목록을 만든다.

④ 얼굴색 변화를 방지하기 위해 베개를 치워 어깨와 머리를 낮춘다.

⑤ 조명을 밝게 하여 일반인에게 노출한다.

18. 임종 후 가족의 정상적인 반응으로 볼 수 있는 것은?

① 장례식에 가지 않는다.

② 목이 조이거나 가슴이 답답함을 느낀다.

③ 죽음에 대해 어떤 말도 하지 않는다.

④ 임종 대상자에게 지나치게 집착하거나 죄책감에 사로 잡힌다.

⑤ 대인관계를 회피한다.

19. 임종 후 가족의 비정상적 반응으로 옳은 것은?

① 사랑하는 사람이 바로 눈앞에 있는 것처럼 느낀다.

② 예상하지 못한 시기에 울음을 터뜨린다.

③ 불면증에 시달리며 임종 대상자의 꿈을 자주 꾼다.

④ 임종 대상자와 관계에서 좀 더 잘해 주지 못한 죄책감이나 분노를 느낀다.

⑤ 눈물을 흘리지 않는다.

20. 임종 대상자 가족을 지지하는 요양 방법은?

① 요양보호사 자신의 감정을 타인에게 전달한다.

② 장례식에 참석해 가족을 돕는다.

③ 가족의 감정 표현을 자제하게 한다.

④ 안아 주거나 손을 잡아 혼자가 아니라는 느낌을 준다.

⑤ "아무 염려마세요.", "곧 괜찮아질 거예요" 등 피상적 격려가 도움이 된다.

해 · 설 · 보 · 기

18. 교재 –566~567p
①, ③, ④, ⑤ 임종 후 가족의 비정상적 반응

19. 교재 –566~567p
①, ②, ③, ④는 정상적인 반응

20. 교재 –567~568p
① 요양보호사 자신의 감정을 조절하여 자신의 감정이 타인에게 전해지지 않게 한다. ② 장례식이나 장지에 가는 일에는 참석하지 않는다. ③ 가족이 자신의 감정을 표현할 수 있도록 돕는다. ⑤ "힘드시죠? 수고 많으셨어요."와 같이 가족을 공감하고 위로해 준다.

답 18.② 19.⑤ 20.④

PART
003

특·수·요·양·보·호·각·론

응급처치 기술

1. 응급처치

응급의료 행위의 하나로 응급 환자에게 행해지는 기도의 확보, 심장박동의 회복, 생명의 위험이나 증상의 악화를 방지하기 위해 긴급히 필요한 처치이다. 의료진의 진료를 받을 때까지 회복 가능성이 확인될 때까지 도움을 제공한다.

돕기 방법

① 상태를 파악하고, 119 등에 신속히 신고한다.
② 응급처치 교육을 가장 많이 받은 사람의 지시에 따라 응급 처치를 시행한다.
③ 긴급을 요하는 대상자 순으로 처치한다.
④ 가급적 옮기지 말고, 옮길 때는 적절한 운반법을 따른다.
⑤ 전문 의료인에게 인계할 때까지 절대 응급처치를 중단해서는 안 된다.
⑥ 손상을 입힌 화학약품, 약물, 잘못 먹은 음식, 구토물 등도 병원으로 함께 가져 간다.
⑦ 증거물이나 소지품을 보존한다.
⑧ 요양보호사는 의약품을 사용 할 수 없다 (외용약품이나 대상자가 평소 사용하는 상비약품은 사용 가능)

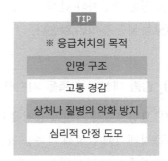

TIP

※ 응급처치의 목적

| 인명 구조 |
| 고통 경감 |
| 상처나 질병의 악화 방지 |
| 심리적 안정 도모 |

2. 질식

폐에 산소가 공급되지 않는 상황이며, 그대로 방치하면 인체조직의 손상이 발생한다.

1) 관찰

이물의 종류와 위치, 갑작스런 기침, 구역질, 호흡곤란, 청색증이 있는지 관찰한다.

■ 질식 시 대상자의 주요 증상
- 목을 조르는 듯한 자세를 한다.
- 갑자기 기침을 하며, 괴로운 표정
- 숨을 쉴 때 목에서 이상한 소리
- 가슴 부위의 호흡 운동이 보이지만, 공기의 흐름이 적거나 없다.
- 말을 할 수 없다.

2) 돕기 방법

이물이 육안으로 보이면 큰기침을 하여서 이물을 뱉어내도록 한다. 손을 넣어 빼려고 하거나 구토를 유발시키려고 하는 행위는 시간을 지체하고 더 내려가도록 할 위험이 있으므로 시도하지 않는다

(1) 이물이 육안으로 보이는 경우

스스로 큰기침 하도록 유도한다. 손을 넣어 빼려하거나 구토 유발은 위험하다.

(2) 의식이 있는 경우

대상자의 몸 뒤에 서서 명치 끝에 주먹을 쥔 한쪽 손을 위치시키고 다른 한쪽 손을 감싼 다음 복부의 윗부분을 후상방으로 힘차게 밀어 올린다.(하임리히법) 이물질이 빠지지 않으면 반복 시행한다.

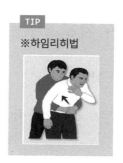

TIP

※하임리히법

(3) 의식이 없는 경우

바닥에 눕히고, 골반 위치에 걸터앉아 손깍지를 끼고 손 뒤꿈치를 이용해 45°상방으로 밀쳐 올린다.

3. 경련

경련은 뇌세포가 비정상적으로 자극되어 나타나는 의식장애다. 간질, 중독, 저혈당, 알코올 금단 증상, 뇌졸중, 열사병 등의 상황에서 발생한다.

TIP

※ 119에 신고 해야하는 경우
- 숨을 못 쉬거나
- 얼굴이 파래질 경우
- 의식이 없을 경우

1) 관찰

경련 시 몸이 뻣뻣하거나 호흡 곤란, 의식 변화, 침을 흘리거나 대소변이 새어 나올 수도 있다.

(1) 간질

경련과 의식장애를 일으키는 발작 증상

(2) 열사병

TIP

※ 119에 신고해야 하는 경우
• 처음 경련을 한 경우
• 5분 이상 지속 될 때

체온이 높아져서 어지러움과 피로를 느끼다가 갑자기 의식을 잃고 쓰러진다.

2) 돕기 방법

① 머리 아래에 부드러운 것을 대주고 위험한 물건을 치운다.
② 몸이 꽉 끼는 옷의 단추나 넥타이를 풀고, 편하게 호흡하게 한다.
③ 얼굴을 옆으로 돌리거나 돌려 눕혀 기도를 유지한다.
④ 입에 이물질을 넣어서는 안 된다.
⑤ 경련은 1~2분 후면 끝나므로 꽉 붙잡거나 억지로 멈추게 하려고 하지 말고 조용히 관찰하며 기다린다.

4. 화상

1) 관찰

불, 뜨거운 물, 화학약품, 전기 등에 의한 조직 손상

■ 화상의 수준

• 1도 화상 - 표피층만 손상, 부종
• 2도 화상 - 표피 세포층과 진피 세포층의 일부까지 손상됨
    - 수포 형성
    - 통증이 심하며 부종이 뚜렷함

• 3도 화상 - 피부 전층과 피하지방까지 손상
    - 괴사, 부종이 심함

> - 시간이 경과됨에 따라 체액 손실이 심하게 됨
> - 사망률이 높으며 신체적 장애와 변화를 동반
>
> ■ 1. 화상 환자의 1차 관찰 내용
>
> • 기도 확보 확인- 열 손상이나 흡입 손상을 확인
> • 기도 부종으로 호흡 곤란이 있는 경우 병원으로 바로 이송
> 2. 화상환자의 2차 관찰 내용
> • 의식과 반응 수준 평가
> • 신체 주요 부위 화상 확인(얼굴, 손, 발, 생식기)

2) 돕기 방법

① 통증이 없어질 때까지(15분 이상) 즉시 찬물(5~12 ℃)에 담근다. 흐르는 수돗물을 환부에 직접 대면 물의 압력으로 인해 화상 입은 피부가 손상을 입을 수 있다.

② 몸에 붙어 있는 옷은 옷 위로 냉각, 벗기기 힘든 의복은 벗기지 말고 잘라내며 반지, 팔찌, 귀고리와 같은 장신구는 최대한 빨리 벗긴다.

③ 화상 부위에 간장, 기름, 된장, 핸드크림, 치약 등을 바르면 상처를 악화시키므로 절대 바르면 안 된다.

④ 손상 부위를 만지지 말고 어떠한 물집도 터뜨리면 안 된다.

■ 화상의 종류

기도 화상	증상－코털이 그을리거나 입안에 부종이 있거나 쉰목소리, 거친 호흡, 기침 돕기 방법: ① 119에 연락하여 전문가에게 증상을 알린다. ② 목 주변의 옷을 풀어 주고 ③ 상체를 높여 준다.
전기 화상	증상－전류가 드나든 부위에 상처, 고압전류는 정상적 심장 박동 방해, 심장 정지, 화상 등의 상처 돕기 방법: ① 사고 지역의 안전 여부를 확인하고 전원을 차단한다. ② 감전 원인을 제거 후 안정 자세를 취하게 하고 환자의 호흡 및 순환을 확인한다. ③ 소독 거즈로 화상 부위를 덮어 주고 병원으로 이송한다.
화학약품에 의한 화상	증상－청소용 염산, 표백제, 페인트, 정원 살충제 등에 의한 화상이며 빨리 화학물질을 피부에서 제거하는 것이 중요하다. 돕기 방법: ① 약품이 묻은 옷과 장신구는 제거하고 ② 화상 부위를 흐르는 찬물에 15~30분 정도 통증이 사라질 때까지 씻은 후 ③ 건조한 소독 거즈로 화상 부위를 덮어 주고 병원으로 이송한다.

3) 화상 예방을 위한 요양보호사의 역할

① 주로 뜨거운 물에 의해 발생

② 플러그, 콘센트, 전선, 화재 위험이 있는 물건들을 관찰하고 안전 조치를 취한다.

③ 안전하고 노인의 독립성을 위축시키지 않는 범위 내에서 돕는다 .

5. 골절

1) 관찰

뼈가 부러지거나 금이 간 상태

2) 돕기 방법

① 대상자를 안정시키고 절대로 스스로 움직이게 해서는 안 된다.

② 손상 부위의 장신구를 제거한다.

③ 상처 부위에 냉찜질을 하고 몸은 담요 등으로 따듯하게 해준다

④ 개방된 상처가 있거나 출혈이 있는 경우 멸균 거즈로 상처를 덮고 지혈한다.

⑤ 튀어나온 뼈는 직접 압박하지 않는다.

⑥ 손상 부위를 부목을 이용하여 고정 후 병원으로 후송한다

6. 화재

1) 돕기 방법

① 하던 행동을 멈추고 신속하게 상황을 파악한다.

② 주위에 도움을 요청하고 119에 신고한다.

③ 먼 곳으로 대상자를 이동시킨다.

④ 화재의 규모가 작은 경우 소화기로 진압한다.

- 화재가 발생한 건물에 갇힌 경우

  화재가 발생한 쪽의 문을 닫고 연기가 들어오지 못하게 하고, 창문을 열어 외부의 신선한 공기를 마신다.

- 화재가 난 건물에서 탈출하는 경우

  바닥에 엎드려 기어 나온다.

- 해로운 가스가 방출되는 경우

  젖은 수건 등으로 입과 코를 막고 빠져나온다.

7. 출혈

1) 관찰

0.95 l 이상의 출혈은 생명의 위험을 초래할 수 있다.

깨끗한 장갑을 끼지 않은 손으로 대상자의 혈액을 접촉해서는 안 된다.

2) 대처 방법

출혈을 가장 먼저 지혈한다.

① 멸균 거즈로 직접 압력을 가한다.

② 압박붕대를 감는다.

③ 너무 꽉 조이지 않도록 하여 혈액순환이 유지되도록 한다.

④ 출혈 부위를 심장보다 높게 위치한다.

8.심폐소생술

1) 심폐소생술의 목적

심장, 뇌와 주요 장기에 인공적으로 호흡과 혈액순환을 유지하므로 산소를 공급하여 생명을 구하는 데 있다. 4~6분 이상 혈액순환이 되지 않는 경우 뇌 손상이 온다.

2) 심폐소생술의 단계

(1) 반응 확인

① 반듯이 눕히고 의식이나 반응을 확인한다.

② 어깨를 가볍게 두드리면서 "괜찮으세요?" 질문한다.

③ 척추 손상 가능성을 염두하고, 대상자의 몸을 흔들어서는 안 된다.

(2) 도움 요청(119신고)

① 반응이 없다면 119에 신고한다.

② 119 상담원과 통화 상태를 유지한다.

③ 환자 발견 장소 및 주소, 전화번호, 발생 상황, 환자 상태, 환자의 수, 시행한 응급처치 상태를 설명한다.

(3) 가슴 압박

① 흉골의 아래쪽 절반 부위에 두 손을 깍지 끼고 올려놓는다.

② 양팔을 쭉 편 상태에서 체중을 실어 대상자 몸에 수직이 되도록 하며 가슴이 최소 5cm 정도 눌릴 정도의 강도로 압박한다.

③ 30회의 가슴 압박, 2회의 인공호흡 (가슴 압박 대 인공호흡 = 30:2)

④ 분당 100회 이상 120회 미만의 속도로 시행한다.

(4) 기도 유지

한손으로 이마를 눌러 머리를 뒤로 젖히고, 다른 한 손으로 턱 부분을 위쪽으로 당겨 기도를 열어 준다.

(5) 인공호흡

① 대상자의 코를 막고 입을 밀착시켜서 1초 동안 숨을 불어넣는다.

② 숨을 불어넣은 후에는 입을 떼고 코도 놓아 주어서 공기가 배출되도록 한다.

③ 가슴 압박을 하는 동안 인공호흡이 동시에 시행되지 않도록 한다.

(6) 상태 확인

① 가슴 압박과 인공호흡(30:2)을 5차례(약 2분) 시행 후 대상자 상태를 확인한다.

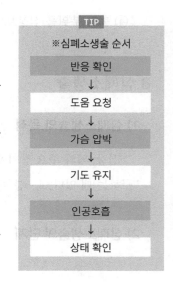

TIP

※심폐소생술 순서

반응 확인
↓
도움 요청
↓
가슴 압박
↓
기도 유지
↓
인공호흡
↓
상태 확인

② 의료진이나 119구급대원에게 대상자를 인계할 때까지 반복 시행한다.

③ 의식이 없어도 호흡과 맥박이 돌아오면 회복자세를 유지한다.

④ 대상자의 사망이 확인된 경우는 종료한다.

■ 회복 자세: 기도가 막히는 것을 예방하고 흡인의 위험성을 줄이기 위한 방법

9. 자동심장충격기 사용

반응과 정상적인 호흡이 없는 심정지 대상자에게만 사용

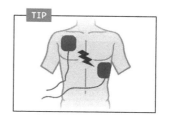

(1) 전원 켜기

자동심장충격기가 도착하면 지체없이 우선 적용한다.

(2) 패드 부착

① 오른쪽 빗장뼈(쇄골) 바로 아래에 부착

② 왼쪽 젖꼭지 아래 중간 겨드랑이 선에 부착

(3) 심장 리듬 분석

① 분석 중이라는 음성 지시가 나오면 심폐소생술을 멈추고 대상자에게서 손을 뗀다.

② 심장 충격이 필요한 경우 자동심장충격기는 자동으로 설정된 에너지로 충전을 시작한다.

③ 충전 중에는 가슴 압박을 시행한다.

④ 심장 충격이 필요하지 않은 경우 "심폐소생술을 계속하십시오."라는 음성 지시가 나온다. 즉시 심폐소생술을 다시 시작한다.

(4) 심장충격 시행

심장 충격이 필요한 경우에만 충격 버튼이 깜박인다.

심장 충격 버튼을 누르기 전 다른 사람이 대상자에게서 떨어져 있는지 다시 한번 확인한다.

(5) 즉시 심폐소생술 다시 시행

① 제세동 실시 후 가슴 압박과 인공호흡 비율을 30:2로 심폐소생술을 다시 시작한다.

② 자동심장충격기는 2분마다 심장 리듬 분석을 반복해서 실시한다.

③ 자동심장충격기의 사용 및 심폐소생술의 시행은 119 구급대가 현장에 도착할 때까지 지속한다.

적 중 문 제 3. 응급처치 기술 (50문제)

1. 교재 -570p
응급처치란? 응급 환자에게 행해지는 기도 확보, 심장박동의 회복, 기타 생명의 위험이나 증상악화를 방지하기 위해 긴급히 필요한 처치이다.

1. 다음 중 응급처치를 올바르게 설명한 것은?

> a. 응급 의료 행위이며, 전문 치료 행위이다.
>
> b. 기도를 확보하기 위한 긴급 처치이다.
>
> c. 심장박동의 회복을 위한 긴급 처치이다.
>
> d. 증상 악화를 방지하기 위한 긴급 처치이다.
>
> e. 생명의 위험을 방지하기 위한 긴급 처치이다.

① a-b-c-d-e   ② a-b-d-e   ③ b-c-d-e

④ a-d-e   ⑤ b-c-e

●●●
2. 응급 상황 시 시행하는 응급처치의 목적으로 옳은 것은?

2. 교재 -570p
전문적인 치료를 받기 전 처치로써 인명 구조, 고통 경감, 상처나 질병의 악화 방지, 심리적 안정을 목적으로 한다.

> a. 인명 구조   b. 고통 경감
>
> c. 상처나 질병의 악화 방지   d. 심리적 안정 도모

① a-b-c   ② a-b-d   ③ b-c-d   ④ a-b-c-d   ⑤ b-c

●
3. 요양보호사가 응급 상황에서 할 수 있는 응급처치를 설명한 것은?

3. 교재 -570p

① 신속하게 할 수 있는 치료 행위를 하는 것이다.

② 전문적 치료하는 것이다.

③ 부상이나 질병을 의학적 처치가 가능해지기 전까지 도와주는 행위이다.

④ 응급처치를 수행 회복 기간 단축과는 상관없다.

⑤ 전문 요원이 올 때까지 그대로 둔다.

●●
4. 응급처치 시행 시 따라야 하는 원칙으로 옳은 것은?

① 연장자의 지시에 따른다.

② 대상자를 가급적 빨리 옮긴다.

③ 긴급을 요하는 대상자 순으로 처치한다.

④ 손상을 입힌 화학약품은 깨끗이 버린다.

⑤ 보호자가 오면 응급처치를 중단한다.

4. 교재 -571p

5. 요양보호사가 응급 상황 시에 사용 가능한 약품은?

① 모든 의약품

② 외용약품이나 평상시 사용하는 상비약품

③ 혈전 용해제

④ 하제나 지사제

⑤ 전문 치료제

5. 교재 -571p
요양보호사는 의약품을 사용할 수 없다. 다만, 외용약품 또는 대상자가 평소에 사용하는 상비약품은 사용 가능하다.

●●●
6. 재가 방문 요양 시 대상자가 응급 상황에 처했을 경우 요양보호사의 응급처치 종료 시점은?

① 근무 시간이 끝날 때까지

② 보호자가 도착할 때까지

③ 시설장이 도착할 때까지

④ 전문 의료인에게 인계할 때까지

⑤ 동료 요양보호사가 도착할 때까지

6. 교재 -571p
전문 의료인에게 인계할 때까지 절대 응급처치를 중단해서는 안 된다.

7. 응급 상황 시에 주위에 많은 사람 중 응급처치를 시행하고 지시해야 할 사람은?

① 연장자

② 경험이 많은 사람

③ 응급처치 교육을 가장 많이 받은 사람

④ 가까운 친척

⑤ 가장 먼저 발견한 사람

7. 교재 -571p
대상자 주위에 여러 사람이 있을 때는 응급처치 교육을 가장 많이 받은 사람의 지시에 따라 응급처치를 시행한다.

답 4.③ 5.② 6.④ 7.③

●●●

8. 사탕을 먹던 대상자가 갑자기 가슴이 답답하다며 호흡 곤란을 호소할 경우 다음 중 가장 먼저 해야 할 응급처치는?

① 골반 위치에 걸터앉아 손깍지를 끼고 손 뒤꿈치를 이용해 45° 상방으로 밀쳐 올린다.

② 목안에 손을 넣어 꺼낸다.

③ 심호흡을 하게 한다.

④ 복위로 눕히고 등을 두드린다.

⑤ 이물질이 육안으로 보이면 스스로 큰 기침으로 뱉어 내게 한다.

9. 음식을 급히 먹던 대상자가 갑작스런 기침과 호흡 곤란을 호소하는 경우 대처 방법으로 옳은 것은?

① 바닥에 엎드려 눕혀서 등을 강하게 친다.

② 음식이 잘 넘어가게 물을 먹인다.

③ 입안에 손을 넣어 끄집어낸다.

④ 머리를 숙이게 하여 등을 두드린다.

⑤ 등 뒤에서 주먹을 쥔 손을 감싸서 명치 끝에 대고 후상방으로 밀쳐 올린다.

10. 응급 상황 시 하임리히법이 적용되는 증상으로 옳은 것은?

① 이물질로 인한 질식　　② 상한 음식으로 인한 복통

③ 심근경색으로 인한 심정지　　④ 위경련으로 인한 가슴 통증

⑤ 원인 불명의 심정지

●●

11. 인절미를 먹는 중 호흡 곤란을 호소하다가 의식을 잃은 대상자에 대한 응급처치 방법으로 옳은 것은?

① 손가락을 입에 넣어서 이물이 있는지 확인한다.

② 뒤에 서서 주먹을 쥐고 복부의 윗부분을 후상방으로 힘차게 밀어 올린다.

③ 따뜻한 물을 주어 목으로 넘어가게 한다.

④ 이물이 육안으로 보이면 큰기침을 하게 한다.

⑤ 바닥에 눕혀 놓고 골반 위에 걸터앉아 손 뒤꿈치를 이용해 45° 상방으로 밀어 올린다.

---

8. 교재 -573p
의식이 있는 경우 가장 먼저 대상자에게 스스로 기침을 하도록 한다.

9. 교재 -573p
대상자의 몸 뒤에 서서 대상자의 명치 끝에 주먹을 쥔 한쪽 손을 위치시키고 다른 한쪽 손으로는 주먹 쥔 손을 감싼 다음 양손으로 복부의 윗부분 후상방으로 힘차게 밀어 올린다.

10. 교재 -572p
하임리히법

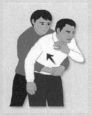

11. 교재 -573p
의식이 없는 경우 대상자를 바닥에 눕히고, 골반 위치에 걸터앉아 손깍지를 끼고 손꿈치를 이용해 45° 상방으로 밀쳐 올린다.

답 8.⑤ 9.⑤ 10.① 11.⑤

12. 목에 이물질이 걸려 호흡하기 괴로워하는 대상자의 응급처치 방법으로 옳은 것은?

① 대상자의 뒤에 서서 등을 두드려 준다.

② 손가락을 입안에 넣어 꺼내려 시도한다.

③ 따뜻한 물을 마셔 보도록 한다.

④ 엎드려 눕게 하여 등을 두드린다.

⑤ 대상자의 뒤에 서서 복부의 윗부분을 후상방으로 힘차게 밀어 올린다.

12. 교재 -572p

13. 다음의 증상을 호소하는 대상자를 발견했다. 올바른 요양보호사의 대처는?

13. 교재 -572p

> • 목을 조르는 듯한 자세를 한다.
> • 갑자기 기침을 하며 괴로운 표정을 한다.
> • 가슴 부위의 호흡운동이 보이지만, 공기의 흐름이 적거나 없다.

① 인공호흡을 실시한다.

② 조용한 곳으로 데리고 가서 쉬게 한다.

③ 가슴 압박을 실시한다.

④ 하임리히법을 실시한다.

⑤ 등을 두드려 준다.

14. 다음의 응급 상황 시 119에 신고해야 하는 경우는?

14. 교재 -573p

① 음식을 먹다가 의식을 잃고 쓰러졌을 때

② 손등에 1도 화상을 입었을 때

③ 경련이 끝나고 일어 났을 때

④ 큰기침으로 목에 걸렸던 사탕이 나왔을 때

⑤ 목에 걸린 이물질이 육안으로 보일 때

답 12.⑤ 13.④ 14.①

15. _{교재} −573p
명치−가슴뼈 아래 한가운데 있는 오목한 곳으로 인체의 급소 중 하나

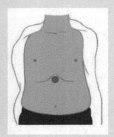

16. _{교재} −574p
뇌세포가 비정상적으로 자극되어 나타난다.

17. _{교재} −574p

18. _{교재} −574p
① 질식에 대한 응급처치이다.
② 꽉 붙잡거나 억지로 멈추게 하지 않는다. ④ 5분 이상 지속될 때, 즉시 119에 신고한다. ⑤ 흡인성 폐렴이 우려되므로 의식이 없을 때는 아무것도 먹이지 않는다.

15. 하임리히법 시에 대상자의 몸 뒤에 주먹 쥔 양손으로 복부의 윗부분 후상방으로 힘차게 밀어 올린다. 올바른 주먹의 위치는?

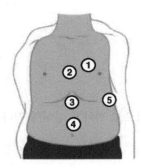

16. 의식장애 및 신체적인 증상으로 간질, 중독, 저혈당, 알코올 금단 증상, 뇌졸중, 열사병 등의 상황에서 발생할 수 있는 것은?

① 질식   ② 치매   ③ 편마비   ④ 경련   ⑤ 심정지

17. 대상자가 뜨거운 여름날 높은 체온과 어지러움을 호소하더니 갑자기 의식을 잃고 쓰러졌다 의심되는 증상은?

① 질식   ② 섬망   ③ 편마비   ④ 열사병   ⑤ 간질

18. 몸이 뻣뻣해지면서 호흡 곤란, 의식 상실, 대소변 실금의 증상이 관찰될 때 올바른 대처는?

① 바닥에 눕히고, 골반 위치에 걸터앉아 손 뒤꿈치로 명치를 45° 상방으로 밀쳐 올린다.
② 경련은 1~2분 후면 끝나므로 대상자를 꽉 붙잡아 준다.
③ 대상자의 머리 아래에 부드러운 것을 대주고 위험한 물건을 치운다.
④ 2분 이상 지속될 때 즉시 119에 신고한다.
⑤ 따뜻한 물을 조금 먹인다.

답 15.③ 16.④ 17.④ 18.③

19. 대상자가 갑자기 의식을 잃고 몸이 뻣뻣해지고 약간의 대소변이 나오고 호흡 곤란이 관찰될 때 예상되는 질환은?

① 질식   ② 섬망   ③ 경련

④ 열사병   ⑤ 저산소증

20. 경련을 일으키고 의식장애를 일으키는 발작 증상이 되풀이하여 나타나는 질병은?

① 질식   ② 심정지   ③ 저혈당

④ 열사병   ⑤ 간질

21. 뜨거운 국을 발등에 엎지르면서 물집이 생기는 화상을 입었을 경우 올바른 것은?

① 1도 화상이다.   ② 얼음물에 화상 부위를 담근다.

③ 흐르는 물로 환부를 씻어 내린다.   ④ 물집을 터트리지 않는다.

⑤ 3도 화상이다.

22. 뜨거운 물에 화상을 입은 대상자를 위한 응급처치 설명으로 옳은 것은?

① 환부의 옷을 벗기고 찬물에 담근다.

② 화상 부위에 얼음물 찜질을 한다.

③ 반지, 팔찌, 귀고리와 같은 장신구는 그대로 둔다.

④ 옷을 입은 채로 화상 부위를 찬물에 15~20분 담근다.

⑤ 탄력 붕대로 감고 병원으로 후송한다.

23. 다음의 화상 환자 중 기도 화상이 의심되는 대상자가 아닌 것은?

① 입안에 부종이 있을 때

② 말을 잘 못하고 쉰 목소리가 날 때

③ 코털이 그을렸을때

④ 환자가 화기를 들이마셨다고 할 때

⑤ 손등에 2도 화상을 입었을 때

해·설·보·기

19. 교재 -574p

20. 교재 -574p
간질: 경련을 일으키고 의식 장애를 일으키는 발작 증상이 되풀이하여 나타나는 병. 유전적인 경우도 있으나 외상(外傷), 뇌종양이 원인이 되어 나타나기도 한다.

21. 교재 -576p
손상 부위를 만지지 말고, 어떠한 물집도 터뜨리면 안 된다.

22. 교재 -576p

23. 교재 -576
얼굴 화상, 밀폐된 공간에서 연기나 가스로 인한 화상, 거친 호흡 및 기침이 있을 때, 화기를 들이마셨다고 표현하거나, 코털이 그을리거나 입안에 부종이 있거나, 쉰 목소리가 나면 기도 화상을 의심하여야 한다.

답 19.③ 20.⑤ 21.④ 22.④ 23.⑤

24. 교재 -576p
즉시 119에 연락하여 전문가에게 증상을 알린다. 목 주변의 옷을 풀어 주고, 상체를 높여 주어 대상자가 숨을 쉴 수 있도록 돕는다.

25. 교재 -577p
감전 원인을 제거한 후 환자의 호흡 및 순환을 확인한다. 소독 거즈로 화상 부위를 덮어 주고 병원으로 이송한다.

26. 교재 -577p
약품이 묻은 옷과 장신구는 제거하고, 화상 부위를 흐르는 찬물에 15~30분 정도 통증이 사라질 때까지 씻은 후 건조한 소독 거즈로 화상 부위를 덮어 주고 병원으로후송한다.

27. 교재 -578p

●●●
24. 화재로 인한 기도 화상인 경우 가장 먼저 해야 할 것은?

① 목 주변의 옷을 풀어 주고 반 좌위를 해 준다.

② 찬물을 마시게 한다.

③ 가슴 부위에 얼음찜질을 한다.

④ 옷을 입은 채로 화상 부위를 찬물에 15~20분 담근다.

⑤ 즉시 119로 신고하고 숨 쉬기 편한 자세를 해 준다.

●●●
25. 전기 기구를 만지던 대상자가 감전되어 갑자기 쓰러졌다. 가장 먼저 해야할 조치는?

① 재빨리 대상자를 전기기구로부터 떼어낸다.

② 즉시 심폐소생술을 실시한다.

③ 환부를 식염수로 깨끗이 닦아 준다.

④ 숨쉬기 편한 자세를 취해 준다.

⑤ 사고 지역의 안전 여부를 확인하고, 전원을 차단한다.

●
26. 양말을 신은 발등에 청소용 염산을 쏟았다. 올바른 대처는?

① 양말을 신은 채 찬물에 화상 부위를 담근다.

② 얼음물에 화상 부위를 담근다.

③ 양말을 벗기고 흐르는 찬물에 15~30분 씻어 내린다.

④ 곧바로 염산 약통을 들고 병원으로 후송한다.

⑤ 젖은 거즈로 닦아낸다.

●●
27. 미끄러져 넘어진 대상자가 다음의 증상을 호소한다. 의심되는 상황은?

• 신체의 양쪽을 비교해 보니, 양쪽이 다를 때
• 통증 부위의 부종 및 기능 상실, 움직이지 못할 때
• 통증 부위의 부러진 뼈끼리 부딪치는 소리

① 골절   ② 편마비   ③ 뇌출혈   ④ 파킨슨 질환 ⑤ 경련

답 24.⑤ 25.⑤ 26.③ 27.①

•••
28. 대상자가 넘어져 골절이 의심될 때 올바른 요양보호사의 대처는?

① 부축하여 스스로 일어서도록 한다.

② 손상 부위의 장신구는 절대로 빼지 않는다.

③ 상처 부위에는 냉찜질을 하고 대상자는 담요를 덮어 따뜻하게 해 준다.

④ 튀어나온 뼈가 있으면 직접 압박한다.

⑤ 출혈이 있는 경우 멸균 거즈로 덮고 후송한다.

•••
29. 화재 발생했을 때 요양보호사의 올바른 대처는?

① 화재의 규모가 작더라도 119 신고 후 기다린다.

② 화재가 발생한 쪽의 문을 열어 놓는다.

③ 시설에서는 시설장의 지시가 있을 때까지 하던 일을 계속한다.

④ 하던 행동을 멈추고 신속하게 상황을 파악한 후 대처한다.

⑤ 화재의 규모가 크더라도 소화기로 우선 불을 진압한다.

•
30. 화재가 난 건물로부터 대피 방법으로 옳은 것은?

① 젖은 수건으로 입과 코를 막고 빠져나온다.

② 화재가 발생한 쪽의 문을 열고 빠져나온다.

③ 바닥 쪽이 열기나 연기가 많으므로 고개를 들고 나온다.

④ 엘리베이터를 타고 대피한다.

⑤ 구조대가 올 때까지 기다린다.

•
31. 대상자의 팔에 상처로 인한 출혈이 발생했다. 올바른 요양보호사의 대처는?

① 상처 부위를 찬물에 담근다.

② 팔을 내려 심장보다 낮은 위치에 있게 한다.

③ 소독 거즈를 대고 압박하여 지혈시킨다.

④ 멸균 거즈를 대고 압박 붕대로 꽉 조이도록 감는다.

⑤ 맨손으로 직접 압박을 가한다.

---

28. 교재 –578p

29. 교재 –579p
① 화재의 규모가 작은 경우 소화기로 진압한다. ② 화재가 발생한 쪽의 문을 닫고 이불로 막는다. ③ 화재로부터 먼 곳으로 대상자를 이동시킨다. ⑤ 주위에 도움을 요청하고 119에 신고한다.

30. 교재 –580p

31. 교재 –580p
① 상처 부위 감염의 우려가 있으므로 삼간다. ② 압박하면서 출혈 부위를 심장보다 높게 위치하도록 한다. ④ 너무 꽉 조이지 않도록 하여 혈액순환이 유지되도록 한다. ⑤ 멸균 거즈를 이용하여 직접 압력을 가한다.

답 28.③ 29.④ 30.① 31.③

32. 교재 -581p
심장이 뛰지 않고 호흡을 하지 않는 대상자에게 인공적으로 혈액을 순환시키고 폐에 산소를 공급하는 행위를 의미한다.

● ● ●
32. 심폐소생술을 설명한 것 중 옳은 것은?

① 반응은 없으나 호흡과 맥박이 있으면 실시한다.

② 무호흡이나 심정지 호흡이 관찰되면 가만히 둔다.

③ 의료인만 할 수 있다.

④ 인공적으로 폐와 심장의 활동을 회복시키시는 것이다.

⑤ 기립성 저혈압으로 쓰러졌을 때 회복시키기 위함이다.

33. 교재 -584p

● ●
33. 심폐소생술 단계의 순서를 바르게 나열한 것은?

① 반응 확인-도움 요청-심장 압박-기도 유지-인공호흡-상태 확인

② 기도 유지-심장 압박-인공호흡-상태 확인-도움 요청-반응 확인

③ 반응 확인-도움 요청-기도 유지-인공호흡-심장 압박-상태 확인

④ 도움 요청-반응 확인-기도 유지-인공호흡-심장 압박-상태 확인

⑤ 도움 요청-반응 확인-심장 압박-기도 유지-인공호흡-상태 확인

34. 교재 -581p
어깨를 가볍게 두드리면서 "어르신, 괜찮으세요?"라고 소리 내어 질문한다.

34. 가슴을 움켜쥐며 갑자기 쓰러진 대상자를 발견했다. 가장 먼저 해야 하는 것은?

① 뺨을 이리저리 흔들어 반응 여부를 확인한다.

② 똑바로 눕히고 어깨를 가볍게 두드려서 의식이나 반응을 확인한다.

③ 손발을 흔들어 본다.

④ 몸통을 흔들어 깨워 본다.

⑤ 몸을 꼬집어 반응이 있는지 살펴본다.

35. 교재 -582p
환자 발견 장소 및 주소, 전화번호, 발생 상황, 환자의 상태, 환자의 수, 시행된 응급처치를 설명한다.

●
35. 심정지 환자 발견 후 119에 도움 요청할 때 설명해야 하는 것은?

① 환자 이름   ② 환자가 사는 주소

③ 환자의 성별, 체중   ④ 환자의 직업

⑤ 사고 발생 장소, 발생 인원 수

답 32.④ 33.① 34.② 35.⑤

36. 심폐소생술 단계 중 가슴 압박 방법으로 옳은 것은?

	압박 깊이	압박 속도	가슴 압박 : 인공호흡
①	5cm	30회/분	30 : 2
②	3cm	100회/분	30 : 2
③	5cm	30회/분	30 : 2
④	4cm	100/분	15 : 2
⑤	5cm	100/분	30 : 2

37. 심폐소생술 적용 시에 가슴 압박 방법으로 옳은 것은?

① 가슴 압박 깊이는 3cm를 넘지 않는다.

② 흉골 아래쪽 절반 부위에 깍지 낀 두 손을 놓고 압박한다.

③ 손가락이 가슴에 닿도록 하고 압박한다.

④ 양팔을 구부렸다 폈다를 반복하면서 압박한다.

⑤ 가슴 압박의 수는 분당 120회를 넘는다.

38. 다음 중 인공호흡을 하기 위한 기도 유지 자세를 고르시오.

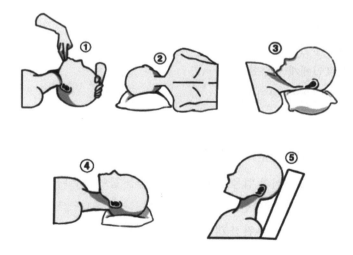

36. 교재 -582p

37. 교재 -582p

38. 교재 -582p

답 36.⑤ 37.② 38.①

39. 교재-482p

●●
39. 심폐소생술 시에 가슴 압박을 시행하는 이유는?

① 의식을 깨우기 위해

② 강한 자극을 주기 위해

③ 폐에 산소 공급을 하기 위해

④ 심장과 뇌에 산소 공급을 위해

⑤ 배출물을 나오게 하기 위해

40. 교재-583p
대상자의 코를 막고 자신의 숨을 들이쉰 상태에서 대상자의 입에 자신의 입을 대고 1초 동안 숨을 불어넣는다.

●
40. 다음 중 옳바른 인공호흡 방법은?

① 숨을 불어 넣은 후에는 입과 코를 막아 준다.

② 가슴 압박과 인공호흡은 동시에 시행한다.

③ 숨을 불어 넣을 때 복부가 부풀어 오르는지 확인한다.

④ 인공호흡을 너무 많이 하여 과환기를 유발하지 않는다.

⑤ 대상자의 코에 자신의 입을 대고 1초 동안 숨을 불어 넣는다.

41. 교재-583p
가슴 압박과 인공호흡(30:2)을 5차례(약 2분) 시행한 후에 대상자의 상태를 다시 평가한다.

41. 심폐소생술 시행 중에 상태 확인하는 시점은?

① 가슴 압박과 인공호흡을 각각 3회 시행 후

② 매번 30 : 2를 1회 후 상태 확인을 한다.

③ 30 : 2를 5회 실시 후 대상자의 상태를 다시 확인한다.

④ 전문 의료인에게 인수할 때

⑤ 가족이 오면 상태 확인한다.

42. 교재-583p

42. 인공호흡을 올바르게 시행한 것은?

① 대상자의 입에 자신의 입을 대고 3초 동안 숨을 불어 넣는다.

② 불어 넣을 때 코는 개방한다.

③ 턱을 쳐들어서 기도가 완전 개방되게 해야 한다.

④ 숨을 불어 넣은 후 입은 개방하되 코는 계속 잡고 있다.

⑤ 인공호흡은 많이 할수록 좋다.

●●●
43. 자동심장충격기(AED) 사용 방법으로 옳은 것은?

① 전극 패드를 붙이고 바로 심장 충격 버튼을 누른다.

② 호흡은 있지만 반응이 없는 대상자에게 사용한다.

③ 심장 충격 실시 후 바로 심폐소생술을 실시한다.

④ 심장 충격 실시 전 반드시 다른 사람에게 환자를 잡게 한다.

⑤ 전극 패드를 왼쪽 빗장과 오른쪽 갈비뼈에 붙인다.

44. 심폐소생술 실시 중 의식은 없으나 호흡과 맥박은 회복된 경우 올바른 조치는?

① 다시 한번 심장 충격을 시도한다.

② 심장 압박을 실시한다.

③ 기도 유지 후에 인공호흡을 실시한다.

④ 119가 도착할 때까지 회복 자세를 해 준다.

⑤ 호흡하기 편하게 반 좌위를 해 준다.

●●●
45. 심폐소생술 시행 중 도착한 자동심장충격기 사용에 대한 설명 중 옳은 것은?

① 자동심장충격기가 현장에 도착하면 즉시 적용한다.

② 심장 압박 : 인공호흡 = 30 : 2를 5회 실시 후 자동 심장 충격을 실시한다.

③ 대상자의 다리를 꽉 붙잡고 심장 충격 버튼을 누른다

④ 패드는 오른쪽 옆구리에 왼쪽은 쇄골 아래에 붙인다

⑤ 자동심장충격기는 5분마다 리듬 분석을 한다.

●
46. 심폐소생술이나 자동심장충격기 적용을 중단해야 할 시기는?

① 가족이 멈추기를 원할 때

② 의식이 없고 맥박과 호흡이 없는 경우

③ 전문 의료인이 사망 판정한 후

④ 맥박이 없는 경우

⑤ 호흡이 없는 경우

43. 교재 -585p

44. 교재 -584p
혀 또는 구토물로 인한 질식과 흡인의 위험성을 줄이기 위한 방법이다.

45. 교재 -585p
② 도착하면 지체 없이 적용한다. ③ 다른 사람이 대상자에게서 떨어져 있는지 확인한다. ④ 오른쪽은 빗장뼈(쇄골) 바로 아래에, 왼쪽은 젖꼭지 아래 중간 겨드랑이선에 부착한다. ⑤ 2분마다 심장 리듬 분석을 반복해서 실시한다.

46. 교재 -587p
자동심장충격기의 사용 및 심폐소생술의 시행은 119구급대가 현장에 도착할 때까지 지속한다.

답 43.③ 44.④ 45.① 46.③

47. 교재 –587p
무호흡 또는 비정상 호흡(심
정지 호흡)

47. 다음 일반인 구조자에 의한 심폐소생술 흐름도에서 빈칸에 들어갈 내용은?

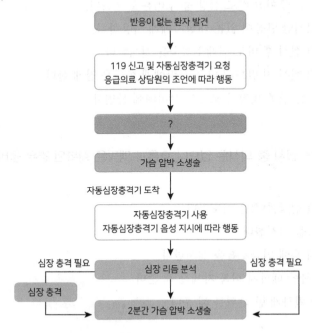

일반인 구조자에 의한 심폐소생술 흐름도

① 도움 요청　　　　② 무호흡 심정지 호흡　　　③ 인공호흡
④ 기도 유지　　　　⑤ 의식 확인

●●●

48. 교재 –585p

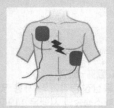

※ 패드 부착 위치

48. 자동심장충격기가 현장에 도착했을 때 패드 부착 부위를 바르게 표시한 것은?

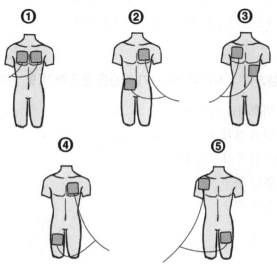

49. 심정지 대상자가 반응은 없으나 정상 호흡과 맥박이 회복된 경우 적용하는 회복 자세를 순서대로 나열한 것은?

A

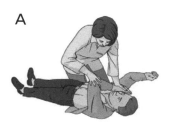

B

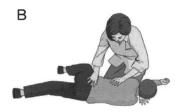

C

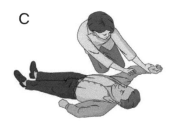

D

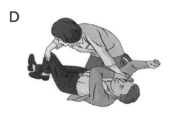

① B-A-C-D
② A-B-C-D
③ C-A-D-B
④ D-C-A-B
⑤ C-D-A-B

50. 가슴 압박을 위한 손꿈치의 올바른 위치는?

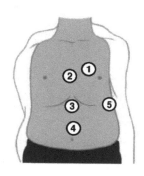

49. 교재 -584p

50. 교재 -582p
흉골 아래쪽 절반 부위

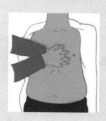

답 49.③ 50.②

chapter 05

요양보호사 실전 모의고사

1회/2회/3회

자격 종목	코드	시험 시간	형별	수험번호	이름

1. 재가급여의 장점은?

① 서비스가 단편적이다.

② 서비스가 종합적이다.

③ 긴급한 상황 시 신속히 대응할 수 있다.

④ 개인 중심 생활이 가능하다

⑤ 지역사회와 떨어져 소외되기 쉽다

2. 다음에 들어갈 내용으로 옳은 것은?

> 이의 신청–방문 조사–조사표에 따른 1차 판정–의견서 제출 예외자 통보–의사 소견서 제출–(   )–등급 판정

① 시·군·구청장 소견서

② 보건소

③ 보건복지부

④ 주민자치센터

⑤ 등급판정위원회

3. 요양보호사가 준수하여야 할 요양보호 서비스 제공의 원칙은?

① 대상자가 변비로 고생하면 관장을 실시한다.

② 예기치 못한 사고는 업무 후 시설장에게 보고한다.

③ 식사 준비 시 대상자와 가족의 식사 준비도 함께 준비한다.

④ 대상자의 상태와 관계없이 요양보호사가 판단하여 서비스를 제공한다.

⑤ 서비스 제공 전에 대상자와 가족으로부터 다양한 정보를 파악한다.

4. 다음에서 요양보호서비스의 기본 원칙으로 옳은 것은?

① 대상자의 성격, 습관 및 선호하는 서비스 등에 크게 관심을 가질 필요는 없다.

② 가급적 대상자의 능력을 활용하기보다 요양보호사가 대신 해 주어야 한다.

③ 서비스를 제공하기 전에 대상자에게 서비스 내용을 충분히 설명한다.

④ 대상자가 치매 등으로 인지 능력이 없는 경우에는 서비스 내용을 설명할 필요가 없다.

⑤ 대상자의 상태와 관계없이 기계적으로 서비스를 제공한다.

5. 다음은 요양보호사의 윤리 원칙 중 어느 것과 관련된 것인가?

대상자의 둘째 아들이 "어머니께서 형님의 죽음을 비밀로 해주세요."라고 부탁하였다. 이에 요양보호사는 대상자에게 아들의 죽음을 알리지 않았다.

① 자율성 존중의 원칙
② 정의의 원칙
③ 선행의 원칙
④ 공평성의 원칙
⑤ 무해성의 원칙

6. 요양보호사의 직업적 태도로 옳은 것은?

① 요양보호사의 주관적 판단으로 케어한다.
② 상황에 맞추어 대상자의 의무 기록을 변조한다.
③ 직업을 선택한 처음 동기를 점검하고 겸손한 태도를 갖는다.
④ 노인 학대가 확실할 경우에만 보고 및 신고한다.
⑤ 대상자가 원하는 경우 개인적으로 별도의 추가 서비스를 체결한다.

7. 다음 중 노화에 따른 소화기계 특성은?

① 타액 분비가 많아진다.
② 위액 분비가 저하되고 산도가 떨어진다.
③ 인슐린 분비가 증가된다.

④ 약물의 대사와 제거 능력이 증가한다.
⑤ 직장벽의 탄력성이 증가한다.

8. 노인의 소화기계 관찰 내용으로 옳은 것은?

① 체중 증가
② 오심, 구토, 속 쓰림
③ 기침과 가래
④ 식은땀, 두통, 시야 몽롱
⑤ 불면증, 손발의 통증

9. 기도의 만성적 염증으로 약한 자극에도 기도가 과민 반응을 보이는 상태를 무엇이라 하는가?

① 독감
② 만성 기관지염
③ 폐렴
④ 천식
⑤ 폐결핵

10. 고혈압의 관리에 관한 내용 중 옳은 것은?

① 고혈압 치료의 목적은 혈압을 정상 유지하여 합병증을 예방하는 것이다.
② 고지방 저염식이를 한다.
③ 적절히 운동하면 혈압약은 안 먹어도 된다.
④ 알코올과는 관련 없다.
⑤ 경쟁적으로 바쁘게 생활한다.

11. 심장의 수축력 저하로 신체는 적절한 산소와 영양분을 공급받지 못하는 질병으로 옳은 것은?

① 동맥경화증　　② 하지정맥류
③ 고혈압　　　　④ 당뇨병
⑤ 심부전

12. 나이가 들면서 뇌신경 세포의 손상으로 인지장애가 초래되는 증후군은?

① 뇌졸중　　　　② 치매
③ 고혈압　　　　④ 동맥경화
⑤ 파킨슨

13. 치매 대상자가 갑작스런 행동 변화, 불면증, 환시, 주의력 장애 등을 보일 경우 의심되는 합병증은?

① 섬망　　　　　② 경련
③ 낙상과 골절　　④ 기립성 저혈압
⑤ 뇌졸중

14. 수정체의 황화 현상으로 색 구별이 어려운 색은?

① 보라색, 노란색
② 보라색, 남색
③ 분홍색, 주홍색
④ 흰색, 회색
⑤ 주황색, 빨간색

15. 당뇨 환자의 저혈당 증상으로 옳은 것은?

① 맥박 감소
② 미열
③ 혈압 상승
④ 식은땀, 어지럼증
⑤ 오심구토

16. 아플 때 동반하는 보편적 증상이며 심각한 질병의 예고일 수 있으므로 정확한 진찰이 요구되는 통증은?

① 흉통　　　　　② 두통
③ 복통　　　　　④ 요통
⑤ 신경통

17. 섭취 요양보호의 원칙으로 올바른 것은?

① 대상자를 존중하고 전적으로 도와준다.
② 대상자의 식사 습관과 소화 능력을 고려한다.
③ 심리적, 사회적 상황은 고려하지 않는다.
④ 사레가 잘 드는 대상자는 묽은 미음을 제공한다.
⑤ 식사는 조용히 혼자 하도록 배려한다.

18. 배설 중 관찰 내용으로 옳은 것은?

① 배설 억제 ② 통증

③ 잔뇨감 ④ 이전 배설 간격

⑤ 배설량

19. 기저귀 사용 예외 대상자로 옳은 것은?

① 몇 번 실금한 대상자

② 대변을 전혀 가리지 못하는 경우

③ 배설 욕구를 느끼지 못하는 경우

④ 실금이 빈번해서 부득이한 경우

⑤ 소변을 전혀 가리지 못하는 경우

20. 연하장애가 있는 대상자 입안 닦아낼 때 일회용 스폰지 브러시를 깊숙이 넣었을 때 발생되는 증상은?

① 현기증 ② 폐렴

③ 발열 ④ 객담

⑤ 구토나 질식

21. 의치를 세척 시 사용하는 물(가)과 보관할 때 사용하는 것(나)으로 옳은 것은?

	(가)	(나)
①	미온수	뜨거운 물
②	찬물	뜨거운 물
③	미온수	의치 세정제
④	뜨거운 물	찬물
⑤	뜨거운 물	의치 세정제

22. 대상자 이동 시 올바른 신체 정렬 방법으로 옳은 것은?

① 허리 높이로 잡고 보조한다.

② 발을 붙이고 서서 두 발에 힘을 단단히 준다.

③ 등과 무릎을 굽힌다.

④ 대상자 몸과 멀리 떨어져서 보조한다.

⑤ 발을 적당히 벌려서 지지 면을 넓힌다.

23. 호흡기계 감염 시 나타나는 증상으로 옳은 것은?

가. 배뇨통	나. 기침
다. 객담	라. 호흡 곤란
마. 인후통	

① 가-나-다 ② 가-다-라

③ 가-라-마 ④ 가-나-다-마

⑤ 나-다-라-마

24. 낙상 위험 요인으로 옳은 것은?

① 침대 난간을 올려놓는다.

② 바닥의 물기는 바로 닦는다.

③ 직사광선을 막기 위해 블라인드를 사용한다.

④ 계단에 난간을 설치한다.

⑤ 빈뇨로 자주 화장실을 간다.

25. 노인장기요양보험 급여 복지 용구 중에 대여 품목으로 옳은 것은?

① 목욕 의자 ② 안전 손잡이
③ 간이 변기 ④ 지팡이
⑤ 수동 침대

26. 고혈압이 있는 대상자의 식단으로 적합한 것을 고르시오.

① 백미밥, 훈제 요리, 김장김치
② 잡곡밥, 곱창전골, 오징어 젓갈
③ 보리밥, 저염물 김치, 병어찜, 달걀흰자 채소찜
④ 햄버거, 감자튀김, 콜라, 소시지
⑤ 떡국, 갈비찜, 잡채, 베이컨

27. 입안이 헐어서 통증을 호소하는 암 환자에게 좋은 음식은?

① 자몽주스
② 차거나 상온의 음식
③ 뜨거운 커피
④ 얼큰한 짬뽕
⑤ 마른 빵

28. 다음은 어떤 장애를 가진 대상자와 의사소통하는 방법인가?

- 대화에 주의를 기울여야 하므로 조용한 곳에서 이야기한다.
- 면담을 할 때는 앉아서 하고, 어르신이 이야기하는 중간에 끼어들지 않는다.
- 잘 표현했을 때는 비언어적인 긍정적 공감을 표현해 준다.

① 이해력 장애 ② 지남력 장애
③ 주의력 장애 ④ 언어장애
⑤ 노인성 난청

29. 시각 장애를 가진 대상자와 의사소통하는 방법으로 옳은 것을 고르시오.

① 대상자를 만나면 먼저 말을 건네고 악수를 청한다.
② 소음이 있는 곳에서 재밌게 이야기한다.
③ 몸짓, 표정 등으로 이야기를 전달하면 많은 도움이 된다.
④ 요양보호사를 중심으로 왼쪽, 오른쪽을 설명하여 원칙을 정하여 두는 것이 좋다.
⑤ 대상자가 읽고 싶어 하는 것을 읽어 주는 것은 요양보호사의 업무가 아니다.

30. 다음 밑줄 친 곳은 효과적인 의사소통 방법 중 어떤 기술인가?

> • 대상자: "아이고, 여기저기 너무 아파. 갈수록 더 아픈 것 같아."
> • 요양보호사: "건강하게 살고 싶은데 아프시니까 많이 힘드시죠."

① 라포 형성
② 나–전달법
③ 적극적 경청
④ 공감적 반응 보이기
⑤ 침묵

31. 사례 회의의 올바른 설명은?

① 요양보호사의 애로사항을 듣기 위한 회의
② 요양보호사들이 서로 정보를 공유하기 위한 회의
③ 대상자에 맞는 서비스를 제공하기 위한 회의
④ 새로운 정보 및 중요정보를 전달하는 회의
⑤ 업무 준수사항을 전달하는 회의

32. 요양보호 기록 원칙으로 옳은 것은?

① 요양보호사의 주관적 판단으로 기록한다.
② 서비스의 결과를 정확하게 기록한다.
③ 대상자의 사생활도 기록한다.
④ 사실을 있는 그대로 기록한다.
⑤ 구체적인 표현보다는 애매한 표현으로 기록한다.

33. 다음 보기 중 퀴블러 로스 임종 단계를 순서적으로 나열한 것은?

> 가. 우울   나. 수용   다. 타협
> 라. 부정   마. 분노

① 가–나–다–라–마
② 나–가–마–라–다
③ 다–라–마–가–나
④ 라–마–다–가–나
⑤ 마–가–나–다–라

34. 임종 후 가족의 비정상적 반응으로 옳은 것은?

① 사랑하는 사람이 바로 눈앞에 있는 것처럼 느낀다.
② 예상하지 못한 시기에 울음을 터뜨린다.
③ 불면증에 시달리며 임종 대상자의 꿈을 자주 꾼다.
④ 임종 대상자와 관계에서 좀 더 잘해 주지 못한 죄책감이나 분노를 느낀다.
⑤ 눈물을 흘리지 않는다.

35. 다음 중 응급처치를 올바르게 설명한 것은?

> a. 응급 의료 행위이며, 전문 치료 행위이다.
> b. 기도를 확보하기 위한 긴급 처치이다.
> c. 심장박동의 회복을 위한 긴급 처치이다.
> d. 증상 악화를 방지하기 위한 긴급 처치이다.
> e. 생명의 위험을 방지하기 위한 긴급 처치이다.

① a-b-c-d-e   ② a-b-d-e

③ b-c-d-e   ④ a-d-e

⑤ b-c-e

자격 종목	코드	시험 시간	형별	수험번호	이름

1. 설거지를 하고 있는 요양보호사에게 어르신이 다가와 갑자기 엉덩이를 만졌다. 어떻게 대처해야 맞는 것인가?

① 단호히 거부하는 의사를 전한다.

② 눈빛으로 타이른다.

③ 며느리와는 상의하지 않는다.

④ 장난으로 받아준다.

⑤ 관리책임자에게 보고하지 않는다.

2. 식사 도중 사레 예방을 위한 올바른 돕기 방법은?

① 고형 음식부터 드시도록 배려한다.

② 음식을 먹으면서 여러 가지 대화를 나눈다.

③ 상체를 올리고 턱을 위로 쳐든 자세를 취한다.

④ 삼키는 능력이 저하된 대상자에게 작게 다진 고형 음식을 제공한다.

⑤ 완전히 삼켰는지 확인 후 음식을 제공한다.

3. 식욕이 없는 대상자의 식사 돕는 방법으로 옳은 것은?

① 식욕 증진제를 준다.

② 비위관 영양을 한다.

③ 양념을 많이 해서 준다.

④ 다양한 음식을 조금씩 내놓고 반찬 색깔을 보기 좋게 담아낸다.

⑤ 식욕이 있을 때 제공한다.

4. 경관영양 시 주의사항으로 올바른 것은?

① 주입 중 비위관이 빠지거나 새는지 관찰한다.

② 주입 후에는 1시간 정도 앉아 있도록 보조한다.

③ 토하거나 청색증이 나타나면 즉시 비위관을 빼야 한다.

④ 영양액 주입 후에만 물을 주입해 주어야 한다.

⑤ 대상자를 옆으로 눕혀 주입하면 질식을 예방한다.

5. 안연고 투여 시 올바른 방법은?

① 눈 안쪽을 만지는 것이 아니므로 장갑은 착용하지 않는다.

② 상부 결막낭의 바깥쪽 2/3 부위에 안연고를 투여한다.

③ 상, 하부 결막낭 어느 쪽을 하든지 상관없다.

④ 안연고를 점안한 후 눈을 감고 안구를 움직이게 한다.

⑤ 처음 나오는 것부터 2cm 정도 짜 넣는다.

6. 대상자에게 안약을 점적 시 올바른 위치는?

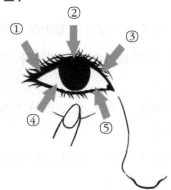

7. 침상 배설 돕기 방법으로 옳은 것은?

① 신속하게 돕기 위해서 절차 설명은 필요 없다.

② 커튼으로 가리면 대상자가 불안해하므로 활짝 열고 돕는다.

③ 변기는 따뜻한 물로 데워서 준비한다.

④ 침대는 배설이 끝날 때까지 평평한 상태를 유지한다.

⑤ 소리가 나지 않도록 변기 둘레에 화장지를 덮어 놓는다.

8. 이동 변기 사용 돕기 방법으로 옳은 것은?

① 요의나 변의를 호소할 때는 참았다 보도록 훈련시킨다.

② 배설 모습이 잘 보이도록 커튼을 열어 놓는다.

③ 비언어적 표현에는 신경 쓸 필요 없다.

④ 이동 변기는 매번 깨끗이 씻는다.

⑤ 찬물을 항문에 끼얹어서 괄약근을 수축시킨다.

9. 허리를 들 수 없는 대상자의 기저귀 교환 방법으로 옳은 것은?

① 무릎을 똑바로 펴고 교환한다.

② 무릎을 세우고 똑바로 누운 상태로 교환한다.

③ 옆으로 돌려 눕혀 교환한다.

④ 똑바로 누워서 엉덩이 들고 교환한다.

⑤ 반 좌위로 앉혀서 교환한다.

10. 유치 도뇨관을 사용하는 대상자가 요로 감염이 우려되는 경우는?

① 소변량과 색깔을 2~3시간마다 확인한다.

② 소변 주머니는 방광 위치보다 낮게 둔다.

③ 침대에 누워 있을 때는 소변 주머니를 매트리스보다 낮은 위치에 걸어 둔다.

④ 배액 밸브를 열고 소변 주머니를 허리 높이로 들고 보행한다.

⑤ 물은 하루에 2~3L 충분히 섭취한다.

11. 대상자의 손톱(가)과 발톱(나)을 자를 때 방법으로 옳은 것은?

	(가)	(나)
①	둥근 모양	둥근 모양
②	일자 모양	세모 모양
③	둥근 모양	일자 모양
④	일자 모양	일자 모양
⑤	일자 모양	둥근 모양

12. 회음부 청결을 위해서 닦아 주는 방법으로 옳은 것은?

① 항문→ 요도→ 질

② 항문→ 질→ 요도

③ 질→ 요도→ 항문

④ 요도→ 질→ 항문

⑤ 요도→ 항문→ 질

13. 왼쪽 눈에 눈곱이 있는 와상 대상자의 세수 돕기 방법으로 옳은 것은?

① 왼쪽 눈부터 바깥쪽에서 안쪽으로 닦는다.

② 왼쪽 눈부터 안쪽에서 바깥쪽으로 닦는다.

③ 하나의 수건의 면으로 양쪽을 닦는다.

④ 오른쪽 눈부터 바깥쪽에서 안쪽으로 닦는다.

⑤ 오른쪽 눈부터 안쪽에서 바깥쪽으로 닦는다.

14. 노인의 면도를 도울 때 옳은 것은?

① 폼 클렌징은 사용하지 않는다.

② 면도 시에 상처가 생겨 피가 날 경우, 맨손으로 지혈해 준다.

③ 피부가 주름져 있다면, 아래 방향으로 잡아당겨 면도한다.

④ 면도는 턱 쪽에서 귀밑으로 진행한다.

⑤ 찬 물수건으로 거품을 제거한다.

15. 통 목욕 시 편마비 대상자가 욕조에 먼저 들어가는 다리(가)와 먼저 나가는 다리(나)로 옳은 것은?

	(가)	(나)
①	불편한 다리	불편한 다리
②	불편한 다리	건강한 다리
③	건강한 다리	불편한 다리
④	건강한 다리	건강한 다리
⑤	양다리 같이	양다리 같이

16. 누워 있는 오른쪽 편마비 대상자의 단추 없는 옷 입히는 순서로 옳은 것은?

① 오른쪽 팔→ 왼쪽 팔→ 머리
② 오른쪽 팔→ 머리→ 왼쪽 팔
③ 왼쪽 팔→ 오른쪽 팔→ 머리
④ 왼쪽 팔→ 머리→ 오른쪽 팔
⑤ 머리→ 오른쪽 팔→ 왼쪽 팔

17. 대상자가 협조할 수 없는 경우 침대 아래쪽으로 미끄러져 내려가 있을 때 침대 위쪽으로 이동하는 방법으로 옳은 것은?

① 두 팔은 펴서 몸통에 붙인다.
② 무릎은 곧게 편다.
③ 두 사람이 침대 양편에 마주 서서 어깨와 둔부를 지지하여 침대 머리 쪽으로 옮긴다.
④ 요양보호사는 대퇴 아래와 침상면을 지지하여 침대 머리 쪽으로 옮긴다.
⑤ 시트를 잡아당겨 위로 옮겨 준다.

18. 편마비 대상자를 옆으로 돌려 눕히려고 한다. 순서로 옳은 것은?

가. 요양보호사는 돌려 눕히려는 쪽에 선다.
나. 돌려 눕히려고 하는 쪽으로 머리를 돌린다.
다. 눕히려는 쪽의 손은 위로 올리고 다른 쪽 손은 가슴 위에 올려놓는다.
라. 돌려 눕는 방향과 반대쪽 발을 다른 쪽 발 위에 올려놓는다.
마. 반대쪽 어깨와 엉덩이에 손을 대고 옆으로 돌려 눕힌다.
바. 엉덩이를 움직여 뒤로 이동시키고 어깨를 움직여 편안하게 하여 준다.

① 나-가-다-라-마-바
② 다-가-나-라-마-바
③ 가-다-나-라-마-바
④ 가-나-다-라-마-바
⑤ 가-나-라-다-마-바

19. 휠체어 접는 순서로 옳은 것은?

가. 잠금 장치를 잠근다.
나. 시트 가운데를 잡고 들어 올린다.
다. 발 받침대를 올린다.
라. 팔걸이를 잡아 접는다.

① 가-나-다-라
② 가-다-나-라
③ 다-나-라-가
④ 가-라-다-나
⑤ 다-가-나-라

20. 왼쪽 편마비 대상자를 침대에서 휠체어로 옮겨 앉힐 때 휠체어 위치와 각도로 옳은 것은? 4

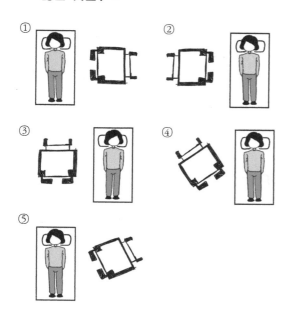

① ② ③ ④ ⑤

21. 왼쪽 편마비 대상자가 지팡이 보행 시 계단 올라갈 때 순서로 옳은 것은?

① 오른쪽 다리→ 지팡이→ 왼쪽 다리

② 오른쪽 다리→ 왼쪽 다리→ 지팡이

③ 왼쪽 다리→ 지팡이→ 오른쪽 다리

④ 지팡이→ 오른쪽 다리→ 왼쪽 다리

⑤ 지팡이→ 왼쪽 다리→ 오른쪽 다리

22. 요양보호사가 감염 예방을 위한 위생관리로 옳은 것은?

① 청결을 위해 일주일에 두 번 샤워를 한다.

② 로션을 바르면 대상자를 잡아줄 때 미끄러우므로 바르지 않는다.

③ 분비물이 묻은 장갑은 쓰레기통에 버린다.

④ 손은 배설물을 만진 후에만 씻는다.

⑤ 필요 시 마스크, 가운, 장갑 등의 보호장구를 착용한다.

23. 조리하던 중에 자리를 비워 화재가 발생했던 적이 있어 화재에 대한 두려움이 있는 대상자에게 대처 방법으로 옳은 것은?

① 음식을 조리하지 못하게 한다.

② 주방 가까이 가지 못하게 한다.

③ 화재가 발생했던 일을 자주 상기시킨다.

④ 음식을 만들 때마다 주의 깊게 관찰한다.

⑤ 음식을 조리하는 중에는 가급적 주방을 떠나지 않도록 한다.

24. 수동 침대 사용하는 방법으로 옳은 것은?

① 침대 이동 시 잠금장치는 잠겨 있어야 한다.

② 침대 이동 시 침대 난간을 잡고 움직인다.

③ 크랭크 손잡이는 사용하지 않을 경우 접어 둔다.

④ 등판 · 다리판 작동 손잡이를 빨리 돌린다.

⑤ 침대 난간은 안전을 위해 항상 내려 놓는다.

25. 보행 보조차(실버카)의 안전한 사용을 위해 점검해야 하는 부위는?

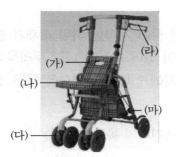

① 가
② 나
③ 다
④ 라
⑤ 마

26. 의복을 보관하는 방법으로 적절한 것을 고르시오.

① 방습제로 장뇌, 파라디클로로벤젠을 사용한다.

② 종류가 다른 방충제를 함께 넣으면 변색된다.

③ 방충제는 공기보다 가벼우므로 위쪽 구석에 넣어 둔다.

④ 폴리에스테르 섬유는 해충의 피해를 잘 받는다.

⑤ 맑은 날, 비가 막 그친 후에 의류를 바람에 쏘여 준다.

27. 대상자의 의류 세탁 방법으로 옳은 것을 고르시오.

① 면직물 행주는 삶을 수 없다.

② 헹굼은 1회가 적당하다.

③ 합성섬유는 햇빛에서 건조한다.

④ 풀 먹인 천은 천을 덮지 않고 다림질한다.

⑤ 니트류는 채반에 펴서 말린다.

28. 그림의 건조 표시에 대한 설명으로 가장 바른 것을 고르시오.

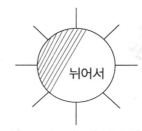

① 햇볕에 뉘어서 건조
② 햇볕에 옷걸이에 건조
③ 채반에 뉘어서 건조
④ 그늘에 뉘어서 건조
⑤ 그늘에 옷걸이에 건조

29. 보기가 설명하는 의사소통 장애의 유형으로 맞는 것을 고르시오.

> - 짧은 문장으로 천천히 이야기한다.
> - 몸짓, 손짓을 이용해 상대의 속도에 맞춘다.
> - 실물, 그림판, 문자판을 활용한다.

① 판단력 장애   ② 지남력 장애
③ 주의력 장애   ④ 시각장애
⑤ 노인성 난청

30. 대상자가 점심 식사를 거부하고 누워만 있는 상황에서 요양보호사의 나−전달법으로 옳은 것은?

> - 요양보호사: "어르신, 오늘 점심 식사는 맛있게 드셨어요?"
> - 대상자: "먹기 싫어서 안 먹었어."
> - 요양보호사: "오늘 점심은 어르신이 좋아하시는 된장찌개였는데요?"
> - 대상자: "다 필요 없어"
> - 요양보호사: "_____"

① "어르신, 그러지 마시고 식사하세요."
② "어디 편찮으신가요?"
③ "왜 다 필요 없어요?"
④ "미역국 끓여 드릴까요?"
⑤ "점심 식사를 하지 않으셨다니 걱정이 됩니다."

31. 다음 대상자의 말에 요양보호사가 공감적 반응을 잘 보인 것으로 옳은 것은?

> - 대상자: "아이고, 여기저기 너무 아파. 갈수록 더 아픈 것 같아."
> - 요양보호사: "_____"

① 연세가 있으신데 아픈 것은 당연하지요. 그동안 잘 참으셨잖아요.
② 어디가 아프세요?
③ 아프시면 병원에 가서 검사받고 치료해야 돼요. 얼른 저와 병원 가세요.
④ 건강하게 사시고 싶은데 아프시니까 많이 힘드시죠.
⑤ 할아버지 생각이 많이 나시나 봐요.

32. 대상자에게 소일 활동으로 추천할 수 있는 여가 활동을 고르시오.

① 책 읽기   ② 독서 교실
③ 가족 소풍   ④ 산책
⑤ 성당 가기

33. 노인성 난청인 대상자와 소통하는 방법으로 옳은 것을 고르시오.

① 이미지가 떠오르지 않는 형태는 말로 설명한다.
② 눈짓으로 신호를 주면서 이야기를 시작한다.
③ 보청기를 사용할 때 입력은 작게, 출력

은 크게 조절한다.
④ 아주 큰 목소리로 이야기한다.
⑤ 입을 작게 벌리고 조용히 말한다.

34. 업무보고 원칙에 옳은 것은?
① 중복되지 않도록 한다
② 주관적인 사실을 보고한다.
③ 될수록 신중히 생각해서 천천히 보고
한다.
④ 책임을 피하는 쪽으로 보고한다.
⑤ 서비스의 추가 및 변경이 필요할 때는
생략한다

35. 치매 대상자의 식사 돕기 방법 중 옳은
것은?
① 모든 음식을 한꺼번에 섞어 갈아서 제
공한다.
② 음식의 온도는 대상자가 스스로 확인
하게 한다.
③ 사발보다는 접시를 이용한다.
④ 씹는 행위를 잊은 대상자는 간식으로
딱딱한 땅콩이나 알사탕 등은 피한다.
⑤ 규칙적 생활습관이 중요하므로 정해진
시간에 식사를 반드시 해야 한다.

36. 치매 대상자를 위한 다양한 배뇨관리
중 옳은 것은?
① 실금한 경우 기저귀 채우기 전에 배뇨
훈련을 시도해 본다.
② 방광을 확실히 비우도록 변기에 오래
앉아 있도록 한다.
③ 복부를 시계 방향으로 마사지해 준다.
④ 소변이 잘 나오도록 찬물을 요도 부근
에 흘려보내 준다.
⑤ 실금한 경우 대상자가 말하기 전에 기
저귀를 채워 준다.

37. 누워서 지내는 치매 대상자를 위한 구
강 위생관리로 옳은 것은?
① 기도로 물이 넘어갈 수 있으므로 똑바
로 누워서 입안 헹구기를 한다.
② 편마비인 경우 마비된 쪽을 밑으로 한
비스듬한 자세로 구강 헹구기를 한다.
③ 머리 쪽을 낮춘 자세로 입안 닦아 주기
를 한다.
④ 대상자의 볼에 물받이 그릇을 밀착 시
켜 물을 받아 내게 한다.
⑤ 부리가 긴 주전자로 입 위쪽으로
50~60cc의 따뜻한 물을 넣어 준다.

38. 치매 대상자의 안전을 위한 원칙으로
옳은 것은?
① 치매 대상자의 방은 전망이 좋은 2층에

배치한다.

② 조용하고 한적한 위치의 방이 좋다.

③ 대상자의 환경을 절대로 바꾸지 않는다.

④ 지나친 자극을 받지 않도록 환경을 단순화한다.

⑤ 어두워지기 전에 환하게 불을 켜 둔다.

39. 치매 대상자가 점심 식사를 했는데 계속 밥을 달라고 할 때 올바른 대처는?

① "방금 식사하셨으니 좀 기다리세요."

② "그렇게 계속 드시면 살쪄요."

③ "지금 준비하고 있으니 기다리세요. 그동안 노래 부르기를 할까요?"

④ "식사 시간이 지나서 안 되겠는데요."

⑤ "저녁때 드릴게요."

40. 시설에 처음 입소한 치매 대상자가 불안해하며 계속 배회할 때 올바른 대처는?

① 창문이나 출입구를 열어 놓는다.

② 침상에 가족사진을 걸어 두고 가족 이야기를 나눈다.

③ 위험하므로 방 안에만 있게 한다.

④ 스스로 쓰러질 때까지 그대로 둔다.

⑤ 주위에 위험한 물건을 한쪽으로 치워 놓는다.

41. 다음 네모 안의 특징적 증상이 있는 치매 대상자의 문제 행동은 무엇인가?

- 자주 일어나지 않는다.
- 오래 지속되지 않는다.
- 초기에 분노로 시작하며 에너지가 소모되면 지쳐서 중지한다.
- 질병 초기에 나타나서 수개월 내에 사라진다.

① 도둑망상 　　② 우울

③ 파괴적 행동 　　④ 배회

⑤ 섬망

42. 치매 대상자가 하의를 벗고 다가와 요양보호사를 껴안으려고 했다. 올바른 요양보호사의 대처는?

① 소리 지르며 하지 말라고 한다.

② 단호하게 그만두라고 한다.

③ 방문 요양을 하지 않겠다고 한다.

④ 못 본 척 피한다.

⑤ 가족과 시설장에게 보고하고 서비스를 중단시킨다.

43. 임종 대상자가 음식이나 수분을 먹으려 하지 않고 입안이 건조할 때 요양보호로 볼 수 없는 것은?

① 수저로 조금씩 물이나 음료수를 떠 넣어 먹인다.

② 스프레이에 생수를 담아 조금 입안에 뿌려 준다.

③ 글리세린에 적신 솜으로 입술을 닦는
다.

④ 연하게 가습기를 틀어 준다.

⑤ 젖은 거즈로 입안을 닦아 준다.

44. 임종 대상자가 불안정한 행동을 반복할
때의 요양보호로 옳은 것은?

① 조명을 밝게 한다.

② 손을 흔들어 멈추게 한다.

③ 차분한 음악을 들려준다.

④ 자주 말을 걸어 준다.

⑤ 뺨을 부드럽게 문질러 준다.

45. 다음의 증상을 호소하는 대상자를 발견
했다. 올바른 요양보호사의 대처는?

- 목을 조르는 듯한 자세를 한다.
- 갑자기 기침을 하며 괴로운 표정을 한
다.
- 가슴 부위의 호흡운동이 보이지만, 공기
의 흐름이 적거나 없다.

① 인공호흡을 실시한다.

② 조용한 곳으로 데리고 가서 쉬게 한다.

③ 가슴 압박을 실시한다.

④ 하임리히법을 실시한다.

⑤ 등을 두드려 준다.

자격 종목	코드	시험 시간	형별	수험번호	이름

1. 노인장기요양보험 제도에 대한 설명으로 옳은 것은?

① 국민기초생활수급자의 이·미용비 등 비급여는 전액 본인이 부담한다.

② 기타 의료수급권자 등은 본인 부담금이 전액 면제된다.

③ 재가급여를 이용하는 대상자는 본인이 20%를 부담한다.

④ 65세 이하의 등급 판정을 받은 수급자는 본인 부담금이 100%이다.

⑤ 노인장기요양보험의 재원은 장기요양보험료와 본인 부담금으로 조달된다.

2. 장기요양 대상자에 해당되는 사람은?

① 근로 중 낙상으로 골절상을 입은 60세

② 진전 증상이 있는 50세

③ 오랫동안 당뇨로 고생하는 60세

④ 일상생활이 가능한 85세

⑤ 교통사고 후유증으로 일상생활이 어려운 60세

3. 변비인 대상자가 관장을 해달라고 요구할 때 옳은 것은?

① 1주일 이상 대변을 못 봤을 때에는 해드린다.

② 변비약을 사다주고 본인이 관장하도록 한다.

③ 요양보호사의 업무가 아님을 설명하고 의료진과 상의한다.

④ 식사를 당분간 하지 않게 한다.

⑤ 당분간 화장실에 가지 않도록 한다.

4. 대상자가 입맛이 없다고 식사를 하지 않을 때 요양보호사의 행동으로 옳은 것은?

① 운동 부족, 변비, 구강질환 등 신체적 이유로 식욕저하가 올 수 있으므로 원인을 파악한다.

② 관장을 해 드린다.

③ 일류 요리를 해 드린다.

④ 당분간 식사를 제공하지 않는다.

⑤ 얼큰한 음식을 해 드린다.

5. 요양보호사의 법적 소송에 휘말리지 않기 위한 대처 방법은 무엇인가?

① 요양보호 서비스는 정해진 정책과 절차에 따라 서비스를 제공한다.

② 제공된 서비스 내용을 내가 잘 알 수 있도록 기록한다.

③ 서비스 내용 및 방법이 확실하지 않은것은 상식선에서 기록한다.

④ 학대를 받는다고 의심되는 경우는 정확한 증거를 확보하여 신고한다.

⑤ 상태 변화는 내 주관적 관점으로 정확하게 기록한다.

6. 노인 학대 신고 의무자가 아닌 사람은?

① 의료인, 노인복지시설 관련 종사자

② 장애인 시설 관련자 및 구급대원

③ 시설 및 재가 장기요양 종사자

④ 건강가정 지원센터

⑤ 이웃 주민

7. 배변 실수한 대상자에게 동료 요양보호사가 야단치는 것을 목격했을 경우 올바른 대처 방법은?

① 시설장이나 간호사에게 보고한다.

② 동료 요양보호사를 불러 다음부터 그러지 못하도록 따끔하게 이해시킨다.

③ 조용히 못 본 척하며 넘어간다.

④ 보호자에게 알려준다.

⑤ 상황을 이해시키며 상태를 이해시킨다.

8. 정상 세균에 의해 음식물을 분해하고 수분을 흡수하는 기관은?

① 위장 　② 십이지장 　③ 췌장

④ 소장 　⑤ 대장

9. 노화에 따른 호흡기계 특성으로 옳은 것은?

① 코 점막이 건조해진다.

② 기침반사, 섬모 운동이 증가된다.

③ 기관지 내 분비물이 감소한다.

④ 폐활량이 늘어난다.

⑤ 호흡 근육이 증가된다.

10. 노화에 따른 심혈관계 변화로 옳은 것은?

① 혈압의 저하

② 심박동수의 증가

③ 심박출력의 증가

④ 말초혈관 저항 감소

⑤ 혈압 조절 능력의 저하

11. 동맥경화증 치료와 예방이 아닌 것은?

① 금연 　　　　② 고혈압 관리

③ 당뇨병 조절 　④ 저염식이

⑤ 고지방식이

12. 골다공증을 앓고 있는 노인에게 적합한 체중 부하 운동은?

① 요가   ② 수영   ③ 걷기
④ 줄넘기   ⑤ 육상

13. 요실금의 치료와 예방으로 옳은 것은?

① 수분 섭취를 줄인다.
② 식이섬유소 섭취를 줄인다.
③ 체중을 늘린다.
④ 골반 근육 운동을 한다.
⑤ 기저귀를 채운다.

14. 다음은 병상에 오래 누워 있는 대상자의 피부 상태이다. 예상되는 피부질환은?

> 가. 표피가 얇아진다.
> 나. 피하지방의 감소
> 다. 상처 회복의 지연

① 대상포진   ② 욕창
③ 피부 건조증   ④ 피부 알레르기
⑤ 피부암

15. 옴에 대한 설명으로 옳은 것은?

① 항바이러스제, 항염증제를 사용한다.
② 진통제, 냉찜질, 칼라민 로션을 바른다.
③ 전염성은 없으나 치료용 연고로 1~2주간 치료한다.
④ 세균에 의한 피부질환이다.
⑤ 대상자와 동거 가족, 요양보호사를 동시에 치료한다.

16. 뇌혈관이 터지거나 막혀서 산소와 영양분 공급이 차단되어 뇌세포가 손상되어 나타나는 질환으로 옳은 것은?

① 고혈압   ② 혈관성 치매
③ 알츠하이머 치매   ④ 동맥경화증
⑤ 파킨슨 질환

17. 노인의 우울증에 대한 설명으로 옳은 것은?

① 주변 사람에게 쉽게 발견된다.
② 대상자 스스로 자각한다.
③ 치료가 불가능하다.
④ 치매와 연관성이 없다.
⑤ 자살에 대한 생각이 많다.

18. 관상동맥이 동맥경화로 좁아져 산소 공급이 안 될 때 나타나는 통증의 유형은?

① 신경통   ② 두통   ③ 흉통
④ 복통   ⑤ 요통

19. 노인의 성적 변화로 옳은 것은?

① 강심제, 이뇨제, 항고혈압제, 신경안정제는 성 문제를 유발할 수 있다.
② 성적 욕구는 사라진다.
③ 자궁 적출술, 유방 절제술로 성기능의

변화가 있다.

④ 전립선 절제술은 발기 문제를 일으킨다.

⑤ 항파킨슨 약물은 성기능을 회복시킨다.

20. 대상자를 위한 식이의 종류를 옳게 설명한 것은?

① 일반 식이- 치아에 문제가 있지만 소화를 잘 시키는 대상자

② 잘게 썬 음식- 치아가 부실하여 씹기 어렵고 삼키는 데 문제가 없는 대상자

③ 갈아서 만든 음식- 치아가 있고 씹는 데 문제가 없는 대상자

④ 경구유동식- 치아에 문제가 없고 소화도 잘 시키는 대상자

⑤ 경관유동식- 잘 무른 건더기가 있는 음식

21. 몇 번 실금한 대상자가 기저귀를 채워 달라고 할 때 요양보호사 대답으로 옳은 것은?

① "원하시면 기저귀 채워 드릴게요."

② "기저귀를 착용하시면 수치스럽잖아요?"

③ "소변 마렵다고 하시면 그때 채워 드릴게요."

④ "지금 착용하시면 계속 착용해야 돼요."

⑤ "경제적 부담이 크실 거예요."

22. 의치를 보관할 때 물에 담가 두는 이유로 가장 옳은 것은?

① 의치의 냄새 제거

② 의치의 착색 방지

③ 의치의 분실 방지

④ 의치의 변형 방지

⑤ 의치의 치석 제거

23. 회음부 청결로 예방할 수 있는 질환으로 옳은 것은?

① 장염　② 직장암　③ 방광염
④ 치질　⑤ 건조증

24. 요양보호사가 대상자 이동 시 무릎을 굽히고 발을 적당히 벌려서 지지하는 이유로 옳은 것은?

① 힘이 덜 들게 하기 위해

② 좀 더 많이 지지하기 위해

③ 대상자를 가까이에서 잡아 주기 위해

④ 신체 손상 위험을 감소시키기 위해

⑤ 빨리 이동시키기 위해

25. 감염 예방에 가장 기본적이고 효과적인 방법은?

① 건강검진　② 금연
③ 예방접종　④ 손 씻기

⑤ 금주

26. 당뇨 대상자에게 권해도 좋은 음식을 고르시오.

① 커피믹스
② 꿀
③ 새우튀김
④ 방울토마토
⑤ 삼겹살

27. 암 환자가 구강건조증이 생겼을 때 권할 수 있는 음식을 고르시오.

① 뜨거운 국물
② 담배
③ 마늘 장아찌
④ 매운 음식
⑤ 주스

28. 다음 대화의 밑줄 친 곳은 의사소통의 기술 중 무엇에 해당하는가?

• 할머니: "오늘 병원을 다녀왔더니, 많이 걸어서인지 발이 너무 아프네……."
• 요양보호사: "많이 피곤하고 몸이 무거우시지요? 제가 따뜻한 물로 발을 씻겨 드릴까요?"

① 감정 공감
② 침묵
③ 증상 완화 보조
④ 수용
⑤ 정보의 제공

29. 사람의 생각이나 감정을 효과적으로 전달할 수 있기 때문에 가장 간편한 의사소통의 방법은 무엇인가?

① 목소리 크기
② 말투
③ 언어
④ 용모
⑤ 눈짓

30. 다음 대화에서 요양보호사의 '공감적 반응'으로 알맞은 것을 고르시오.

• 대상자: 나를 어린애 취급하는 것 같은데, 나를 성인으로 대해 주세요. 양치질 하라, 속옷 갈아입어라, 하지 않으면 신경질 내잖아요.
• 요양보호사: "_____"

① "어르신은 아이처럼 스스로 못 챙기고 계시잖아요."
② "저도 어르신을 성인으로 인정하고 그런 일들은 신경 쓰고 싶지 않아요."
③ "제가 어르신의 개인위생에 대해 일일이 간섭하는 듯해서 성가시고 화나셨군요."
④ "제가 양치질 도와 드릴까요?"
⑤ "제가 속옷 갈아입혀 드릴게요."

31. 등급외자의 노인을 노인 돌봄 서비스, 복지관이나 보건소 등에 연계하는 곳은?

① 건강보험공단　　② 보건소

③ 노인요양시설　　④ 재가복지센터

⑤ 시군구

32. 요양보호 업무기록의 목적으로 옳은 것은?

① 요양보호사의 활동을 입증할 수 있다.

② 전문가의 도움을 받지 않으려

③ 책임에서 벗어나려

④ 관리자의 지시이므로

⑤ 서비스의 연속성을 유지하지 않도록

33. 임종 1주일 전 징후로 볼 수 없는 것은?

① 숨소리가 크거나 불안을 동반한 잦은 호흡을 한다.

② 가래 끓은 소리가 날 수 있다.

③ 같은 동작을 반복한다.

④ 근육 경련이나 발작이 있다.

⑤ 소변량이 많아지고 잠자는 시간이 줄어든다.

34. 대상자가 죽음을 염두해 두고 자신의 근심이나 슬픔을 표현하지 않고 조용히 있거나 울기만 한다. 따라서 같이 느끼고 슬퍼함으로 도울 수 있는 임종 적응 단계는 어디에 속하는가?

① 분노　　② 부정　　③ 우울

④ 수용　　⑤ 타협

35. 응급 상황 시 시행하는 응급처치의 목적으로 옳은 것은?

a. 인명 구조
b. 고통 경감
c. 상처나 질병의 악화 방지
d. 심리적 안정 도모

① a-b-c　　　　② a-b-d

③ b-c-d　　　　④ a-b-c-d

⑤ b-c

자격 종목	코드	시험 시간	형별	수험번호	이름

1. 상자의 기저귀를 재사용하라고 보호자가 요구할 때 대처 방법으로 옳은 것은?

① 보호자의 요구를 들어주어 말려서 재사용한다.

② 재사용이 해로운 이유를 설명하고 새 기저귀를 사용한다.

③ 내 상식선에서 기저귀 사용을 판단한다.

④ 보호자에게 비위생적인 것을 설득시키고 다음부터는 착용하지 않는다.

⑤ 대상자의 다른 보호자들과 상의하여 결정한다.

2. 연하곤란이 있는 대상자에게 식사 돕기 방법으로 옳은 것은?

① 신맛이 강한 음식을 제공한다.

② 음식을 먹고 있는 도중에는 질문을 하지 않는다.

③ 작고 딱딱한 음식을 제공한다.

④ 식사 도중 사레가 들린 경우에는 물을 준다.

⑤ 똑바로 누운 상태에서 음식을 제공한다.

3. 편마비가 있는 대상자 식사 도움 시 유의할 점은?

① 식사 후 가능 하다면 10분정도 앉았다 눕도록 한다.

② 입가에 흐르는 음식물은 바로 닦아준다.

③ 입가에 묻은 음식물은 식사 후 한꺼번에 닦아준다.

④ 누워서 식사할 경우 마비된 쪽을 밑으로 비스듬히 눕힌다.

⑤ 즐겁게 이야기를 하면서 식사하도록 유도한다.

4. 비위관 영양 시 갑자기 얼굴색이 파랗게 될 때 요양보호사의 행동으로 옳은 것은?

① 비위관을 우선 잠그고 즉시 보고한다.

② 요양보호사가 비위관을 제거한다.

③ 비위관 주입 속도를 줄인다.

④ 들어간 영양액을 주사기로 빼낸다.

⑤ 자세를 반 좌위로 하고 얼굴색이 돌아올 때까지 기다린다.

5. 다음 중 안약을 투여할 때 눈을 중심으로 올바른 부위는?

① 비루관이 있는 부위

② 상부 결막낭 안쪽 1/3 부위

③ 상부 결막낭 바깥쪽 1/3 부위

④ 하부 결막낭 바깥쪽 1/3 부위

⑤ 눈동자 한가운데

6. 안연고 투여 시 올바른 눈의 위치는?

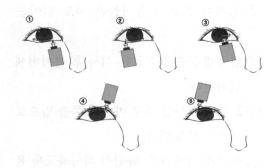

7. 화장실 이용 돕기 방법으로 옳은 것은?

① 대상자가 화장실에 걸어갈 때는 멀리 떨어져서 뒤쫓아간다.

② 낙상 사고를 예방하기 위해 처음부터 끝까지 돕는다.

③ 스스로 할 수 있는 부분은 최대한 스스로 할 수 있도록 격려한다.

④ 화장실 바닥은 청결하게 항상 물을 뿌려 놓는다.

⑤ 화장실은 밤에는 불을 꺼 둔다.

8. 침상 배설 돕기 시 소리가 나서 수치심을 느낄 수 있으므로 방지하기 위한 방법으로 옳은 것은?

① 수돗물을 틀어 놓는다.

② TV를 켜거나 음악을 틀어 놓는다.

③ 커튼을 쳐준다.

④ 기저귀를 채운다.

⑤ 노래를 불러 준다.

9. 이동 변기 사용 돕기 방법으로 옳은 것은?

① 이동 변기는 하루에 두 번씩 비운다.

② 커튼을 열어 놓는다.

③ 하반신은 벗겨서 배설하기 쉽게 준비시킨다.

④ 침대와 이동식 좌변기 높이가 같도록 맞춘다.

⑤ 이동 변기는 차게 준비해 준다.

10. 유치 도뇨관을 삽입한 대상자가 아랫배가 아프다고 호소할 때 가장 먼저 확인해야 하는 것은?

① 소변이 도뇨관 밖으로 새는지 확인한다.

② 소변 주머니가 가득 찼는지 확인한다.

③ 연결관이 꺾여 있는지, 눌려 있는지 확인한다.

④ 수분 섭취량을 확인한다.

⑤ 유치 도뇨관이 심하게 당겨지지 않았는지 확인한다.

11. 와상 대상자의 세수시키는 순서로 옳은 것은?

① 눈→ 입→ 코→ 뺨→ 귀→ 목

② 눈→ 코→ 입→ 뺨→ 귀→ 목

③ 눈→ 뺨→ 코→ 입→ 귀→ 목

④ 눈→ 코→ 뺨→ 입→ 목→ 귀

⑤ 눈→ 코→ 뺨→ 입→ 귀→ 목

12. 대상자의 목욕을 도울 때 옳은 방법은?

① 고혈압 대상자는 혈압약 복용한 시간 후에 실시한다.

② 욕실 문은 잠그고 한다.

③ 지성용 비누를 사용한다.

④ 목욕 중에는 찬물과 따뜻한 물을 번갈아 뿌려 준다.

⑤ 저혈압 대상자는 입욕하는 것이 좋다.

13. 누워 있는 왼쪽 편마비 대상자의 단추 있는 옷 갈아입히는 방법으로 옳은 것은?

	벗길 때	입힐 때
①	왼쪽→ 오른쪽	왼쪽→ 오른 쪽
②	왼쪽→ 오른쪽	오른쪽→ 왼쪽
③	오른쪽→ 왼쪽	오른쪽→ 왼쪽
④	오른쪽→ 왼쪽	왼쪽→ 오른쪽
⑤	대상자의 의견을 물어서 시행한다.	

14. 장기간 누워 있는 대상자에게 탄력 스타킹 신기는 방법으로 옳은 것은?

① 신기기 전 누운 상태에서 넙다리에 쿠션을 받쳐 다리를 올려놓는다.

② 잠 자는 시간에는 벗겨서 편안한 수면을 돕는다.

③ 신기기 전에 탄력 스타킹을 쭉 펴 놓는다.

④ 중간중간 주름이 잡히게 신긴다.

⑤ 착용 다리 둘레가 이전 측정한 것과 차이가 많이 날 경우 관리책임자에게 보고한다.

15. 와상 대상자에게 탄력 스타킹을 신길 때 돕기 방법으로 옳은 것은?

① 동맥류 예방을 위해 신긴다.

② 상체를 높게 하고 다리에 쿠션을 받친다.

③ 혈액순환이 잘 되도록 끝까지 올리지 않는다.

④ 접촉성 피부염이 있는 대상자에게 신긴다.

⑤ 탄력 스타킹을 신겼을 때 주름이 잡히지 않게 잘 펴 준다.

16. 오른쪽 편마비 대상자가 침대 아래쪽으로 내려가 있을 때 침대 위쪽으로 이동시키는 방법으로 옳은 것은?

① 요양보호사가 침대 머리 쪽으로 올라가서 양팔을 잡아 준다.

② 대상자가 양손으로 침대 머리 쪽 난간을 잡아끌게 한다.

③ 요양보호사가 침대 발치에서 두 발로 엉덩이를 밀어준다.

④ 오른쪽 손으로 침대 머리 쪽 난간을 잡아끌게 한다.

⑤ 왼쪽 손으로 침대 머리 쪽 난간을 잡아끌게 한다.

17. 휠체어 이동 시 작동법으로 옳은 것은?

① 문턱 오를 때: 뒷바퀴 들고 오른다.

② 오르막길 올라갈 때: 똑바로 밀고 올라간다.

③ 내리막길 내려갈 때: 뒤로 돌려 지그재그로 내려간다.

④ 울퉁불퉁한 길: 바퀴 모두 바닥에 닿는 상태로 이동한다.

⑤ 내리막길 내려갈 때: 뒤로 돌려 앞바퀴 약간 들고 내려간다.

18. 대상자를 바닥에서 휠체어로 이동시키려고 한다. 맞는 순서는?

> 가. 건강한 쪽 무릎을 세워 천천히 일어나도록 도와주어 휠체어에 앉힌다.
> 나. 휠체어를 대상자의 건강한 쪽에 가까이 놓고 잠금 장치를 잠근다.
> 다. 대상자는 바닥에 무릎을 대고 건강한 손으로 휠체어를 잡게 한다.
> 라. 요양보호사는 대상자 뒤에서 허리와 어깨를 지지하여 엉덩이를 들게 한다.

① 나-가-다-라

② 나-다-라-가

③ 나-라-다-가

④ 다-나-라-가

⑤ 다-라-나-가

19. 편마비 대상자 보행시킬 때 보행 벨트 묶는 위치(가)와 요양보호사 서는 위치(나)로 옳은 것은?

	(가)	(나)
①	허리	건강한 쪽 뒤
②	허리	건강한 쪽 앞
③	허리	불편한 쪽 뒤
④	허리	불편한 쪽 앞
⑤	허리	불편한 쪽 옆

20. 오른쪽 편마비 대상자가 지팡이 보행 시 계단 내려갈 때 지팡이 잡는 손(가)와 보행 순서(나)로 옳은 것은?

	(가)	(나)
①	오른손	오른쪽 다리→ 지팡이→ 왼쪽 다리
②	오른손	오른쪽 다리→ 왼쪽 다리→ 지팡이
③	왼손	왼쪽 다리→ 지팡이 → 오른쪽 다리
④	왼손	지팡이→ 오른쪽 다리→ 왼쪽 다리
⑤	왼손	지팡이→ 왼쪽 다리 → 오른쪽 다리

21. 재가에서 흡인 물품관리로 옳은 것은?

① 가래가 담긴 흡인병은 가득 차면 분비물을 버리고 깨끗이 닦는다.

② 한 번 사용한 카테터는 종이 위에 올려놓는다.

③ 카테터는 흐르는 물에 비벼 씻고, 15~20분 이상 끓여서 소독한다.

④ 소독한 컵은 행주로 깨끗이 닦는다.

⑤ 사용한 물품은 바로 씻고 소독해서 보관했다 사용한다.

22. 낙상 예방을 위한 환경 조성 방법으로 옳은 것은?

① 계단에 고정되지 않은 매트를 깔아 놓는다.

② 문턱이 있는 경우 경사로를 설치한다.

③ 물건은 사용하기 쉽게 바닥에 늘어놓는다.

④ 실내는 매우 밝은 조명을 설치한다.

⑤ 침대 높이를 높인다.

23. 전기 사고 예방을 위한 행동으로 옳은 것은?

① 전선이 벗겨져 있을 때 일회용 반창고로 붙여 사용한다.

② 전기기구 사용 시 찌릿한 느낌이나 냄새가 나면 즉시 사용 중단한다.

③ 하나의 콘센트에 여러 개의 전기 코드를 꽂아 사용한다.

④ 습기가 있는 곳에서 전기기구를 콘센트에 계속 꽂아 놓고 사용한다.

⑤ 전기기구는 수선 시 전기를 연결해 놓고 한다.

24. 수동 휠체어를 사용하는 방법으로 옳은 것은?

① 휠체어를 사용하지 않을 때는 잠금 장치를 풀어 놓는다.

② 타이어 공기압은 잠금 장치와 밀접한 관계가 있다.

③ 타이어의 적정 공기압은 엄지손가락으로 힘껏 눌렀을 때 1.5cm 들어가는 상

태이다.

④ 타이어는 공기압을 가장 많이 유지해야
잘 굴러간다.

⑤ 보관할 때는 펴서 세워 놓는다.

25. 수동 침대 사용하는 방법으로 옳은 것
은?

① 침대 바퀴의 잠금 장치는 항상 풀어 놓
는다.

② 침대를 이동 시 침대 양쪽 난간을 내리
고 이동한다.

③ 잠금 장치를 고정시킨 상태로 이동해야
한다.

④ 대상자가 침대 위에 있을 때는 항상 침
대 난간을 올려놓는다.

⑤ 사용하지 않을 때는 침대 높이를 가장
높은 위치로 한다.

26. 이동 욕조 사용하는 방법으로 옳은 것
은?

① 이동 욕조 표면은 미끄러워야 피부 손상
이 없다.

② 욕조를 잡고 일어나거나 앉는다.

③ 한 번에 두 사람씩 사용해도 된다.

④ 응급상황 발생 시 즉시 공기를 뺀다.

⑤ 평평하고 이물질이 없는 장소에서 사용
한다.

27. 대상자 가정의 쾌적한 실내 환경을 위
한 방법으로 옳은 것은?

① 바람이 대상자의 닿지 않도록 직접 환기
방법을 사용한다.

② 커튼, 발, 블라인드를 사용한다.

③ 장마철에는 가습기를 사용한다.

④ 국소 난방이 전체 난방보다 바람직하
다.

⑤ 배설물을 치울 때는 간접 조명이 좋다.

28. 대상자 가정의 청결한 주거 환경 조성
을 위한 방법으로 옳은 것은?

① 화장실 바닥은 락스를 사용해서는 안 된
다.

② 화장실은 밤 시간에 환기시킨다.

③ 실내 청소는 진공청소기보다 빗자루가
좋다.

④ 대상자의 물건을 함부로 처분하거나 옮
기지 않는다.

⑤ 귀중품은 요양보호사가 알아서 정리한
다.

29. 식기 및 주방의 위생관리로 맞는 것을
고르시오.

① 싱크대의 냄새는 올리브유로 닦아 준
다.

② 씻은 식기는 행주로 닦는다.

③ 고무장갑은 조리용과 비조리용을 하나

로 사용한다.

④ 유리그릇은 뜨거운 상태에서 찬물로 헹군다.

⑤ 소다와 식초를 배수구에 부어 놓으면 악취가 사라진다.

30. 시각장애가 있는 대상자와 의사소통하는 방법으로 옳은 것은?

① 여기, 이쪽 등 지시대명사를 사용한다.

② 요양보호사 중심으로 오른쪽, 왼쪽을 설명한다.

③ 사물의 위치를 반시계방향으로 설명한다.

④ 이미지가 잘 떠오르지 않는 새로운 물건은 촉각으로 이해시킨다.

⑤ 대상자와 보행 시 요양보호사가 먼저 앞서 걸어간다.

31. 다음과 같이 소통해야 하는 장애 유형은 무엇인가?

• 환경적 자극을 최대한 줄인다.
• 구체적이고 익숙한 사물에 대하여 대화한다.

① 이해력 장애　　② 지남력 장애

③ 주의력 장애　　④ 노인성 난청

⑤ 판단력 장애

32. 언어장애가 있는 대상자와 의사소통하는 방법으로 옳은 것은?

① 실물, 그림, 문자판 등은 사용하지 않는다.

② 빨리 끝내기 위해 답변이 끝나기 전에 다음 질문을 한다.

③ 소음이 있는 곳에서 이야기한다.

④ 칭찬은 인색할수록 언어 치료에 도움이 된다.

⑤ 알아듣고 이해가 된 경우에는 "예, 아니오."라고 짧게 대답한다.

33. 판단력, 이해력 장애가 있는 대상자와 의사소통하는 방법으로 옳은 것을 고르시오.

① 가능하면 긴 문장으로 이야기한다.

② 실물, 그림판, 문자판은 이용하지 않는다.

③ 아이처럼 취급하고 반말을 해야 빨리 알아듣는다.

④ 빠르게 이야기해야 이해도 빠르다.

⑤ 손짓, 몸짓을 이용해 천천히 상대의 속도에 맞추어야 한다.

34. 업무기록 일지 작성 시 맞는 것은?

① 서비스의 결과를 정확하게 기록한다.
② 상세하게 기록한다.
③ 주관적으로 기록한다.
④ 모든 보고는 전산망으로 보고하고 보관하여야 한다.
⑤ 공식화된 용어를 사용한다.

35. 치매 대상자가 급격히 체중이 감소되었다. 올바른 요양보호사의 대처는?

① 일단 의료진이나 시설장에게 보고한다.
② 입맛에 맞는 계절 음식을 제공한다.
③ 고열량 액체 음식을 제공한다.
④ 비위관으로 유동식을 제공해 줄 것을 건의한다.
⑤ 조금씩 다양한 음식을 한 상 차려 준다.

36. 치매 대상자에게 제공하는 목욕 도움 원칙 중 옳은 것은?

① 식사 직전이나 직후에 한다.
② 욕조 바닥과 욕실 바닥에는 미끄럼 방지 매트를 깔아 준다.
③ 목욕 전에 목욕에 필요한 물품을 미리 준비할 필요는 없다.
④ 대상자가 원하면 욕실에 혼자 둔다.
⑤ 욕조에 들어갈 때에는 혼자 들어가도록 한다.

37. 의치 보관에 대한 내용 중 옳은 것은?

① 의치 보관 용기는 투명 유리그릇이 좋다.
② 의치는 대상자 상태에 상관없이 식후에 닦아 준다.
③ 의치는 상하를 구분하기 위해 윗니와 아랫니를 따로따로 보관한다.
④ 의치 소독을 의치 세정제로 한다.
⑤ 의치는 닦을 때 외에는 늘 끼고 지낸다.

38. 치매 대상자에게 안전한 환경을 제공하기 위한 방법으로 옳은 것은?

① 난방 기구를 켜 놓았을 때에는 대상자를 혼자 두지 않는다.
② 손잡이는 막대형보다는 둥근 손잡이가 좋다.
③ 욕실 바닥은 거실과 문턱을 두고 항상 물기가 있도록 유지한다.
④ 문의 유리나 거실의 커다란 유리창은 늘 투명하게 아무것도 붙이지 않는다.
⑤ 약, 살충제, 성냥 등은 대상자가 쉽게 찾을 수 있는 곳에 보관한다.

39. 치매 대상자에게서 나타나는 파괴적 행동의 특징은?

① 자주 반복적으로 나타난다.
② 에너지가 소모되어도 장시간 지속된다.
③ 수개월 이상 지속된다.

④ 모든 치매 대상자에게서 나타나는 정신 행동 증상이다.

⑤ 질병 초기에 나타나서 수개월 내에 사라진다.

40. 임종 대상자가 가래 끓은 소리가 날 때 요양보호로 옳은 것은?

① 어깨를 흔들어 준다.

② 머리를 높여 준다.

③ 담뇨를 덮어 준다.

④ 고개를 옆으로 돌려 준다.

⑤ 대상자의 손을 잡아 준다.

41. 임종 후 요양보호로 옳은 것은?

① 의치는 빼서 보관하고 튜브나 장치는 신속히 제거한다.

② 사망 2~4시간 후에 바른 자세로 해 준다.

③ 소유물은 모아 두고 목록을 만든다.

④ 얼굴색 변화를 방지하기 위해 베개를 치워 어깨와 머리를 낮춘다.

⑤ 조명을 밝게 하여 일반인에게 노출한다.

42. 의식장애 및 신체적인 증상으로 간질, 중독, 저혈당, 알코올 금단 증상, 뇌졸중, 열사병 등의 상황에서 발생할 수 있는 것은?

① 질식　　② 치매　　③ 편마비

④ 경련　　⑤ 심정지

43. 대상자가 넘어져 골절이 의심될 때 올바른 요양보호사의 대처는?

① 부축하여 스스로 일어서도록 한다.

② 손상 부위의 장신구는 절대로 빼지 않는다.

③ 상처 부위에는 냉찜질을 하고 대상자는 담요를 덮어 따뜻하게 해 준다.

④ 튀어나온 뼈가 있으면 직접 압박한다.

⑤ 출혈이 있는 경우 멸균 거즈로 덮고 후송한다.

44. 다음 중 인공호흡을 하기 위한 기도 유지 자세를 고르시오.

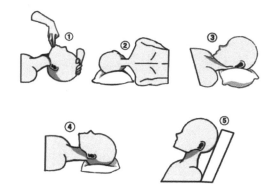

45. 심폐소생술 시행 중 도착한 자동심장충격기 사용에 대한 설명 중 옳은 것은?

① 자동심장충격기가 현장에 도착하면 즉시 적용한다.

② 심장 압박 : 인공호흡 = 30 : 2를 5회 실시 후 자동 심장 충격을 실시한다.

③ 대상자의 다리를 꽉 붙잡고 심장 충격 버튼을 누른다

④ 패드는 오른쪽 옆구리에 왼쪽은 쇄골 아래에 붙인다

⑤ 자동심장충격기는 5분마다 리듬 분석을 한다.

요양보호사 실전 모의고사(필기)

자격 종목	코드	시험 시간	형별	수험번호	이름

1. 일상생활수 행능력에서 5개 이상의 부분 도움이 필요한 대상자의 요양등급은?

① 1등급   ② 2등급   ③ 3등급
④ 4등급   ⑤ 5등급

2. 수급자의 일상생활 · 신체 활동 지원에 필요한 복지 용구를 제공하는 장기요양급여는?

① 방문간호   ② 기타 재가급여
③ 주 · 야간 보호   ④ 가사 활동
⑤ 시설급여

3. 대상자가 목욕 시 회음부를 닦아줄 때 거부한다. 이럴 때 올바른 대처 방법은?

① 대상자가 원하지 않으면 닦지 않는 게 원칙이다.
② 위생적으로 좋지 않음으로 강제로라도 닦아야 한다.
③ 물 수건을 이용하여 본인이 할 수 있도록 돕는다.
④ 본인이 닦겠다고 할 때까지 기다린다.
⑤ 대상자의 보호자에게 알려 보호자가 닦도록 한다.

4. 대상자가 입맛이 없다고 식사를 하지 않을 때 요양보호사의 행동으로 옳은 것은?

① 운동 부족, 변비, 구강질환 등 신체적 이유로 식욕 저하가 올 수 있으므로 원인을 파악한다.
② 관장을 해 드린다.
③ 일류 요리를 해 드린다.
④ 당분간 식사를 제공하지 않는다.
⑤ 얼큰한 음식을 해 드린다.

5. 노인 학대의 유형으로 바르게 연결된 것은?

① 신체적 학대－물리적인 힘이나 도구를 이용하여 노인에게 신체적 손상이나 고통, 장애를 유발시키는 행위
② 언어, 정서적 학대－노인의 자산을 동의 없이 사용하거나 부당하게 착취하는 행위
③ 성적 행위－비난, 모욕, 위협, 협박 등의 언어 및 비언어적 행위를 통하여 노인에게 정서적으로 고통을 주는 행위
④ 재정적 행위－노인에게 의식주 및 의료를 적절하게 제공하지 않는 행위

⑤ 방임-스스로 필요한 치료와 약 복용을 중지하여 건강 상태를 악화시키는 행위

6. 노인에게 필요한 의식주 및 의료를 적절하게 제공하지 않은 학대 유형은 어느 것인가?

① 재정적학대
② 언어 및 정서적 학대
③ 방임
④ 유기
⑤ 신체적 학대

7. 속 쓰림, 소화불량, 새벽 1~2시에 발생하는 상복부 불편감, 심한 경우 위출혈, 위천공, 위협착과 관련된 증상으로 옳은 것은?

① 위염   ② 위궤양   ③ 위암
④ 대장암   ⑤ 췌장염

8. 변비의 원인으로 옳은 것은?

① 복부 근력 증가   ② 식욕의 증가
③ 대장 반사 증가   ④ 저잔여식이
⑤ 운동량 증가

9. 퇴행성 관절염에 대한 설명으로 옳은 것은?

① 연골이 닳아서 없어지거나 염증이 생긴다.
② 저녁에 관절이 뻣뻣해지는 경직 현상이 나타난다.
③ 많이 사용하면 통증이 덜하다.
④ 날씨와는 무관하다.
⑤ 뼈세포가 상실되어 가는 대사성 질환이다.

10. 여성 노인의 생식기계 노화로 옳은 것은?

① 에스트로겐 생산 감소
② 난소가 커진다.
③ 성적 욕구가 감소한다.
④ 질의 분비물 증가
⑤ 유방 크기의 증가

11. 배뇨 후 잔뇨감이 있고 소변 줄기가 끊어지고 약한 소변 줄기, 힘을 주어야 소변이 나오는 질환은?

① 요로감염   ② 전립선비대증
③ 복압성 요실금   ④ 요로결석
⑤ 적발성 요실금

12. 피부 점막에 있는 감각신경 말단 부위에 발진, 수포, 통증, 작열감, 가려움 등의 증상이 있는 질환은?

① 욕창　　② 습진　　③ 건조증
④ 대상포진　⑤ 피부 알레르기

13. 노화에 따른 감각기계의 변화로 옳은 것은?

① 각막 반사가 좋아진다.
② 귓바퀴가 작아진다.
③ 접촉감이 좋아진다.
④ 고막은 두꺼워진다.
⑤ 후각세포가 증가한다.

14. 다음 중 노인의 시각 변화 중 옳은 것은?

① 눈물의 양이 증가한다.
② 빛 순응이 증가한다.
③ 눈부심이 감소한다.
④ 눈썹이 흰색으로 변화하고 숱이 많아진다.
⑤ 각막 반사가 저하되고 노인환이라는 지방 침적물이 생긴다.

15. 파킨슨 질환의 증상으로 볼 수 없는 것은?

① 현기증, 팔다리 저림, 뒷골 통증
② 무표정, 운동 완만, 근육 경직

③ 굽은 자세, 얼어붙는 현상, 균형 감각의 소실
④ 안정 시 떨림, 원인 불명의 통증
⑤ 자율신경의 장애, 배뇨 조절, 배변의 어려움

16. 노화에 따른 인슐린 부족 증상으로 옳은 것은?

① 체중 증가　　② 혈압 증가
③ 소변량 감소　④ 오심구토
⑤ 혈당 증가

17. 노인의 약물 문제의 원인은?

① 위산 분비 증가
② 간 대사 능력의 증가
③ 신장의 혈류량 감소
④ 약물의 빠른 흡수 능력
⑤ 인지, 판단 능력의 개선

18. 노인 대상자가 겨울철에 술을 많이 마신 다음 날 아침 외출하였다 발생이 우려되는 질환이나 증상은?

① 뇌졸중　　② 일사병
③ 열사병　　④ 혈압 저하
⑤ 근육 경련

19. 경관영양 돕기 방법으로 옳은 것은?

① 의식이 없으면 시작과 끝을 알리지 않아
도 된다.

② 비위관 주변을 청결히 하고 윤활제를 바
른다.

③ 비위관이 새면 즉시 비위관을 제거한다.

④ 영양 주머니는 하루에 한 번 깨끗이 씻는
다.

⑤ 코로 식사 공급이 되는 것이므로 구강은
신경 쓰지 않아도 된다.

20. 몇 번 실금했다고 해서 바로 기저귀를
해 주면 안 되는 이유로 가장 옳은 것은?

① 경제적 부담이 늘어나므로

② 기저귀에 의존하기 때문에

③ 욕창이 잘 생기므로

④ 가족들이 싫어하므로

⑤ 실금 사실을 잘 전달하므로

21. 구강 건조를 막고, 타액이나 위액 분비
를 촉진하여 식욕을 증진시키는 방법으로
옳은 것은?

① 의치 착용하기

② 입안 헹구기

③ 세수하기

④ 치실 사용하기

⑤ 칫솔질하기

22. 대상자 이동 시 요양보호사가 신체 손
상을 감소시키기 위한 방법으로 옳은 것
은?

① 몸의 작은 근육을 사용한다.

② 지지 면을 좁게 한다.

③ 무게 중심을 높게 한다.

④ 무릎을 구부려 무게 중심을 낮춘다.

⑤ 지지 면을 넓히고 무게 중심을 높인다.

23. 침대 위에서 취해 주는 체위로 옳은 것
은?

① 휴식하거나 잠을 잘 때 자세: 반 좌위

② 숨 쉬기 힘들 때 자세: 복위

③ 등에 상처가 있을 때 자세: 반 좌위

④ 관장할 때 자세: 앙와위

⑤ 경구, 경관영양 시 자세: 반 좌위

24. 노인장기요양보험 급여 복지 용구 중에
구입품목으로 옳은 것은?

① 수동 휠체어

② 성인용 보행기

③ 전동 침대

④ 목욕 리프트

⑤ 경사로

25. 치매 증상이 있거나 배회 또는 길 잃기
등 문제 행동을 보이는 대상자들의 실종
을 미연에 방지하는 장치로 옳은 것은?

① 배회 감지기

② 욕창 예방 매트리스

③ 성인용 보행기

④ 지팡이

⑤ 휴대용 마이크

26. 만성 신부전 대상자가 피해야 할 음식으로 옳은 것은?

① 사탕   ② 우유

③ 푸딩   ④ 들기름

⑤ 무염 버터

27. 변비에 도움이 되는 음식을 고르시오.

① 콜라   ② 녹차

③ 커피   ④ 홍차

⑤ 옥수수

28. 다음은 어떤 대상자와 이야기하는 방법인가?

> • 지시대명사를 사용하지 않는다.
> • 대상자를 만나면 먼저 말을 건네고, 악수를 청한다.
> • 자신의 건강 문제를 스스로 책임질 수 있도록 교육과 훈련을 반복한다.

① 노인성 난청   ② 지남력 장애

③ 시각장애   ④ 언어장애

⑤ 이해력 장애

29. 비언어적 의사소통 기법으로 올바른 것을 고르시오.

① 입술을 깨물거나 눈썹을 치켜뜬다.

② 대상자의 눈을 피한다.

③ 대상자의 느낌과 정서에 반응하는 어조

④ 팔짱을 끼고 듣기

⑤ 대상자 옆에 바짝 붙어서 친밀감을 형성하도록 한다.

30. 이 ○○할머니는 식사도 잘 안 하시고, TV도 보는 둥 마는 둥 말씀도 잘 안 하신다. 이때 빈칸에 들어 갈 요양보호사의 '증상 완화 보조' 기술로 맞는 것을 고르시오.

> • 요양보호사: "어르신! 오늘 날씨가 아주 좋아요."
> • 대상자: "그런가 보네……."
> • 요양보호사: "네, 날씨가 따뜻하고 바람도 없어요."
> • 요양보호사: "_____"

① "바람도 없고 햇살도 좋은 데 밖에 나가서 걸어 보실래요?"

② "어르신, 오늘은 기분이 좋지 않으신가 봐요?"

③ "말씀하기 싫으신가요?"

④ "어디 아프신가요? 왜 말이 없으세요?"

⑤ "뭐 먹고 싶으신 건가요?"

31. 장기요양 인정서에 기재되는 것은?

① 장기요양급여의 종류와 내용
② 대상자 주소
③ 대상자 가족 사황
④ 본인 부담률
⑤ 급여 제공 계획

32. 문제 업무기록을 함으로써 얻을 수 있는 것은?

① 대상자의 동의를 받지 않아도 되는 절차의 간소화
② 지도, 관리를 받지 않아도 됨
③ 서비스의 질 향상
④ 책임을 피할 수 있다
⑤ 대상자의 가족과 정보를 공유하지 않아도 됨

33. 임종이 임박하였을 때 징후로 옳은 것은?

① 맥박이 빠르고 강해진다.
② 혈압이 오른다.
③ 체온이 올라간다.
④ 항문이 열리고 실변이 있다.
⑤ 의식이 명료해진다.

34. 퀴블러 로스의 임종 적응 단계에 대한 설명으로 옳은 것은?

① 부정: "왜 하필이면 나야." 어디에서나 누구에게나 불만스러운 면만 찾으려 한다.
② 분노: 충격적으로 반응하며 사실로 받아들이려 하지 않는다.
③ 타협: 대상자는 자신의 근심과 슬픔을 더 이상 표현하지 않고 조용히 있거나 울기만 한다.
④ 수용: "나는 지쳤어." 죽는다는 사실을 체념하고 받아들인다.
⑤ 우울: 죽음을 피할 수 없는 상황으로 알고 제3의 길을 선택한다. 삶이 얼마간 연장하길 바란다.

35. 재가 방문 요양 시 대상자가 응급 상황에 처했을 경우 요양보호사의 응급처치 종료 시점은?

① 근무 시간이 끝날 때까지
② 보호자가 도착할 때까지
③ 시설장이 도착할 때까지
④ 전문 의료인에게 인계할 때까지
⑤ 동료 요양보호사가 도착할 때까지

자격 종목	코드	시험 시간	형별	수험번호	이름

1. 대상자가 아들, 딸의 험담을 자주 한다. 이때 요양보호사의 대처로 올바른 것을 고르시오.

① 가족 관계에 깊이 개입한다.

② 옳고 그름을 판단하지 않는다.

③ 자녀들 흉을 본다.

④ 이야기를 중단한다.

⑤ 설거지를 해야 한다고 말한다.

2. 대상자가 식탁의 의자에 앉아 식사할 때 올바른 자세는?

① 가슴이 식탁의 윗부분에 오는 것이 좋다.

② 의자 안쪽 깊숙이 앉게 한다.

③ 식탁과 1m 간격을 두고 앉아 식사하도록 한다.

④ 발끝이 바닥에 닿는 의자 높이가 안전하다.

⑤ 등받이는 있고 팔걸이는 없는 것이 안전하다.

3. 경관영양 적용 대상자는?

① 입으로 식사를 할 수 없고 영양 공급이

불충분할 때 적용한다.

② 영양 부족 지표가 있는 대상자에게 적용한다.

③ 치아가 없는 대상자에게 시행한다.

④ 삼키는 능력은 있지만 영양 위험 요소가 있는 대상자에게 적용한다.

⑤ 임종이 가까운 대상자에게 적용한다.

4. 비위관 영양 도중 시설장이나 간호사에게 보고해야 하는 경우는?

① 비위관이 꺾여 있을 때

② 대상자가 비위관을 빼려고 할 때

③ 주입 속도에 맞게 천천히 들어갈 때

④ 주려고 하는 영양액이 너무 차가울 때

⑤ 토하거나 청색증을 보일 때

5. 물약 복용 시에 계량 숟가락이나 컵을 사용하지 않고 입을 대고 대강의 양을 먹는 경우 우려되는 것은?

① 정확한 약물의 용량을 제대로 지킬 수 없다.

② 냄새나 맛을 구별할 수 없다.

③ 약물의 색을 볼 수 없다.

④ 잘못 삼키면 폐렴에 걸릴 수 있다.

⑤ 질식의 위험이 있다.

6. 귀 안쪽에 상처가 있어 귓약 점적 시 귓바퀴를 잡아당기는 방향은?

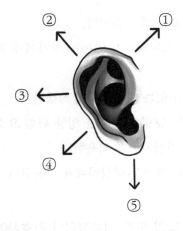

7. 편마비 대상자 화장실 이용 돕기 방법으로 옳은 것은?

① 요양보호사의 무릎으로 대상자의 건강한 쪽 무릎을 지지해 준다.

② 대상자의 건강한 쪽 팔로 요양보호사 허리를 잡도록 한다.

③ 화장실 바닥에는 물기가 없게 하고, 변기 옆에 손잡이를 설치하여 필요 시 잡도록 한다.

④ 대상자가 배설하고 있는 동안에 요양보호사는 급한 일이 있으면 자리를 비운다.

⑤ 화장실 밖에서 기다리면서 말을 걸어서는 안 된다.

8. 이동 변기 사용 돕기 방법으로 옳은 것은?

① 변기 밑에 미끄럼 방지 매트는 깔 필요가 없다.

② 편마비 대상자는 마비된 쪽에 침대 난간에 바짝 붙여 이동 변기를 놓는다.

③ 두 발끝이 바닥에 닿게 한다.

④ 소리 나는 것을 방지하기 위해 음악을 틀어 준다.

⑤ 배설물을 처리하고 창문을 닫아 둔다.

9. 배설에 어려움을 겪는 대상자에게 미온수를 항문이나 요도에 끼얹어 주는 이유로 옳은 것은?

① 청결하게 하기 위해서

② 괄약근을 수축시키기 위해서

③ 냄새를 제거하기 위해서

④ 괄약근을 이완시켜 요의나 변의를 느낄 수 있도록 하기 위해서

⑤ 소리 나는 것을 방지하기 위해서

10. 유치 도뇨관 사용 시 소변 주머니를 방광 위치보다 낮게 두는 이유로 옳은 것은?

① 유치 도뇨관이 빠지는 것을 예방하기 위해서

② 연결관이 눌리는 것을 막기 위해서

③ 연결관이 빠지는 것을 막기 위해서

④ 역류성 감염을 예방하기 위해서

⑤ 냄새 방지를 위해서

11. 유치 도뇨관 삽입한 대상자 돕는 방법으로 옳은 것은?

① 소변량과 색깔은 하루에 3번 확인한다.

② 빠질 수 있으므로 가능한 움직이지 못하게 한다.

③ 소변 주머니는 가슴 높이보다 낮게 둔다.

④ 금기 사항이 없는 한 수분 섭취를 권장한다.

⑤ 소변 주머니는 가득 채워서 비운다.

12. 통 목욕 시 머리 감기기 방법으로 옳은 것은?

① 실내온도는 24~28도 정도로 유지한다.

② 머리에 장신구는 제거하지 않는다.

③ 겨울에는 저녁 시간대에 머리를 감긴다.

④ 소량의 샴푸를 덜어 머리와 두피를 손가락 끝으로 마사지한다.

⑤ 귀막이 솜으로 한쪽 귀를 막는다.

13. 와상 대상자의 세수 돕기 방법으로 옳은 것은?

① 귀 안쪽 귀지를 귀이개로 제거한다.

② 코 안쪽 코털을 깎아 준다.

③ 입술 주변은 비누 묻힌 수건으로 닦으면 안 된다.

④ 코털이 코 밖으로 나와 있으면 깎아 준다.

⑤ 침대는 수평으로 하고 실시한다.

14. 노인의 면도를 돕는 방법으로 옳은 것은?

① 침대는 수평으로 유지하고 실시한다.

② 면도 전 따뜻한 물수건으로 덮어 건조함을 완화시킨다.

③ 면도날은 피부와 60도 정도의 각도를 유지한다.

④ 면도날은 길게 한 번에 쭉 밀어준다.

⑤ 전기 면도기는 감전의 위험이 있으므로 사용하지 말아야 한다.

15. 통 목욕 시 욕조에 들어가기 전에 물로 씻는 순서로 옳은 것은?

① 발→ 다리→ 몸통→ 팔→ 회음부

② 발→ 다리→ 회음부→ 몸통→ 팔

③ 발→ 다리→ 팔→ 몸통→ 회음부

④ 몸통→ 회음부→ 다리→ 발→ 팔

⑤ 몸통→ 회음부→ 팔→ 발→ 다리

16. 누워 있는 왼쪽 편마비 대상자의 단추 없는 옷 입히는 순서로 옳은 것은?

① 왼쪽 팔→ 머리→ 오른쪽 팔

② 왼쪽 팔→ 오른쪽 팔→ 머리

③ 머리→ 왼쪽 팔→ 오른쪽 팔

④ 머리→ 오른쪽 팔→ 왼쪽 팔

⑤ 오른쪽 팔→ 머리→ 왼쪽 팔

17. 침대 위에 누워 있는 대상자가 침대 오른쪽으로 쏠려 있을 때 침대 중앙으로 이동시키는 순서로 옳은 것은?

> 가. 대상자의 두 팔을 가슴 위에 포갠다.
> 나. 대상자를 이동하고자 하는 쪽에 선다.
> 다. 옷 밑 침대 시트 등 불편한 곳이 있는지 확인한다.
> 라. 상반신과 하반신은 나누어 이동시킨다.

① 가-나-다-라
② 가-다-라-나
③ 나-가-라-다
④ 나-가-다-라
⑤ 나-라-가-다

18. 휠체어 이동 시 뒤로 돌려 이동하는 경우(가), 지그재그로 이동하는 경우(나)로 옳은 것은?

	(가)	(나)
①	문턱 오를 때	문턱 내려갈 때
②	문턱 오를 때	문턱 오를 때
③	문턱 내려갈 때	오르막길 올라갈 때
④	문턱 내려갈 때	울퉁불퉁한 길 이동할 때
⑤	내리막길 내려갈 때	울퉁불퉁한 길 이동할 때

19. 두 사람이 와상 대상자를 침대에서 침대로 이동 시 지지해 주는 곳으로 옳은 것은?

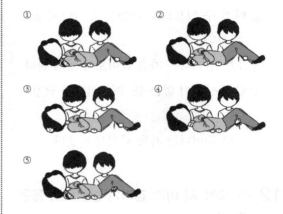

20. 왼쪽 다리가 불편한 대상자의 보행기 사용 방법으로 옳은 것은?

① 오른쪽 다리와 보행기 함께→ 왼쪽 다리
② 오른쪽 다리→ 보행기→ 왼쪽 다리
③ 왼쪽 다리→ 보행기→ 오른쪽 다리
④ 왼쪽 다리와 보행기 함께→ 오른쪽 다리
⑤ 보행기→ 왼쪽 다리→ 오른쪽 다리

21. 왼쪽 편마비 대상자가 지팡이 보행 시 요양보호사 위치(가)와 지팡이 끝 놓는 위치(나)로 옳은 것은?

	(가)	(나)
①	왼쪽 옆쪽	왼쪽 발 앞 15cm, 옆 15cm 지점
②	왼쪽 옆쪽	오른쪽 발 앞 15cm, 옆 15cm 지점
③	오른쪽 옆쪽	왼쪽 발 앞 15cm, 옆 15cm 지점
④	오른쪽 옆쪽	오른쪽 발 앞 15cm, 옆 15cm 지점
⑤	오른쪽 옆쪽	오른쪽 발 앞 30cm, 옆 30cm 지점

22. 감염 예방을 위해서 대상자 분비물을 위생적으로 처리하는 방법으로 옳은 것은?

① 배설물을 만질 때에는 반드시 멸균 장갑을 착용한다.

② 오염된 세탁물은 일반 세탁물과 함께 세탁한다.

③ 혈액이나 체액이 묻은 경우 찬물로 닦고 더운물로 헹군다.

④ 배설물 처리 후에는 장갑을 착용하였으므로 손을 씻지 않는다.

⑤ 배설물이 묻은 의류는 맨손으로 따로 배출한다.

23. 재가에서 기도 분비물이 축적된 대상자의 흡인에 대한 내용으로 옳은 것은?

① 카테터는 15분 이상 끓인 후 쟁반에 넣어서 그늘에서 말린다.

② 가래가 담긴 흡인병은 일주일에 1회 이상 닦는다.

③ 소독할 컵과 카테터는 10분 정도 끓인다.

④ 흡인이 필요할 시 요양보호사가 흡인을 직접 해준다.

⑤ 카테터를 씻을 때는 전용 냄비에 물을 받아 씻는다.

24. 욕창 예방 매트리스를 사용하는 방법으로 옳은 것은?

① 욕창 예방 매트리스 위에 전기요를 깔아 사용한다.

② 욕창 예방 매트리스 소독 시 공기 넣은 상태로 물로 씻는다.

③ 욕창 예방 매트리스는 격일제로 사용한다.

④ 손을 대상자 등과 엉덩이 밑에 넣어 대상자를 부양하는지 확인한다.

⑤ 일주일에 한 번은 정상 동작을 확인한다.

25. 이동 변기 사용하는 방법으로 옳은 것은?

① 사용 전 4개의 다리가 지면에 고정되어 있는지 확인은 필요 없다.
② 변기 한쪽 손잡이만 잡고 일어서지 말고 덮개에 기대지 않는다.
③ 좌변기 시트에 올라서서 사용한다.
④ 팔걸이와 등받이가 없는 것이 좋다.
⑤ 가볍기 때문에 덮개에 기댄다.

26. 대상자의 침상 청결 관리 방법으로 옳은 것을 고르시오.

① 대상자가 넘어지지 않도록 전기코드 등은 잘 치운다.
② 시트는 재봉선이 있는 것이 좋다.
③ 이불은 건조시키면 보온성이 감소한다.
④ 시트의 소재는 진한 색이 좋다.
⑤ 메밀껍질이나 식물의 종자는 베개로는 좋지 않다.

27. 대상자의 의류를 건조하는 방법으로 옳은 것을 고르시오.

① 건조 방법과 의복의 수명은 관계없다.
② 나일론 섬유는 햇볕에 말린다.
③ 청바지의 주머니는 뒤집어서 말린다.
④ 무늬가 있는 면직물은 햇볕에서 건조한다.
⑤ 스웨터는 옷걸이에 걸어서 말린다.

28. 의류 보관 시 방충제 사용과 관련한 설명으로 맞는 것을 고르시오 3

① 방충제는 포장된 상태에서 사용하는 것이다.
② 방충제는 공기보다 가볍기 때문에 보관 용기의 위쪽 구석에 넣어 둔다.
③ 종류가 다른 방충제를 함께 넣으면 화학 변화를 일으킨다.
④ 방충제는 실리카겔이나 염화칼슘으로 만든다.
⑤ 모섬유와 견섬유는 해충의 피해를 받지 않는다.

29. 고객과의 중요한 계약 전화를 기다리고 있는데, 사무실에서 동료 요양보호사가 개인적인 통화를 길게 합니다. 요양보호사의 '나-전달법'으로 옳은 것은?

① "전화 매너가 전혀 없으시군요."
② "중요한 전화를 받지 못할까 봐 조바심나고 걱정돼요."
③ "전화기 꺼 버리겠습니다."
④ "저를 무시하시는 건가요?"
⑤ "제 생각은 안 하시나요?"

30. 노인성 난청 대상자와 의사소통 시 주의할 사항으로 옳은 것을 고르시오.

① 입을 작게 벌리고 말한다.

② 대상자의 의사소통 유형을 미리 숙지할 필요가 없다.

③ 어두운 방에서 이야기한다.

④ 몸짓, 표정 등으로 이야기 전달을 돕는다.

⑤ 잘 들을 수 있게 시각 상실에 대한 체험을 한다.

31. 다음은 어떤 장애의 대상자와 의사소통 방법인지 맞는 것으로 고르시오.

• 알아듣고 이해가 된 경우에는 "예, 아니오"라고 짧게 대답한다.
• 눈을 깜빡이거나 손짓, 손에 힘을 주거나 등으로 표현하게 한다.
• 실물, 문자판, 그림판을 이용하여 소통한다.

① 청각장애   ② 지남력 장애

③ 언어장애   ④ 이해력 장애

⑤ 주의력 장애

32. 다음에서 설명하는 여가 활동 유형은 무엇인가?

• 대상자: "나도 예전에는 난 화분을 참 잘 관리했는데, 나이를 먹으니 모든 게 귀찮아지네……."
• 요양보호사: "그러셨어요? 그러면 다시 한번 난을 키워 보세요. 지루한 시간이 금방 지나갈 거예요."

① 소일 활동

② 자기계발 활동

③ 운동 활동

④ 가족 중심 활동

⑤ 사교 오락 활동

33. 요양보호사의 업무를 기록해야 하는 이유로 옳은 것은?

① 요양보호사가 책임을 피하기 위해서

② 서비스의 효과에 대한 증거를 인멸하기 위해서

③ 서비스의 연속성과 지속성을 유지하기 위해서

④ 요양보호사가 독자적인 서비스를 제공하기 위해서

⑤ 요양보호사의 일거수일투족을 감시하기 위해서

34. 다음의 행동을 하는 치매 대상자가 관찰되었을 때 올바른 요양보호사의 대처는?

> - 바지의 뒷부분을 움켜잡고 있다.
> - 구석진 곳을 찾는다.
> - 대중 앞에서 옷을 벗으려고 한다.
> - 서성이면서 안절부절못한다.

① 화장실로 안내한다.
② 잃어버린 물건을 찾아 보자고 한다.
③ 배회 코스를 만들어 준다.
④ 목욕탕으로 안내한다.
⑤ 성희롱하려는 의도이므로 모른 척한다.

35. 목욕을 앞둔 치매 대상자와의 대화 내용이다, 어긋난 원칙은?

> 목욕을 도와 드리겠습니다, 이리로 오세요. 여기 수건이 있습니다. 단추를 풀으시고 일어나셔서 하의를 벗으세요. 그리고 탕으로 들어가세요

① 치매 대상자에게는 한 번에 한 가지씩 제시하여야 한다.
② 단추를 혼자 풀으라고 했다.
③ 식사 직후에 목욕을 하는 것이 좋다.
④ 목욕은 스스로 결정해서 해야 한다.
⑤ 해야 할 일을 순서대로 잘 이해시켰다.

36. 치아가 없는 치매 대상자를 위한 식후 구강관리로 옳은 것은?

① 식후에 차를 마시게 한다.
② 치아가 없으므로 구강관리는 안 해도 된다.
③ 뜨거운 물로 입안을 헹궈 준다
④ 거즈를 감은 설압자에 물치약을 묻혀 잇몸을 닦아낸다
⑤ 껌을 씹게 한다.

37. 치매 대상자가 반복적인 질문과 행동을 할 때 요양보호사의 적절한 대처 방법은?

① 질문을 할 때마다 대답해 준다.
② 반복 행동을 못 하도록 설득한다.
③ 못 들은 척하고 피한다.
④ 어려운 과제를 주고 집중하여 해결하게 한다.
⑤ 주의를 다른 곳으로 돌리게 한다.

38. 치매 대상자가 음식에 독이 들었다며 식사를 거부할 때 올바른 대처는?

① "설마 독이 들었겠어요."
② "그렇게 의심하시면 안 되지요."
③ "성의껏 만든 것이니 드셔 보셔요."
④ "저하고 같이 드셔요, 제가 먼저 먹어 볼게요."
⑤ "그럼 드시지 마세요."

39. 도둑망상으로 치매 대상자가 방을 지켜야 한다고 고집할 때 올바른 대처는?

① 함께 지키자고 방안에 같이 머무른다.

② 도둑은 못 들어 온다며 억지로 나오게 한다.

③ 못 들어오게 문을 잠그자고 한다.

④ 위험하지 않은 한 방에 머무르도록 한다.

⑤ 대신 지켜 드릴 테니 나가시라고 한다.

40. 해 질 무렵 갑자기 이상 행동을 보이는 치매 대상자를 돕는 방법은?

① 해 질 녘에 대상자가 좋아했던 일을 하도록 돕는다.

② 조용히 혼자 있게 배려한다.

③ 따뜻한 커피나 녹차를 제공한다.

④ 어두워지기 시작하면 TV나 불을 환하게 켜둔다.

⑤ 해 질 녘에는 산책을 하지 않는다.

41. 임종 대상자의 신체의 변화와 돌봄으로 옳은 것은?

① 피부가 파래지면 전기 보온 기구를 이용한다.

② 불안정한 행동을 반복하면 조명을 밝게 하거나 손을 붙잡아 멈추게 한다.

③ 대소변을 조절하지 못하고 실금, 실변할 때 기저귀를 채운다.

④ 혼돈을 일으키면 내가 누구냐고 물어본

다.

⑤ 수면 시간이 길어지면 흔들어 깨운다.

42. 임종 대상자 가족을 지지하는 요양 방법은?

① 요양보호사 자신의 감정을 타인에게 전달한다.

② 장례식에 참석해 가족을 돕는다.

③ 가족의 감정 표현을 자제하게 한다.

④ 안아 주거나 손을 잡아 혼자가 아니라는 느낌을 준다.

⑤ "아무 염려마세요.", "곧 괜찮아질 거예요" 등 피상적 격려가 도움이 된다.

43. 몸이 뻣뻣해지면서 호흡 곤란, 의식 상실, 대소변 실금의 증상이 관찰될 때 올바른 대처는?

① 바닥에 눕히고, 골반 위치에 걸터앉아 손 뒤꿈치로 명치를 45° 상방으로 밀쳐 올린다.

② 경련은 1~2분 후면 끝나므로 대상자를 꽉 붙잡아 준다.

③ 대상자의 머리 아래에 부드러운 것을 대주고 위험한 물건을 치운다.

④ 2분 이상 지속될 때 즉시 119에 신고한다.

⑤ 따뜻한 물을 조금 먹인다.

44. 심폐소생술 실시 중 의식은 없으나 호흡과 맥박은 회복된 경우 올바른 조치는?

① 다시 한번 심장 충격을 시도한다.

② 심장 압박을 실시한다.

③ 기도 유지 후에 인공호흡을 실시한다.

④ 119가 도착할 때까지 회복 자세를 해 준다.

⑤ 호흡하기 편하게 반 좌위를 해 준다.

45. 자동심장충격기가 현장에 도착했을 때 패드 부착 부위를 바르게 표시한 것은?

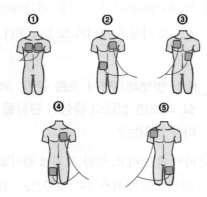

요양보호사 실전 모의고사

정답 및 해설

1회 / 2회 / 3회

[1교시]

1	2	3	4	5	6	7
④	⑤	⑤	③	⑤	③	②
8	9	10	11	12	13	14
②	④	①	⑤	②	①	②
15	16	17	18	19	20	21
④	②	②	②	①	⑤	③
22	23	24	25	26	27	28
⑤	⑤	⑤	⑤	③	②	④
29	30	31	32	33	34	35
①	④	③	④	④	⑤	③

해설

1. 교재 −29p

   재가급여의 장점은 친숙한 환경에서 지낼 수 있고, 개인 중심의 생활이 가능하다. 재가급여의 단점으로는 서비스가 단편적으로 진행되기 쉽고, 긴급한 상황에 대한 신속한 대응이 어렵다.

2. 교재 −26p

   의사소견서를 검토 후 등급판정위원회에서 등급판정한다.

3. 교재 −57p

   대상자 개인의 삶을 존중하며 본인 및 가족들로부터 대상자의 성격, 습관 및 선호하는 서비스 등을 서비스 개시 전에 반드시 확인하여 특별히 싫어하는 행동은 피하도록 한다.

4. 교재 −57p

   대상자의 성격, 습관 및 선호하는 서비스를 반드시 서비스 제공 전에 확인한다.
   대상자의 능력을 최대한 활용한다.
   대상자가 치매 등으로 인지 능력이 없는 경우 보호자에게 동의를 구한다.
   대상자의 상태와 관계없이 기계적으로 서비스를 제공해서는 안 된다.

7. 교재 −163p

   직장벽의 탄력성이 감소되고 항문 괄약근의 긴장도가 떨어져 변실금이 발생할 수 있다.

8. 교재 −171p

   ① 소화기계 관찰 증상은 체중 감소 ④ 당뇨병의 저혈당 증상 ⑤ 동맥경화증 증상이 된다.

9. 교재 −175p

   천식은 여러 가지 자극에 대해 기도가 과민 반응을 보이는 상태이다.

10. 교재 −183p

    ② 저지방, 저염식이 ③ 혈압약을 꾸준히 복용한다. ④ 알코올은 혈압을 상승시킨다. ⑤ 규칙적인 생활

11. 교재 −185p

12. 교재 −209p

13. 교재 −214p

14. 교재 −220p

    수정체의 황화 현상으로 보라색, 남색, 파란색 구별에 어려움이 있다.

15. 교재 −228p

16. 교재 −239p

17. 교재 −262p

    ① 스스로 할 수 있는 것은 스스로 하도록 한다. ③ 심리적, 사회적 상황은 고려한다. ④ 좀 되직한 것이 좋다. ⑤ 사레, 구토, 청색증 등을 관찰하고 대처해야 한다.

18. 교재 −280p

    ①, ⑤−배설 전 ②, ④−배설 중

19. 교재 −291p

20. 교재 −297p

21. 교재 −301p

22. 교재 －327p

　① 허리와 가슴 사이의 높이로 잡고 보조한다.

　② 발을 적당히 벌리고, 한 발은 약간 앞에 놓아 지지 면을 넓힌다.

　③ 등을 곧게 펴게 하고 무릎을 굽힌다.

　④ 몸 가까이에서 잡고 보조한다.

23. 교재 －355p

24. 교재 －359p

　⑤ 빈뇨로 자주 화장실에 다니다가 넘어질 수 있다.

25. 교재 －366p

26. 교재 －403p

　가공된 육류는 가급적 피한다. 육류보다는 생선이나 두부 단백질을 이용한다. 소금 섭취를 줄이기 위해 김치 섭취를 줄인다. 동물성 지방은 가급적 적게 먹고, 지방은 제거하고 살코기 중심으로 먹는다.

27. 교재 －403p

　자몽은 입안을 자극한다. 뜨거운 음식은 피한다. 매운 음식도 피한다. 마른 빵도 피해야 한다.

28. 교재 －456p

　언어장애를 가진 분과 소통할 때는 시끄러운 곳에서는 그분들의 부정확한 발음을 정확하게 들을 수가 없다. 언어 치료를 하면서 들어야 하므로 답답할 수 있고, 어르신도 말하는 데 힘이 들므로 앉아서 어르신 발음하는 입 모양을 보면서 잘 경청해야 인내심을 갖고 들을 수 있다. 잘 표현했을 때는 언어로 칭찬해 주고, 비언어적인 메시지로 확실하게 공감해 주면 같이 따라 하면서 자신감을 회복하게 된다. 대화에 적극적으로 참여시킬 수 있다.

29. 교재 －455p

30. 교재 －445p

31. 교재 －468p

　사례 회의는 1. 대상자의 상황과 제공되는 서비스 질에 대해 점검하는 회의. 2. 대상자의 욕구에 맞는 서비스를 제공하기 위한 회의

32 교재 －473p

　요양보호 기록의 원칙: 1. 사실을 있는 그대로 기록한다. 2. 육하원칙을 바탕으로 기록한다. 3. 서비스의 과정과 결과를 정확하게 기록한다. 4. 기록을 미루지 않고 그때그때 신속하게 작성한다. 5. 공식화된 용어를 사용한다. 6. 간단명료하게 기록한다

33. 교재 －550~551p

　퀴블러 로스의 임종 적응은 부정, 분노, 타협, 우울, 수용의 5단계로 구성된다. 그러나 모든 사람이 순차적으로 거치는 것은 아니다.

34. 교재 －566~567p

　①, ②, ③, ④는 정상적인 반응

35. 교재 －570p

　응급처치란? 응급 환자에게 행해지는 기도 확보, 심장박동의 회복, 기타 생명의 위험이나 증상악화를 방지하기 위해 긴급히 필요한 처치이다.

[2교시]

1	2	3	4	5	6	7
①	⑤	④	①	④	④	③
8	9	10	11	12	13	14
④	③	④	③	④	⑤	③
15	16	17	18	19	20	21
④	②	③	④	②	④	④
22	23	24	25	26	27	28
⑤	⑤	③	④	②	⑤	④
29	30	31	32	33	34	35
①	⑤	④	④	②	①	④
36	37	38	39	40	41	42
①	④	④	③	②	③	②
43	44	45				
①	③	④				

해설

2. 교재 －268p

3. 교재 －268p

4. 교재 －272p

　② 되도록 30분 정도 앉아 있도록 보조한다. ③ 즉시 비위관을 잠그고 시설장 의료진에게 보고한다. ④ 주입 전과

후에 물을 주입해 주어야 한다. ⑤ 앉게 하거나 침상 머리를 올린다.

5. 교재 -279p

① 손 씻고 장갑을 착용한다. ②, ③, ⑤ 하부결막낭의 안쪽에서 바깥쪽으로 2cm 안연고를 투여한다.

6. 교재 -275p

하부 결막낭 바깥쪽 1/3 부위

7. 교재 -287p, 288p

② 커튼, 스크린으로 가려 프라이버시를 지켜 준다. ③ 따뜻한 물로 데워서 근육을 이완시킨다. ④ 침대는 올려 주어 배에 힘을 주기 쉬운 자세로 한다. ⑤ 변기 밑에 화장지를 깔아 소리 나는 것을 방지한다.

8. 교재 -289p

① 즉시 배설할 수 있도록 한다. ② 불필요한 노출을 줄여 프라이버시를 유지한다. ③ 말로 표현하지 못하더라도 의도를 파악하여 해결해 준다. ⑤ 미지근한 물을 끼얹어 변의를 자극한다.

9. 교재 -292p

허리를 들 수 없거나 협조가 불가능한 대상자는 옆으로 돌려 눕혀 교환한다.

10. 교재 -294~295p

④ 이동 시 소변 주머니는 배액 밸브를 잠그고 방광 (아랫배)보다 아래로 유지한다.

11. 교재 -307p

③ 손톱 발톱

12. 교재 -307p

13. 교재 -309p

눈곱이 없는 쪽 눈부터 먼저 닦고, 눈의 안쪽에서 바깥쪽으로 닦는다.

14. 교재 -311p, 312p

① 폼 클렌징으로 거품을 낸 뒤 면도한다. ② 직접 접촉하지 않도록 주의한다. ④ 귀밑에서 턱 쪽으로, 코 밑에서 입 주위 순서로 진행한다. ⑤ 따뜻한 물수건으로 닦아 낸다.

15. 교재 -314p

16. 입힐 때는 마비된 쪽→ 머리→ 건강한 쪽 순서로 진행한다.

17. 교재 -328p

18. 교재 -329p

19. 교재 -337p

20. 교재 -340~341p

21. 교재 -353p

지팡이→건강한 다리→마비된 다리 순서로 이동한다.

22. 교재 -357p

① 매일 샤워를 하고 필요하면 더 자주 실시한다. ② 피부가 갈라지면 세균이 쉽게 침범하므로 로션을 사용한다. ③ 정해진 곳에 버린다. ④ 손을 자주 씻어서 감염을 예방한다.

23. 교재 -362p

24. 교재 -370~372p

① 잠겨 있는 상태에서 강제로 이동해서는 안 된다.
④ 어지러움을 호소할 수 있으므로 천천히 돌린다.
⑤ 낙상 예방을 위해 대상자가 침상에 있을 때는 항상 올려놓아야 한다.

25. 교재 -375p

④ 잠금 장치 손잡이가 있다.

26. 교재 -425p

방습제는 실리카겔, 염화칼슘을 사용한다. 방충제는 공기보다 무거우므로 보관 용기의 위쪽 구석에 넣어 둔다. 모섬유나 견섬유같은 천연섬유가 해충의 피해를 받기 쉽다. 맑은 날이라도 비가 막 그친 후에는 지면에서 습기가 올라오므로 바람을 쐬는데 적합하지 않다.

27. 교재 -423~428p

28. 교재 -426p

29. 교재 -457p

이해력과 판단력에 장애가 있으면 어려운 표현은 사용하지 않는다. 몸짓, 손짓은 이해력에 도움이 된다. 차라리 실물, 그림, 문자판과 같은 구체적인 사물을 가지고 이해시키는 건 도움이 된다.

30. 교재 -448p

나-전달법은 '행동-영향-느낌-바람'과 같이 4단계로 구성되어 있으나, 보통은 단계를 물어보지 않고 나-전달법을 고르라고 출제된다. 그러면 그 상황에 대해 자신이 느끼는 바를 솔직하게 말하는 3단계 '느낌'을 가장 적절하게 표현한 것을 고르면 정답이다. 고로 이 상황에서 요양보호사 자신의 솔직한 느낌을 표현한 것은 '~해서 걱정이 됩니다.'이다.

31. 교재 -446p

'공감적 반응 보이기'는 상대방의 말을 충분히 공감한 후에 그것을 자신의 말로 요약해서 다시 상대방에게 전달하는 것이다. 그러므로 이 상황에서 대상자의 감정을 함께 느껴 보고 그것을 대상자 입장에서 가장 적절하게 전달한 것은 '건강하게 오래 살고 싶으신데 아프시니까 많이 힘드시죠'가 가장 적절한 표현이다.

32. 교재 -458p

거동이 불편하여 혼자서 일상생활을 못 하는 분들이 등급 대상자이므로 이분들에게 여가 시간에 특별한 기술 없이 편하게 할 수 있는 소일 활동을 찾으면 된다. 책 읽기, 독서 교실-자기계발 활동, 가족 소풍-가족 중심 활동, 성당 가기-종교 중심 활동이 더 정확한 답이다.

33. 교재 -454p

이미지는 눈으로 볼 수 있으므로 난청 대상자는 보게 하면 된다. 보청기 입력은 크게 출력은 작게 맞춰야 잘 들린다. 무조건 큰 목소리보다는 차분하게 천천히 말을 알아듣도록 하는 것이 중요하고, 일상적인 말은 입을 크고 정확하게 벌리는 것이 오히려 잘 이해한다.

34. 교재 -485p

업무보고 원칙 1. 객관적인 사실을 보고한다. 2. 육하원칙에 따라 보고한다. 3. 신속하게 보고한다. 4. 보고 내용이 중복되지 않도록 한다.

35. 교재 -492p

① 부드럽게 조리하여 쉽게 먹을 수 있도록 한다. ② 요양보호사가 음식의 온도를 식사 전에 미리 확인한다. ③ 그릇은 접시보다는 사발을 사용한다. ⑤ 최대한 반영하고 강요하지 않는다.

36. 교재 -496P

민감하게 반응하지 않고, 비난하거나 화를 내지 않는다.

37. 교재 -498p

①, ②, ③ 반좌위나 건강한 쪽을 밑으로 하는 체위가 안전하다. ⑤ 입 아래쪽으로 물을 넣어 준다.

38. 교재 -501p

① 2층보다는 1층이 안전하다. ② 잘 관찰할 수 있는 곳에 위치하도록 하는 것이 좋다. ③ 두뇌 감각 및 기능적인 손상을 고려하여 안전하게 환경을 바꾼다. ⑤ 안전을 위

해 희미한 불을 켜둔다.

39. 교재 -505p

"지금 준비하고 있으니까 조금만 기다리세요."라고 친절하게 얘기한다.

40. 교재 -508P

41. 교재 -510p

파괴적 행동이란 무의미한 사건으로 보이는 것에 대해 자신뿐만 아니라 주위 사람들에게 정서적으로 난폭한 반응을 보이는 것이다.

42. 교재 -513P

보통 성 자체에는 관심이 없으나 부적절한 행동을 할 때, 즉각 멈추지 않으면 치매 대상자가 좋아하는 것을 가져간다고 경고하는 것도 도움이 될 수 있다.

43. 교재 -559~562p

억지로 먹이려 하지 말아야 한다.

44. 교재 -561p

⑤ 이마를 가볍게 문질러 준다.

45. 교재 -572p

[1교시]

1	2	3	4	5	6	7
①	②	③	①	①	⑤	①

8	9	10	11	12	13	14
⑤	①	⑤	⑤	③	④	②

15	16	17	18	19	20	21
⑤	②	⑤	③	①	②	④

22	23	24	25	26	27	28
④	③	④	④	④	⑤	③

29	30	31	32	33	34	35
③	④	⑤	①	⑤	③	④

해설

1. 교재 –34p

   국민기초생활수 급권자는 본인 부담금이 무료이나 단, 비급여 항목은 본인이 부담한다.

2. 교재 –25p

   낙상이나 당뇨, 교통사고는 노인성 질환이 아니다.

3. 교재 –65p

   요양보호사의 업무가 아님을 설명하고 의료진과 상의하여야 하며, 화장실에 앉아서 배변을 하는 습관을 들이도록 한다. 그리고 복부 마사지를 시계방향으로 원을 그리듯 해준다.

4. 운동 부족, 변비, 구강질환 등 신체적 이유로 식욕 저하가 올 수 있으므로 원인을 파악하고 대상자가 평소 좋아했던 음식을 파악하여 제공하고 함께 식사하거나 즐거운 분위기를 제공한다.

8. 교재 –163p

   대장의 정상적 세균에 의해 음식물이 분해된다.

9. 교재 –173p

③ 기관지 내 분비물이 증가하여 호흡기계 감염 발생이 쉽다. ④ 폐활량이 줄어든다. ⑤ 호흡 근육의 위축과 근력 약화로 호흡 증가 시 피로해지기 쉽다.

10. 교재 –180p

    노화에 따라 혈압이 오르는 것은 혈압 조절 능력 저하 때문이다.

11. 교재 –184p

    ⑤ 콜레스테롤이나 지방 섭취 과다가 동맥경화증 원인이 될 수 있다.

12. 교재 –192p

    산보, 걷기, 가벼운 조깅

13. 교재 –198p

    ① 하루 2~3L 수분 섭취로 방광 기능을 유지한다. ② 섬유소가 많은 채소나 과일 섭취로 변비를 예방한다.

14. 교재 –201~202p

15. 교재 –207p

    ①, ②는 대상포진 ④는 작은 진드기

16. 교재 –210p

    ③ 알츠하이머 치매는 뇌에 축적된 비정상 물질이 세포 기능을 마비시키므로 노인성 치매로 나타난다.

17. 교재 –231p

    ① 핵가족으로 고령자들이 혼자 거주하는 경우 방치되기 쉽다. ② 본인 스스로 자각하기 어려워 병원을 찾는 경우가 드물다.

18. 교재 –240p

    흉통은 관상동맥경화로 인한 심혈관 특유의 증상

19. 교재 –251~252p

    ② 노인이 되어도 성적인 관심이 있고 성적인 행동을 한다. ③ 성기능을 변화시키지 않는다. ④ 전립선 절제술은 발기 문제를 유발하지 않는다. ⑤ 항파킨슨 약물 치료제는 성적 욕구는 높여도 성 수행 능력까지는 아니다

20. 교재 –교재 264p

    ① 일반식이–치아에 문제가 없는 대상자 ③ 갈아서 만든 음식–치아가 있고 씹는 데 문제가 없는 대상자 ④ 경구

유동식 – 의식은 있지만 씹고 삼키는 능력 저하 대상자 ⑤ 경관 유동식 – 의식이 없고 삼키는 능력이 없는 대상

21. 교재 – 291p

22. 교재 – 301p

23. 교재 – 307p

③ 방광염, 요로 감염의 원인이 되므로 청결하게 유지한다.

24. 교재 – 327p

25. 교재 – 356p

26. 교재 – 388p

당뇨 환자는 커피믹스, 꿀과 같은 단순당은 피한다. 유지류의 섭취를 줄인다. 육류의 지방은 제거하고 섭취한다.

27. 교재 – 405p

28. 교재 – 453p

29. 교재 – 442p

사람의 생각을 가장 간편하게 전달할 수 있는 것은 '언어'이다. 하지만 가장 중요한 것은 언어를 효과적으로 전달하고자 하는 말하는 사람의 '표정'이다. 가장 '간편'한 것과 가장 '중요'한 것을 혼동하면 안 된다.

30. 교재 – 446p

공감적 반응은 말하는 대상자의 마음을 공감하고 그것을 요양보호사가 이해한 대로 돌려주는 것이다. 이 상황에서 대상자의 마음을 가장 적절하게 이해하고 제대로 반응한 것을 고르면 된다.

31. 교재 – 466p

시군구에서는 노인돌봄 종합 서비스, 노인돌봄 기본 서비스, 노인복지관이나 사회복지관, 보건소 등과 연계한다.

32. 교재 – 471p

요양보호기록 목적: 1. 요양보호사의 활동을 입증할 수 있다. 2. 질 높은 서비스를 제공하는 데 도움이 된다. 3. 서비스의 연속성을 유지할 수 있다. 4. 전문가와 업무 협조 및 의사소통을 할 수 있다. 5. 지도 관리를 받는데 도움이 된다. 6. 대상자 및 가족과의 정보를 공유한다. 7. 요양보호 서비스의 표준화에 기여한다. 8. 요양보호사의 책임을 제고한다.

33. 교재 – 548p

소변량이 줄고 잠자는 시간이 많아진다.

34. 교재 – 551p

35. 교재 – 570p

전문적인 치료를 받기 전 처치로써 인명 구조, 고통 경감, 상처나 질병의 악화 방지, 심리적 안정을 목적으로 한다.

[2교시]

1	2	3	4	5	6	7
②	②	②	①	④	①	③
8	9	10	11	12	13	14
②	④	③	⑤	①	④	⑤
15	16	17	18	19	20	21
⑤	⑤	③	②	③	④	③
22	23	24	25	26	27	28
②	②	②	④	⑤	②	④
29	30	31	32	33	34	35
⑤	④	③	⑤	⑤	⑤	①
36	37	38	39	40	41	42
②	④	①	⑤	④	③	④
43	44	45				
③	①	①				

해설

2. 교재 – 268p

신맛이 강한 음식은 침을 많이 나오게 하여 사레가 들을 수 있으니 주의한다.

3. 교재 – 267p

① 가능하다면 30분 정도 앉았다 눕도록 한다. ③ 입가에 묻은 음식물은 바로 닦아 준다. ④ 건강한 쪽을 밑으로 비스듬이 눕힌다. ⑤ 음식을 먹고 있는 도중 대상자에게 말을 시키지 않는다.

4. 교재 – 272p

5. 교재 – 275p

6. 교재 – 275p

하부 결막낭 위에 튜브를 놓고 안쪽에서 바깥쪽으로 안연고를 2cm 정도 짜 넣는다.

7. 교재 -280p

① 손을 뻗으면 닿을 수 있는 위치에 있다. ④ 화장실 바닥에 물기를 없게 해서 미끄러지지 않게 한다. ⑤ 밤에 표시등을 켜 둔다.

8. 교재 -287p

9. 교재 -289p, 290p

① 매번 깨끗이 씻는다.

③ 하반신을 수건이나 무릎덮개로 덮어 준다.

⑤ 따뜻한 물로 데워 둔다.

10. 교재 -295p

11. 교재 -310p

12. 교재 -313p

② 만일의 사태에 대비해서 욕실 문은 잠그지 않는다. ③ 건성용 비누를 사용한다. ④ 체온이 떨어지지 않도록 자주 따뜻한 물을 뿌려 준다. ⑤ 기립성 저혈압 위험이 있어, 입욕하지 말아야 한다.

13. 교재 -317p, 319p

벗길 때는 건강한 쪽→ 마비된 쪽, 입힐 때는 마비된 쪽→ 건강한 쪽 순서로 진행한다.

14. 교재 -324p

① 누운 상태에서 무릎 아래 쿠션을 받쳐 다리를 올려놓는다.

② 수면 시에도 착용한다.

③ 말아서 준비한다.

④ 중간에 주름이 많이 잡히면 혈액순환이 안 된다.

15. 교재 -324p

① 정맥류 예방을 위해 신긴다.

② 누운 상태에서 다리를 올려놓는다.

③ 끝까지 올려서 잘 신겨서 혈액순환에 방해가 되지 않도록 한다.

16. 교재 -328p

대상자가 협조를 할 수 있는 경우 침대 머리 쪽 난간을 잡게 한다.

17. 교재 -339p

① 뒤쪽으로 기울이고 앞바퀴를 들어 문턱을 오른다.

② 지그재그로 밀고 올라간다.

④ 앞바퀴를 약간 들어올려 뒤로 젖힌 상태에서 이동한다.

⑤ 뒤로 돌려 뒷걸음으로 내려간다

18. 교재 -343p

19. 교재 -349p

20. 교재 -353p

지팡이는 건강한 쪽 손으로 잡고 선다. 지팡이→ 마비된 다리→ 건강한 다리 순서로 이동한다.

21. 교재 -357p

① 흡인병은 1일 1회 이상 깨끗이 닦는다. ② 한 번 사용한 카테터는 물에 담가 놓는다. ④ 소독한 컵은 자연 건조시킨다. ⑤ 사용한 물품은 사용하기 직전에 소독한다.

22. 교재 -361p

① 계단에는 미끄럼 방지 장치를 해야 한다.

③ 주위의 물건을 최소화하고 정리한다.

④ 적절한 조명을 설치한다.

⑤ 침대 높이는 낮춘다.

23. 교재 -364~365p

① 전선이 벗겨져 있을 시 사용하지 않는다.

④ 콘센트에 보호용 커버를 씌워 사용한다.

⑤ 세척 시나 수선 시 절대 연결해서는 안 된다.

24. 교재 -367p

① 움직이지 않을 때는 잠금 장치를 항상 잠가 둔다.

③ 적정 공기압은 0.5cm 정도 들어가는 상태이다.

⑤ 접은 상태에서 보관한다.

25. 교재 -371~372p

① 항상 고정되어 있어야 한다. ⑤ 가장 낮은 위치에 오도록 한다.

26. 교재 -382p

① 움직임에 어려움이 있는 사람들을 위해서 미끄럼 방지가 되어 있어야 한다.

③ 한 번에 한 사람만 사용한다.

④ 배수 밸브를 열어 즉시 물을 뺀다.

27. 교재 -435~437p

바람이 닿지 않도록 간접 환기 방법을 쓴다. 장마철에는 제습기를 사용한다. 전체 난방이 국소 난방보다 효율적이고 어르신 건강에 좋다. 배설물의 상태를 확인하여 건강 상태를 보아야 하므로 직접 조명을 사용한다.

28. 교재 −437~439p

29. 교재 −416~417p

싱크대 배수구의 냄새는 소다와 식초를 혼합하여 부어 주면 악취가 사라진다. 씻은 그릇은 어긋나게 엎어 놓아 자연건조시켜야 더 위생적이다. 유리 그릇은 뜨거운 상태에서 찬물에 담그면 강화유리가 아닌 이상 깨지기 쉽다.

30. 교재 −455p

앞을 못 보므로 지시대명사는 의미가 없고 사물의 위치를 시계 방향으로 설명해야 한다. 대상자를 중심으로 왼쪽, 오른쪽 원칙을 정하는 것이 맞다. 보행 시 반걸음만 앞서서 대상자의 팔을 끄는 듯한 자세가 안전하다.

31. 교재 −457p

집중력이 부족한 대상자에게는 주의력을 높이기 위해 환경적 자극을 최대한 줄이고, 대상자가 집중할 수 있도록 그분이 관심을 보이는 구체적이고 익숙한 것부터 이야기를 시작해야 관심을 높일 수 있다.

32. 교재 −455~456p

말로 표현하지 못하는 것은 실물, 그림, 문자판으로 소통해도 된다. 질문에 대한 답변이 끝나기 전에 다음 질문을 하면 제대로 표현하기 더 어려워져 자신감을 잃는다. 어눌한 발음으로 말을 하기 때문에 조용한 곳에서 이야기해야 한다. 칭찬과 더불어 비언어적인 공감의 표시가 언어적 표현에 자신감을 심어 준다.

33. 교재 −457p

34. 교재 −473p

요양보호 기록의 원칙: 1. 사실을 있는 그대로 기록한다. 2. 육하원칙을 바탕으로 기록한다. 3. 서비스의 과정과 결과를 정확하게 기록한다. 4. 기록을 미루지 않고 그때그때 신속하게 작성한다. 5. 공식화된 용어를 사용한다. 6. 간단명료하게 기록한다. 7. 기록자를 명확하게 한다.

35. 교재 −494p

의료진에게 알리고 우선 그 원인을 파악한다.

36. 교재 −497p

① 식사 직전이나 직후에는 피한다. ③, ④ 혼자 두지 않기 위하여, 모든 물품을 준비한 후 목욕을 시작한다. ⑤ 욕조에 들갈 때는 반드시 옆에서 부축을 한다.

37. 교재 −499p

① 의치는 변형이 되지 않도록 전용 그릇에 물을 넣고 담가 둔다. ② 가장 협조를 잘할 수 있는 시간을 택해 닦아 준다. ③ 윗니와 아랫니를 함께 보관한다. ⑤ 밤에 잘 때에는 빼서 잇몸을 쉬게 한다.

38. 교재 −502p

감각 및 기능적인 손상을 고려하여 치매 대상자의 환경을 바꾼다.

39. 교재 −510p

40. 교재 −561p

수분 섭취가 줄어들고 기침을 가래를 내보내지 못해 나타나므로 고개를 옆으로 부드럽게 돌려 주어 배액이 되게 하고 젖은 거즈로 입안을 닦아 준다. 가습기를 켜 둔다.

41. 교재 −565p

① 의치를 그대로 둘지, 빼내어 의치 용기에 보관할지 가족에게 확인한다. 튜브와 장치는 간호사 등 의료인에게 제거해 줄 것을 의뢰한다. ② 사후 강직은 사망 2~4시간 후이므로 사후 강직 전에 바른 자세를 취해 준다. ④ 베개를 이용하여 어깨와 머리를 올려준다. ⑤ 조명을 차분하게 조절하고 대상자의 사생활을 보호해 준다.

42. 교재 −574p

뇌세포가 비정상적으로 자극되어 나타난다.

43. 교재 −578p

44. 교재 −582p

45. 교재 −585p

② 도착하면 지체 없이 적용한다. ③ 다른 사람이 대상자에게서 떨어져 있는지 확인한다. ④ 오른쪽은 빗장뼈(쇄골) 바로 아래에, 왼쪽은 젖꼭지 아래 중간 겨드랑이 선에 부착한다. ⑤ 2분마다 심장 리듬 분석을 반복해서 실시한다.

제3회 정답 및 해설

[1교시]

1	2	3	4	5	6	7
②	②	③	①	①	③	②
8	9	10	11	12	13	14
④	①	①	②	④	④	⑤
15	16	17	18	19	20	21
①	⑤	③	①	②	②	②
22	23	24	25	26	27	28
④	④	②	①	②	⑤	③
29	30	31	32	33	34	35
③	①	①	③	④	④	④

해설

1. 교재 –28p
   1등급은 6개 이상 완전 도움이 필요하고, 3등급은 3개 정도 부분 도움이 필요.

2. 교재 –30p
   기타 재가급여는 복지 용구 급여만 있다.

3. 교재 –62p
   대상자가 수치심을 느끼지 않도록 환경을 개선하고 회음부 세척의 필요성을 알려주고, 그래도 닦지 않으면 물수건을 이용하여 본인이 할 수 있도록 돕는다.

4. 운동 부족, 변비, 구강질환 등 신체적 이유로 식욕 저하가 올 수 있으므로 원인을 파악하고 대상자가 평소 좋아했던 음식을 파악하여 제공하고 함께 식사하거나 즐거운 분위기를 제공한다.

7. 교재 –165p
   위궤양은 새벽 1~2시에 발생하는 상복부 불편감이다.

8. 교재 –169p
   ① 복부 근력 감소 ② 식욕의 감소 ③ 대장 반사 감소 ⑤ 운동량 감소

9. 교재 –191p
   ② 아침에 관절에 경직 현상이 나타난다. ③ 많이 사용할수록 통증이 심해진다. ④ 날씨에 따라 통증의 호전과 악화가 있다. ⑤ 골다공증

10. 교재 –196p
    ③ 성적 요구가 감소되는 것은 아니다. ④ 질의 수축과 분비물 저하로 질염이 발생하기 쉽다.

11. 교재 –198p

12. 교재 –206p
    ④ 수두를 일으키는 바이러스에 의해 피부와 신경에 염증이 생기는 질환이다.

13. 교재 –220~222p
    ① 각막 반사가 좋아짐 ② 귓바퀴는 커지고 늘어진다. ③ 접촉 강도가 높아야 접촉감을 느낌 ⑤ 후각세포의 감소

14. 교재 –220p
    눈물 양의 증가, 빛 순응에 어려움, 눈부심이 증가된다. 눈썹의 숱도 줄어든다.

15. 교재 –217~218p
    ① 뇌졸중의 전구 증상

16. 교재 –227~228p

17. 교재 –253p
    ①, ④ 위산 분비 감소로 약물의 흡수가 줄고, 약물 효과를 지연시킬 수 있다. ② 간 대사 능력의 감소 ③ 신장의 혈류량 감소로 약물 축적, 중독 위험 증가

18. 겨울철에는 뇌졸중 발생 빈도가 높아지며 술을 많이 마신 다음 날 아침 혈압이 증가하고 차가운 기후에 노출되면 혈관이 수축하여 뇌졸중 위험을 높인다.

19. 교재 –271p
    ① 시작과 끝을 알린다. ③ 비위관 연결 부분을 확인하고 간호사에게 보고한다. ④ 매번 깨끗이 씻어서 말린 후 사용한다. ⑤ 입안을 자주 청결히 하고, 입술 보호제를 발라 준다.

20. 교재 –291p
    기저귀를 쓰게 되면 기저귀에 의존하게 되어 치매 증상

및 와상 상태가 더욱 심해질 수 있다.

21. 교재 -299p

22. 교재 -327p

① 몸통의 큰 근육을 사용한다. ② 발을 적당히 벌려서 지지 면을 넓힌다.

23. 교재 -335, 336p

① 앙와위 (바로 누운 자세)

② 반 좌위 (반 앉은 자세)

③ 복위 (엎드린 자세)

④ 측위 (옆으로 누운 자세)

24. 교재 -366p

25. 교재 -383p

26. 교재 -406p

체중 감소를 방지하기 위하여 신장에 부담을 주지 않는 사탕, 꿀, 젤리, 푸딩 등을 섭취한다. 또한, 들기름, 참기름, 무염 버터와 같은 지방도 적절히 이용한다. 다만 인이 많은 우유, 치즈, 미꾸라지, 멸치는 신부전 환자에게 뼈를 약하게 하므로 제한해야 한다.

27. 교재 -408p

카페인이 많은 콜라, 녹차, 커피, 홍차는 제한해야 한다. 섬유질이 풍부한 옥수수는 자주 섭취한다.

28. 교재 -455p

앞을 못 보는 분이므로 여기, 이쪽과 같은 지시대명사는 알아듣기 힘들다. 시계방향으로 이야기하는 것이 좋다. 앞을 못 보는 분들은 손의 감촉으로 사물을 인지하고 세상과 소통하므로 요양보호사는 악수를 함으로써 눈을 맞추고 인사하듯 손을 잡아 대상자의 근접 거리에 요양보호사가 와 있음을 알려서 더듬더듬 불안한 행동을 하지 않게 한다. 스스로 할 수 있는 것은 반복적인 훈련을 통해 하게 함으로써 일상생활의 자립도를 높인다.

29. 교재 -443p

30. 교재 -451p

지금 대상자는 기분이 언짢아서 요양보호사의 반응에 시큰둥하신다. 공감을 해드리고 우울한 증상을 완화시키기 위해서는 산책과 같은 외부 활동이 도움이 된다. 이것이 증상을 완화시키기 위한 보조적인 기술이다.

31. 교재 -461p

장기요양 인정서에는 성명, 주민등록번호, 장기요양 인정 번호, 장기요양등급, 유효기간, 장기요양급여의 종류와 내

용, 등급판정위원회 의견 등이 기재되어 있다.

32. 요양보호 기록 목적: 1. 요양보호사의 활동을 입증할 수 있다. 2. 질 높은 서비스를 제공하는 데 도움이 된다. 3. 서비스의 연속성을 유지할 수 있다. 4. 전문가와 업무 협조 및 의사소통을 할 수 있다. 5. 지도 관리를 받는 데 도움이 된다. 6. 대상자 및 가족과의 정보를 공유한다. 7. 요양보호 서비스의 표준화에 기여한다. 8. 요양보호사의 책임을 제고한다.

33. 교재 -549p

①, ② 맥박이 약해지고 혈압이 떨어진다. ③ 손발이 차가워지고 파랗게 변한다. ⑤ 의식이 점차 흐려지고 혼수 상태에 빠진다.

34. 교재 -550~551p

① 분노 ② 부정 ③ 우울 ④ 수용 ⑤ 타협 단계

35. 교재 -571p

전문 의료인에게 인계할 때까지 절대 응급처치를 중단해서는 안 된다.

[2교시]

1	2	3	4	5	6	7
②	②	①	⑤	①	②	③
8	9	10	11	12	13	14
④	④	④	④	④	④	②
15	16	17	18	19	20	21
③	①	③	③	⑤	④	②
22	23	24	25	26	27	28
③	①	④	②	①	③	③
29	30	31	32	33	34	35
②	④	③	①	③	①	①
36	37	38	39	40	41	42
①	⑤	④	④	①	③	④
43	44	45				
③	④	③				

해설

2. 교재 −266p

팔받침, 등받이가 있는 의자는 안전하고 좌우 균형을 잡는 데 도움이 된다.

3. 교재 −271p

②, ③, ④ 의식이 없거나 얼굴, 목, 머리 부위의 심한 부상, 마비가 있을 때 적용한다. ⑤ 임종이 가까운 대상자는 억지로 먹이려 하지 않는다.

4. 교재 −272p

비위관을 잠근 후 즉시 시설장이나 간호사 등에게 알린다.

5. 교재 −274p

꺼낸 시럽을 다시 병에 넣으면, 약이 변하는 원인이 되므로 잘못 따른 약은 버려야 한다.

6. 교재 −276p

귓바퀴를 후상방으로 잡아당겨 약물 투여가 쉽도록 한 후 측면을 따라 정확한 방울 수의 약물을 점적한다.

7. 교재 −280~285p

① 마비된 쪽 무릎 안쪽을 지지한다. ② 어깨를 감싸도록 한다. ④, ⑤ 중간중간 대상자에게 말을 걸어 상태를 살핀다.

8. 교재 −290p

① 앉을 때 흔들리지 않도록 미끄럼 방지 매트를 깐다. ② 건강한 쪽으로 30~45° 각도로 놓는다. ③ 두 발이 바닥에 닿게 한다. ⑤ 처리 후 환기시킨다.

9. 교재 −289p

미지근한 물을 항문이나 요도에 끼얹으면 근육이 이완되면서 요의나 변의를 느낄 수 있다.

10. 교재 −294p

소변이 담긴 주머니를 방광 위치보다 낮게 두어 감염을 예방한다.

11. 교재 −295 p

① 소변량과 색깔을 2~3시간마다 확인한다. ② 침대에서 자유로이 움직일 수 있으며, 보행도 가능함을 알려준다. ③ 소변 주머니는 방광 위치보다 밑에 둔다.

12. 교재 −303p

① 실내온도를 22~24도 정도로 유지한다.
② 머리에 장신구나 이물질을 제거한다.

③ 따뜻한 낮 시간대를 이용한다.
⑤ 양쪽 귀를 막는다.

13. 교재 −309p

① 귀 입구의 귀지를 닦아 낸다. ② 코 밖으로 나온 코털은 깎아 준다. ③ 입술과 주변을 비누를 묻혀 닦는다. ⑤ 침대 머리를 높이거나 앉힌다.

14. 교재 −311p

① 침대 머리를 높이거나 앉혀서 실시한다. ③ 45도 정도의 각도를 유지한다. ④ 짧게 나누어 일정한 속도로 면도한다. ⑤ 감전 위험성이 있는지를 먼저 살펴본다.

15. 교재 −314p

16. 교재 −321p

입힐 때는 마비된 쪽 머리→건강한 쪽 순서로 진행한다.

17. 교재 −328~329p

상체→ 하체 순으로 이동

18. 교재 −339p

뒤로 돌려 이동하는 경우:
문턱 내려갈 때, 내리막길 내려갈 때
지그재그로 이동하는 경우 :
오르막길 올라갈 때, 내리막길 내려갈 때

19. 교재 −345p

20. 교재 −351p

21. 교재 −351~352p

지팡이는 건강한 쪽 손으로 잡는다.
요양보호사는 지팡이를 쥐지 않은 옆쪽에서 잡아 준다.

22. 교재 −356p

① 배설물을 만질 때에는 일회용 장갑을 착용한다. ②,⑤ 장갑을 끼고 따로 배출하고 따로 세탁한다. ④ 장갑을 착용했더라도 처리 후 손을 씻는다.

23. 교재 −357p

③ 15~20분 이상 끓여서 소독한다. ④ 흡인은 원칙적으로 의료인이 실시한다. ⑤ 흐르는 물에 카테터를 비벼 씻는다.

24. 교재 −369p

① 열에 닿으면 매트리스가 터질 수 있다.
② 공기를 빼고 물로 씻는다.
③ 24시간 계속 사용하는 기구이다.

⑤ 하루에 한 번은 정상 동작을 확인한다.

25. 교재 -376~377p

④ 오랫동안 앉아 있을 수 있도록 팔걸이와 등받이가 있어야 한다. ⑤ 가볍기 때문에 미끄러지거나 넘어질 수 있으므로 주의해야 한다.

26. 교재 -420~422p

시트에 재봉선은 욕창 발생 위험 요인이므로 피한다. 이불은 햇볕에 건조시키면 보온성이 증가한다. 시트의 색은 오염이 잘 보여야 바로 세척할 수 있고 어르신의 건강 상태를 즉시 확인할 수 있으므로 흰색이나 연한 색이 좋다. 메밀껍질이나 식물의 종자로 만든 베개는 건강에 좋다.

27. 교재 -426p

제품별로 적절한 건조 방법을 사용해야 의복의 수명과 기능성을 유지할 수 있다. 나일론과 같은 합성섬유는 열에 약하므로 그늘에서 말려야 한다. 무늬가 있다는 것은 색깔이 있다는 것이므로 아무리 면직물이라 해도 바랠 수 있으므로 그늘에서 말린다. 스웨터와 같은 니트류는 채반에 뉘어서 말려야 옷이 늘어나지 않는다.

28. 교재 -428p

29. 교재 -448p

이 상황에서 요양보호사의 솔직한 감정(입장)을 가장 잘 표현한 것이 정답이 된다. 그것이 부정적인 감정이라 할지라도 서로를 진심으로 이해하려면 솔직한 감정 표현이 오히려 관계를 건강하게 유지하는 데 도움이 된다. 말을 전할 때 비판하지 않고 예의를 지키면 된다.

30. 교재 -454p

31. 교재 -457p

언어장애가 있는 분의 이야기를 이해했을 경우에는 다시 설명하지 않도록 즉시 가능한 짧게 얘기해줘야 추가 설명하는 고생을 하지 않는다. 어눌한 발음으로 부정확하게 소통해서 오해를 사는 것보다 눈짓, 손짓 등의 비언어적인 방법이나 실물, 문자, 그림판 등으로 정확하게 소통하는 것이 더 효과적이다.

32. 교재 -458p

33. 교재 -471p

요양보호 기록 목적: 1. 요양보호사의 활동을 입증할 수 있다. 2. 질 높은 서비스를 제공하는 데 도움이 된다. 3. 서비스의 연속성을 유지할 수 있다. 4. 전문가와 업무 협조 및 의사소통을 할 수 있다. 5. 지도 관리를 받는 데 도움이 된다. 6. 대상자 및 가족과의 정보를 공유한다. 7. 요양보호 서비스의 표준화에 기여한다. 8. 요양보호사의 책임을 제고한다.

34. 교재 -494P

대상자가 화장실에 가고 싶을 때 보이는 비언어적 신호이다.

35. 교재 -497P

36. 교재 -499p

37. 교재 -504p

치매 후기 단계에서 치매 대상자들은 비논리적으로 이야기하거나 같은 단어나 행동을 연속적으로 여러 번 반복하게 된다.

38. 교재 -510p

39. 교재 -510p

40. 교재 -512P

② 함께 있어 준다. ③ 따뜻한 우유를 제공한다. ④ 어두워지기 전에 TV나 불을 환하게 켜 둔다. ⑤ 맑은 공기는 정신을 맑게 하고 들뜬 마음을 가라앉힌다.

41. 교재 -559~561p

① 담뇨를 덮어 준다. ② 대상자 이마를 가볍게 문질러 주거나 책을 읽어 주며 진정시킬 수 있는 음악을 들려준다. ④ 내가 누구냐고 묻기보다 내가 누구라고 이름을 밝혀 주는 게 좋다.

42. 교재 -567~568p

① 요양보호사 자신의 감정을 조절하여 자신의 감정이 타인에게 전해지지 않게 한다. ② 장례식이나 장지에 가는 일에는 참석하지 않는다. ③ 가족이 자신의 감정을 표현할 수 있도록 돕는다. ⑤ "힘드시죠? 수고 많으셨어요."와 같이 가족을 공감하고 위로해 준다.

43. 교재 -574p

① 질식에 대한 응급처치이다. ② 꽉 붙잡거나 억지로 멈추게 하지 않는다. ④ 5분 이상 지속될 때, 즉시 119에 신고한다. ⑤ 흡인성 폐렴이 우려 되므로 의식이 없을 때는 아무것도 먹이지 않는다.

44. 교재 -584p

혀 또는 구토물로 인한 질식과 흡인의 위험성을 줄이기 위한 방법이다.

45. 교재 -585p

영양보충사 모의고사 OMR 카드

1회 / 2회 / 3회

요양보호사 자격시험 답안카드 〈1교시〉

번호	답안	번호	답안	번호	답안
1	① ② ③ ④ ⑤	21	① ② ③ ④ ⑤		
2	① ② ③ ④ ⑤	22	① ② ③ ④ ⑤		
3	① ② ③ ④ ⑤	23	① ② ③ ④ ⑤		
4	① ② ③ ④ ⑤	24	① ② ③ ④ ⑤		
5	① ② ③ ④ ⑤	25	① ② ③ ④ ⑤		
6	① ② ③ ④ ⑤	26	① ② ③ ④ ⑤		
7	① ② ③ ④ ⑤	27	① ② ③ ④ ⑤		
8	① ② ③ ④ ⑤	28	① ② ③ ④ ⑤		
9	① ② ③ ④ ⑤	29	① ② ③ ④ ⑤		
10	① ② ③ ④ ⑤	30	① ② ③ ④ ⑤		
11	① ② ③ ④ ⑤	31	① ② ③ ④ ⑤		
12	① ② ③ ④ ⑤	32	① ② ③ ④ ⑤		
13	① ② ③ ④ ⑤	33	① ② ③ ④ ⑤		
14	① ② ③ ④ ⑤	34	① ② ③ ④ ⑤		
15	① ② ③ ④ ⑤	35	① ② ③ ④ ⑤		
16	① ② ③ ④ ⑤				
17	① ② ③ ④ ⑤				
18	① ② ③ ④ ⑤				
19	① ② ③ ④ ⑤				
20	① ② ③ ④ ⑤				

시험 직종
요 양 보 호 사

교시	1교시	2교시
	●	○

문제 유형	홀수형	짝수형
	○	○

성명

응시번호

⓪	⓪	⓪	⓪	⓪	⓪	⓪	⓪	⓪
①	①	①	①	①	①	①	①	①
②	②	②	②	②	②	②	②	②
③	③	③	③	③	③	③	③	③
④	④	④	④	④	④	④	④	④
⑤	⑤	⑤	⑤	⑤	⑤	⑤	⑤	⑤
⑥	⑥	⑥	⑥	⑥	⑥	⑥	⑥	⑥
⑦	⑦	⑦	⑦	⑦	⑦	⑦	⑦	⑦
⑧	⑧	⑧	⑧	⑧	⑧	⑧	⑧	⑧
⑨	⑨	⑨	⑨	⑨	⑨	⑨	⑨	⑨

감독관 성명

※ 절취선
※ 전자기재

절취선

※ 답안카드 작성(표기)은 반드시 **"컴퓨터용 흑색 수성 사인펜"**만을 사용하며, 연필 등을 사용하지 않습니다.
※ 답란 수정은 OMR답안지를 교체하거나, **"수정테이프"**만을 사용하여 답란을 수정합니다.
※ 답안카드는 반드시 시험시간 내에 작성을 완료합니다(시험 종료 후 작성 시 **해당 교시 "0점"** 처리).

요양보호사 자격시험 답안카드 〈2교시〉

번호	1	2	3	4	5	번호	1	2	3	4	5	번호	1	2	3	4	5
1	①	②	③	④	⑤	21	①	②	③	④	⑤	41	①	②	③	④	⑤
2	①	②	③	④	⑤	22	①	②	③	④	⑤	42	①	②	③	④	⑤
3	①	②	③	④	⑤	23	①	②	③	④	⑤	43	①	②	③	④	⑤
4	①	②	③	④	⑤	24	①	②	③	④	⑤	44	①	②	③	④	⑤
5	①	②	③	④	⑤	25	①	②	③	④	⑤	45	①	②	③	④	⑤
6	①	②	③	④	⑤	26	①	②	③	④	⑤						
7	①	②	③	④	⑤	27	①	②	③	④	⑤						
8	①	②	③	④	⑤	28	①	②	③	④	⑤						
9	①	②	③	④	⑤	29	①	②	③	④	⑤						
10	①	②	③	④	⑤	30	①	②	③	④	⑤						
11	①	②	③	④	⑤	31	①	②	③	④	⑤						
12	①	②	③	④	⑤	32	①	②	③	④	⑤						
13	①	②	③	④	⑤	33	①	②	③	④	⑤						
14	①	②	③	④	⑤	34	①	②	③	④	⑤						
15	①	②	③	④	⑤	35	①	②	③	④	⑤						
16	①	②	③	④	⑤	36	①	②	③	④	⑤						
17	①	②	③	④	⑤	37	①	②	③	④	⑤						
18	①	②	③	④	⑤	38	①	②	③	④	⑤						
19	①	②	③	④	⑤	39	①	②	③	④	⑤						
20	①	②	③	④	⑤	40	①	②	③	④	⑤						

시험 직종

요 양 보 호 사

교시	1교시	2교시
	○	●

문제 유형	홀수형	짝수형
	○	○

성 명

응시번호

⓪	⓪	⓪	⓪	⓪	⓪	⓪	⓪	⓪
①	①	①	①	①	①	①	①	①
②	②	②	②	②	②	②	②	②
③	③	③	③	③	③	③	③	③
④	④	④	④	④	④	④	④	④
⑤	⑤	⑤	⑤	⑤	⑤	⑤	⑤	⑤
⑥	⑥	⑥	⑥	⑥	⑥	⑥	⑥	⑥
⑦	⑦	⑦	⑦	⑦	⑦	⑦	⑦	⑦
⑧	⑧	⑧	⑧	⑧	⑧	⑧	⑧	⑧
⑨	⑨	⑨	⑨	⑨	⑨	⑨	⑨	⑨

감독관 성명

※ 정자기재

답안카드 작성시 유의사항

작성 예시 : "제 1교시", "홀수형", "응시번호가 "352504513", "홍길동"이 1번 문제의 정답을 "②"으로 표기한 경우

응시자 유의사항

○ 답안카드 작성[표기]은 반드시 "컴퓨터용 흑색 수성 사인펜"만 사용하여야 합니다.
○ 연필, 볼펜 등의 사용 시 해당 문제가 "0점" 처리 될 수 있습니다.

1. 필기구: 컴퓨터용 흑색 수성 사인펜만 사용해야 합니다.

2. 시험 전 기재표기 사항: 교시, 문제유형, 성명, 응시번호
 - 교시 란에는 해당 교시를 표기해야 합니다.
 - 문제유형 란에는 배부 받은 문제지의 유형을 확인하고 표기해야 합니다.
   (※ 응시번호 끝자리가 홀수이면 홀수형, 짝수이면 짝수형을 받아야 함)
 - 성명 란에는 응시자의 성명을 바르게 기재해야 합니다.
 - 응시번호 란에는 숫자로 기재하고 해당란에 표기해야 합니다.
 - 답란은 "●"와 같이 완전하게 표기해야 합니다.(※바르지 못한 표기(⊗⊘◑)를 하였을 경우에는 불이익을 받을 수 있음)

3. 답안의 수정 방법 : 답란의 잘못 표기하였을 경우에는 OMR답안지를 교체하여 작성하거나, '수정테이프' 만 사용하여 답란을 수정합니다.
 - 수정테이프를 사용하여 완전히 지우고 수정하며 수정테이프가 떨어지지 않게 손으로 눌러주어야 합니다.
 - 불완전한 수정 처리로 인해 발생하는 책임은 응시자에게 있으니 주의합니다.

4. 답안카드는 훼손하거나 구겨지지 않도록 주의하며, 특히 답안카드 하단의 (▮▮▮▮)를 절대로 칼로 긋거나 훼손해서는 안됩니다.

유 의 보 호 사

시 험 직 종

문제유형	홀수형	짝수형
1교시	O	
2교시		●

	교시		성	명		응	시	번	호				
	1교시 2교시		길 동			3	5	2	5	0	4	5	1	3

0	⓪	⓪	⓪	⓪	⓪	⓪	⓪	⓪	⓪
1	①	①	①	●	①	①	①	●	①
2	②	②	●	②	②	②	●	②	②
3	③	③	③	③	③	③	③	③	●
4	④	④	④	④	●	④	④	④	④
5	⑤	●	⑤	⑤	⑤	●	⑤	⑤	⑤
6	⑥	⑥	⑥	⑥	⑥	⑥	⑥	⑥	⑥
7	⑦	⑦	⑦	⑦	⑦	⑦	⑦	⑦	⑦
8	⑧	⑧	⑧	⑧	⑧	⑧	⑧	⑧	⑧
9	⑨	⑨	⑨	⑨	⑨	⑨	⑨	⑨	⑨

감독관 성명

1	①	●	③	④	⑤
2	①	②	③	④	⑤
3	①	②	③	④	⑤
4	①	②	③	④	⑤
5	①	②	③	④	⑤
6	①	②	③	④	⑤
7	①	②	③	④	⑤
8	①	②	③	④	⑤
9	①	②	③	④	⑤
10	①	②	③	④	⑤
11	①	②	③	④	⑤
12	①	②	③	④	⑤
13	①	②	③	④	⑤
14	①	②	③	④	⑤
15	①	②	③	④	⑤
16	①	②	③	④	⑤
17	①	②	③	④	⑤
18	①	②	③	④	⑤
19	①	②	③	④	⑤
20	①	②	③	④	⑤

요양보호사 자격시험 답안카드 〈1교시〉

※ 답안카드 작성(표기)은 반드시 "컴퓨터용 흑색 수성 사인펜"만을 사용하며, 연필 등을 사용하지 않습니다.
※ 답란 수정은 OMR답안지를 교체하여 작성하거나, "수정테이프"만을 사용하여 답란을 수정합니다.
※ 답안카드는 반드시 시험시간 내에 작성을 완료합니다(시험 종료 후 작성 시 해당 교시 "0점" 처리).

1	① ② ③ ④ ⑤	21	① ② ③ ④ ⑤
2	① ② ③ ④ ⑤	22	① ② ③ ④ ⑤
3	① ② ③ ④ ⑤	23	① ② ③ ④ ⑤
4	① ② ③ ④ ⑤	24	① ② ③ ④ ⑤
5	① ② ③ ④ ⑤	25	① ② ③ ④ ⑤
6	① ② ③ ④ ⑤	26	① ② ③ ④ ⑤
7	① ② ③ ④ ⑤	27	① ② ③ ④ ⑤
8	① ② ③ ④ ⑤	28	① ② ③ ④ ⑤
9	① ② ③ ④ ⑤	29	① ② ③ ④ ⑤
10	① ② ③ ④ ⑤	30	① ② ③ ④ ⑤
11	① ② ③ ④ ⑤	31	① ② ③ ④ ⑤
12	① ② ③ ④ ⑤	32	① ② ③ ④ ⑤
13	① ② ③ ④ ⑤	33	① ② ③ ④ ⑤
14	① ② ③ ④ ⑤	34	① ② ③ ④ ⑤
15	① ② ③ ④ ⑤	35	① ② ③ ④ ⑤
16	① ② ③ ④ ⑤		
17	① ② ③ ④ ⑤		
18	① ② ③ ④ ⑤		
19	① ② ③ ④ ⑤		
20	① ② ③ ④ ⑤		

시험 직종

요 양 보 호 사

| 교시 | 1교시 ● | 2교시 ○ |
| 문제 유형 | 홀수형 ○ | 짝수형 ○ |

성 명

응시번호

⓪ ① ② ③ ④ ⑤ ⑥ ⑦ ⑧ ⑨

감독관 성명

※ 정자기재

답안카드 작성시 유의사항

작성 예시 : "제 1교시", "홀수형", "응시번호가 "352504513", "홀길동"이 1번 문제의 정답을 "②"으로 표기한 경우

응시자 유의사항

○ 답안카드 작성[표기]은 반드시 "컴퓨터용 흑색 수성 사인펜"만 사용해야 합니다.
○ 연필, 볼펜 등의 사용 시 해당 문제가 "0점" 처리 될 수 있습니다.

1. 필기구 : 컴퓨터용 흑색 수성 사인펜만 사용해야 합니다.

2. 시험 전 기재표기 사항 : 교시, 문제유형, 성명, 응시번호

– 교시 란에는 해당 교시를 표기해야 합니다.
– 문제유형 란에는 배부 받은 문제지의 유형을 확인하고 표기해야 합니다.
　(※ 응시번호 끝자리가 홀수이면 홀수형, 짝수이면 짝수형을 받아야 함)
– 성명 란에는 응시자의 성명을 바르게 기재해야 합니다.
– 응시번호 란에는 숫자를 기재하고 해당란에 표기해야 합니다.
– 답란은 "● "와 같이 완전하게 표기해야 합니다.(※바르지 못한 표기(⊗⊘◑)를 하였을 경우 에는 불이익을 받을 수 있음).

3. 답란의 수정 방법 : 답란을 잘못 표기하였을 경우에는 OMR답안지를 교체하여 작성하거나, '수정테이프' 만을 사용하여 답란을 수정합니다.

– 수정테이프를 사용하여 완전히 지우고 수정이 않겠지 않게 손으로 눌러주어야 합니다.
– 불완전한 수정 처리로 인해 발생하는 책임은 응시자에게 있으니 주의합니다.

4. 답안카드는 훼손하거나 구겨지지 않도록 주의하며, 특히 답안카드 하단의 (ⅠⅠⅠⅠ)를 절대로 칼로 긋거나 훼손해서는 안됩니다.

답안카드

시험 직종

교시	1교시	2교시
홀수형	●	○
짝수형	○	○

문제 유형

요 양 보 호 사

성명 / 길 동

응시번호

	3	5	2	5	0	4	5	1	3
⓪		⓪		⓪		⓪		⓪	
①		①	①		①		①		①
②		②	②			②			
③	●	③	③			③			③
④		④	④		④		●		④
⑤		●	⑤	●	⑤		⑤	⑤	⑤
⑥		⑥	⑥	⑥	⑥		⑥	⑥	⑥
⑦		⑦	⑦	⑦	⑦		⑦	⑦	⑦
⑧		⑧	⑧	⑧	⑧		⑧	⑧	⑧
⑨		⑨	⑨	⑨	⑨		⑨	⑨	⑨

감독관 성명

1	①	②	●	④	⑤
2	①	②	③	④	⑤
3	①	②	③	④	⑤
4	①	②	③	④	⑤
5	①	②	③	④	⑤
6	①	②	③	④	⑤
7	①	②	③	④	⑤
8	①	②	③	④	⑤
9	①	②	③	④	⑤
10	①	②	③	④	⑤
11	①	②	③	④	⑤
12	①	②	③	④	⑤
13	①	②	③	④	⑤
14	①	②	③	④	⑤
15	①	②	③	④	⑤
16	①	②	③	④	⑤
17	①	②	③	④	⑤
18	①	②	③	④	⑤
19	①	②	③	④	⑤
20	①	②	③	④	⑤

요양보호사 자격시험 답안카드 〈2교시〉

※ 답안카드 작성(표기)은 반드시 **컴퓨터용 흑색 수성 사인펜**만을 사용하며, 연필 등을 사용하지 않습니다.
※ 답란 수정은 OMR답안지를 교체하여 작성하거나, **수정테이프**만을 사용하여 답란을 수정합니다.
※ 답안카드는 반드시 시험시간 내에 작성을 완료합니다(시험 종료 후 작성 시 **해당 교시 "0점"** 처리).

문번	답란					문번	답란					문번	답란				
1	①	②	③	④	⑤	21	①	②	③	④	⑤	41	①	②	③	④	⑤
2	①	②	③	④	⑤	22	①	②	③	④	⑤	42	①	②	③	④	⑤
3	①	②	③	④	⑤	23	①	②	③	④	⑤	43	①	②	③	④	⑤
4	①	②	③	④	⑤	24	①	②	③	④	⑤	44	①	②	③	④	⑤
5	①	②	③	④	⑤	25	①	②	③	④	⑤	45	①	②	③	④	⑤
6	①	②	③	④	⑤	26	①	②	③	④	⑤						
7	①	②	③	④	⑤	27	①	②	③	④	⑤						
8	①	②	③	④	⑤	28	①	②	③	④	⑤						
9	①	②	③	④	⑤	29	①	②	③	④	⑤						
10	①	②	③	④	⑤	30	①	②	③	④	⑤						
11	①	②	③	④	⑤	31	①	②	③	④	⑤						
12	①	②	③	④	⑤	32	①	②	③	④	⑤						
13	①	②	③	④	⑤	33	①	②	③	④	⑤						
14	①	②	③	④	⑤	34	①	②	③	④	⑤						
15	①	②	③	④	⑤	35	①	②	③	④	⑤						
16	①	②	③	④	⑤	36	①	②	③	④	⑤						
17	①	②	③	④	⑤	37	①	②	③	④	⑤						
18	①	②	③	④	⑤	38	①	②	③	④	⑤						
19	①	②	③	④	⑤	39	①	②	③	④	⑤						
20	①	②	③	④	⑤	40	①	②	③	④	⑤						

시험 직종

요 양 보 호 사

교시	1교시 ○	2교시 ●
문제 유형	홀수형 ○	짝수형 ○

성 명

응시번호

⓪	①	②	③	④	⑤	⑥	⑦	⑧	⑨
⓪	①	②	③	④	⑤	⑥	⑦	⑧	⑨
⓪	①	②	③	④	⑤	⑥	⑦	⑧	⑨
⓪	①	②	③	④	⑤	⑥	⑦	⑧	⑨
⓪	①	②	③	④	⑤	⑥	⑦	⑧	⑨
⓪	①	②	③	④	⑤	⑥	⑦	⑧	⑨
⓪	①	②	③	④	⑤	⑥	⑦	⑧	⑨
⓪	①	②	③	④	⑤	⑥	⑦	⑧	⑨
⓪	①	②	③	④	⑤	⑥	⑦	⑧	⑨

감독관 성명 날인

※ 정자기재

답안카드 작성시 유의사항

작성 예시 : "제 1교시", "홀수형", "응시번호가 "352504513", "홀길동"이 1번 문제의 정답을 "②"으로 표기한 경우

응시자 유의사항

○ 답안카드 작성[표기]은 반드시 "컴퓨터용 흑색 수성 사인펜"만 사용하여야 합니다.
○ 연필, 볼펜 등의 사용 시 해당 문제가 "0점" 처리 될 수 있습니다.

1. 필기구 : 컴퓨터용 흑색 수성 사인펜만 사용해야 합니다.

2. 시험 전 기재표기 사항 : 교시, 문제유형, 성명, 응시번호
   - 교시 란에는 해당 교시를 표기해야 합니다.
   - 문제유형 란에는 배부 받은 문제지의 유형을 확인하고 표기해야 합니다.
     (※ 응시번호 끝자리가 홀수이면 홀수형, 짝수이면 짝수형 문제지를 받아야 함)
   - 성명 란에는 응시자의 성명을 바르게 기재해야 합니다.
   - 응시번호 란에는 숫자로 기재하고 해당란에 표기해야 합니다.
   - 답란은 "●"와 같이 완전하게 표기해야 합니다.(※바르지 못한 표기(⊗⊘①●)를 하였을 경우 에는 불이익을 받을 수 있음).

3. 답안의 수정 방법 : 답란을 잘못 표기하였을 경우에는 OMR답안지를 교체하여 작성하거나, '수정테 이프' 만을 사용하여 답란을 수정합니다.
   - 수정테이프를 사용하여 완전히 지우고 수정하여야 합니다.
   - 불완전한 수정 처리로 인해 발생하는 책임은 응시자에게 있으니 주의합니다.

4. 답안카드는 훼손하거나 구겨지지 않도록 주의하며, 특히 답안카드 하단의 (┃┃┃┃)를 절대로 칼 로 긋거나 훼손해서는 안됩니다.

시험직종

요양보호사

	1교시	2교시
교시	O	●

	홀수형	짝수형
문제 유형	O	●

성명: 길동

요양보호사

응시번호

3	5	2	5	0	4	5	1	3
⓪	⓪	⓪	⓪	●	⓪	⓪	⓪	⓪
①	①	①	①	①	①	①	●	①
②	②	●	②	②	②	②	②	②
●	③	③	③	③	③	③	③	●
④	④	④	④	④	●	④	④	④
⑤	●	⑤	●	⑤	⑤	●	⑤	⑤
⑥	⑥	⑥	⑥	⑥	⑥	⑥	⑥	⑥
⑦	⑦	⑦	⑦	⑦	⑦	⑦	⑦	⑦
⑧	⑧	⑧	⑧	⑧	⑧	⑧	⑧	⑧
⑨	⑨	⑨	⑨	⑨	⑨	⑨	⑨	⑨

감독관 성명

※정자기재

1	①	②	●	④	⑤
2	①	②	③	④	⑤
3	①	②	③	④	⑤
4	①	②	③	④	⑤
5	①	②	③	④	⑤
6	①	②	③	④	⑤
7	①	②	③	④	⑤
8	①	②	③	④	⑤
9	①	②	③	④	⑤
10	①	②	③	④	⑤
11	①	②	③	④	⑤
12	①	②	③	④	⑤
13	①	②	③	④	⑤
14	①	②	③	④	⑤
15	①	②	③	④	⑤
16	①	②	③	④	⑤
17	①	②	③	④	⑤
18	①	②	③	④	⑤
19	①	②	③	④	⑤
20	①	②	③	④	⑤

절취선

절취선

요양보호사 자격시험 답안카드 〈1교시〉

※ 답안카드 작성(표기)은 반드시 "컴퓨터용 흑색 수성 사인펜"만을 사용하며, 연필 등을 사용하지 않습니다.
※ 답란 수정은 OMR답안지를 교체하여 작성하거나, "수정테이프"만을 사용하여 답란을 수정합니다.
※ 답안카드는 반드시 시험시간 내에 작성을 완료합니다(시험 종료 후 작성 시 해당 교시 "0점" 처리).

1	① ② ③ ④ ⑤	21	① ② ③ ④ ⑤
2	① ② ③ ④ ⑤	22	① ② ③ ④ ⑤
3	① ② ③ ④ ⑤	23	① ② ③ ④ ⑤
4	① ② ③ ④ ⑤	24	① ② ③ ④ ⑤
5	① ② ③ ④ ⑤	25	① ② ③ ④ ⑤
6	① ② ③ ④ ⑤	26	① ② ③ ④ ⑤
7	① ② ③ ④ ⑤	27	① ② ③ ④ ⑤
8	① ② ③ ④ ⑤	28	① ② ③ ④ ⑤
9	① ② ③ ④ ⑤	29	① ② ③ ④ ⑤
10	① ② ③ ④ ⑤	30	① ② ③ ④ ⑤
11	① ② ③ ④ ⑤	31	① ② ③ ④ ⑤
12	① ② ③ ④ ⑤	32	① ② ③ ④ ⑤
13	① ② ③ ④ ⑤	33	① ② ③ ④ ⑤
14	① ② ③ ④ ⑤	34	① ② ③ ④ ⑤
15	① ② ③ ④ ⑤	35	① ② ③ ④ ⑤
16	① ② ③ ④ ⑤		
17	① ② ③ ④ ⑤		
18	① ② ③ ④ ⑤		
19	① ② ③ ④ ⑤		
20	① ② ③ ④ ⑤		

시험 직종

요 양 보 호 사

교시	1교시	2교시
	●	○

문제 유형	홀수형	짝수형
	○	○

성 명

응시 번호

⓪ ① ② ③ ④ ⑤ ⑥ ⑦ ⑧ ⑨	⓪ ① ② ③ ④ ⑤ ⑥ ⑦ ⑧ ⑨	⓪ ① ② ③ ④ ⑤ ⑥ ⑦ ⑧ ⑨	⓪ ① ② ③ ④ ⑤ ⑥ ⑦ ⑧ ⑨	⓪ ① ② ③ ④ ⑤ ⑥ ⑦ ⑧ ⑨	⓪ ① ② ③ ④ ⑤ ⑥ ⑦ ⑧ ⑨	⓪ ① ② ③ ④ ⑤ ⑥ ⑦ ⑧ ⑨	⓪ ① ② ③ ④ ⑤ ⑥ ⑦ ⑧ ⑨

감독관 성명

※ 정자기재

답안카드 작성시 유의사항

작성 예시 : "제 1교시", "홀수형", "응시번호가 "352504513", "홍길동"이 1번 문제의 정답을 "②"으로 표기한 경우

요 약 보 호 사

시험 직종

교시	1교시	2교시
	●	○

문제 유형	홀수형	짝수형
	○	○

성 명	

응시번호							
	3	5	2	5	0	4	5	1	3

※ 정자기재

감독관 성명

응 시 자 유 의 사 항

○ 답안카드 작성[표기]은 반드시 "컴퓨터용 흑색 수성 사인펜"만 사용하여야 합니다.
○ 연필, 볼펜 등의 사용 시 해당 문제가 "0점" 처리될 수 있습니다.

1. 필기구 : 컴퓨터용 흑색 수성 사인펜만 사용해야 합니다.

2. 시험 전 기재표기 사항: 교시, 문제유형, 성명, 응시번호

- 교시 란에는 해당 교시를 표기해야 합니다.
- 문제유형 란에는 배부 받은 문제지의 유형을 확인하고 표기해야 합니다.
  (※ 응시번호 끝자리가 홀수이면 홀수형, 짝수이면 짝수형 받아야 함)
- 성명 란에는 응시자의 성명을 바르게 기재해야 합니다.
- 응시번호 란에는 숫자로 기재하고 해당란에 표기해야 합니다.
- 답란은 "● 와 같이 완전하게 표기해야 합니다.(※바르지 못한 표기(⊗⊘◑)를 하였을 경우 에는 불이익을 받을 수 있음).

3. 답안 수정 방법 : 답란을 잘못 표기하였을 경우에는 OMR답안지를 교체하여 작성하거나, '수정테 이프' 만을 사용하여 답란을 수정합니다.

- 수정테이프를 사용하여 완전히 지우고 수정테이프가 떨어지지 않게 손으로 눌러주어야 합니다.
- 불완전한 수정 처리로 인해 발생하는 책임은 응시자에게 있으니 주의합니다.

4. 답안카드는 훼손하거나 구겨지지 않도록 주의하며, 특히 답안카드 하단의 (||||||)를 절대로 칼 로 긁거나 훼손해서는 안됩니다.

1	①	●	③	④	⑤
2	①	②	③	④	⑤
3	①	②	③	④	⑤
4	①	②	③	④	⑤
5	①	②	③	④	⑤
6	①	②	③	④	⑤
7	①	②	③	④	⑤
8	①	②	③	④	⑤
9	①	②	③	④	⑤
10	①	②	③	④	⑤
11	①	②	③	④	⑤
12	①	②	③	④	⑤
13	①	②	③	④	⑤
14	①	②	③	④	⑤
15	①	②	③	④	⑤
16	①	②	③	④	⑤
17	①	②	③	④	⑤
18	①	②	③	④	⑤
19	①	②	③	④	⑤
20	①	②	③	④	⑤

✂ 절취선

※ 답안카드 작성(표기)은 반드시 **"컴퓨터용 흑색 수성 사인펜"**을 사용하여, 연필 등을 사용하지 않습니다.
※ 답란 수정은 OMR답안지를 교체하여 작성하거나, **"수정테이프"**만을 사용하여 답란을 수정합니다.
※ 답안카드는 반드시 시험시간 내에 작성을 완료합니다(시험 종료 후 작성 시 **해당 교시 "0점"** 처리).

요양보호사 자격시험 답안카드 〈2교시〉

시험 직종

요 양 보 호 사

교시	1교시	2교시
	○	●

문제 유형	홀수형	짝수형
	○	○

성명	

응시 번호

감독관 성명

※ 전자기계

답안카드 작성시 유의사항

작성 예시 : "제 1교시", "홀수형", "응시번호가 "352504513", "홍길동"이 1번 문제의 정답을 "②"으로 표기한 경우

시험 직종		
문제 유형	홀수형	짝수형
	○	●

1	①	②	●	④	⑤
2	①	②	③	④	⑤
3	①	②	③	④	⑤
4	①	②	③	④	⑤
5	①	②	③	④	⑤
6	①	②	③	④	⑤
7	①	②	③	④	⑤
8	①	②	③	④	⑤
9	①	②	③	④	⑤
10	①	②	③	④	⑤
11	①	②	③	④	⑤
12	①	②	③	④	⑤
13	①	②	③	④	⑤
14	①	②	③	④	⑤
15	①	②	③	④	⑤
16	①	②	③	④	⑤
17	①	②	③	④	⑤
18	①	②	③	④	⑤
19	①	②	③	④	⑤
20	①	②	③	④	⑤

응 시 자 유 의 사 항

○ 답안카드 작성[표기]은 반드시 "컴퓨터용 흑색 수성 사인펜" 만 사용해야 합니다.
○ 연필, 볼펜 등의 사용 시 해당 문제가 "0점" 처리 될 수 있습니다.

1. 필기구 : 컴퓨터용 흑색 수성 사인펜만 사용해야 합니다.

2. 시험 전 기재표기 사항 : 교시, 문제유형, 성명, 응시번호
   - 교시 란에는 해당 교시를 표기해야 합니다.
   - 문제유형 란에는 배부 받은 문제지의 유형을 확인하고 표기해야 합니다.
   (※ 응시번호 끝자리가 홀수이면 홀수형, 짝수이면 짝수형을 받아야 함)
   - 성명 란에는 응시자의 성명을 바르게 기재해야 합니다.
   - 응시번호 란에는 숫자를 기재하고 해당란에 표기해야 합니다.
   - 답란은 "● "와 같이 완전하게 표기해야 합니다.(※ 바르지 못한 표기(⊗ ⊘ ◑)를 하였을 경우에는 불이익을 받을 수 있음.

3. 답안의 수정 방법 : 답란을 잘못 표기하였을 경우에는 OMR답안지를 교체하여 작성하거나, "수정테이프 만을 사용하여 답란을 수정합니다.
   - 수정테이프를 사용하여 완전히 지우고 수정테이프가 떨어지지 않게 손으로 눌러주어야 합니다.
   - 불완전한 수정 처리로 인해 발생하는 책임은 응시자에게 있으니 주의합니다.

4. 답안카드는 훼손하거나 구겨지지 않도록 주의하며, 특히 답안카드 하단의 (▌▌▌▌)를 절대로 칼로 긋거나 훼손해서는 안됩니다.

요양보호사 자격시험 답안카드 〈1 교시〉

※ 답안카드 작성(표기)은 반드시 **"컴퓨터용 흑색 수성 사인펜"**만을 사용하며, 연필 등을 사용하지 않습니다.
※ 답안 수정은 OMR답안지를 교체하여 작성하거나, **"수정테이프"**만을 사용하여 답란을 수정합니다.
※ 답안카드는 반드시 시험시간 내에 작성을 완료합니다(시험 종료 후 작성 시 **해당 교시 "0점"** 처리).

	1	2	3	4	5			1	2	3	4	5
1	①	②	③	④	⑤		21	①	②	③	④	⑤
2	①	②	③	④	⑤		22	①	②	③	④	⑤
3	①	②	③	④	⑤		23	①	②	③	④	⑤
4	①	②	③	④	⑤		24	①	②	③	④	⑤
5	①	②	③	④	⑤		25	①	②	③	④	⑤
6	①	②	③	④	⑤		26	①	②	③	④	⑤
7	①	②	③	④	⑤		27	①	②	③	④	⑤
8	①	②	③	④	⑤		28	①	②	③	④	⑤
9	①	②	③	④	⑤		29	①	②	③	④	⑤
10	①	②	③	④	⑤		30	①	②	③	④	⑤
11	①	②	③	④	⑤		31	①	②	③	④	⑤
12	①	②	③	④	⑤		32	①	②	③	④	⑤
13	①	②	③	④	⑤		33	①	②	③	④	⑤
14	①	②	③	④	⑤		34	①	②	③	④	⑤
15	①	②	③	④	⑤		35	①	②	③	④	⑤
16	①	②	③	④	⑤							
17	①	②	③	④	⑤							
18	①	②	③	④	⑤							
19	①	②	③	④	⑤							
20	①	②	③	④	⑤							

시험 직종

요 양 보 호 사

교시	1교시	2교시
	●	○
문제 유형	홀수형	짝수형
	○	○

성 명

응시번호

⓪	⓪	⓪	⓪	⓪	⓪	⓪	⓪
①	①	①	①	①	①	①	①
②	②	②	②	②	②	②	②
③	③	③	③	③	③	③	③
④	④	④	④	④	④	④	④
⑤	⑤	⑤	⑤	⑤	⑤	⑤	⑤
⑥	⑥	⑥	⑥	⑥	⑥	⑥	⑥
⑦	⑦	⑦	⑦	⑦	⑦	⑦	⑦
⑧	⑧	⑧	⑧	⑧	⑧	⑧	⑧
⑨	⑨	⑨	⑨	⑨	⑨	⑨	⑨

감독관 확인

※ 정자기재

요 양 보 호 사

시험직종

교시	1교시	2교시
	○	●

문제 유형	홀수형	짝수형
	○	○

성명

응시번호

	⓪	①	②	③	④	⑤	⑥	⑦	⑧	⑨

감독관 성명

※ 좌석기재

요양보호사 자격시험 답안카드 〈2교시〉

※ 답안카드 작성(표기)은 반드시 "컴퓨터용 흑색 수성 사인펜"만을 사용하여, 연필 등을 사용하지 않습니다.
※ 답란 수정은 OMR판지를 교체하여 작성하거나, "수정테이프"만을 사용하여 답란을 수정할 수 있습니다.
※ 답안카드는 반드시 시험시간 내에 작성을 완료합니다(시험 종료 후 작성 시 해당 교시 "0점" 처리).

번호	답란
1	① ② ③ ④ ⑤
2	① ② ③ ④ ⑤
3	① ② ③ ④ ⑤
4	① ② ③ ④ ⑤
5	① ② ③ ④ ⑤
6	① ② ③ ④ ⑤
7	① ② ③ ④ ⑤
8	① ② ③ ④ ⑤
9	① ② ③ ④ ⑤
10	① ② ③ ④ ⑤
11	① ② ③ ④ ⑤
12	① ② ③ ④ ⑤
13	① ② ③ ④ ⑤
14	① ② ③ ④ ⑤
15	① ② ③ ④ ⑤
16	① ② ③ ④ ⑤
17	① ② ③ ④ ⑤
18	① ② ③ ④ ⑤
19	① ② ③ ④ ⑤
20	① ② ③ ④ ⑤
21	① ② ③ ④ ⑤
22	① ② ③ ④ ⑤
23	① ② ③ ④ ⑤
24	① ② ③ ④ ⑤
25	① ② ③ ④ ⑤
26	① ② ③ ④ ⑤
27	① ② ③ ④ ⑤
28	① ② ③ ④ ⑤
29	① ② ③ ④ ⑤
30	① ② ③ ④ ⑤
31	① ② ③ ④ ⑤
32	① ② ③ ④ ⑤
33	① ② ③ ④ ⑤
34	① ② ③ ④ ⑤
35	① ② ③ ④ ⑤
36	① ② ③ ④ ⑤
37	① ② ③ ④ ⑤
38	① ② ③ ④ ⑤
39	① ② ③ ④ ⑤
40	① ② ③ ④ ⑤
41	① ② ③ ④ ⑤
42	① ② ③ ④ ⑤
43	① ② ③ ④ ⑤
44	① ② ③ ④ ⑤
45	① ② ③ ④ ⑤

요양보호사
필기실기 핵심총정리

| 2019년 | 1월 | 22일 | 1판 | 1쇄 | 인 쇄 |
| 2019년 | 1월 | 29일 | 1판 | 1쇄 | 발 행 |

편   저 : 한국요양보호사중앙회
펴 낸 이 : 박 정 태

펴 낸 곳 : **광 문 각**

10881
경기도 파주시 파주출판문화도시 광인사길 161
광문각 B/D 4층
등   록 : 1991. 5. 31 제12-484호
전 화(代) : 031) 955-8787
팩   스 : 031) 955-3730
E - mail : kwangmk7@hanmail.net
홈페이지 : www.kwangmoonkag.co.kr

ISBN : 978-89-7093-927-8   13510

값 : 27,000 원

 한국과학기술출판협회회원
KSPA